河南省"十四五"普通高等教育规划教材

# 医学细胞生物学

课程思政版

主　编　丰慧根　林俊堂

副主编　曹　轩　井长勤　窦晓兵

编　者（按姓名拼音排序）

| | |
|---|---|
| 曹　轩　台州学院 | 刘秀兰　内蒙古医科大学 |
| 窦晓兵　浙江中医药大学 | 苗知春　长治医学院 |
| 丰慧根　新乡医学院 | 沈国民　哈尔滨医科大学 |
| 封青川　郑州大学 | 石晓卫　新乡医学院三全学院 |
| 高　蒙　河南科技大学 | 孙　媛　大连医科大学 |
| 霍　静　长治医学院 | 田　男　浙江中医药大学 |
| 井长勤　新乡医学院 | 邢雪琨　桂林医学院 |
| 林俊堂　新乡医学院 | 杨慈清　新乡医学院 |

科学出版社

北　京

# 内 容 简 介

本教材是河南省"十四五"普通高等教育规划教材。本书以细胞生物学的基本理论、基本知识、基本技能及临床医学实践为核心，推进细胞生物学与临床病例、思政教育相结合。本书除从细胞整体、显微、亚显微及分子水平系统讲述细胞形态、功能和生命活动规律外，还结合医学专业的特点，介绍细胞生命活动机制与医学关系，基础与临床相融合，同时引入细胞与社会方面的人文感悟，开展课程思政教育，是一本从基础医学到临床医学加思政教育的融合尝试教材。

本教材共 14 章，编写过程中借鉴本学科内权威教材，融合学科发展的最新成果。本书可供医学类各专业的本科生使用，也可供医学院校各专业研究生、教师以及临床医师、药师参考。

**图书在版编目（CIP）数据**

医学细胞生物学 / 丰慧根，林俊堂主编 . —北京：科学出版社，2024.1

河南省"十四五"普通高等教育规划教材

ISBN 978-7-03-076842-1

Ⅰ . ①医… Ⅱ . ①丰… ②林… Ⅲ . ①医学－细胞生物学－高等学校－教材 Ⅳ . ① R329.2

中国国家版本馆 CIP 数据核字（2023）第 210301 号

责任编辑：朱　华 / 责任校对：宁辉彩
责任印制：张　伟 / 封面设计：陈　敬

科学出版社 出版

北京东黄城根北街 16 号
邮政编码：100717
http://www.sciencep.com

北京中科印刷有限公司印刷
科学出版社发行　各地新华书店经销

\*

2024 年 1 月第 一 版　开本：787×1092　1/16
2025 年 1 月第三次印刷　印张：17 1/4
字数：487 000

定价：98.00 元

（如有印装质量问题，我社负责调换）

# 前　言

德国病理学家菲尔绍（Virchow）在 1859 年出版的《细胞病理学》（*Cell Pathology*）一书中提出"病理改变是细胞异常造成的"这一观点。由此说明细胞学说很早就应用于医学科学。在现代医学科学中，医学细胞生物学在研究人体结构、功能和生命活动规律，以及探讨人类疾病发生机制中发挥着重要作用；同时，它在疾病诊断和治疗中也得到越来越多的应用。医学细胞生物学的理论、技术与方法，已经渗透到基础医学和临床医学的各个领域，成为推动医学科学进步、创新、快速发展的重要基础。

本教材是河南省"十四五"普通高等教育规划教材，为适应现代医学教育体制综合改革，依据"强化学生职业道德、医学人文素养教育"、"提升临床胜任力"、培养学生临床思维能力和临床操作能力等人才培养要求，本书以强化细胞生物学基本知识与临床知识为核心，推进细胞生物学与临床知识、思政教育相结合。本教材集成和升华河南省"十三五"规划教材、精品课程及河南省高校精品在线开放课程等教学改革研究成果，结合编者多年的教学研究经验，将"细胞结构与功能的异常是疾病发生的根本原因"的教学理念与医学知识有机融合。按"简明精练、易教易学，注重临床应用及人文素养，突显细胞与疾病"的总体要求，突出细胞异常与疾病发生的主线，将细胞生物学的基本理论、基本知识、基本技能及研究成果与医学知识体系相结合，全面接轨新型医学人才的培养目标和要求。

本教材主要创新点：①以细胞异常与疾病为主线，融合学科发展最新成果。②为了强调"早临床、多临床、反复临床"的理念，与医学知识体系相结合，穿插了相关临床案例及生物医药领域的知识拓展。③为了强化课程中的思政教育，结合章节教学重点，插入细胞与社会方面的人文感悟，以达到思想教育目标。④为了便于教学和学习，每章正文前都有本章学习要求，正文后附有本章小结和思考题。

本教材是在深化医教协同，进一步推进医学教育改革与发展的时代要求与背景下组织编写而成。

本教材由新乡医学院、台州学院、浙江中医药大学、郑州大学、哈尔滨医科大学、长治医学院、内蒙古医科大学、新乡医学院三全学院、桂林医学院、大连医科大学等院校长期工作在教学第一线的教师合作完成，编写内容凝聚了各位编者的智慧，并汇集了多年的专业积累和教学经验；同时引用和借鉴国内外一些著作、教材等。本教材采用集体讨论、分别执笔和主编统筹规划的方式编写，旨在培养高质量医学人才，服务人民群众健康，为推动健康中国建设做贡献。

由于细胞生物学学科在生物医学领域的快速发展，对其教学内容尚需深入探讨和认真推敲。鉴于编者查阅文献和学术水平的局限，本教材的内容安排和撰写可能存在疏漏、不足之处，诚挚期待专家和师生们提出建议和指正。

编　者

2022 年 5 月

# 目　　录

# 第一章 绪 论

**学习要求**

1. 知识要求

（1）掌握：细胞生物学的定义、研究的内容和任务。

（2）熟悉：细胞生物学在现代医学中的地位和作用。

（3）了解：细胞生物学的分科及经历的主要发展阶段。

2. 人文感悟

（1）某些社会学问题的解决方法也可以在细胞中得到借鉴。

（2）细胞"公民"在服从细胞"国家"制度、遵守细胞"国家"道德和纪律等方面，远远超过了当今的人类社会。

（3）学习细胞和谐之道、沟通技巧、协调思想、管理艺术等。

（4）每一个公民都要做一个健康"细胞"，为中华民族复兴，做一个有理想、有道德、有文化、有纪律的"四有"公民。

## 第一节 细胞生物学概念及研究内容

### 一、细胞生物学是医学的研究基础

细胞生物学是基础医学和临床医学教育的重要基础课程。医学中的许多疾病现象与细胞生物学密切相关。细胞生物学与医学实践紧密结合，研究疾病的发生、发展、转归和预后规律，为疾病的诊断、治疗提供新的理论、思路和方案。细胞生物学与医学的关系非常密切，它是现代医学的重要基础理论，它的理论与实践将极大地促进基础医学和临床医学的深入发展。

细胞生物学（cell biology）是研究细胞基本生命活动规律的科学，它以"完整细胞的生命活动"为着眼点，从分子、亚细胞、细胞和个体水平等不同层次探讨细胞生命现象的发生规律及本质。

细胞生物学是医学的理论基础。对细胞的深入研究是揭开生命奥秘、战胜疾病的关键。一切生命的关键问题都可到细胞中去寻找，疾病治疗的关键问题也可在小小的细胞中去寻找。

细胞生物学是从细胞整体、显微、亚显微和分子等各级水平上研究细胞结构、功能及生命活动规律的学科。医学是致力于处理与维持人体生理良好状态相关问题的一门科学，旨在通过预防、治疗疾病以及提升人体健康来实现这一目标。

医学细胞生物学（medical cell biology）是从医学的角度，从细胞整体、显微、亚显微和分子等各级水平研究细胞结构、功能及生命活动规律的科学。医学细胞生物学是临床医学的重要基础，与基础医学中的组织学、胚胎学、解剖学、生理学、病理学、生物化学与分子生物学、医学遗传学等学科关系密切；同时也是医学的前沿。医学细胞生物学为医学的进一步发展提供了新的理论依据或新的解决实际问题的手段。

> **人文感悟 1-1**
>
> 细胞是生命的基本单位，人体有 $10^{14}$ 个细胞，组成 200 多种不同类型的细胞组织。
>
> 实际上，一个生命的个体就是一个独立的细胞社会。在细胞社会里，有一套科学的管理运作机制，保证细胞生命的正常功能。细胞社会最为重要的是细胞社会的和谐，每个细胞组织、每个细胞都要遵循细胞的运行规律，才能保证细胞社会的健康发展。如果我们每一个公民都向细胞社会学习——珍爱细胞、珍爱生命，就应该做到爱国家、爱单位、爱家庭。

## 二、细胞生物学的研究内容

细胞生物学研究内容可以首先分为两个方面：一方面研究细胞的各种组分的结构和功能（按具体的研究对象），这应是进一步研究的基础，把它们罗列出来，如基因组和基因表达、染色质和染色体、各种细胞器、细胞的表面膜和膜系、细胞骨架、细胞外基质等。另一方面研究细胞的生命活动，如细胞分裂、生长、运动、兴奋、分化、衰老与病变等，研究细胞在这些过程中的变化，产生这些过程的机制等。

细胞生物学的研究内容和范围非常广泛，一般认为它的基本研究内容有以下几个方面：①细胞的形态结构和化学组成，包括细胞的整体结构、亚显微结构、细胞之间的连接结构及细胞结构的分子组成和细胞内的化学成分等。②细胞及细胞器的功能，如细胞的物质运输、信号识别和转导、能量转换、遗传信息的表达及细胞消化等功能。③细胞的增殖与分化，包括细胞的增殖方式、增殖调节、分化途径和分化调节等。④细胞的衰老和死亡，包括细胞衰老的机制及细胞死亡的方式等。另外，细胞识别、细胞免疫及细胞工程等是近年来细胞生物学新发展起来的领域，是细胞分子生物学研究的重要内容。

随着科学技术的进步，细胞生物学研究内容在不断扩展，主要表现在以下几个方面：①在细胞形态学方面，不再限于光学显微镜下可见的细胞显微结构的简单描述，而是观察和分析细胞内各部分的亚显微结构和分子结构。②在功能方面，不再限于细胞内各部分生理变化的单纯描述，而是把代谢活动和形态结构结合起来探索细胞生命活动的过程。③在研究水平上，已从细胞整体和亚细胞水平深入到分子水平，而且将细胞的整体活动水平、亚细胞水平和分子水平三方面有机地结合在一起研究。④在研究方法上，以动态的观点来探索细胞的各种生命活动，不仅仅是孤立地研究某个细胞器、生物大分子和小分子物质的单个生命活动现象，而且还研究它们之间及其与环境间的整体发展变化过程。

---

**人文感悟 1-2**

小小细胞，大大家族；纳米疆域，井然有序。薄薄胞膜，牢固城墙；抵御外敌，犹如坚钢。识别异己，蛋白多糖。微妙胞核，城邦之王；遗传物质，核糖核酸；四种碱基，美妙螺旋。高尔基体，装配车间；必备蛋白，一应俱全。线粒小体，动力之源；马力十足，一往无前。分工明确，内在和谐；外界交流，依理有节。美哉细胞，自然之娇；妙哉细胞，美丽妖娆。皓首穷经，难悟真妙；我辈发奋，当惜今朝。勇对挫折，笑对狂潮；唯愿此学，助我天骄。

---

## 三、细胞生物学的主要分支学科

随着学科的发展，细胞生物学形成了许多分支：①细胞生物学与相邻学科之间相互渗透形成了细胞形态学、细胞生理学、细胞遗传学、细胞化学、细胞社会学、细胞分子生物学等；②对一些特殊细胞的研究形成了癌细胞生物学、生殖细胞生物学、神经细胞生物学、干细胞生物学等；③在细胞生物学的一些特殊研究领域形成了细胞动力学、细胞工程学、细胞能力学、细胞生态学等。

这些分支学科极大地丰富了细胞生物学的研究内容，促进了细胞生物学的发展。

# 第二节　细胞生物学历史回顾

细胞生物学是生命科学的一门前沿学科，在 300 多年历史发展过程中的一些新成就对整个生命科学起到了巨大的推动作用，从细胞的发现到细胞生物学形成的历程可分为 5 个历史阶段。

## 一、细胞发现的萌芽阶段

这一阶段大致是从显微镜的发明到 19 世纪初叶，开始了细胞的研究。

细胞的发现与显微镜的发明分不开。1590 年，荷兰眼镜制造商 Janssen 兄弟成功试制第一架复式显微镜，为人类发现细胞打开了大门。1665 年，英国学者罗伯特·胡克（Robert Hooke）用自己设计与制造的显微镜（放大倍数为 40～140 倍）观察软木的薄片，看到了类似蜂巢的极小的封闭小室，称之为 cellar（小室），中文翻译为"细胞"。实际上他只是观察到具有植物细胞壁的死细胞。

此后不久，荷兰学者列文虎克（Leeuwenhoek）用改进的显微镜观察到了许多动植物的活细胞与原生动物，并于 1674 年在观察鱼的红细胞时描述了细胞核的结构。此时，意大利的马尔皮吉（Malpighi）与英国的格鲁（Grew）注意到了植物细胞中细胞壁与细胞质的区别。此后，对细胞观察的资料不断增加。然而，遗憾的是在长达 170 多年的历史中，由于显微镜技术未得到较大改进，人们对细胞只是进行了肤浅、零星的描述，对细胞在生物界的地位以及它与有机体的关系并没有进行科学地、系统地描述，没有上升到具有普遍指导意义的理论高度。

## 二、细胞学说的建立

这一阶段大致从 19 世纪初叶到 19 世纪中叶，这一时期的突出成就是创立了细胞学说。

在总结前人工作的基础上，德国植物学家施莱登（Schleiden）结合自己的研究成果，于 1838 年发表了著名论文《论植物的发生》，指出细胞是一切植物结构的基本单位。1839 年，施万（Schwann）发表了名为《动植物结构和生长一致性的显微研究》的论文，明确指出，动物及植物结构的基本单位都是细胞。1858 年，菲尔绍（Virchow）提出"细胞来自细胞"，也就是说，细胞只能来源于细胞，而不能从无生命的物质中自然发生。这是细胞学说的一个重要发展，也是对生命的自然发生学说的否定。1880 年，魏斯曼（Weissmann）更进一步指出，所有存在的细胞都可以追溯到远古时代的一个共同祖先，这就是说细胞是连续的、历史性的，是进化而来的。细胞学说（cell theory）至此而产生，其主要内容概括起来有以下几点：①生物都是由细胞和细胞产物所组成；②新细胞只能由原来的细胞经分裂而产生；③所有细胞在结构和化学组成上是基本相同的；④生物体是通过其细胞的活动反映其功能。细胞学说的提出对生命科学的发展具有重大意义，恩格斯把细胞学说、能量转化与守恒定律和生物进化论誉为 19 世纪自然科学的三大发现。

## 三、细胞学的经典时期

细胞学说的建立，掀起了对多种细胞广泛观察与描述的热潮，同时，各主要的细胞器和细胞分裂活动相继被发现，从此开始了细胞学的大发展时期。这一时期主要是指 19 世纪的最后 25 年，习惯上称之为细胞学的经典时期，主要贡献是原生质理论的提出、细胞分裂的研究和重要细胞器的发现。

1840 年浦肯野（Purkinje）和 1846 年冯·莫尔（von Mohl）首次分别将动物和植物细胞的内含物称为"原生质"。1861 年舒尔策（Schultze）提出原生质理论，认为有机体的组织单位是一小团原生质，这种物质在一般有机体中是相似的。

1841 年雷马克（Remak）发现鸡胚血细胞的直接分裂，其后弗莱明（Flemming）和施特拉斯布格尔（E. Strasburger）分别在动物细胞中和植物细胞中发现有丝分裂；1883 年贝内登（Beneden）和 1886 年施特拉斯布格尔分别在动物与植物细胞中发现减数分裂，至此发现了细胞分裂的主要类型。这一时期一些重要细胞器也相继被发现，如 1883 年贝内登和博韦里（Boveri）发现中心体，1894 年阿尔特曼（Altmann）发现线粒体，1898 年高尔基（Golgi）发现了高尔基体等。

## 四、实验细胞学时期

这一阶段大致从 20 世纪初叶到 20 世纪中叶，细胞学研究的显著特点是在相邻学科的渗透下，应用了实验的手段研究细胞的特性、形态结构及功能，使细胞生物学研究内容更广泛而深入，细胞遗传学、细胞生理学、细胞化学、生化细胞学、显微及亚显微形态学等分支学科逐渐形成。

1883 年贝内登发现了蛔虫的卵和精子的染色体数只有体细胞的一半，由此推测染色体与遗传有关。1910 年摩尔根（Morgan）证明基因是决定遗传性状的基本单位，而且其直线排列在染色体上，建立了基因学说。至此，细胞学与遗传学结合起来，奠定了细胞遗传学的基础。

20 世纪初哈里森（Harrison）和卡雷尔（Carrel）创立了组织培养技术，为细胞生理学的研究开辟了一条重要途径。1943 年克劳德（Claude）用高速离心机从活细胞内把核和各种细胞器（如线粒体、叶绿体）分离出来，分别研究它们的生理活性，这对研究细胞器的功能和化学组成及酶在各种细胞器中的定位起了很大的作用。从此，细胞生理学逐步发展起来。

1924 年福尔根（Feulgen）用 DNA 的特殊染色方法——福尔根染色结合显微分光测定法开始对细胞的 DNA 进行定量分析。其后，1940 年布拉谢（Brachet）用甲基绿 - 派洛宁染色方法显示细胞中的 RNA，卡斯柏森（Casperson）用紫外光显微分光光度法测定 DNA 在细胞中的含量。这种结合放射自显影术、超微量分析的方法对细胞内核酸和蛋白质代谢活动的研究起到了很大的促进作用，细胞化学的研究也迅速发展起来。

## 五、细胞生物学的兴起

细胞生物学兴起于 20 世纪 50 年代以后，此时，电子显微镜技术、细胞化学技术和细胞组分分离技术得到综合应用，再加上分子生物学的介入，人们对细胞的认识从显微水平进入到超微水平及分子水平。细胞的研究不再仅仅是"为了认识细胞而研究细胞"，而是被赋予了"通过细胞去解读生命"的全新内涵，人们开始赋予细胞生物学以"分子细胞生物学"或"细胞分子生物学"等名称。

从 20 世纪 50 年代初 DNA 双螺旋模型的建立至 2003 年人类基因组计划的完成，分子生物学发展到了空前繁荣的程度，同时也为深入了解细胞的生命活动打下了基础。而多莉羊的诞生、人胚胎干细胞的建系和诱导性多能干细胞技术的建立等，则可以看成是生命科学研究从分子水平回归到细胞水平、深入探索生命奥秘的几个最新的重要标志，显示出细胞生物学的发展进入到一个新的阶段。这个新阶段的总体特点是从细胞静态的分析到细胞生命活动的动态综合：①以细胞（及其社会），特别是活体细胞为研究对象；②以细胞重大生命活动为主要研究内容；③在揭示细胞生命活动分子机制方面，以细胞信号调控网络为研究重点；④以在多层次上特别是纳米尺度上揭示细胞生命活动本质为目标；⑤多领域、多学科的交叉研究成为细胞生物学研究的重要特征。

---

**知识拓展 1-1　　　　第一个将细胞学说应用于医学的人**

鲁道夫（路德维希·卡尔）菲尔绍 [Rudolf（Ludwig Carl）Virchow]，德国医学家、政治家、人类学家，细胞病理学的奠基人，现代医学科学在发展初期的主要代言人。自幼爱好自然科学。1839 年入柏林裴特烈·威廉大学（柏林洪堡大学）学医。1843 年毕业后进入柏林慈爱医院从事病理学研究。1845 年在两次演讲中指出，医学进展主要有三种途径：临床观察（包括化验）、动物实验（以探求病因或药效）、病理解剖（特别是显微解剖）。两次演讲在医学界引起很大反响。1846 年他开始教学，被派赴布拉格、维也纳等地考察病理学工作，归来后大力抨击 K. 罗基坦斯基仍固守已过时的体液学说。1847 年与友人共创《病理解剖学、病理生理学和临床医学杂志》。1848 年初普鲁士上西里西亚省流行斑疹伤寒，他参与调查，目睹当地贫困落后面貌，断定社会经济情况实为病因，遂提出相应改革建议。1849 年 11 月他赴维尔茨堡大学担任新设的病理解剖学教授。以后的 7 年中他专心从事研究和教育。出版了 6 卷本《特殊病理学及治疗学手册》，其中第一册大部为他所写。1856 年返回柏林任教并主持新建病理研究所，在这里又培养了许多国内外学者。1858 年他连续发表 20 篇演讲，系统地介绍了他在维尔茨堡大学时便着手研究的细胞病理学。同年演讲集《细胞病理学》出版，该书被视为他的代表作，其中包括关于细胞学说的著名论述，成为那个时期宣扬生物医学新思维的划时代著作。1853 年出版的讨论肿瘤的专著《异常肿物》，可视为细胞病理学在具体领域中的发展。

# 第三节 细胞的概述

细胞（cell）是生物体形态结构和生命活动的基本单位，要了解生物体的生命活动规律就必须从细胞入手。

## 一、细胞是生命活动的基本单位

除病毒外，所有生物都是由细胞组成的。所有生物体的生长、发育、增殖、分化、遗传、代谢、应激、运动、衰老、死亡等生命现象都在细胞的基本属性中得到体现。从多维度、多角度理解细胞概念，包含以下几个方面。

### （一）细胞是构成一切生物的基本单位

除病毒外，生物界的一切有机体均由细胞构成，只有病毒是非细胞形态的生命体。单细胞生物仅由 1 个细胞构成，如变形虫。多细胞生物由几个至几万亿个细胞组成，如成人体内有大约 $10^{14}$ 个细胞，初生婴儿体内约有 $2\times10^{12}$ 个细胞。在多细胞生命体内，细胞虽然都是高度"社会化"的细胞，具有分工和合作的相互关系，但它们都保持着形态与结构的独立性，每个细胞具有自己独立的一套完整的结构体系，成为构成有机体的基本结构单位。

### （二）细胞是一切生物代谢与功能的基本单位

生物体的一切代谢活动中，细胞呈现为一个独立的、有序的、自动控制性很强的代谢体系，这是由细胞自身结构装置及其协调性所决定的，是长达数十亿年的进化产物。细胞结构完整性的任何破坏都会导致细胞代谢的有序性与自控性的失调。

细胞也是实现其功能的基本单位。例如，细胞的分泌活动、能量转化功能、信号转导等都是以细胞为基本单位完成的。每一个细胞都有适应其功能的全套结构体系，可独立地完成其功能活动。

### （三）细胞是一切生物生长与发育的基础

一切生物的生长与发育都是以细胞的增殖与分化为基础的，这是研究生物发育的基点。

生物体的生长与发育是依靠细胞的分裂、细胞体积的增长、细胞的分化来实现的，不管过程如何繁杂，甚至我们对很多现象与机制的理解还处在朦胧的阶段，但毫无疑问，细胞是一切生物有机体生长与发育的基本单位。研究生物的生长与发育必须以研究细胞的增殖、生长和分化为基础。

### （四）细胞是遗传的基本单位

生物体的每一个细胞中都含有全套的遗传信息，具有遗传上的全能性。

爪蟾卵核移植实验、克隆羊"多莉"实验、胡萝卜韧皮部细胞培养出一个胡萝卜等都是细胞全能性的有力证据。这些事实说明，细胞虽然是构成生物体的一个小小的单位，但每一个细胞在机体生命活动中又是一个小小的"独立王国"，在特定的条件下，它可以表现为独立的生命单位。

### （五）没有细胞就没有完整的生命

体外培养的单个细胞可以表现出生长、增殖等独立的生命活动。然而，从细胞中分离出的任何结构，即使是结构完好的细胞核或含有遗传信息的线粒体，不能在体外独立生存，也不能在体外培养复制。病毒虽然是非细胞形态的生命体，但它们必须在侵染的细胞内才可表现出其基本的生命特征（增殖与遗传），离开了细胞，病毒就不能增殖和长期生存。这些都说明细胞是生命活动的基本单位，没有细胞就没有完整的生命。

## 二、细胞基本共性

构成生物机体的细胞种类繁多、形态结构和功能各异，但作为生命活动的基本单位，所有的细胞又有共同的基本点。

### （一）细胞都具有细胞膜

所有的细胞表面均有生物膜，即细胞膜。细胞膜使细胞与周围环境保持相对独立，形成相对稳定的细胞内环境，并通过细胞膜与周围环境进行物质交换和信号传递。在真核细胞内，细胞膜内陷演化为内膜系统，构成各种以膜为基础的功能专一的细胞器。

### （二）细胞都具有DNA-RNA的遗传体系

所有的细胞都有 2 种核酸（DNA 与 RNA），它们在细胞中作为遗传信息的载体，储存、传递遗传信息。

### （三）细胞都具有核糖体

作为蛋白质合成机器的核糖体存在于一切细胞内，是任何细胞不可缺少的结构，它们在翻译多肽链时，与 mRNA 形成多聚核糖体。

### （四）细胞都以生物催化剂催化各种代谢反应

在细胞生命活动中的各类型代谢反应都由生物催化剂催化。生物催化剂有两大类：一类是具有高效催化作用的蛋白质——酶；另一类是具有催化活性的 RNA——核酶。

### （五）细胞能量流通形式都为ATP

生物氧化过程中释放的能量主要是以化学能的形式存在于 ATP 中，当细胞进行各种生命活动需要能量时，ATP 又是直接供能者。ATP 是细胞能量的转换分子，是细胞的"能量货币"。

### （六）细胞都以二分裂方式增殖

所有细胞的增殖都以一分为二的方式进行分裂，遗传物质在分裂前复制加倍，在分裂时均匀地分配到 2 个子细胞内，这是生命繁衍的基础与保证。

---

**人文感悟 1-3**

细胞是和谐的，健康的细胞构建健康的生命。接受来自DNA信息的正确指引，细胞就是完美无缺的，身体中的细胞加工厂有条不紊地复制着、创造着、组合着，以正确的指引创造了一种前所未有的和谐。因此，身体在和谐细胞群的运作下，创造了健康。

如果我们把国家当作宇宙中的一个完美人体，那么形成这个人体的细胞就是社会，如果我们把社会当作一个完美人体，那么形成这个人体的细胞就是家庭，如果我们把家庭当作一个完美人体，那么形成这个人体的细胞就是家庭成员。真理就如同DNA，它以慈爱和正义的力量指导着"社会""家庭"这个细胞的形成，由此可知，家庭成员团结，家庭就会和谐。家与家之间团结，社会就能和谐。社会和谐了，国家就能和谐。所以，我们要深刻地认识到国家倡导创建和谐社会的重要性。

---

## 三、细胞的组成

### （一）细胞与细胞器

细胞是一切生物体进行生命活动的基本结构、功能和发育单位。细胞是有膜包围的进行独立繁殖的最小原生质团，包括了质膜、细胞质和细胞核（或拟核）。细胞质是细胞核以外、质膜以内的原生质。细胞质并不是均质的，其中包含了许多有形结构。凡是在光镜和电镜下能够分辨出的具有一定形态特点、执行特定功能的结构，称为细胞器（organelle），如线粒体、核糖体、内质网、高尔基体、溶酶体、液泡等。细胞器所占细胞的体积见表 1-1。细胞质除去这些细胞器就是细胞基质（cytoplasmic matrix）或胞质溶胶（cytosol），为一多相胶体（习惯上常称之为细胞质），占有细胞总体积的 50% ～ 60%，内含水分、生物大分子、酶、代谢产物以及可溶性前体物。细胞的构成大体上可用图 1-1 表示。

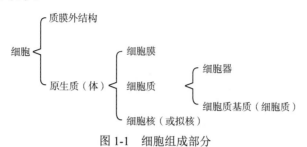

图 1-1　细胞组成部分

表 1-1　典型肝细胞中各种结构所占的体积

| 各种区室化结构 | 所占细胞体积的百分比（%） | 每一种细胞的数量（个） | 各种区室化结构 | 所占细胞体积的百分比（%） | 每一种细胞的数量（个） |
|---|---|---|---|---|---|
| 细胞质 | 54 | 1 | 细胞核 | 6 | 1 |
| 线粒体 | 22 | 1700 | 溶酶体 | 1 | 300 |
| 内质网与高尔基体 | 15 | 1 | | | |

## （二）细胞的分子基础及结构

组成细胞的基本元素是碳（C）、氢（H）、氧（O）、氮（N）、磷（P）、硫（S）、钙（Ca）、钾（K）、铁（Fe）、钠（Na）、氯（Cl）及镁（Mg）等。这些化学元素构成细胞结构与功能所需要的许多无机化合物和有机化合物。最基本的生物小分子是核苷酸、氨基酸、脂肪酸和单糖，它们又构成核酸、蛋白质、脂类与多糖类等重要的生物大分子（表 1-2）。这些生物大分子一般以复合分子的形式存在，如膜蛋白、核蛋白、脂蛋白、糖蛋白与糖脂等组成细胞的基本结构体系。

表 1-2　化学物质在典型哺乳动物细胞中所占重量百分比

| 组成成分 | 所占细胞重量百分比（%） | 组成成分 | 所占细胞重量百分比（%） |
|---|---|---|---|
| 水 | 70 | RNA | 1.1 |
| 无机离子（$Na^+$、$K^+$、$Mg^{2+}$、$Ca^{2+}$、$Cl^-$） | 1 | DNA | 0.25 |
| 各种代谢物 | 3 | 磷脂及其他脂类 | 5 |
| 蛋白质 | 18 | 糖 | 2 |

组成原生质的各种大分子并非都在水的胶体溶液中单独分散存在，而是聚合成膜状、线（纤维）状、颗粒状三种基本结构（表 1-3）。

表 1-3　细胞化学成分的基本结构及其与细胞功能的关系

| 形状 | 各种类型 | 亚显微结构 | 主要化学成分 | 主要功能 |
|---|---|---|---|---|
| 膜状 | 无孔 | 细胞膜、内膜系统、线粒体膜等 | 脂蛋白 | 物质转运和信号转导、物质代谢过程的区域化与秩序化 |
| | 有孔 | 核膜 | | |
| 线状 | 可高度集缩（通过螺旋化或折曲） | 染色质 | 脱氧核糖核蛋白 | 遗传信息的复制和转录 |
| | 不可高度集缩 | 微丝、微管、中等纤维 | 蛋白质 | 原生质运动和支架、细胞分裂活动 |
| 颗粒状 | 有柄 | 线粒体基粒 | 蛋白质 | 氧化磷酸化 |
| | 无柄 | 核糖体 | 核糖体蛋白 | 蛋白质合成 |

## 四、细胞的形状、大小、数量

### （一）细胞的数量

除病毒外，一切生物体均由细胞构成。单细胞生物体，仅由一个细胞构成，如细菌、原生动物。多细胞生物体根据其复杂程度由几个乃至几万亿个细胞构成。但有些极低等的多细胞生物体，如盘藻仅由 4～8 个或几十个未分化的、类型相同的细胞组成。高等动（植）物有机体由无数个功能与形态结构相同或不相同的细胞组成。例如，人体内有 200 多种不同类型的细胞，它们的形态结构与功能差异很大，但是它们具有既分工又合作的相互关系，成人体内大约含有 $10^{14}$ 个细胞，刚出生的婴儿则拥有 $2×10^{12}$ 个细胞。1g 哺乳动物的肝与肾组织有 2.5 亿～3 亿个细胞。

### （二）细胞形状

作为组成生物体的细胞具有某些共性，但由于不同细胞的结构、功能和所处的环境不同，因此其形状可能会千差万别，如圆形、椭圆形、多角形、扁形、梭形、柱形，甚至呈现不规则形状等。

单细胞生物往往是独立生活，即便是成群存在，也彼此毫不相干。所以每种单细胞生物的形态相对固定，如细菌，呈棒状的称为杆菌；形如球状的称为球菌；而弯曲样的则称为弧菌等。单细胞动物或植物的形状更复杂一些，如草履虫呈鞋底状，具有鞭毛的眼虫呈梭形。

高等生物是多细胞组成的有机体。功能相同的细胞群组合在一起，称为组织。细胞的形状除了受本身的分化状态影响外，还与所执行的生理功能有关，如具有收缩功能的肌肉细胞呈长梭形，利于伸缩；红细胞为扁盘状，利于 $O_2$ 和 $CO_2$ 的气体交换；神经细胞为实现传导神经冲动的功能，具有很长的细胞突起，有的可长达 1m 多。由此可见，形态结构和功能的趋同性是细胞的一个重要特征。

### （三）细胞的大小

细胞的大小，即体积，差别往往很大。大的细胞，如鸵鸟卵黄细胞直径可达 5cm，而最小的支原体只有 0.1μm。绝大多数细胞体积非常小，通常要借助显微镜才能看清。一般来说，原核生物细胞直径（1～10μm）小于真核生物细胞（10～100μm）；高等动物细胞直径小于植物细胞。

细胞大小的差异不仅见于不同个体之间。即便是同一个体，不同组织来源的细胞大小也会有差异，产生这种差异的原因在于细胞代谢活动及细胞功能。例如，代谢活跃的骨骼肌细胞一般比较粗大，而平滑肌细胞则比较纤细。高等动物的体细胞直径一般为 20～30μm。

细胞的大小还受外界环境条件的影响。经常参加体育锻炼的人肌肉发达，其原因是肌纤维增粗。但不论差异多大，细胞的大小通常在一个恒定的范围，尤其是同一器官和组织的细胞。大象与小鼠体表面积相差悬殊，但大象与小鼠相应器官与组织的细胞大小都无明显差异。即使是差别最大的神经细胞，它们的细胞大小也只相差两倍左右。因此器官的大小主要取决于细胞的数量而与细胞的大小无关，这就是所谓的"细胞体积的守恒定律"。

## 五、原核细胞和真核细胞

在种类繁多、浩如烟海的细胞世界中，根据其进化地位、结构的复杂程度、遗传装置的类型与生命活动的方式，可分为原核细胞（prokaryotic cell）与真核细胞（eukaryotic cell）两大类。

原核细胞是指一类无明显细胞核结构的单细胞生物，进化地位原始，结构简单，没有核质分化（图 1-2）。外被细胞膜，其结构与化学组成与真核细胞膜相似。原核细胞的三个最基本的特点是：①细胞内没有细胞核及核膜；②细胞内没有特定分化的复杂结构以及内膜系统；③遗传信息量相对较小，承载信息的染色质仅为简单的环状 DNA 分子。原核细胞的体积一般很小，直径为 0.5～5.0μm。由原核细胞构成的生物体称为原核生物，而几乎所有的原核生物又都是由单个原核细胞构成，主要包括支原体、衣原体、细菌、放线菌、蓝绿藻等。原核生物在地球上的分布广度与对生态环境的适应性远比真核生物大得多。

真核细胞进化程度高，结构和功能比原核细胞复杂，区别于原核细胞的主要特征是核物质被核膜包围起来，形成典型的细胞核（图1-3），由真核细胞构成的生物称为真核生物，包括单细胞生物、动植物及人类等。

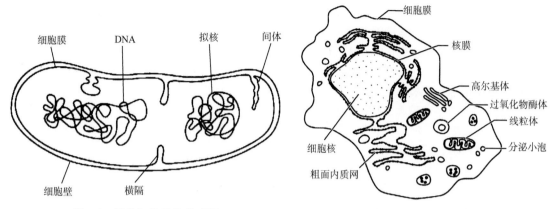

图1-2 原核细胞结构模式图　　　　　图1-3 真核细胞的亚显微结构模式图

真核细胞的基本特点也可概括为三点：①真核细胞有真正的细胞核，核物质携带的遗传信息量大，常有多条线状的DNA，其DNA与蛋白质结合形成染色质；②真核细胞内分化形成了复杂的膜性细胞器，且相互联系构成内膜系统；③细胞内有细胞骨架结构，维持细胞的形状并参与细胞的运动。

原核细胞与真核细胞相比，在大小、结构和功能上都有区别（表1-4）。尽管如此，作为生命活动的基本单位，它们之间有许多共同点：都有细胞膜和核物质，二者的遗传密码和代谢活动的某些过程基本一致。

表1-4 原核细胞与真核细胞在结构和功能上的比较

| 特征 | 原核细胞 | 真核细胞 |
| --- | --- | --- |
| 细胞结构 | | |
| 核膜 | 无 | 有 |
| 内膜系统及线粒体 | 无 | 有 |
| 核仁 | 无 | 有 |
| 细胞骨架 | 有，细胞骨架结合蛋白 | 有 |
| 核糖体 | 有，70S | 有，80S |
| 基因组结构 | | |
| DNA量（信息量） | 少 | 多 |
| DNA分子结构 | 环状 | 线状 |
| 染色质或染色体 | DNA裸露，不与组蛋白结合，但可与少量类组蛋白结合，仅有1条DNA | DNA与组蛋白结合形成核小体及染色体的各级高级结构，有2条以上DNA |
| 基因结构特点 | 无内含子，无大量的DNA重复序列 | 含有内含子和大量的DNA重复序列 |
| 转录与翻译 | 同时在胞质内进行 | 核内转录，胞质内翻译 |
| 转录与翻译后大分子的加工与修饰 | 无 | 有 |
| 细胞分裂 | 无丝分裂 | 有丝分裂，减数分裂，无丝分裂 |

知识拓展 1-2　　　　　细胞是决定人体健康的基本要素

　　成人是由 60 万亿～ 75 万亿个细胞组成的，细胞是人体最基本的单位；细胞是需要营养的，人一生中要吃掉 60 吨的食物，食物里的营养素就是来滋养细胞的；人类健康的本质和源头就是细胞健康。科学发现：人们所患疾病的所有原因都可以归为是细胞出了问题。细胞有问题→组织就有问题→器官就有问题→系统就有问题→人就会患病。

　　营养不良和毒素侵袭是细胞障碍的两种原因。当细胞修复、复制细胞时需要的原料不对或不足，任何一种人体营养物质的缺乏都会造成身体不舒服，乃至疾病的发生；细菌、病毒也是通过产生毒素才能伤害身体的。

　　人体障碍经历三个阶段：细胞功能障碍（亚健康）、组织局部受损（溃疡、炎症）、器官功能衰退（糖尿病、尿毒症、高血压、心脏病等）。

　　影响细胞营养的因素：①不合理的饮食习惯，如大鱼大肉、暴饮暴食、快餐、宵夜、垃圾食品。②运输和烹饪过程中的营养损失，如洗、切、煮、炒、煎、炸。③食物本身营养的下降，如精加工、环境污染等。

　　外部毒素和内部毒素毒死了细胞。外部毒素：空气污染、水污染、食物污染、化学污染、辐射污染等；内部毒素：新陈代谢废物、紧张压力、不良情绪等。当毒素的积累超过了肝脏解毒能力时，它们就会破坏细胞，与过敏、哮喘、皮肤病、癌症、风湿病、痛风、心律失常、头痛、精神问题等关系密切。

　　使细胞健康的要素：①空气（充足的氧气），远离有雾霾或空气污染的环境；②足够的水分，水是生命之源，喝水一定要喝洁净无污染的水；③适当的休息与运动，良好的生活习惯；④稳定的情绪；⑤充足且均衡的营养，良好的饮食习惯；⑥及时排出毒素。使细胞健康的基本要素主要有两个方面：一方面是给细胞提供充足的营养；另一方面是排除危害细胞的毒素。细胞需要的就是营养，细胞不需要的就是毒素。营养充足，没有毒素了，细胞功能就正常了，人的身体就会健康。

# 第四节　细胞生物学与医学

　　德国病理学家菲尔绍在 1859 年出版的《细胞病理学》（*Cell Pathology*）一书中提出"病理的改变是细胞异常造成的"，由此说明细胞学说很早就应用于医学科学。

　　细胞既是人体正常结构和功能的基本单位，也是疾病发生的基本单位，细胞结构与功能的异常是疾病发生的根本原因或结构基础。如在病理学、药理学、肿瘤学、干细胞生物学与再生医学等领域，对肿瘤或心血管疾病的防治、组织器官的损伤修复、疾病发生机制的研究、新药的开发，需要以物理、化学和分子生物学为技术平台。但只有在细胞水平上进行深入研究才能从根本上得到更深层次的解决。

　　著名科学家威特森（Witson）曾经说过："每一个生命科学问题的关键必须在细胞中寻找"，细胞作为有机体结构和生命活动的基本单位，生物科学上的许多基本问题都必须在细胞中得到解决。人们对细胞进行深入研究，不仅是为了阐明各种生命活动的现象及本质，更是希望据此来进一步对这些规律加以控制和利用，以达到造福人类的目的。而在这些利用方式中，排在首位的就是医学，许多疾病的研究和治疗最终都必须回归到细胞水平，细胞的病变是诊断疾病最有力的证据，也为治疗指明正确的方向。例如，溶酶体的研究对了解细胞的变性坏死，特别是对了解风湿性关节炎、痛风的发生有所帮助，为治疗药物的设计提供了理论依据。细胞的衰老和死亡均与基因活动的调控有密切关系。单克隆抗体的研究使多种疾病快速明确诊断成为可能，也为"导弹药物"治疗癌症带来了希望。

　　细胞生物学作为研究生命活动规律的基本学科，其各项研究成果显然与医学的理论和实践密切相关。可以说，细胞生物学的发展推动了医学进步；反过来，医学的实践又为细胞生物学研究提供了经验。二者相辅相成，缺一不可。

## 一、细胞与人体生长发育

受精卵作为生命起点无疑是所有细胞中最重要的，也是人体所有细胞的"祖先"。从一个单细胞到一个完整的人体，从发育成熟到衰老死亡，细胞经历了无数次生长、分裂、分化和衰老、死亡等一系列复杂的过程，正是这些肉眼看不到却无比重要的过程，在宏观上组成了人生理和心理上的变化，让人拥有完整的生命，更拥有了多姿多彩的生活。

## 二、细胞与人类疾病

疾病产生的根本原因可以归纳为两大类，一是某些细胞的生物学行为受到了影响或调整，使其无法发挥正常的生物学功能；二是某些特定细胞被剔除，造成相关组织、器官，甚至系统功能的缺陷甚至丧失。一般情况，每一种疾病都必定伴随着细胞结构或功能的改变，疾病是细胞病变的宏观表现，细胞是人体疾病的基本单位，如艾滋病，它是人类免疫缺陷病毒（HIV）感染人体免疫系统的淋巴细胞所致。HIV 侵入宿主细胞与宿主 DNA 融合并复制，最终导致大量 T 淋巴细胞的死亡，机体免疫力明显下降，患者大多因此而死亡。艾滋病等病毒感染疾病的发病都是因为相关病原体入侵人体正常细胞，造成相应细胞的损伤甚至死亡所致，由此可见，人体稳态的维持离不开细胞，疾病的发生也与细胞密切相关。

## 三、细胞与医学研究

细胞生物学的研究能有效地解决当今重大疑难疾病治疗的世界性难题，如严重危害人类健康的癌症的研究过程，能较好证明细胞生物学与医学的密切关系。癌细胞的主要生物学特征之一就是异常增殖，即恶性生长和无休止分裂；同时癌细胞不仅丧失本来正常细胞应具备的完整功能，更拥有强大的破坏力。科学工作者深入研究正常细胞的癌变机制以及癌细胞的异常增殖原因，从中找到了有效预防和控制癌症的方法。

研究发现端粒及端粒酶的组成结构及功能与细胞衰老的关系一直是衰老相关疾病和肿瘤防治研究的热点。端粒作为真核生物染色体末端的必需结构，具有保护染色体和维持基因组稳定的重要作用。研究认为，正常人体细胞中的端粒长度是一定的，且每经历一次细胞分裂，端粒的长度会减少一部分，因此正常细胞的分裂次数是有限的；而大多数恶性肿瘤中具有端粒酶活性，即经过分裂消耗的端粒长度可以通过逆转录得到补充，使肿瘤细胞具有了恶性增殖的可能。如果利用研究成果使用相应的端粒酶抑制剂，理论上即可有效地控制癌症。再如以一定低温持续加热一定时间来杀灭微生物的"巴氏消毒法"，其研究发现大大降低了外科患者因感染而死亡的概率，至今仍应用于牛奶的消毒和食物灌装前的处理；弗莱明发现的青霉素，在第二次世界大战中拯救了千百万伤病员，被称为第二次世界大战中与原子弹、雷达并列的三大发明之一。许多疾病被征服及医学的每一项重大成就，都与细胞生物学的贡献联系在一起。

细胞生物学在现代医学中的地位和作用也可以从诺贝尔奖的颁发情况中反映出来。诺贝尔奖是世界上公认的对推动科学发展有重大作用的科研成果的一种肯定，同时也是对作出杰出贡献的科学家的嘉奖。从 1962 年首次给分子细胞生物学方面的科研成果（DNA 双螺旋结构的发现）颁奖到 2015 年诺贝尔奖揭晓，颁发的 56 次奖中，细胞生物学及相关的学科成果获生理学或医学奖（M&P）47 次（占 86%），化学奖（chemistry）8 次，物理学奖（physics）1 次。从获奖的次数来看，这是任何生物医学学科所属的单一学科所不能比拟的。这一事实充分反映了细胞生物学在现代生物医学领域中的地位是十分重要的。

---

**知识拓展 1-3　　　心血管疾病的细胞生物学治疗**

全球每年 1700 万人死于心血管疾病，心血管疾病是世界死亡原因之首，其中绝大部分死于心肌梗死及慢性心力衰竭。近年来，人们寄以极大希望的现代医学，如内科介入、药物、外科搭桥，虽可开通闭塞的冠状动脉，却无法逆转坏死的心肌。坏死心肌必将被纤维结缔组织替代，形成心肌瘢痕，经历心室壁变薄、心室腔扩大的心室重构过程，部分患者将发展为心力衰竭。目前，我国心肌梗死后缺血性心力衰竭的发病率、死亡率在明显上升。因为，迄今为止除了心脏移植外还无法解决坏死丢失的心肌细胞。近年来，随着干细胞生物学的迅速发展，人们设想应用具有多向分化潜能及自我更新能力的干细胞修复心肌，再生血管重建心肌。因此，细胞移植修复心肌的治疗应运而生。目前，数以千万计的冠心病患者正期盼着干细胞治疗给他们带来新生，这是冠心病治疗史上一个里程碑式的突破。

## 本章小结

细胞生物学是从分子、亚细胞、细胞和个体水平等不同层次探讨细胞生命现象发生规律及本质的科学。细胞生物学在探讨细胞与相邻学科之间、一般细胞与特殊细胞等关系时，形成了许多分支学科，极大丰富了细胞生物学研究内容。细胞生物学的研究内容和范围非常广泛，一般认为它的基本研究内容为细胞的形态结构和化学组成、细胞及细胞器的功能、细胞的增殖与分化、细胞的衰老与死亡；细胞的识别、细胞的免疫及细胞工程等是新发展起来的研究领域，也是细胞分子生物学研究的重要内容。细胞生物学是生命科学一门前沿学科，从细胞的发现到细胞生物学的形成经历了细胞发现的萌芽阶段、细胞学说的建立、细胞学的经典时期、实验细胞学时期和细胞生物学的兴起等五个历史进程。

除病毒外，所有生物都是由细胞组成的，多维角度的细胞概念包含细胞是构成一切生物基本单位，是一切生物代谢与功能的基本单位，是一切生物生长与发育的基础，是遗传的基本单位，没有细胞就没有完整的生命等多个方面的含义。所有细胞的共性特点是都具有细胞膜、DNA-RNA 的遗传体系、核糖体，并以生物催化剂催化各种代谢反应，能量流通形式为 ATP，都以二分裂方式增殖。细胞由细胞膜、细胞质和细胞核构成，由于不同细胞的结构、功能和所处的环境不同，有圆形、椭圆形、多角形、梭形、柱形、不规则形等千差万别的形状。多细胞生物体根据其复杂程度由数百乃至数万亿个细胞组成。

人们将种类繁多的细胞分为原核细胞和真核细胞，两类细胞最本质的区别在于真核细胞具有细胞核，而原核细胞没有细胞核和核膜，此外真核细胞具有复杂的内膜系统与相关的细胞器，细胞器的分布、组成以及功能特性都比原核细胞复杂。

细胞生物学与医学的关系日趋紧密，基于细胞结构与功能的异常是疾病发生的根本原因或结构基础，许多疾病的研究和治疗最终都必须回归细胞水平，细胞的病变是诊断疾病最有力的证据，也为治疗指明正确的方向。诸如，溶酶体与风湿性关节炎及痛风、基因调控与衰老死亡、信号传递与疾病、细胞异常增殖与肿瘤、单克隆抗体与疾病快速诊断及导弹药物治疗癌症等正是分子医学的热点课题。可以说，细胞生物学的发展推动了医学的进步；反过来，医学的实践又为细胞生物学研究提供了经验和推动作用。

## 思 考 题

### 一、名词解释

1. cell biology　2. medical cell biology　3. molecular cell biology　4. cell theory

### 二、问答题

1. 你是如何理解细胞的？研究内容有哪些？
2. 细胞生物学的形成与发展经历了哪几个阶段？
3. 如何理解细胞生物学与医学的关系？
4. 从人文角度阐述细胞社会对我们有哪些感悟和启示？

（丰慧根　新乡医学院）

# 第二章　细胞生物学研究技术

　　细胞的体积微小，且结构复杂，必须借助特殊的仪器设备，通过一定的实验技术方法，才能够观察、了解到细胞及其内部的形态、结构和功能等。人类凭借最原始的显微镜认识到细胞的存在以及它们的基本形态特征后，细胞学说才得以诞生。在认识到细胞是所有有机体的结构和功能单位后，人们又对细胞的结构、化学成分和功能进行了不懈地探索与研究。可以说，研究技术的进步及仪器设备的改进在细胞生物学的发展中发挥了巨大的作用。细胞生物学的知识和技术应用于医学，不仅为疾病诊断提供了新的手段，而且为疾病的治疗开辟了新的途径。细胞生物学的研究方法很多，本章内容基于细胞生物学学科特点、发展历史及当前研究热点，主要从细胞形态结构观察、细胞及其组分的分析、细胞培养、细胞内生物大分子的动态变化等几方面对相关细胞生物学的研究方法及应用作简要介绍。

## 第一节　细胞形态结构的观察方法

　　显微镜问世于 16 世纪末，17 世纪初开始应用于科学研究。显微镜将人的视野由宏观世界带入到微观世界，极大地推动了细胞生物学的建立和发展。典型的动物细胞直径为 $10 \sim 20\mu m$，因此细胞及其内部结构的生命活动必须借助显微镜进行观察研究。不同的显微镜在成像原理、仪器构造，以及标本的制备和染色技术等方面存在很多不同。

### 一、显微结构的观察

　　细胞的显微结构（microscopic structure），指通过光学显微镜观察到的细胞结构。光学显微镜是以可见光为光源、利用一系列镜片对细小物体进行放大的装置。光学显微镜结合特异的染色方法与计算机数据处理技术，不但可以观察细胞的形态、大小，还能研究细胞内部的一些结构以及生物大分子的细胞定位分布、动态变化等。这里主要介绍实验室中最常见的几种光学显微镜。

#### （一）普通光学显微镜

　　普通光学显微镜（normal microscope）由光学放大系统（目镜和物镜）、照明系统（光源和聚光镜）、镜架及样品调节系统三部分构成，放大倍数最高为 1000 倍，最高分辨率为 $0.2\mu m$。显微镜众多性能参数中最重要的是分辨率（resolution）。所谓分辨率，是指能区分开两个质点间的最小距离。细胞内的许多结构，如线粒体、中心体、核仁、高尔基体及染色体等都大于 $0.2\mu m$，如果进行了特殊的染色，就可以在显微镜下观察到这些结构（图 2-1）。

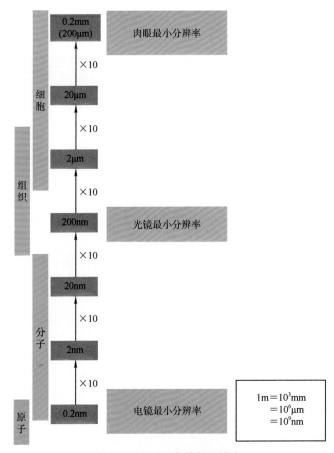

图 2-1 不同显微镜的分辨率

光学显微镜可直接用于观察染色的单细胞或体外培养细胞，也可用于观察生物组织样品。细胞类的标本通常需要先制成涂片或临时装片；组织材料因为过厚而无法直接在镜下观察，一般需要先对其进行固定和包埋（常用的固定剂如甲醛，常用的包埋剂如石蜡等），然后制成厚度约 5μm 的切片，经染色后再进行镜下观察。组织切片常使用苏木精（haematoxylin）和伊红（eosin）染色法，也称 HE 染色。碱性的苏木精和酸性的伊红分别与细胞核和细胞质特异性结合，从而可以在显微镜下清晰地观察到蓝紫色的细胞核和红色的细胞质（图 2-2）。

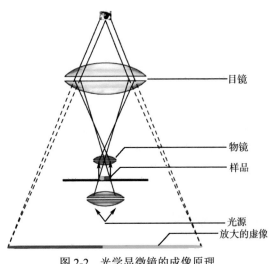

图 2-2 光学显微镜的成像原理

### （二）相差显微镜

生物样品在制片过程中的各种处理会导致细胞成分失活、丢失或失真，因此为了避免这类问题，研究中有时需要观察活细胞。活细胞的显微结构观察一般使用相差显微镜（phase contrast microscope）。光波的基本属性包括波长、频率、振幅和相位等。可见光的波长和频率变化表现为颜色的不同，振幅的变化表现为亮度的差别，相位的变化则是人眼所不易察觉的。光线投射到密度不同的物质上时，其滞留的时间与密度大小呈正相关的关系。相差显微镜即是在普通光学显微镜的基础上，添加了聚光镜上的"环状光阑"和物镜后焦面上的"相差板"，将透过标本不同区域的光程差或相位差转换成振幅差或明暗差，从而能够在显微镜下辨别出细胞内的不同区域。

研究中常使用倒置相差显微镜来观察培养中的细胞。与普通光镜的主要区别是，它的光源和聚光镜位于载物台的上方，而物镜则位于载物台的下方。倒置相差显微镜如装配上影像记录设备，便可以拍摄记录培养中的细胞的生长活动状态等。

## （三）荧光显微镜

荧光显微镜（fluorescence microscope）是对细胞内特异蛋白质、核酸、糖类、脂类及某些离子等组分进行定位和动态变化研究的有力工具。荧光显微镜的核心部件是滤光片系统和专用的物镜镜头。滤光片系统由激发滤光片（安装在光源和样品之间，只允许特定波长的激发光通过）和阻断滤光片（安装在物镜和目镜之间，只允许荧光染料所发出的荧光通过）组成。荧光显微镜采用高压汞灯为光源，发射很强的光。这种光通过滤光片后，得到特定波长的激发光（exciting light）。细胞内的荧光分子在吸收特定波长的激发光后，可发射出波长更长的可见光，即发射光（emission light）。经目镜中的阻断滤光片滤掉激发光，便可以观察到细胞内荧光物质的分布（图 2-3）。目前使用的荧光物质有很多种，如荧光染料 DAPI 能特异性地与细胞核内的 DNA 结合，从而可以显示细胞核或染色体在细胞内的分布。

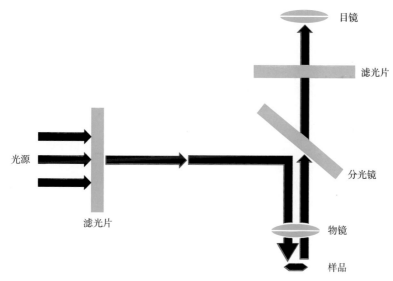

图 2-3　荧光显微镜光学系统

荧光显微镜样品制备方法包括免疫荧光技术和荧光素标记技术。前者是利用荧光标记的抗体来分析细胞内能够与之特异性结合的蛋白质的定位分布，后者则是通过利用荧光素直接标记细胞内的组分，进一步显示该组分在细胞内的定位或动态变化。根据研究的需要，有时同一细胞可使用多种荧光素染色，显示多种组分的共定位。此外，研究中也可以用产生荧光的绿色荧光蛋白（green fluorescent protein，GFP）或红色荧光蛋白（red fluorescent protein，RFP）的基因与某种编码蛋白的基因进行融合，在荧光显微镜下观察该融合蛋白的动态变化，实现对特异蛋白质分子在细胞内的示踪。

## （四）激光扫描共聚焦显微镜

普通光学显微镜使用的卤素灯光源光谱范围宽，是全视野照明。成像时样品上每个光照点均会受到色差影响，由照射光引起的散射和衍射也会降低所成图像的反差和分辨率。而激光扫描共聚焦显微镜（laser scanning confocal microscope，LSCM）的光源为激光，是单色性好的平行光，基本消除了色差，极大地提高了成像的分辨率。LSCM 在结构上采用双针孔装置，形成物像共轭的独特设计。激光通过聚光镜聚焦后在焦平面上针孔处形成点光源，光点经物镜在物焦平面上对样品进行逐点扫描，样品上每个照射点反射后经过物镜折射到焦平面的探测针孔处成像，经空间滤波后，有效地抑制了同一焦平面上非测量光点形成的杂散荧光和样品上不同焦平面发射过来的干扰荧光。因为光学系统物像共轭，只有物镜焦平面上的点经针孔空间滤波才能形成光点图像，扫描后可得到信号噪声比极高的光学横断面，分辨率比普通光镜提高了 1.4 倍。LSCM 可无损伤地对样品做不同深度的层扫描和荧光强度测量，不同焦平面的光学切片经三维重建后能得到样品的三维立体结构，因此，这种功能也被形象地称为"显微 CT"。

LSCM 最常用的功能是荧光检测、三维重建和显微操作等。其中荧光检测覆盖的内容极为广泛，通过多种荧光探针或荧光连接的抗体，可对细胞内的 pH、特定离子、各种蛋白质分子进行动态测定。此外，LSCM 还可用于对细胞进行特殊操作，如光刀切割法（cookie-cutter）进行黏附细胞分选（adherent sorting），通过杀灭不需要的细胞，保留所述细胞亚群继续培养；激光陷阱技术（也称光镊技术）对目标细胞进行非接触式的捕获和固定，并进行精准操作；激光作为光子刀可以用来完成细胞膜瞬间打孔以及对线粒体、溶酶体、染色体和神经元突起的切割等显微细胞外科手术。

## （五）超高分辨率荧光显微镜

生命科学研究中需要观察的大分子，如蛋白质的精确定位和分布等，其观察尺幅都在纳米量级，远远超出了常规的光学显微镜的分辨极限（200nm）。尽管 LSCM 的出现使研究者能够观察到尺度介于普通光镜和电镜分辨率之间的结构，但其分辨极限也只能达到 180nm，依旧难以对大分子做精准定位。经过一些物理学家、化学家和生物学家的共同努力，多种超高分辨率显微术及相关设备在 20 世纪 90 年代问世，为生命科学研究面临的结构分辨率难题提供了突破性的解决方案。超高分辨率荧光显微术（super-resolution fluorescence microscopy）是一类利用光学原理或光学元件，通过计算机后期合成，将荧光显微镜的分辨率提升至超越光学分辨率极限的显微镜技术，该技术分辨率达到了 50nm 的水平。

基于荧光显微技术，利用分子的荧光能级跃迁特性、多种荧光蛋白的不同光谱范围以及光控特性等，近二十多年来，超高分辨率荧光显微术得到不断发展，将分辨率逐步提高。该技术利用荧光基团的物理或化学特性，使相邻的衍射限度内的分子处于不同的"开"或"关"的状态，以使彼此区分开来。目前，超高分辨率荧光显微镜有很多类型，如全内反射荧光显微术（total internal reflection fluorescence microscopy，TIRFM）、基于单分子成像技术的光激活定位显微成像（photo activation localization microscopic imaging，PALMI）、随机光学重构显微术（stochastic optical reconstruction microscopy，STORM）、4π 和 STED 显微术、结构照明显微术（structure-illumination microscopy，SIM）等。不同的超高分辨率荧光显微镜应用于细胞生物学，观察到了线粒体的内部结构和染色质纤维结构。PALMI 观测了 T 细胞膜上的一系列蛋白质中间体和聚集体的结构变化；用 STORM 的方法观察到了细胞中线粒体网格结构。总之，超高分辨率荧光显微术能利用可见光，具有非接触、无损伤、可观测细胞内部结构的特点，可用以观测活的组织或细胞，并可进行内部深层三维结构的成像。

知识拓展 2-1　　　　超微成像光学 STORM（暴风）技术与华裔科学家庄小威

　　17 世纪的荷兰博物学家、显微镜创制人列文·虎克首次将光线通过透镜聚焦制成光学显微镜，并用它第一次观察到微生物后，显微镜就成为生物学家探寻生命奥秘必不可少的利器。但是光的衍射效应限制了光学显微镜的分辨率，使光无法用来观察细胞内小于光波长的物质或颗粒。近年来，科学家经过不断探索后，利用荧光分子的发光特性和物理机制，发明了超高分辨率荧光显微术，其分辨率突破了光镜分辨率的极限，达到了 30～50nm。该技术获得了 2014 年诺贝尔化学奖。

在诸多类型的超高分辨率荧光显微术中，斯坦福大学教授、美籍华裔科学家庄小威发明的随机光学重构显微术（stochastic optical reconstruction microscopy，STORM）尤其引人注目。庄小威创造性地将带有荧光的分子标志物附着在病毒上，借助超高分辨率荧光显微术实现跟踪拍摄单个病毒行为，成为世界上记录到病毒各阶段过程的首位科学家。此外，庄小威也跟踪研究了蛋白质和核糖核酸片段等单个分子的行为。STORM 在复杂生物过程中的分子个体及其运动步骤研究中发挥了重要作用，不但推动了细胞亚显微结构的研究，同时也对感染性疾病及其治疗药物的开发研究具有极为重要的意义。

## 二、亚显微结构的观察

细胞的亚显微结构（submicroscopic structure）一般是指在电子显微镜下观察到的细胞结构的统称，又可称为超微结构（ultrastructure）。电子显微镜采用波长更短的电子束作为光源，突破了光波波长的限制，将观察成像的分辨率提高至 0.2nm，使人们观察到了细胞内部更加精细的结构。

### （一）电子显微镜

电子显微镜（electron microscope，EM），也称电镜，它与光学显微镜的区别在于光源和透镜。电镜利用电子束作为光源，电磁场作为透镜，分辨率可达 0.1～0.2nm，放大倍数可达 150 万倍。世界上第一台电子显微镜诞生于 1931 年，20 世纪 40 年代开始被应用于细胞生物学的研究，在细胞生物学的发展中发挥了重要作用。

1. 透射电子显微镜（transmission electron microscope，TEM）　简称透射电镜，是出现最早、应用最广泛的电镜，一般所说的电镜指的就是透射电镜。它利用透射电子穿透超薄切片成像，主要用于观察组织细胞内部结构。透射电镜包括电子束照明系统、成像系统、真空系统以及记录系统（图 2-4）。

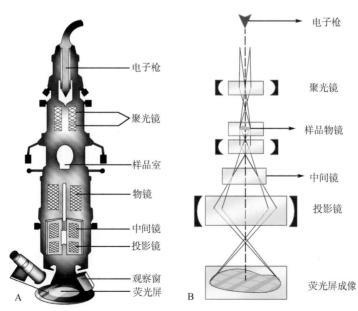

图 2-4　透射电镜

A. 透射电镜的基本构造；B. 透射电镜的成像原理

（1）电子束照明系统：包括电子枪和聚光镜。电子枪通过发射加速的高压电子束作为照明光源。聚光镜则将电子束汇聚在样品上，并且可调节照明亮度。

（2）成像系统：包括物镜、中间镜、投影镜及样品室。主要借助改变各个透镜的电流来获得不同的放大倍数，是电镜具有高放大倍数和高分辨率的关键部位。所成图像的放大倍数相当于物镜、中间镜和投影镜放大倍数的乘积。

（3）真空系统：通过两极真空泵的不断抽气，保持电子枪、镜筒及记录系统内的高度真空，以利于电子的运动。

（4）记录系统：主要是用来将在荧光屏上或感光胶片上以及 CCD 相机上显示的电子成像记录下来。CCD 是电荷耦合器件（charge coupled device）的简称，也称为 CCD 图像传感器，作用是将光学影像转化为数字信号。

由于电子束的穿透能力有限，因而用于电镜观察的样品通常要被制备成厚度为 $40 \sim 50nm$ 的超薄切片，相当于一个直径为 $20\mu m$ 的细胞被切成了几百片。相对于光学显微镜几个微米的切片来说，电镜观察所用的超薄切片需要特殊制备。生物样品通常要经过固定、脱水、包埋、切片及染色几个步骤。其中，固定剂常用锇酸、戊二醛、高锰酸钾等。戊二醛能够在蛋白质分子之间形成共价键，从而将它们交联固定。锇酸能与蛋白质共价结合，还能对多种成分特别是脂类物质有良好的固定作用。固定和脱水后的标本放入液态的单体树脂中浸透包埋，在特定的超薄切片机上，用玻璃刀、钻石刀将包埋块切成超薄切片，最后将切片置于直径为 $3nm$ 的金属载网上，用于染色和电镜观察。电镜样品用重金属盐染色，如锇酸宜染脂质，柠檬酸铅宜染蛋白质，醋酸双氧铀宜染核酸等。当电子束穿过样品时，样品中的金属离子不同程度地散射和吸收电子，在观察记录的图像上形成明暗差别。因此，电镜的图像只能是黑白色的图像。

透射电镜的样品制备与染色根据研究的需要，结合其他技术方法，制备不同类型的样品，来观察细胞内的亚显微结构，如负染色技术（negative staining technique）与冷冻蚀刻复型技术（freeze etch replica technique）。所谓负染色指只染背景而不染样品。用重金属盐包绕标本，增加背景对电子的散射，而生物样品相对透过较多的电子，以此来增加反差，在荧光屏上形成黑暗背景上的"亮相"，从而显示出标本的细微结构。冷冻蚀刻复型技术主要用来观察膜断裂面上蛋白质颗粒和膜表面形貌的特征，图像具有立体感。其样品在制备过程中需要冷冻断裂和蚀刻复型两步，无须固定和包埋。先用快速低温冷冻样品（常用液氮），然后在特殊的低温装置中进行断裂。冷冻后的样品往往从其结构相对"脆弱"的部位开始裂开。当断裂面的冰升华（又称蚀刻）后，细胞的结构就出现了浮雕的效果。然后在断裂面上连续喷涂铂和碳，制作其断裂面的复型膜。最后用消化液把生物样品消化掉，将复型膜转移到载网上，并在透射电镜下进行观察。

**2. 扫描电子显微镜**（scanning electron microscope，SEM）　简称扫描电镜，它利用样品表面被击出的二次电子信号成像，用于观察样品表面形貌，图像具有立体感。扫描电镜的光源与透射电镜相同，电子枪产生的电子射线经聚光镜聚焦形成一束极细的光斑，称为电子探针。电子探针受扫描发生器控制，在样品表面进行逐点扫描，把样品表面的原子外层的电子击出，形成二次电子；二次电子被检测器收集、放大、转换到显像管。二次电子发射越多的地方，在图像上相应的点就越亮；反之则暗。由于二次电子产生的多少与电子束入射角度及样品表面的起伏有关，所以荧光屏上得到的图像反映了样品表面的立体形貌。扫描电镜样品为了保证扫描观察前不发生表面形变，通常需要利用 $CO_2$ 临界点干燥法对样品进行干燥处理。此外，为了得到正确的二次电子信号，样品表面需要有良好的导电性。所以扫描电镜的样品在观察前还要喷镀一层金膜。扫描电镜虽然能观察到样品表面的立体图像，但是分辨率比透射电镜低，通常只有 $3 \sim 10nm$。

尽管电子显微镜相对于光学显微镜而言具有较高分辨率，但迄今为止，人们仍然无法用电镜来观察活的生物样品，尤其是无法观察到细胞的全貌。因此，很多研究中仍然采用光镜与电镜技术相结合的手段，即各种光 - 电关联技术。

## （二）其他显微镜

自从显微镜技术问世以来，显微镜的发展经历了光学显微镜和电子显微镜时代。20世纪80年代以来又发展起来一系列新型的扫描探针显微镜，实现了人们直接观察单个原子的梦想。其中扫描隧道显微镜和原子力显微镜是这类显微镜的代表，它们的分辨率及可操控的颗粒达到纳米水平，因而也被称为纳米显微技术。纳米技术与生命科学相结合，产生了21世纪的一门新的交叉学科——纳米生物学。纳米生物学的发展使人们对生物大分子复合物和细胞生理活动的研究达到了前所未有的高度。

**1. 扫描隧道显微镜**（scanning tunneling microscope，STM）　是IBM苏黎世实验室的格尔德·宾宁（Gerd Binnig）和海因里希·罗雷尔（Heinrich Rohrer）等在1982年发明的，是一种探测微观世界物质表面形貌的仪器。该发明曾获得1985年的诺贝尔物理学奖。

扫描隧道显微镜是利用量子力学的隧道贯穿理论设计，使用一个直径为原子尺度的精密探针在标本的表面进行扫描，探针的针尖不接触样品表面，与样品之间保持约1μm的间隙，在针尖和样品间施加一定的电压，就会产生一个依据观测表面形貌而变化的隧道电流，即隧道效应。当探针在样品表面移动并扫描时，同步记录隧道电流的变化，就可以获得物体表面原子水平的微观信息。

扫描隧道显微镜的主要特点有三方面，一是具有原子尺度的分辨率，侧分辨率为0.1～0.2nm，纵分辨率可达0.001nm；二是可以在真空、大气、液体（接近于生理环境的离子强度）等多种条件下工作；三是扫描不接触样品，没有高能电子束的轰击，不会造成样品的形变，是非破坏性的测量。

**2. 原子力显微镜**　1986年格尔德·宾宁等在扫描隧道显微镜的基础上又发明了原子力显微镜（atomic force microscope，AFM）。这是一种不需要样品导电的扫描隧道显微镜，其放大倍数远远超过以往任何显微镜，被认为是继光镜和电镜之后的第三代显微镜。原子力显微镜利用微小的探针在一个悬梁臂弹簧的末端，在与样品直接作用时，悬梁臂的微小位移通过"光杠杆"效应被放大上千倍后投射到光电探测器上，并通过一个反馈通路来控制探针和样品之间的相互作用。原子力显微镜不仅可以精确地测量出样品的形貌，而且可以测量样品的微观力学性质。

原子力显微镜广泛用于观察各种活细胞或固定细胞的表面结构，也可以对液态环境中的活细胞进行动态的观察。原子力显微镜可以设置对单个分子进行操作，通过检测操作后引发的生物化学反应来研究生物大分子和大分子复合物的功能，即进行所谓的分子手术。

# 第二节　细胞的分离纯化与培养

高等生物的组织一般是由多种类型的细胞组成的，这在很大程度上限制了一些研究的进行，难以有效获得某种单一类型细胞的信息。因此，必须通过特定的方法将某种细胞从组织或混合的细胞群中分离出来，用作相关研究。为了满足研究的延续性，通常还需将分离出来的细胞做体外扩大培养。可以说，细胞的分离与细胞的培养是当今细胞生物学乃至整个生命科学研究中最基本的实验技术。

## 一、细胞的分离

体外试验所用的细胞要求是单一种类，而源于体内的组织一般包含多种类型的细胞，因此细胞培养中的分离纯化就成为实验研究的重要环节。细胞的分离纯化的方法一般分为两类：自然纯化和人工纯化。具体操作可根据细胞的种类、来源、实验要求和目的不同而选择不同的纯化方法。

### （一）自然纯化

组织中的多种细胞混杂在一起培养时，某一种细胞对体外环境适应性强，其生长就会较快，就可以成为优势生长细胞群，其他细胞的比例会在培养中逐渐降低，最终消失，这种方法就是自然纯化法。自然纯化无法人为地选择细胞，培养所需时间较长，适合于某些恶性肿瘤细胞的建系。

### （二）人工纯化

人工纯化法就是利用人为的手段造成对某一种细胞生长有利的环境条件，抑制其他细胞的生长，从而达到细胞纯化的目的。

（1）酶消化法：利用上皮细胞和成纤维细胞对胰蛋白酶的耐受差异性，可在原代培养中将这两种细胞分开。

（2）机械刮除法：原代培养成功后，上皮细胞和成纤维细胞的混杂生长往往分区或呈片状，即每种细胞都以小片或区域性分布的生长方式贴壁。这种情况适合采用机械刮除法去除不需要的细胞区域。

（3）反复贴壁法：利用成纤维细胞贴壁速度比上皮细胞快、附着稳定的特点，原代培养时通过振荡培养瓶使贴壁不稳定的细胞悬浮起来，这种纯化细胞的方法被称为反复贴壁法。

（4）培养基限定法：细胞培养中，常因研究需求的不同，有时必须存在或去除某种物质，否则细胞无法生长；有时必须添加某种物质，以便筛选所需特殊的细胞。这些情况适合使用培养基限定法，如转基因和杂交瘤技术中常使用的 G418 和 HAT 限定培养基，就是用来筛选转基因或杂交瘤中的阳性细胞。

（5）流式细胞仪分选细胞：荧光激活细胞分选仪（fluorescence-activated cell sorter，FACS）是从多细胞悬液中分离目的细胞的精密仪器，是一种带分选功能的流式细胞仪。当细胞悬液通过流式细胞仪时，流式细胞仪通过调节液压，使悬液中的细胞按单细胞方式排列成行，依次通过激光检测器。激光检测器能使带有不同荧光标记的细胞变为一个个带正、负电或不带电的小液滴，并能够检测其荧光强度。当每个带电的小液滴依次通过高压偏转板时，带电的小液滴就会偏离原来的流动方向，而不带电的小液滴（不带荧光标记的细胞）则不会发生偏向。通过分别收集带正、负电荷的细胞即可得到想要分离的细胞（图 2-5）。流式细胞仪能够以每秒 2 万个的速度对细胞进行分选，其纯度可达 95%。

（6）免疫磁悬珠纯化细胞：免疫磁悬珠（immunomagnetic microsphere）是一种合成的内含磁性氧化物核心的免疫微球颗粒。核心是氧化铁颗粒，外包一层聚苯乙烯或聚氯乙烯的材质层。外部的高分子材料可包被不同类型的单克隆抗体。在外部磁场的作用下，磁性微球可迅速从介质中分离出来。因此，利用磁性微球颗粒特殊的免疫性，能够将与之结合的靶细胞从细胞悬液中分离出来。免疫磁悬珠可以回收，对细胞无影响，分选纯度可达 95% ～ 99%。

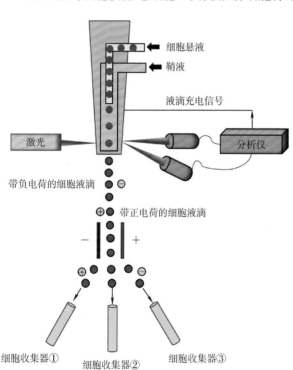

图 2-5　流式细胞仪分选细胞的工作原理

### 二、细 胞 培 养

细胞培养（cell culture），是指从动物活体内取出组织，在模拟体内生理环境的体外条件下，进行孵育培养，使之生存并增殖。通过细胞的体外培养，可以获得大量的、一致性好的细胞，便于在科学实验中对细胞的形态、结构、化学组成及功能和机制进行研究。同时，利用细胞培养技术还可以生产许多生物制品，如狂犬病疫苗、脊髓灰质炎疫苗、多种生长因子、激素、干扰素以及干细胞培养、组织工程（如皮肤、骨、软骨缺损的修复）等，对临床医学的发展起到了重要的推动作用。

## （一）　细胞培养的基本要求

体外生长的细胞没有体内的免疫系统调节，没有抗感染能力。因此，细胞培养操作必须规范，保证无菌，才能确保实验顺利进行。

首先，细胞培养需要特殊的无菌培养室。培养室通常分隔为操作间和缓冲间。操作间一般放置有超净工作台或生物安全柜、倒置相差显微镜、$CO_2$细胞培养箱、普通离心机、水浴锅、紫外线灯等设备。其次，细胞体外培养需要模拟体内营养成分的各种人工合成的培养基。培养基含有细胞生长所需要的基本营养成分。此外，细胞生长所需培养基中必不可少地需要添加血清。血清中含有多种生长因子，能够促进细胞增殖。

## （二）　细胞培养的主要方式

细胞在体外的培养分为原代培养（primary culture）和传代培养（secondary culture）。细胞的原代培养是建立各种细胞系的第一步，是从供体取得组织细胞后在体外进行的首次培养，也是从事组织培养工作人员必须熟悉和掌握的基本技术。原代培养前，会根据细胞来源组织的特点采用不同的细胞分离方法。

原代培养成功的细胞经过增殖，在培养瓶内形成单层细胞，待整个瓶底被细胞覆盖后，细胞会出现接触抑制，细胞需要稀释分配到新的培养瓶中生长，这种操作称为细胞的传代培养。每进行一次分离培养就称为传一代。多数原代培养的细胞在体外的传代培养次数是有限的，一般不超过50代。但是来源于恶性肿瘤组织的细胞能够在体外无限繁殖，这样的细胞称为细胞系（cell line）。来源于正常组织的细胞，在某些特殊条件下，也会发生转化，成为具有肿瘤细胞系特性的细胞。

## （三）　细胞的冻存、复苏与运输

细胞培养已成为当今生命科学研究中的一项基本技术，许多研究性实验离不开细胞培养。因此，培养细胞的交流、购买、保存也是研究中的一个重要环节。此外，体外培养的细胞随着传代次数的增加及生长环境条件的变化，细胞的各种生物学特性将会发生某些变化。为了最大限度地保存细胞的活力及生物学特性，实验中常需及时通过加入保护剂来对细胞进行低温冻存。冻存、复苏细胞的原则可以概括为"慢冻速融"。通过冷冻保护剂，在缓慢降温过程中使细胞内的水分渗出，避免形成导致细胞死亡的冰晶。目前，冻存细胞可使用冻存液在液氮中长期保存，也可以采用市售的无血清细胞冻存液在 -80℃的低温冰箱中长期保存。一般采用在 37℃的温水中将冻存的细胞迅速融化的方法来复苏细胞。运输细胞时通常有两种方法。可以根据运输的时间，选择长满 1/3 ～ 1/2 瓶底的细胞，瓶中装满培养液，拧紧瓶盖封口直接运输。也可采用特殊容器装满液氮或干冰冻存运输。

# 第三节　细胞组分的分离与分析

细胞生物学的研究中，人们可以通过不同的方法把细胞从组织中分离出来，也可以把细胞器及其他组分从细胞中分离纯化出来，进而对它们进行结构和功能的研究。

## 一、细胞组分的分级分离

## （一）　细胞组分的释放

获得细胞内的细胞器和生物大分子，首先需要裂解细胞。为了保证细胞器和生物大分子结构的完整，通常在裂解缓冲液中添加一些维持细胞渗透压或蛋白酶抑制剂等的成分。裂解细胞的方法很多，如机械破碎法，包括高压匀浆、珠磨、撞击破碎、超声破碎；化学和生物化学渗透法，包括酸或碱处理、酶溶解等；物理渗透法，包括渗透压冲击法、冻融法等。具体采用的裂解方法要根据组织类型和研究要求确定。

## （二）细胞器的分离

细胞器的成功分离是在 20 世纪 40 年代出现超速离心机后才真正实现的。通过离心力使样品中的各种颗粒因密度不同从溶液中分离并沉淀下来，从而达到分离、提纯和鉴定的目的。细胞器分离后，一方面可对细胞器的化学组分、酶的种类及活性以及代谢特点等进行分析，另一方面可利用分离的细胞器在体外进行功能性实验，也称为无细胞系统（cell-free system）实验。目前对相关细胞器结构与功能以及细胞中重要反应的认识，均来自分离细胞器的生化分析和无细胞系统的研究结果。

**1. 差速离心法**　细胞匀浆液中含有多种细胞器或颗粒物质，其大小及离心沉淀所需离心力有的类似，有的差别很大。因而在细胞组分的初步分离中常采用差速离心法将其进行分离。差速离心法（differential centrifugation）是通过一系列递增速度的离心，将大小不同的颗粒进行分离的方法。这种方法首先要选择好颗粒沉降所需的离心力和离心时间。通过一定离心力和一定时间内的离心，离心管底部就会得到密度最大颗粒的沉淀。然后将上清液转移至新的离心管中，再加大转速进行第二次离心，则又会得到较大或较重颗粒的沉淀。如此反复多次离心，就能够将液体中不同颗粒分离开来。此法可获得多管沉淀，每管沉淀可能是含有多种密度、大小相似的混合物，需要进一步离心纯化。在细胞组分的初步分离中采用差速离心法，一般可以将细胞核、线粒体、溶酶体、微粒体等成分分级离心沉淀下来（图 2-6）。

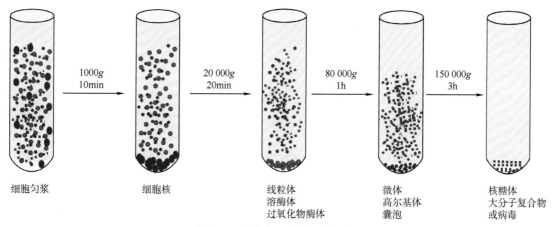

图 2-6　差速离心分离细胞组分

**2. 密度梯度离心法**　细胞组分更精细的分离，一般采用密度梯度离心法（density gradient centrifugation method）。密度梯度离心法是一种带状分离法，离心中，颗粒的密度影响最终的位置。因此，分离颗粒的主要依据是密度差异，被分离颗粒间的密度差异大于 1%，同时以离心介质的密度梯度即可将颗粒分离。密度梯度离心法又可分为速度沉降（离心）法和平衡沉降（离心）法两种类型。研究中通常根据细胞组分或细胞器的特点及分离目的不同来具体选择适合的离心方法（图 2-7）。

（1）速度沉降法（velocity sedimentation method）：选用蔗糖溶液等作为离心介质，配制不同的密度梯度（连续或不连续），保证介质最大密度必须小于样品颗粒密度。离心管中先装好密度梯度介质溶液，样品加在介质溶液最上面，然后进行超速离心。在适当离心力的作用下，样品中的颗粒按不同沉降速度向管底沉降，一定时间后，不同密度的颗粒逐渐分开，形成一系列界面清楚的不连续区带。沉降系数越大的颗粒，沉降速度越快，所呈现的区带也越低，离心必须在沉降最快的颗粒（最低区带）到达管底前结束。最后，从管底的小孔中分次收集各种颗粒成分。目前的超速离心机最高转速可达 85 000r/min，离心力可达 600 000g。即使是较小的生物分子，如 tRNA 或简单的酶蛋白分子都能被分离开来。

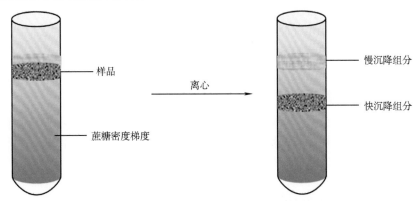

样品

蔗糖密度梯度

离心

慢沉降组分

快沉降组分

图 2-7　密度梯度离心分离细胞组分

（2）平衡沉降法（equilibrium sedimentation method）：常用于分离有密度差异的颗粒。离心过程中，颗粒组分会移动到与自身密度相同的介质区带。该方法对使用的密度梯度介质的要求是，其最大密度必须大于样品颗粒的最大密度。离心前，离心管中预先放置好梯度介质，一般由顶部到底部制备高浓度差的蔗糖或氯化铯溶液密度梯度，将细胞匀浆均匀分布在介质中后进行超速离心。匀浆中不同组分沉降至与自身密度相等的介质中不再移动，形成沉降带。停止离心后，从管底收集不同密度区带的颗粒。

以上两种离心方法中介质的密度梯度作用有着明显不同。速度沉降法为了减少样品的扩散，即使在离心管底部，颗粒的密度也比介质大。相反，在平衡沉降法中，使用的介质密度足以阻止颗粒移动，即介质的密度覆盖所有颗粒密度，并大于颗粒的最大密度，这样当颗粒达到与本身密度相等的密度区时就会停留在该区。整个体系到达平衡状态后，处于等密度点上的样品颗粒区带的形状和位置不再受离心时间的影响。离心所需的时间以最小颗粒到达等密度点的时间为基准，有时可长达数日。

## 二、蛋白质的分离与鉴定

蛋白质是基因功能的承担者，不同细胞在生理或病理状态下所表达的蛋白质种类和水平不尽相同。此外，基因表达的调控以及蛋白质成熟、降解及运输，乃至细胞周期调控和信号转导等代谢过程，都需要通过蛋白质之间的相互作用来参与。因此，对蛋白质的表达、定位与定性是阐明生命现象的重要基础。将细胞中的蛋白质进行分离和纯化，常需要综合多种分离方法，实验室中主要使用的方法有层析、电泳等方法。

### （一）蛋白质的分离——层析法

根据蛋白质分子的大小、极性及亲水性等特性，采用柱层析法是实验室中常用的蛋白质分离纯化方法。当蛋白质的混合液通过一个装有特定填充物的柱子时，不同的蛋白质通过与基质的反应而被分离开来。在层析柱的下端连续地、按一定的体积分别收集流出的液体，采用特定的生化方法鉴定目标成分所在的收集管，并将这些目标成分集中到一起，由此得到所需蛋白质，同时还能保证蛋白质的结构与生物学功能。

层析柱有多种类型，填充的材料也有所不同，常用的有以下几种：离子交换层析柱，填充颗粒带有正电或负电荷，蛋白质按照其表面电荷的分布而被分离；凝胶过滤层析柱，填充颗粒为多孔性凝胶颗粒，可根据蛋白质分子的大小将其分离；疏水层析柱，填充颗粒上带有疏水性基团，可根据蛋白质疏水性的差异将其分离；亲和层析柱，填充颗粒上带有特定的、可与某种蛋白质特异性结合的配基，如酶的底物、特异性抗体或抗原，可以根据蛋白质亲和性的不同而将其分离。

多数蛋白质的纯化分离往往需要结合使用多种方法，才能得到分离的蛋白。因为普通层析柱的填充颗粒均一性不高，导致液体流出层析柱的速度不均一，所分离的成分纯度也是有限的。之后出现的高效液相层析（high performance liquid chromatography，HPLC）使蛋白质纯化效率得到了显著提高。这种层析柱中的填充物是直径为 3 ～ 10μm 的树脂颗粒，而且被非常致密地装填在一种不锈钢的柱子中。由于填充颗粒小而致密，必须使用一个特殊的高压泵才能迫使液体快速通过层析柱。

## （二）蛋白质的分析与鉴定——电泳法

混合的蛋白质溶液也可以通过电泳的方法得到溶液中蛋白质的种类、大小及其组成等多方面的信息。将蛋白质溶液加上电场后，溶液中的蛋白质分子会按照各自所带净电荷的多少、大小和形状的不同在电场中移动，这种技术称为电泳（electrophoresis）。

20 世纪 60 年代以后，对蛋白质的电泳分析常采用 SDS- 聚丙烯酰胺凝胶电泳（SDS polyacrylamide gel electrophoresis，SDS-PAGE）。这种方法利用十二烷基苯磺酸钠（SDS），使蛋白质多聚体变性成为单体，进而变成带负电荷的多肽链，消除形态和电荷对蛋白质在电场中迁移率的影响。有时也使用巯基乙醇来破坏蛋白质中的二硫键，使蛋白质的变性更彻底。经过彻底变性、以多肽链形式存在的蛋白质在 PAGE 中总是朝正极方向运动，迁移率主要与分子大小有关。电泳后的凝胶经染色后，可观察到蛋白质混合液中蛋白质的种类及其大小等信息。

常规的 SDS-PAGE，其电泳方向是单一的，混合蛋白质中分子量或等电点相近（或相同）的蛋白质在凝胶中会发生重叠。后来发明的一种特殊的二维凝胶电泳可以兼顾蛋白质分子量大小和等电点两方面的特性，通过在同一块凝胶上进行双向电泳，使蛋白质分离辨认的效率得到提高。

双向电泳是先将蛋白质样品用非离子型去污剂变性，再在凝胶中进行等电聚焦电泳，以此各种蛋白质按其等电点可以分布在不同的位置上。然后将等电聚焦电泳的胶条埋在 SDS-PAGE 的负极一端进行常规的电泳，两次电泳的方向相互垂直。第二次电泳后，原来位于同一等电点上的蛋白质就会按其分子大小而被分开。双向电泳是目前蛋白质组学研究中常用的方法，这种方法可有效区分比较两种细胞中蛋白质组分的差异，并且能够将差异蛋白分离出来后，做进一步研究鉴定。

## 三、核酸的分离、纯化与鉴定

## （一）核酸的分离、纯化

细胞内的核酸包括 DNA 和 RNA，它们在细胞内与蛋白质结合，以复合物的形式存在。因此，核酸的分离纯化就是使核酸与细胞内其他组分分离，去除纯化试剂的污染，并保持核酸一级结构的完整性。核酸的分离一般是通过选择性沉淀和差速离心进行分离，在纯化过程中一般需要加入相应的核酸酶或某些抑制剂来选择性地保留 DNA 或 RNA 分子。

目前，核酸的分离常使用商品化的试剂盒来提取和纯化。

## （二）核酸的鉴定

经分离、纯化的核酸分子，一般通过凝胶电泳来判定核酸的纯度和完整性。常用的有琼脂糖凝胶电泳和聚丙烯酰胺凝胶电泳。可根据待测核酸分子的大小调节凝胶的浓度。核酸电泳中，因为核酸分子天然带负电荷，所以核酸分子在凝胶中向电场的正极迁移。琼脂糖凝胶电泳的分辨率较低，不适合分离 100bp 以下的核酸分子。聚丙烯酰胺凝胶电泳分辨率高，多用于 500bp 以下的核酸分子的分离。此外，核酸的纯度检测也可以使用分光光度计或酶标仪。

# 第四节　细胞化学与细胞内分子示踪技术

细胞组分的分离分析技术是将细胞器或细胞内的大分子通过分离进行体外研究，而细胞化学及细胞内大分子示踪则是在保持细胞结构完整的条件下，将人工标记分子导入细胞的化学反应中，通过显微镜来观察和研究细胞内各种成分的分布及其在细胞生命代谢活动过程中的动态变化。同时，可通过设置阴性对照组，也可以用来对标记的生物大分子进行半定量的研究。本节主要介绍组织切片和培养细胞在进行细胞化学反应后，在光镜或电镜下观察生物大分子的定位或半定性技术。

## 一、酶细胞化学技术

酶细胞化学技术（enzyme cytochemistry）是通过化学反应来显示细胞内某种酶的分布及活性强弱的技术，即在一定条件下，使组织细胞内的酶与其底物相互作用，形成初级反应物。通过捕捉剂与酶的初级反应产物反应，生成可以在显微镜或电镜下观察到的最终反应产物。常用的捕捉反应主要有金属盐沉淀法、色素形成法和嗜锇物质生成法等。如在色素形成法中所产生的色素沉淀在酶作用的部位，通过光学显微镜即可观察；嗜锇物质生成法中所形成的嗜锇物质，在电镜样品固定剂锇酸作用下，能够形成在电镜下可见的、高密度的锇黑，也称为电镜酶细胞化学技术（electron microscopic enzyme cytochemistry）。

## 二、免疫细胞化学技术

免疫细胞化学（immunocytochemistry）技术是根据免疫学原理，利用抗原抗体特异性结合的特性来定位组织和细胞中特异性大分子的一类技术。其原理是把组织中的特异性分子作为抗原，用带有标记物的特异性抗体与抗原之间通过特异的免疫化学反应，形成在显微镜下可见的抗原抗体复合物，从而间接地显示抗原，达到在细胞水平或细胞器水平定位特异性分子的目的。

免疫细胞化学技术包括光镜水平和电镜水平两个层次，前者又称为免疫组化，后者又可称为免疫电镜技术。免疫组化常以石蜡切片、冰冻切片、细胞玻片、细胞涂片作为标本，其中石蜡切片是最常用、最基本的，这种切片能很好地保持组织形态，且能连续切片，有利于各种染色的对照观察，标本能长期保存。应用免疫细胞化学技术可在原位检测细胞内的各种大分子，如蛋白质、多肽、核酸、多糖和磷脂等。

## 三、放射自显影术

放射自显影术（autoradiography）是利用放射性同位素的电离射线对乳胶（含卤化银）的感光作用，对细胞内生物大分子进行定性、定位与半定量研究的一种细胞化学技术。这项技术的特点是能够对细胞内或体内生物大分子进行动态研究和追踪，主要包括两个步骤：同位素标记的生物大分子前体的掺入，以及细胞内同位素所在位置的显示。首先用合适的放射性前体分子标记机体或细胞，根据实验的需要，按标记的持续时间分为持续标记或脉冲标记。标记后的组织或细胞可按常规方法制片，在暗室中向样品表面均匀地敷一层厚 $3 \sim 10\mu m$ 的乳胶膜，然后在暗盒中曝光（自显影）数天，再经显影、定影后在显微镜下观察。细胞中银颗粒所在的部位就代表放射性同位素的标记部位。

## 四、原位杂交技术

原位杂交（in situ hybridization）是一种允许在组织切片内精确定位特定核酸片段的技术。原位杂交以短的、单链 DNA 或 RNA 片段为探针，与经过固定并提高了通透性的细胞、组织切片上的核酸通过碱基互补配对进行杂交，探针上带有的荧光分子或显色酶为报告基团，显示特定的核酸分子在组织或细胞内的分布。同时以荧光强度或显色反应的强弱判定特定核酸在细胞内含量的变化。研究中常见的原位杂交技术包括荧光原位杂交（fluorescence in situ hybridization，FISH）、多色荧光原位杂交、基因组原位杂交等。FISH 的基本原理是用荧光标记的核酸探针与已变性的靶核酸在退火温度下复性，通过荧光显微镜观察荧光信号，进而对靶核酸进行分析。FISH 技术检测所用时间短、灵敏度高、无污染。使用多色荧光原位杂交技术，能同时检测多个基因，目前该技术被广泛应用于染色体的鉴定、基因定位及异常染色体检测等方面。

# 第五节　细胞工程与功能基因组学相关研究技术

细胞工程（cell engineering）是应用现代细胞生物学、发育生物学、遗传学和分子生物学的理论和方法，按照人们的需要和设计，对细胞、细胞器及其大分子进行各种操作，重组细胞的结构和内含物，其目的有两方面：一是用以研究基因功能、蛋白质和细胞的性状；二是获得特定的蛋白质产品或新的细胞甚至新的生命体。细胞工程相关的技术很多，如细胞融合、细胞器移植、显微注射、基因干扰、基因的修饰与编辑、染色体工程、干细胞技术等。研究中可综合利用这些技术在细胞水平上进行操作。目前，在人类基因组计划获得的理论和技术突破的推动下，细胞生物学更加强调在基因与蛋白质等分子水平上探究细胞功能和特性的变化。可以说现代细胞生物学已经进入到功能基因组学时代。

## 一、细胞融合技术

细胞融合（cell fusion）又称细胞杂交，是指在自发或诱发条件下，两个或两个以上的细胞彼此接触融合为一个细胞的过程。细胞融合分为自发融合（如受精作用）和诱发融合。动物细胞自发融合的概率很低，异种间的细胞发生融合必须有诱导剂。常用的诱导方法有三种：生物法（灭活的病毒）、化学法（聚乙二醇）、物理法（电击或激光）。病毒的被膜中具有融合蛋白，可介导细胞间的融合。聚乙二醇或电击的方法可造成膜脂分子排列的改变。当去除这些化学或物理方法的作用后，细胞与细胞的质膜可在恢复原有结构的过程中发生接触黏附，进而完成融合。

细胞融合技术广泛应用于遗传学、病毒学、免疫学、细胞生物学等研究中。其中最典型的应用就是单克隆抗体的制备。利用 B 淋巴细胞与小鼠骨髓瘤细胞的融合开创了单克隆抗体制备的先河，所获得的高纯度的单克隆抗体，在疾病的诊断与治疗方面具有很高的实用价值。

## 二、细胞功能基因组学研究技术

随着人类基因组测序工作的完成，细胞生物学所面临的主要任务就是对人类基因组中所包含的全部基因的功能进行研究。

### （一）基因的功能研究技术

为了研究目的基因的功能及其调控机制，常用的方法是将特异性 DNA 和 RNA 分子导入细胞，人为地造成目的基因表达水平的升高或降低，通过研究细胞的功能及行为的变化来认识目的基因的功能。研究中导入细胞的特异性核酸分子主要是克隆的外源基因和小干扰 RNA（small interfering RNA，siRNA）或小发卡 RNA（short hairpin RNA，shRNA）。

**1. 上调目的基因的表达——重组 DNA 的导入**　对于含有目的基因，但是该基因低表达或不表达的细胞而言，可以通过给细胞导入含有目的基因片段的重组 DNA 分子的方法来强制性将目的基因高表达。这项技术首先要将目的基因从一种细胞的基因组中分离，通过 PCR 技术进行扩增。再将扩增的基因构建到表达载体（质粒）上，然后令其在原细胞中扩增。将提取纯化的重组质粒再导入靶细胞中，利用质粒上的启动转录序列，该基因就会在靶细胞内被强制性地表达（过表达）。通过对靶细胞的形态、功能进行观察研究，即可获得目的基因在细胞内的功能。

**2. 下调基因的表达——RNA 干扰技术**　研究中常用的沉默基因的工具是 siRNA 和 shRNA，它们是人工合成的有干扰基因表达作用的微 RNA（miRNA）。细胞中天然存在的 siRNA 是一种小的双链 RNA 分子，由 RNase Ⅲ 家族成员 Dicer 酶对外源的双链 RNA 加工切割而成，大约有 22 个核苷酸。siRNA 中的一条链与靶 mRNA 的部分互补，且这样的 siRNA 能够与解旋酶及其他蛋白质因子形成 RNA 诱导的沉默复合体。激活的沉默复合体通过碱基配对特异性结合到靶 mRNA 上并将其降解，以此来实现抑制细胞内特定基因表达的作用。

siRNA 和 shRNA 分子导入细胞的方法与重组 DNA 分子导入方法相同，但 siRNA 主要用脂质体导入，而 shRNA 可同时利用脂质体或病毒导入。siRNA 由化学合成或体外转录生成，导入细胞后存在的时间较短，所以 siRNA 相当于瞬时敲减目的基因的表达，而 shRNA 是有表达载体导入细胞后才转录生成，存在于细胞的时间较长，因而它的作用相当于稳定敲减目的基因的表达。

### （二）蛋白质功能的研究技术

蛋白质是细胞功能的承担者，对蛋白质研究的目的很多，如蛋白质的含量和修饰、蛋白质的结构和定位以及蛋白质 - 蛋白质相互作用等。研究蛋白质的方法和技术有很多种，免疫细胞化学技术主要针对的是特定蛋白在细胞内的定位，免疫印迹技术能够反映特定蛋白在细胞内的含量。对于蛋白质 - 蛋白质相互作用的检测则主要依赖于免疫共沉淀技术。

**1. 免疫印迹**（immunoblot，Western blot） 是用来检测细胞中特定蛋白的分析技术，通过将凝胶电泳后的蛋白转移至特殊的膜上，用特异性抗体对目的蛋白做定性和定量分析，能够反映出特定蛋白质在不同细胞中的含量差异。

**2. 免疫共沉淀**（co-immunoprecipitation，CoIP） 是以抗体和抗原之间的专一性作用为基础，用一种与特定蛋白质特异性结合的抗体与细胞裂解液混合孵育，在将目的蛋白从溶液中沉淀出来的时候，将与其相互作用的蛋白也共同沉淀出来，再对目的蛋白本身以及与之结合的多种蛋白加以分析的技术。该技术可对研究样本中两种或两种以上的蛋白质进行分离、定性和定量。

## 第六节 细胞生物学研究技术与医学

细胞生物学是研究细胞基本生命活动规律的科学，因此必然与医学有密切的联系。细胞生物学研究的技术和方法从发明问世就与医学密切相关。从 19 世纪细胞学说的建立开始，人们对疾病的认识就进入了细胞水平。现代医学中许多疾病的诊断与检测都需要使用细胞生物学的相关技术，因此，医学生了解这些技术方法在临床中的应用，对今后的疾病诊断及治疗工作是非常有必要的。

### 一、显微镜技术与病理诊断

#### （一）光学显微镜与病理诊断

病理诊断是研究疾病发生的原因、发病机制以及疾病过程中患病机体的形态结构、功能代谢改变与疾病的转归，从而为疾病的预防诊断、治疗提供必要的理论基础和实践依据。光学显微镜技术是临床病理诊断中采用最早、最广泛的技术，是将取到的活检或尸检标本固定染色后，通过光学显微镜来观察组织结构和细胞病变特征进而作出疾病诊断。在医学高度发达的今天，光镜下的病理学观察仍然是某些疾病（如肿瘤等）诊断的"金标准"。

#### （二）电子显微镜与病理诊断

随着现代医学的发展，电子显微镜已从医学理论性研究逐渐扩大到临床医学的实际应用中。电镜下观察的细胞内部超微结构，不仅能够对光镜下的病理诊断进行补充和修正，而且还能在某些疾病的传播途径、病因的鉴定、疾病的分型诊断等方面发挥重要作用。如有些肺癌患者的分化程度较低，常规诊断有一定的难度。使用了电镜诊断技术，可以从观察到的细胞超微结构上判断肿瘤的来源，得出肺癌组织的分型。电镜技术对血液系统疾病的诊断范围也在不断扩大，已经从超微结构的观察扩大到疾病的类型、分型。临床上有多种肾脏疾病，发病机制复杂，在临床上的表现很多与组织学改变不一致，需要使用光镜、免疫化学技术和电镜技术联合诊断。同时，电镜技术是病毒、细菌性疾病诊断的有效方法。此外，对于一些罕见的肌肉疾病，常规组织学检查无法检测，需要进一步借助免疫电镜技术才能作出最终的诊断。

## 二、流式细胞术与临床检验

流式细胞术属于现代分析技术，广泛应用于临床实践中。近年来，在肿瘤的临床和基础研究中，流式细胞术获得了越来越高的关注。通过流式细胞术对细胞凋亡、耐药蛋白、癌基因产物、细胞表面标志、细胞增殖标志物进行定量分析检测，在肿瘤的预防和治疗中发挥着重要作用。近年来，随着生物芯片技术的迅速发展，出现了流式细胞术与生物芯片技术相结合的新技术——流式细胞液相芯片技术。这项技术可以在同一液相中对多个目的分子进行检测，如检测血液中的多种白介素。

## 三、荧光原位杂交与遗传病诊断

荧光原位杂交（FISH）技术基于生物素、地高辛等标记的核酸探针，可针对特定染色体或 DNA 区域快速、准确地诊断染色体数目和结构改变，包括常见的染色体非整倍体异常（21、18、13、X 和 Y）以及平衡易位、罗伯逊易位等。FISH 不需要经过细胞培养，可针对核型分析失败的受检者。FISH 还可以检查出常规细胞遗传学检测技术难以发现的微小染色体畸变，极大地提高了染色体异常检出率，这对于某些罕见病的诊断具有非常重要的意义。

## 四、细胞培养、分离技术与干细胞治疗

临床中的许多疾病是细胞功能缺陷或器官损伤造成的。近年来，基于干细胞的基础理论研究，利用干细胞具有自我更新和多分化潜能的特点，将干细胞或由其分化产生的功能细胞植入代替病变细胞的细胞治疗逐渐应用于临床实践中。干细胞的种类繁多，可用于细胞治疗的干细胞主要包括胚胎干细胞（包括诱导的胚胎干细胞）和成体干细胞。因而干细胞的分离、诱导和培养是细胞治疗中至关重要的技术环节。

---

**知识拓展 2-2**        骨髓间充质干细胞治疗骨质疏松

人体的骨骼始终处于动态的变化中，旧的骨质不断被破骨细胞所产生的单核巨噬细胞吸收降解，新骨由来源于骨髓间充质干细胞的成骨细胞重塑。因此，破骨细胞和成骨细胞活动的失衡导致骨重建平衡的破坏，可导致骨质疏松（osteoporosis，OP），其主要表现包括单位体积骨量减少、骨组织微结构破坏、骨脆性增加、骨折风险增高。

骨髓间充质干细胞（bone marrow mesenchymal stem cell，BMSC）广泛存在于中轴骨及外周松质骨骨髓腔中，能够自我更新并分化成多种细胞类型。近年来，随着再生医学的发展以及干细胞研究的深入，BMSC 作为一种新的治疗骨质疏松的策略越来越受到研究者的重视。

从活体内提取的 BMSC 数量是有限的，必须通过细胞培养进行体外扩增，以达到足够治疗的数量。而大规模的体外扩增又会导致 BMSC 增殖和分化能力的丧失。为了提高移植细胞的存活率、开发质量可靠的体外培养 BMSC，研究者对体外培养的 BMSC 进行了多种尝试，如缺氧预处理、基因修饰、细胞表面预处理、选择合适的移植方法、促进细胞归巢等来促进骨质疏松的临床治疗。

---

## 本 章 小 结

细胞及其内部结构的观察必须借助显微镜。显微镜主要包括光学显微镜、电子显微镜、纳米显微镜。不同的显微镜在构造、成像原理、分辨率等方面均有差异，且不同的显微镜在研究中的应用范围也是不同的，需要综合研究中的多种需要来选择使用显微镜技术。

细胞的分离、纯化与细胞的体外培养是细胞生物学研究中最基本的实验技术，对于研究细胞的结构与功能具有重要意义。

　　离心是分离细胞组分重要的手段，也是对细胞内的细胞器、生物大分子进行结构与功能研究的重要前提，主要包括差速离心法和密度梯度离心法。

　　细胞化学及细胞内大分子示踪技术是通过将人工标记分子导入细胞后，与特异性分子发生化学反应，在显微镜下观察组织切片或培养的细胞，来研究细胞内各种成分的分布及其在细胞生命代谢活动过程中的动态变化。主要包括酶细胞化学技术、免疫细胞化学技术以及放射自显影术等。

　　当今的细胞生物学研究已经进入功能基因组时代，更加注重对基因、蛋白质以及基因与蛋白质之间相互作用的研究。能够通过细胞工程技术、RNA 干扰技术、蛋白质免疫共沉淀技术等，人为地调控细胞内基因的表达，获得对基因及其产物功能的认知。

　　细胞生物学的许多研究技术已用于疾病的临床诊断、检验及治疗中。

## 思 考 题

　　1. 光学显微镜与电子显微镜有哪些区别？各自有哪些优点？为什么电子显微镜不能完全替代光学显微镜？

　　2. 为什么说细胞培养技术在细胞生物学的发展中具有重要作用？

（霍　静　长治医学院）

# 第三章 细胞膜与相关疾病

细胞膜（cell membrane）是包围在细胞质表面的一层薄膜，又称质膜（plasma membrane）。在生命进化过程中，细胞膜的形成是关键的一步，没有细胞膜，细胞形式的生命就不能存在。细胞依靠细胞膜维持内环境的稳定，功能主要包括细胞形态维持、物质运输、能量转换、信息传递、细胞的黏附与识别、细胞免疫等。细胞膜的结构和功能改变与神经退行性疾病、遗传病和肿瘤的发生等相关。除质膜外，细胞内还有各种膜性细胞器，如内质网、高尔基体、溶酶体、各种膜泡等，称为内膜系统。质膜和内膜系统合称为生物膜（biomembrane）。

## 第一节　细胞膜的化学组成

细胞膜主要由脂类、蛋白质和糖类构成，还含有少量水分、无机盐与金属离子等。细胞膜脂类占膜总含量的 30% ～ 80%，排列成双分子层，构成膜的结构骨架；蛋白质占 20% ～ 70%，以不同形式与脂类结合，构成膜的功能主体；糖类占 2% ～ 10%，分布在膜的外表面，与脂类或蛋白质共价结合形成糖脂或糖蛋白。不同生物、不同细胞的膜中蛋白质与脂类组成不同。一般情况下，功能复杂的膜中蛋白质所占比例较大，如线粒体内膜的蛋白质成分高达 75%，脂类约占 25%；功能简单的膜所含蛋白质的种类和数量则较少，如神经髓鞘的少突胶质细胞功能简单，其质膜中脂类含量可达 80%，而蛋白质只有 3 种，且含量显著低于脂类。

### 一、膜　脂

细胞膜上的脂类统称为膜脂（membrane lipid），以磷脂和胆固醇为主，还含有糖脂。

### （一）磷脂

磷脂（phospholipid）是膜脂的基本成分，占膜脂总量的一半以上。大多数磷脂分子结构中含有磷脂酰碱基。磷脂可分为甘油磷脂（glycerophosphatide）和鞘磷脂（sphingomyelin，SM）两类，主要分子特征为：①具有一个极性亲水的头部和两个非极性疏水的尾部（脂肪酸链），为双亲性分子（amphipathic molecule）或兼性分子；②磷脂分子中脂肪酸链的长短不一，多数由 14 ～ 24 个碳原子组成，且为偶数个；③两条脂肪酸链的饱和度不同，一条不含双键，为饱和脂肪酸链（如软脂酸），另一条为不饱和脂肪酸链（如油酸），含有顺式双键，顺式双键处形成一个约成 30° 角的弯曲（图 3-1）。

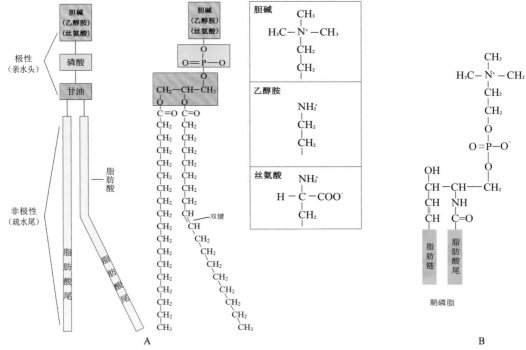

图 3-1　构成质膜的主要磷脂的分子结构

A.甘油磷脂示意图和分子式；B.鞘磷脂分子式

**1. 甘油磷脂**　甘油磷脂以 1 分子甘油为骨架，甘油分子的第一、第二位羟基分别与脂肪酸形成酯键，第三位羟基与磷酸基团形成酯键，磷酸基团进而与胆碱、乙醇胺、丝氨酸、肌醇或甘油等结合，分别形成磷脂酰胆碱（phosphatidylcholine，PC）（卵磷脂）、磷脂酰乙醇胺（phosphatidylethanolamine，PE）（脑磷脂）、磷脂酰丝氨酸（phosphatidylserine，PS）（图 3-1A）和磷脂酰肌醇（phosphatidylinositol，PI）、磷脂酰甘油（phosphatidylglycerol，PA），甘油的 $C_1$ 和 $C_3$ 与两分子磷脂酸结合形成二磷脂酰甘油（diphosphatidylglycerol，DG）（心磷脂）。质膜中含量最多的是磷脂酰胆碱，其次是磷脂酰乙醇胺，磷脂酰肌醇主要位于质膜的内层，在膜结构中含量很少，但在细胞信号转导中发挥着重要作用。

**2. 鞘磷脂**　鞘磷脂主要存在于神经元细胞膜中，在其他类型的细胞膜中含量很少，又称神经鞘磷脂。鞘磷脂结构与磷脂酰胆碱相似（图 3-1B），骨架为鞘氨醇而非甘油，鞘氨醇分子末端的一个羟基与胆碱磷酸结合形成亲水头部，氨基与一条脂肪酸链以酰胺键结合形成疏水尾部，另一个游离羟基可与相邻脂分子的极性头部、水分子或膜蛋白形成氢键。

## （二）胆固醇

胆固醇（cholesterol）是真核生物细胞膜中另一类重要的脂类（图 3-2），存在于动物和少数植物细胞质膜上，动物细胞膜中胆固醇含量丰富，与磷脂占比可达 1 : 1，植物细胞膜中胆固醇含量很少，约占膜脂的 2%。胆固醇也是双亲

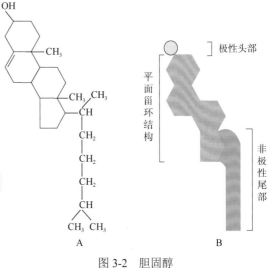

图 3-2　胆固醇

A.分子式；B.示意图

性分子，分子较小，散布在磷脂分子之间，极性头部为连接于固醇环（甾环）上的羟基，贴近磷脂的极性头部，非极性的固醇环和烃链位于磷脂尾部之间，与脂肪酸链相互作用（图 3-3）。胆固醇分子具有调节质膜流动性、增强稳定性和降低水溶性物质通透性的功能；同时，胆固醇还是脂筏的基本结构成分。原核细胞的质膜中不含胆固醇，相对比较脆弱。

## （三）糖脂

糖脂（glycolipid）由脂类和寡糖分子构成，普遍存在于原核和真核生物细胞膜表面，含量不足膜脂总量的 5%，在神经元质膜上糖脂含量较高，达 5% ～ 10%。目前发现的糖脂有 40 多种，主要区别在于所含糖基的数量和种类不同。糖脂也是双亲性分子，极性头部为单糖或寡糖残基，非极性尾部是两条烃链（图 3-4）。细菌和植物细胞膜中的糖脂多为磷脂酰胆碱的衍生物，而动物细胞膜中的糖脂主要是鞘氨醇的衍生物，结构与鞘磷脂相似，只是糖基取代了磷脂酰胆碱，如脑苷脂、神经节苷脂等。脑苷脂为最简单的糖脂，只含 1 个单糖残基，而神经节苷脂是较复杂的糖脂，是神经细胞质膜中的特色成分，其极性头部除含有半乳糖和葡萄糖残基外，还含有数目不等的带负电荷的唾液酸（又称 N- 乙酰神经氨酸，NANA）。糖脂的糖基暴露在细胞表面，与细胞和外环境的相互作用有关，如作为细胞表面受体，参与细胞的信号转导、识别及黏附等。

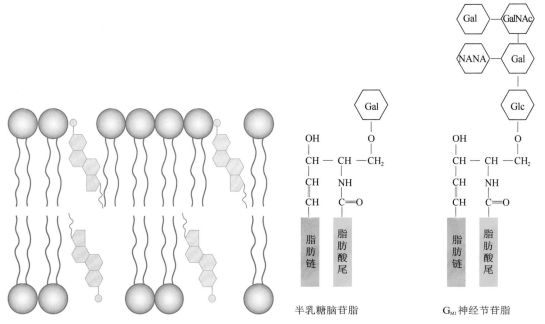

图 3-3 构成生物膜的胆固醇分子结构与磷脂分子的关系

图 3-4 糖脂的分子结构

Gal：半乳糖；Glc：葡萄糖；GalNAc：N- 乙酰半乳糖胺；NANA：N- 乙酰神经氨酸

膜脂都是双亲性分子，这种结构特性赋予了膜脂独特的物理性质。当脂质分子处于水环境时，能自发地聚集成亲水头部排列在外层，与水接触并相互作用，疏水尾部埋在内部避开水环境，从而形成两种结构（图 3-5），一种是球状的分子团（micelle），另一种是先形成双分子层（bilayer），进而自我封闭形成脂质体（liposome）。

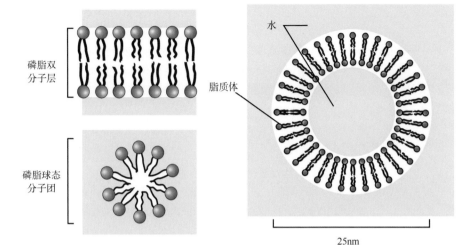

图 3-5　磷脂分子团和脂质体结构

知识拓展 3-1　　　　　　　脂质体及在医学中的应用

　　1965 年 Bangham 发现，把磷脂分散到过量水中，可形成一种由磷脂双分子膜组成的闭合囊泡，这种囊泡就是脂质体（liposome）。1971 年，Gergoiredis 等首次将脂质体用于生物活性物质的转运，此后脂质体在药学中作为一种药物传输系统得到了广泛的应用。20 世纪 90 年代中期，两性霉素 B、柔红霉素、阿霉素三种药物脂质体产品经美国 FDA 批准上市，用于人体。脂质体从被发现到实际运用只经历了短短几十年时间，目前正处于蓬勃发展的时期。

　　脂质体是一种人工制备的具有双层包膜的磷脂质小囊，直径为 25～1000nm，具有类似于细胞膜的结构，其主要成分为磷脂和胆固醇。脂质体主要作为佐剂和载体，在疫苗、药物输送、基因治疗等方面具有明显的优越性，如可将抗原天然靶向网状内皮系统，优先被巨噬细胞等抗原呈递细胞（APC）所摄取，并对包裹的抗原或药物有缓释作用；副作用少、程度轻，无全身毒性反应，可生物降解，本身无免疫原性；可改变免疫应答的类型和方式，还可产生免疫记忆；通过改变脂质体大小和电荷，可以控制药物在组织内的分布与在血清中的清除率；可用单克隆抗体等配体修饰脂质体，使药物靶向治疗病变部位。

　　脂质体按照结构性能可分为被动靶向脂质体和主动靶向脂质体，主动靶向脂质体由于其修饰的方法及部位不同，主要分为空间稳定脂质体（又称长循环脂质体）、糖基修饰脂质体、热敏脂质体、pH 敏感脂质体、免疫脂质体等；按脂质体所带电荷可将其分为阳离子脂质体、阴离子脂质体和中性脂质体。

　　经过几十年的发展，脂质体的研制已经取得长足的进步，脂质体药物等逐步实现了商业化，特别是 2009 年 10 月 18 日，我国研制的 PEG 脂质体（长循环脂质体）多柔比星上市，推动了我国抗肿瘤药物的发展。同时，还需要在载药量，在体内循环中的存留时间，粒径大小，主动靶向，主动释药，携带基因、蛋白质等生物大分子，以及脂质体在体内的作用途径、如何影响体内分布等方面加强研究，以提高脂质体药物的稳定性、靶向性。

## 二、膜　蛋　白

　　脂质构成细胞膜的结构骨架，而膜蛋白赋予了细胞膜不同的特性和功能。膜蛋白种类繁多，功能各异，根据膜蛋白与脂质双分子层（脂双层）结合的方式及其分布的位置，可将膜蛋白分为 3 类：内在蛋白（intrinsic protein）、外在蛋白（extrinsic protein）和脂锚定蛋白（lipid anchored protein）（图 3-6）。

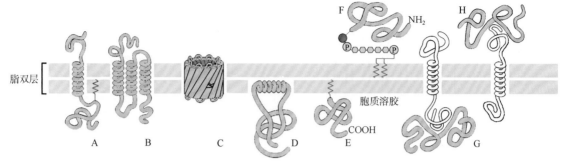

图 3-6　膜蛋白与脂双层的结合方式及膜蛋白的主要类型

A. 单次跨膜蛋白；B. 多次跨膜蛋白；C. β 片层卷起成筒状（β 筒）的跨膜蛋白；D. 膜蛋白位于胞质侧，但其肽链的疏水段锚入脂双层的胞质单层与膜结合；E. 位于胞质侧的脂锚定蛋白，以共价键直接与胞质面脂单层中的脂肪酸链结合；F. 位于质膜外表面的脂锚定蛋白 GPI；G、H. 膜外在蛋白，与内在蛋白亲水区以非共价键相互作用而间接与膜结合

## （一）内在蛋白

内在蛋白又称跨膜蛋白（transmembrane protein）或整合蛋白（integral protein），占膜蛋白总量的 70% ～ 80%，为双亲性分子，是膜功能的主要承担者。内在蛋白通过非极性氨基酸区与膜脂双分子层的疏水区相互作用而嵌入膜内，分为单次跨膜（图 3-6A）、多次跨膜（图 3-6B）和多亚基跨膜蛋白三种类型。单次跨膜蛋白的肽链只穿过脂双层 1 次，跨膜区常含有 20 ～ 30 个疏水性氨基酸残基，亲水的胞外区和胞质区由极性氨基酸残基构成，暴露在膜的一侧或两侧，可与水溶性物质（如激素或其他蛋白质）相互作用。多次跨膜蛋白含有多个跨膜序列（可达 14 个）。大多数跨膜蛋白的跨膜区都是 α 螺旋构象，也有 β 片层构象，在脂双层中围成筒状结构，称为 β 筒（β-barrel)(图 3-6C），主要存在于线粒体外膜、叶绿体和一些细菌的细胞膜。内在蛋白与膜结合紧密，分离比较困难，只有在比较剧烈的条件下，如采用去垢剂或有机溶剂破坏膜结构的方法才能将其从膜上溶解分离。

## （二）外在蛋白

外在蛋白又称周边蛋白（peripheral protein），占膜蛋白总量的 20% ～ 30%。为水溶性蛋白，分布在膜的内外表面，以离子键或其他较弱的非共价键附着在内在蛋白的亲水区或膜脂分子头部极性区的一侧，与膜的结合松散（图 3-6G、H）。一些外在蛋白位于质膜的胞质侧，通过暴露于蛋白质表面的 α 螺旋的疏水面与脂双层的胞质面相互作用而与膜结合（图 3-6D）。采用较温和的方法，如改变溶液的离子强度、pH 或加入金属螯合剂等，干扰蛋白质 - 蛋白质相互作用，即可将外在蛋白从膜上分离下来，而不需破坏膜的结构。

## （三）脂锚定蛋白

脂锚定蛋白又称脂连接蛋白（lipid-linked protein）。这类蛋白质通过共价键与膜脂分子结合，位于膜的内外两侧，形似周边蛋白。脂锚定蛋白通过两种方式以共价键与脂类分子结合。一种是直接与脂质中的某些脂肪酸链结合，多位于质膜胞质侧（图 3-6E）；另一种是与连接于磷脂酰肌醇分子上的寡糖链结合，间接连于膜脂分子上，多位于质膜外侧，称为糖基磷脂酰肌醇（glycosyl-phosphatidylinositol，GPI）锚定蛋白（图 3-6F）（表 3-1）。

表 3-1　膜蛋白比较

| 类别 | 含量 | 分布位置 | 性质 | 结合方式 | 紧密程度 | 分离方式 |
| --- | --- | --- | --- | --- | --- | --- |
| 膜外在蛋白 | 20% ～ 30% | 膜的两侧 | 水溶性蛋白 | 离子键、非共价键或氢键间接与膜结合 | 较弱 | 改变溶液的离子强度或浓度 |
| 膜内在蛋白 | 70% ～ 80% | 嵌入、穿膜 | 双亲性分子 | α 螺旋构象穿越脂双层 | 紧密 | 离子或非离子去垢剂 |

续表

| 类别 | 含量 | 分布位置 | 性质 | 结合方式 | 紧密程度 | 分离方式 |
|---|---|---|---|---|---|---|
| 脂锚定蛋白 | 微量 | 膜的两侧 | 多种水解酶、免疫球蛋白、细胞黏附因子、膜受体 | 共价键 | 居中 | 非离子去垢剂 |

**临床病例 3-1**

患者，女性，3 岁 4 个月。因反复面色苍黄入院。体格检查：全身皮肤及巩膜中度黄染，腹部膨隆，肝位于右肋缘下锁骨中线上 2cm，脾位于左肋弓下 6cm，质硬。实验室检查：血红蛋白 82g/L，白细胞 $3.31 \times 10^9$/L，球形红细胞 80%，网织红细胞 11.2%。红细胞脆性试验：开始溶血 0.46%，完全溶血 0.38%。腹部 B 超显示：肝脾肿大，脾形态规则，厚 3.4cm、长径 9.2cm，脾内回声均匀，脾门处静脉未见异常。其父 11 个月时（32 年前）被诊断为球形红细胞增多症。

**问题**

1. 对患者的诊断是什么？
2. 该病的发病机制是什么？

**临床病例 3-1 分析**

该患者诊断为遗传性球形红细胞增多症（HS）。

遗传性球形红细胞增多症是一种具有遗传异质性的遗传病，多为常染色体显性遗传，是红细胞膜结构蛋白异常导致的溶血性贫血。红细胞膜的刚性和韧性主要是由膜蛋白与膜骨架的相互作用赋予的。红细胞膜蛋白主要包括血影蛋白、锚蛋白、带 3 蛋白、带 4.1 蛋白和肌动蛋白及一些血型糖蛋白。膜骨架是指细胞脂膜下与膜蛋白相连的由纤维蛋白组成的网架结构，从力学上参与维持细胞膜的形状并协助脂膜完成多种生理功能。HS 患者由于基因突变，导致一种或几种红细胞膜蛋白数量和质量上的缺陷。常见的是血影蛋白和锚蛋白的联合缺陷。HS 患者红细胞球形化，膜的稳定性、变形性、流动性下降，在通过脾脏微循环时易被阻滞、破碎，导致血管外溶血。经典型 HS 的临床表现为贫血、黄疸、肝脾肿大，三者同时存在或单独出现。

**知识拓展 3-2　　　　　　　血影蛋白**

血影蛋白（spectrin）最先发现于红细胞内，是一种较大的异源二聚体细胞膜骨架蛋白，由 α 亚基和 β 亚基组成，并且具有典型的 106 个氨基酸构成的被称为血影蛋白重复体（repeat）的连续基序。在维持细胞膜的稳定、结构及形状中起重要作用。血影蛋白最先作为一种膜结合蛋白从"血影"（不含血红蛋白的红细胞膜成分）中分离得到，因此命名为血影蛋白。血影蛋白通过与细胞内肌动蛋白、锚蛋白等相互作用，从而建立了复杂的细胞内二维网状结构。该网状结构维持了细胞膜表面的弹性及红细胞膜的形状。血影蛋白的内在弹性被认为是维持红细胞在循环系统中细胞弹性的主要因素。随着对血影蛋白结构与功能的深入研究，人们发现血影蛋白还参与多种生物途径，如细胞黏附及细胞伸展、细胞周期等。血影蛋白突变还会导致多种人类疾病，如遗传性溶血性贫血、5 型脊髓小脑共济失调、癌症等。血影蛋白除了作为红细胞膜的骨架蛋白以外，目前研究发现它还参与了高尔基体的维护、蛋白质的初级转运途径和细胞信号转导等过程并在其中发挥重要作用。

## 三、膜　糖　类

细胞膜中的膜糖类大多以低聚糖或多聚糖的形式通过共价键与膜脂或膜蛋白结合形成糖脂（glycolipid）和糖蛋白（glycoprotein），位于细胞膜的外表面，而内膜系统的膜糖类则位于膜的内表面。这些膜糖类的糖链中单糖排列顺序具有特异性，可作为所结合蛋白质的"标志"，如作为抗原决定簇表示某种免疫信息；作为膜受体的"可识别性"部分，特异地与某种递质、激素或其他化学信号分子相结合。因此，生物体内不仅是 DNA、RNA 链中的碱基排列和肽链中氨基酸的排列可以发挥"分子语言"的作用，而且有些糖类物质中所含糖基序列也具有类似作用。

在动物细胞膜中，组成膜糖类糖链的单糖及其衍生物主要有 7 种：D- 葡萄糖、D- 半乳糖、D- 甘露糖、L- 岩藻糖、N- 乙酰半乳糖胺、N- 乙酰葡糖胺和唾液酸。寡糖链一般由 1 ～ 10 个单糖或单糖衍生物组成直链或分支状，唾液酸常位于糖链的末端。寡糖链中单糖的种类、数量、排列顺序、结合方式及有无分支等不同，使其种类繁多。在大多数真核细胞膜外表面有富含糖类的周缘区，称为细胞外被（cell coat）或糖萼（glycocalyx）。细胞外被中的糖类主要包括与糖蛋白和糖脂相连的低聚糖侧链，也包括被细胞分泌出来而吸附于细胞表面的糖蛋白和蛋白聚糖的多糖侧链，即细胞外基质成分。

---

**临床病例 3-2**

　　恶性肿瘤是机体遗传和环境致癌因素以协同方式引起遗传物质 DNA 的损伤、突变，是正常细胞不断增生、转化而形成的新生物。恶性肿瘤生长迅速，可转移到机体其他部位，还会产生有害物质，破坏正常组织结构，使机体功能失调，是危害人类健康最严重的一类疾病，是生命的头号杀手。近年来研究发现，恶性肿瘤细胞膜的结构、功能及理化性质的改变与细胞的表型特性变化和恶性行为密切相关。

**问题**

　　与正常细胞相比，恶性肿瘤细胞的质膜组成成分有哪些改变？

**临床病例 3-2 分析**

　　与正常细胞相比，恶性肿瘤细胞的质膜组成成分的改变包括：糖脂的改变，在细胞癌变过程中，糖基转移酶活性下降，糖链合成受阻，鞘糖脂的糖链变短，复杂糖脂含量下降或消失。单糖脂的堆积将影响膜的组装，造成膜上糖脂减少。随着肿瘤恶化，癌细胞表面可能合成新的糖脂而产生新的抗原。膜糖蛋白的改变，肿瘤细胞脂膜中纤连蛋白缺失会导致细胞间的黏着性减弱。含唾液酸和岩藻糖的糖蛋白明显增多，唾液酸经常处于暴露状态（正常情况下只在细胞分裂时才暴露）而使肿瘤细胞负电性增高，利于肿瘤细胞快速增殖；肿瘤细胞表面大量唾液酸掩盖肿瘤相关抗原，使肿瘤细胞逃避集体免疫活性细胞的监视。

---

**知识拓展 3-3　　　　　　　　　　血型物质**

　　膜血型物质是指存在于红细胞表面，决定血型特异性的物质，又称血型抗原，其本质是糖蛋白或糖脂，寡糖链中糖残基特定的结构顺序决定了抗原的特异性。自 1900 年 Landsteiner 首先发现人类的 ABO 血型以来，在人类中已经发现 20 多个遗传上各自独立的血型抗原系统，其中与临床关系最密切的是 ABO 和 Rh 系统。ABO 血型抗原系统取决于 $I^A$、$I^B$ 两个复等位基因。在 ABO 抗原的合成过程中，首先 $H$ 基因表达形成岩藻糖转移酶，它催化 1 分子岩藻糖加到血型前体物质上形成 H 物质，即 H 抗原。然后，$I^A$ 基因表达形成 N- 乙酰半乳糖胺转移酶，使 1 分子 N- 乙酰半乳糖胺转移到 H 物质上形成了 A 抗原；$I^B$ 基因表达形成 D- 半乳糖转移酶，使 1 分子 D- 半乳糖转移到 H 物质上形成了 B 抗原。A、B 抗原的差异仅在于一个单糖基的不同。

---

## 第二节　细胞膜的分子结构

　　细胞膜中蛋白质和脂类分子的排列和相互关系对其功能的发挥十分重要。在质膜被分离前，有关膜分子结构的理论是根据间接材料提出的。19 世纪 90 年代，奥弗顿（E.Overton）在研究卵细胞的通透性时，发现脂溶性物质很容易透过细胞膜，而非脂溶性物质不易穿过细胞膜，据此他推测细胞膜是由脂类物质组成的。1925 年，戈尔（E.Gorer）和格伦德尔（F.Grendel）用有机溶剂（丙酮）提取了人类红细胞膜的脂类成分，并将其在空气 - 水界面上铺展成单分子层，通过测定铺展面积，发现其约为所用红细胞膜总面积的 2 倍，据此认为红细胞膜是由两层脂类组成的，并第一次提出了脂质双分子层的概念。脂质双分子层（脂双层）是细胞膜的基本结构，也是大部分膜分子结构模型的基础，以下主要介绍几种有代表性的模型。

## 一、片层结构模型

1935 年，丹尼利（J. Danielli）和达文森（H. Davson）发现细胞膜的表面张力显著低于油 - 水界面的表面张力，由于脂滴表面吸附蛋白成分后表面张力降低，因此，他们推测细胞膜除了含有脂类分子外，还有蛋白质成分，并提出片层结构模型（lamella structure model）。该模型认为，细胞膜中有两层脂质分子，脂质分子的疏水脂肪酸链在膜的内部彼此相对，而脂质分子的亲水端则朝向膜的内外表面，球形蛋白质分子附着在脂双层的两侧表面，形成"蛋白质 - 脂质 - 蛋白质"三层夹板式结构（图

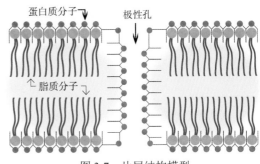

图 3-7　片层结构模型

3-7）。1959 年，丹尼利和达文森为了解释细胞膜对一些亲水性小分子的通透性，对该模型进行了修改，认为膜上具有由贯穿脂双层的蛋白质围成的通道——极性孔，供亲水物质通过。

## 二、单位膜模型

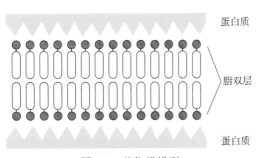

图 3-8　单位膜模型

20 世纪 50 年代，电子显微镜的问世使人们实现了对生物膜的直接观察。1959 年，罗伯逊（Robertson）用电子显微镜观察研究了各种细胞膜和细胞内膜，发现这些膜都呈现"两暗一明"的三层结构，即内外两侧为电子密度高的暗线，中间夹一层电子密度低的明线，膜的总厚度约为 7.5nm，其中暗线厚约 2nm、明线厚约 3.5nm。他把这种"两暗一明"的膜结构称为单位膜（unit membrane），并在片层结构模型的基础上提出了单位膜模型（unit membrane model）（图 3-8）。

单位膜模型认为，生物膜由脂双层和蛋白质构成，脂双层是膜的主体，其亲水头部向外，与附着的蛋白质分子构成暗线，疏水尾部彼此相对构成明线。该模型与片层结构模型的主要区别在于蛋白质的结构，认为膜两侧的蛋白质并非球形蛋白，而是单层肽链，以 β 片层结构通过静电作用与脂质分子亲水头部结合。单位膜模型第一次把膜的分子结构和膜的电镜图像联系起来，对膜的某些属性作出了解释，名称一直沿用至今，但其把膜作为一种静态的单一结构，无法解释膜的动态变化及许多生物学功能。

## 三、流动镶嵌模型

20 世纪 60 年代，随着新技术的发明和应用，对细胞膜的研究和认识越来越深入。如应用电镜冷冻蚀刻复型技术显示膜中嵌有蛋白质颗粒，示踪技术表明膜具有流动性，红外光谱、旋光色散等技术证明膜蛋白主要是 α 螺旋的球形结构。基于这些研究成果，辛格（Singer）和尼科尔森（Nicolson）于 1972 年提出了流动镶嵌模型（fluid mosaic model）（图 3-9）。该模型认为，流动的脂双层构成膜的连续主体，蛋白质分子以不同方式与脂质分子结合，有的嵌在脂双层中，有的附

着在脂双层的表面。该模型将质膜描绘成一种动态结构，强调了膜的流动性和不对称性，较好地解释了生物膜的许多功能特性，目前仍被普遍接受。

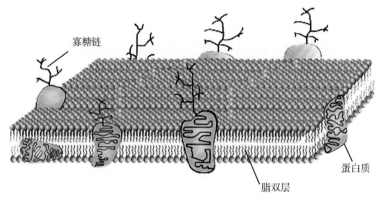

寡糖链

脂双层

蛋白质

图 3-9　流动镶嵌模型

流动镶嵌模型可以解释膜的许多现象，但仍有未解之处，如具有流动性的质膜如何维持稳定性和完整性，嵌入膜中的蛋白质分子对脂质分子的流动性有何影响等。1975 年，沃勒克（Wallach）提出了晶格镶嵌模型（crystal mosaic model），认为生物膜中的脂质处于无序（液态）和有序（晶态）的动态相变之中，膜蛋白对其周围脂质分子的运动有限制作用，二者形成膜中晶态部分（晶格），其间是具有流动性的脂质，即脂双层的流动性是局部的，晶格和流动性的脂质相间分布，这就较合理地解释了生物膜既具有一定程度的流动性，又具有相对稳定性和完整性的原因。1977 年，贾因（Jain）和怀特（White）提出了板块镶嵌模型（block mosaic model），认为生物膜是由流动性不同的"板块"镶嵌而成的。事实上，这两种模型与流动镶嵌模型并没有本质差别，只是从分子基础上对膜的流动性作了解释，是对流动镶嵌模型的完善或补充。

## 四、脂筏模型

1988 年，西蒙（Simon）提出了脂筏（lipid raft）模型，该模型认为在以甘油磷脂为主体的生物膜中，存在富含胆固醇和鞘磷脂以及特定种类膜蛋白组成的微区（microdomain）。由于鞘磷脂具有较长的饱和脂肪酸链，分子之间的作用力强，微区较膜的其他部分稍厚、结构致密、更有秩序且流动性小，其周围是富含不饱和脂肪酸的流动性较高的液态区。微区就像漂浮在脂双层中的脂筏（图 3-10），脂筏内蛋白质相对集中，便于相互作用，有利于形成特定空间结构，行使特定

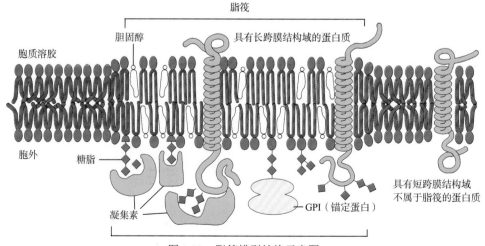

脂筏

胆固醇　　具有长跨膜结构域的蛋白质

胞质溶胶

胞外

糖脂

凝集素

GPI（锚定蛋白）

具有短跨膜结构域
不属于脂筏的蛋白质

图 3-10　脂筏模型结构示意图

功能，同时脂筏是蛋白质停泊的动态平台，可在细胞内外分子的调控下选择性募集某种蛋白质，改变自身大小和组成，因此，脂筏为一些特定种类蛋白质提供了一个功能平台。研究显示，脂筏参与信号转导、受体介导的内吞作用以及胆固醇的代谢运输等，其功能紊乱可导致多种疾病。

> **人文感悟 3-1**
>
> 　　在细胞膜的分子模型的认识发展过程中，人们对细胞膜结构的分析过程经历脂质双分子层（1925 年）、三夹板模型（1935 年）、单位膜模型（1959 年）、流动镶嵌模型（1972 年）、脂筏模型等理论模型的更新与升级。充分体现了贯穿细胞生物学科学研究的思维发展模式。在这部分科学史中，集中体现了当时科学家们大胆推测、小心求证的求真务实的科学精神。科学需要突破性的思想，有时甚至需要"奇思怪想"，但作为实验学科，细胞生物学所有的发现最终都需要实验验证，任何设想推测都需要实践检验，因此，科学的实践活动是检验科学理论真理性的唯一标准。

# 第三节　细胞膜的生物学特性

细胞膜的化学组成及分子结构决定了细胞膜具有两个显著的特性，即流动性和不对称性。

## 一、流　动　性

生理温度下，质膜具有一定的流动性（fluidity）。大量研究表明，流动性是生物膜的基本特性之一，是细胞进行正常生命活动的必要条件，质膜的许多重要功能都与其流动性密切相关。膜的流动性包括膜脂的流动性和膜蛋白的流动性。

### （一）膜脂的流动性

作为生物膜主体的脂质分子既有晶体分子排列的有序性（晶态），又有液体的流动性（液态），居于晶态和液态之间的状态称为液晶态（liquid crystal state），液晶态是细胞膜极为重要的特性。温度对膜脂的流动性影响显著，当温度降低至某一点时，膜脂可从具有流动性的液晶态转变为晶态，膜脂分子的运动受到很大限制；温度上升时，膜脂又可恢复为液晶态，这种变化称为相变（phase transition），发生相变的临界温度称为相变温度。应用差示扫描量热法、磁共振、放射性核素标记等技术可以检测膜脂分子的运动，在高于相变温度的条件下，脂质分子主要有以下几种运动形式（图 3-11）。

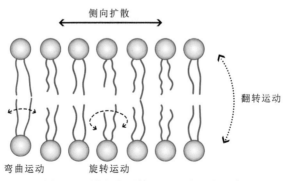

图 3-11　膜脂分子的主要几种运动形式

**1. 侧向扩散**（lateral diffusion）　是指在脂双层的单分子层内，脂质分子沿膜平面侧向运动，与相邻分子快速交换位置，但始终保持原有排布方向，亲水的头部朝向膜的表面，疏水的尾部在膜内彼此相对。研究表明，在处于液晶态的脂双层中，这种运动速度极快，交换频率约为每秒 $10^7$ 次。脂质分子的侧向扩散系数约为 $10^{-8}\mathrm{cm^2/s}$，即一个脂分子每秒移动 2μm。侧向扩散是膜脂分子的主要运动形式，具有重要的生物学意义。

**2. 翻转运动**（flip-flop motion） 是指膜脂分子从脂双层的某一单层翻转到另一单层的运动。当发生翻转运动时，脂质分子的亲水头部穿越膜中的疏水层，须克服疏水区的阻力方能抵达另一层，因此这种运动很少发生，且运动速度很慢。在细胞某些膜系统中，翻转运动发生频率很高，特别是在内质网膜上有一种翻转酶（flippase），它能在几分钟内促使某些新合成的磷脂分子（约有半数）从脂双层的胞质侧翻转到非胞质侧。翻转运动对于维持膜脂分子的不对称性非常重要。

**3. 弯曲运动** 膜脂分子的烃链具有韧性，可发生一定程度的摆动。摆动幅度呈现有序梯度，即靠近亲水头部的部分摆动幅度小，越远离亲水头部的部分摆动幅度越大。

**4. 旋转运动**（rotational motion） 是膜脂分子围绕与膜平面垂直的轴进行的快速旋转。

此外，膜脂分子的脂肪酸链还可沿其自身长轴方向发生一定程度的伸缩、振荡运动。

## （二）膜脂流动性的影响因素

影响膜脂流动性的因素很多，主要是生物膜自身组分的分子结构和化学特性及一些环境因子。

**1. 脂肪酸链的饱和程度** 膜相变温度的高低及流动性的大小与膜脂分子排列的紧密程度密切相关。脂肪酸链的饱和度是影响膜脂分子排列状况的重要因素之一。不饱和脂肪酸链中含有不饱和双键，双键处发生弯曲，使分子排列比较疏松，膜的流动性增加；饱和脂肪酸链呈直线形，分子排列紧密，相互之间作用力强，使膜的流动性降低。因此，脂质双分子层中不饱和脂肪酸越多，膜相变温度越低，流动性越大；饱和脂肪酸含量高的膜流动性低。一些受外界环境温度影响的细胞，可以通过代谢调节其膜脂的脂肪酸链的饱和度以适应环境。

**2. 脂肪酸链的长度** 脂肪酸链的长短也与膜的流动性有关。长的脂肪酸链之间相互作用力强，还可与对侧脂分子层中的脂肪酸长链尾部相互作用，限制膜脂分子的运动，降低膜的流动性；脂肪酸链越短，尾部之间相互作用越弱，在相变温度下，不易发生凝集，膜的流动性增强。

**3. 胆固醇的含量** 胆固醇的含量对膜的流动性具有双重调节作用。在相变温度以上时，胆固醇分子的固醇环与靠近磷脂分子亲水头部的烃链部分结合，限制了膜的流动性，发挥稳定质膜的作用。在相变温度以下时，膜脂处于晶态，分布于磷脂分子之间的胆固醇具有隔离作用，可有效地防止脂肪酸链相互凝集而形成晶态，一定程度上保持膜的流动性。

**4. 卵磷脂与鞘磷脂的比值** 卵磷脂和鞘磷脂的比值越高，膜的流动性越高，反之，膜的流动性越低。这是由于两者结构存在差异，卵磷脂的脂肪酸链不饱和程度高，相变温度较低；而鞘磷脂的脂肪酸链饱和程度高，相变温度较高且范围较宽（25～35℃）。在生理温度下（37℃），卵磷脂和鞘磷脂均呈流动状态，但鞘磷脂的黏度比卵磷脂约大6倍，因而鞘磷脂含量高则膜的流动性降低。

**5. 膜蛋白** 与其周围脂质分子相互作用，可限制脂质分子的运动，降低膜脂的流动性。同时，膜蛋白与膜脂分子的运动方式和速率不同，内在蛋白含量高的膜中，膜蛋白成为脂质分子运动的"障碍"，降低膜脂的流动性。

**6. 其他因素** 膜脂的流动性还受到环境温度、pH、离子强度、金属离子和极性基团等的影响。如在一定的温度范围内，环境温度越高，脂质分子流动性越大；反之，膜脂的流动性越小。当温度升高或降低到一定程度时，液晶态遭到破坏，膜的功能丧失。

## （三）膜蛋白的流动性

膜蛋白也具有分子运动的特性，运动方式主要是侧向扩散和旋转运动，运动速度与膜脂分子相比较慢。

**1. 侧向运动** 1970年，弗赖伊（Frye）和埃迪丁（Eddidin）采用间接免疫荧光法和细胞融合实验证明，分布在脂质双分子层中的膜蛋白可以沿膜平面侧向扩散。该实验以离体培养的人和小鼠成纤维细胞为材料，先用红色荧光素和绿色荧光素分别标记人和小鼠成纤维细胞的特异性抗体，然后用两种标记的抗体分别标记人和小鼠的成纤维细胞，再用融合剂使两种细胞融合，在荧光显微镜下观察杂交细胞特异性膜蛋白（抗原）分布的变化。结果显示，刚融合时，杂交细胞一半呈红色，一半呈绿色，说明人和小鼠细胞的膜蛋白只存在于各自的细胞膜部分。在37℃下培养40分钟后，两种颜色的荧光颗粒在杂交细胞膜上呈现基本均匀的分布（图3-12），这两种细胞膜蛋白在膜上的重新分布，表明膜蛋白可以侧向扩散。在低温（15℃以下）条件下，膜蛋白的运动基本停止，说明温度影响膜蛋白的运动。

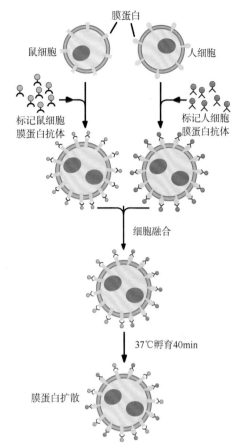

图 3-12　人 / 鼠细胞融合过程中膜蛋白的流动性

　　以淋巴细胞为材料的实验也证明了膜蛋白的运动。用荧光标记的抗淋巴细胞的特异性抗体同淋巴细胞的表面抗原（膜蛋白）结合，最初显示抗原在细胞表面均匀分布，几分钟后，抗原变为成簇分布，随后又集中成斑，最后全部集中在某一区域呈帽状结构，即成帽现象。

　　利用荧光漂白恢复法（fluorescence recovery after photobleaching，FRAP）可以测定膜蛋白的侧向运动并推算扩散速率。此法利用荧光物质标记某种膜蛋白，然后用激光束照射细胞表面某一微区，使该微区的荧光猝灭形成一个漂白斑，漂白斑外的带有荧光标记的膜蛋白，由于侧向扩散不断地进入漂白斑区，荧光逐渐恢复，漂白斑消失。根据荧光恢复的速度就可推算膜蛋白的侧向扩散速率。不同种类的膜蛋白扩散速率不同，扩散系数为 $1 \times 10^{-12} \sim 5 \times 10^{-9} \mathrm{cm}^2/\mathrm{s}$。

　　**2. 旋转运动**（rotational motion）　又称转动扩散（rotational diffusion）。膜蛋白围绕与膜平面相垂直的轴进行旋转运动，但旋转扩散的速度比侧向扩散缓慢。不同种类的膜蛋白旋转扩散速率差异很大，这与其分子结构和所处的微环境有关。

　　实际上，膜蛋白并非完全自由地随机漂浮在脂"海"上，其在脂质双分子层中的运动，除了受到自身结构和种类的影响外，还受到许多其他因素的影响，如有些膜蛋白在行使功能时聚集形成复合物，运动速率降低；整合蛋白与周边蛋白的相互作用，膜蛋白与细胞骨架的联系及与膜脂的相互作用等均对膜蛋白的流动性有所影响。

　　生物膜的流动性具有十分重要的生理意义，许多重要生命活动，如物质运输、细胞识别、信号转导等都与膜的流动性密切关系。生物膜各种生理功能的完成是在膜的流动状态下进行的，若膜的流动性降低，细胞膜固化，黏度增大到一定程度时，许多跨膜运输中断，膜内的酶丧失活性，代谢终止，最终导致细胞死亡。

## 二、不 对 称 性

　　膜的内外两层在结构和功能上有很大的差异，称为膜的不对称性（asymmetry）。膜中各种成分的分布不对称性决定了膜功能的方向性，保证了细胞生命活动的高度有序性。

### （一）膜脂的不对称性

　　膜脂的不对称性是指同一种膜脂分子在膜的脂双层中呈不均匀分布（图3-13）。多项实验研

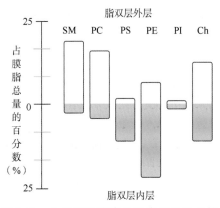

图 3-13　人红细胞膜内外层中脂分子不均匀分布

究表明，各种膜脂分子在脂双层内外单层中的分布不同。如人红细胞膜中，绝大部分的鞘磷脂（SM）和卵磷脂（PC）位于脂双层的外层中，而磷脂酰乙醇胺（PE）、磷脂酰丝氨酸（PS）和磷脂酰肌醇（PI）则在内层中含量较高，胆固醇（Ch）在内外单层中的比例大致相等。磷脂和胆固醇的不对称分布是相对的，只是含量和比例上的不同，而糖脂的不对称分布是绝对的，均位于脂双层的非胞质面。

　　不同膜性细胞器膜中脂类分子的组成和分布也不同。如核膜、内质网膜和线粒体外膜富含卵磷脂、磷脂酰乙醇胺、磷脂酰肌醇；线粒体内膜富含心磷脂。膜脂各组分的差异分布，使细胞内的生物膜具有不同的特性和功能。

### （二）膜蛋白的不对称性

　　膜蛋白的不对称性是指膜蛋白分子在细胞膜上具有明确的方向性和分布的特定区域性。跨膜蛋白穿越脂双层都有一定的方向性。如红细胞膜上血型糖蛋白肽链的 N 端伸向质膜外侧，C 端在质膜内侧胞质面；带 3 蛋白肽链的 N 端则在质膜胞质面。膜蛋白的不对称性还表现在跨膜蛋白两个亲水端的氨基酸残基数量、种类和排列顺序也各不相同。膜蛋白结构的方向性决定了其功能的方向性，如细胞膜表面的受体、载体蛋白等，均是按一定方向传递信号和转运物质的；膜上结合的酶分子，有的活性位点在膜外侧，有的在膜内侧。

　　膜蛋白在膜脂双层两侧面的分布不同也是膜蛋白不对称性的体现。各种膜蛋白在质膜中都有其特定的位置，如血影蛋白分布于红细胞质膜的内侧面，酶和受体多位于质膜的外侧面，外周蛋白主要附着在膜的内表面等。利用冷冻蚀刻复型技术研究显示，在膜脂双层内外两层中膜蛋白的分布数量有明显差异，如红细胞膜胞质面内蛋白颗粒为 2800 个 /μm²，而外侧面内蛋白颗粒仅为 1400 个 /μm²。

### （三）膜糖的不对称性

　　膜糖类在膜上的分布完全不对称。细胞膜的膜糖类都以糖脂或糖蛋白两种形式存在，糖链部分只分布在膜的非胞质侧。

## 第四节　物质的跨膜运输

　　物质跨膜运输是细胞维持正常生命活动的基础之一，也是细胞膜的重要功能之一。通过跨膜运输，可以进行细胞内外及细胞内各细胞器之间的联系，保证新陈代谢等生命活动中的正常物质交换，也是生物膜能量转换和信息传递等功能的基础。物质跨膜运输的方式可分为两大类，一类是小分子物质和离子的跨膜运输，包括主动运输和被动运输，另一类是大分子和颗粒物质的膜泡运输，包括胞吞作用和胞吐作用。

### 一、小分子物质和离子的跨膜运输

　　细胞质膜具有选择通透作用，一些脂溶性的和非极性的小分子可以自由出入细胞，但是一些相对较大的极性分子和带电荷的离子，如葡萄糖、氨基酸及离子等物质均不能自由通过细胞膜，需要特定的膜蛋白介导进行跨膜运输。负责转运这些物质的膜蛋白称为膜转运蛋白（membrane transport protein），每种运输蛋白通常只能转运一种特定类型的分子。所有膜转运蛋白均是跨膜蛋白，其肽链穿越脂双层，形成跨膜运输通道，使转运的物质通过细胞膜。

## （一）被动运输

被动运输（passive transport）是物质顺浓度梯度且不消耗细胞代谢能量（ATP）所进行的运输方式，运输动力来自质膜内、外侧物质的浓度梯度势能或电位差。被动运输分为简单扩散和易化扩散。

**1. 简单扩散**（simple diffusion）　是脂溶性小分子物质等跨膜运输的方式，也称为自由扩散（free diffusing）。被运输的小分子物质在膜两侧存在浓度差时，即可顺浓度梯度（或电化学梯度）进行简单扩散，扩散的速度取决于分子的大小和脂溶性。某种物质对膜的通透性（$P$）可以根据它在油和水中的分配系数（$K$）及其扩散系数（$D$）来计算：$P=KD/t$，$t$ 为膜的厚度。因此，物质的脂溶性越高，膜对其通透性越高，水溶性越高则通透性越低；非极性分子较极性分子更易跨膜。小分子物质如疏水的非极性气体分子 $O_2$、$CO_2$、$N_2$ 和脂溶性高的乙醇等可以迅速通过细胞膜，$H_2O$、尿素、甘油等不带电荷的极性分子，脂溶解度低，也可缓慢通过细胞膜，而分子量相对较大的葡萄糖、蔗糖以及带电荷的 $H^+$、$Na^+$、$K^+$、$Cl^-$、$HCO_3^-$、氨基酸、核苷酸等都不能通过简单扩散的方式进行跨膜运输（图 3-14）。

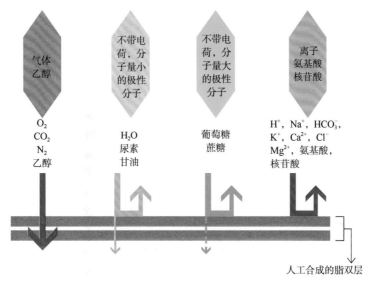

图 3-14　人工脂双层膜对不同物质的相对通透性

简单扩散的典型特征：①沿物质浓度梯度（或电化学梯度）扩散；②不需要消耗细胞本身的代谢能；③不需要膜转运蛋白的协助。

**2. 易化扩散**（facilitated diffusion）　又称协助扩散，是由质膜上的转运蛋白介导的顺浓度梯度（电化学梯度）被动运输物质的方式。各种极性分子和无机离子，如葡萄糖、氨基酸、核苷酸等亲水性营养物质以及 $Na^+$、$K^+$、$Ca^{2+}$ 等带电荷的离子都可以通过易化扩散进行跨膜运输。介导易化扩散的转运蛋白包括载体蛋白和通道蛋白，它们以不同的方式辨别溶质。载体蛋白只允许与其结合部位相适合的溶质分子与其结合，通过构象改变介导该溶质分子的跨膜，既可介导被动运输（passive transport）（易化扩散），又可介导主动运输（active transport）（图 3-15）。通道蛋白主要识别溶质分子大小和电荷，形成贯穿膜脂双层的充满液体的孔道，当孔道开放时，特定的溶质分子（足够小的和带有适当电荷的分子或离子）就可以通过。通道蛋白只能介导顺浓度梯度的被动运输。因此，易化扩散又分为载体蛋白介导的易化扩散和通道蛋白介导的易化扩散两种类型。

（1）载体蛋白介导的易化扩散：是通过载体蛋白构象发生的可逆变化实现的。载体蛋白是多次跨膜蛋白，能与特定的溶质分子结合，对所运输的物质具有高度选择性，溶质分子既可以是小的有机分子，也可以是无机离子。当载体蛋白的特异性部位与溶质分子结合，载体蛋白空间构象发生改变，将溶质分子从膜的一侧转运到另一侧；变构的载体蛋白与被转运溶质分子的亲和力降低并分离，溶质分子被释放，载体蛋白又恢复到原来的构象（图 3-16）。载体蛋白通过周而复始的构象变化被反复循环使用。

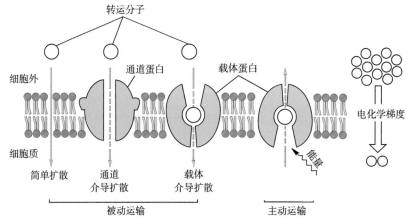

图 3-15　被动运输和主动运输及膜转运蛋白

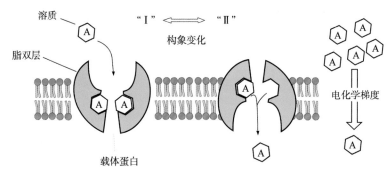

图 3-16　载体蛋白通过构象改变介导溶质分子被动运输的模型

　　几乎所有类型的生物膜上都普遍存在载体蛋白，一些载体蛋白为进行被动运输（易化扩散）的膜运输蛋白，也有许多载体蛋白是为进行主动运输的"泵"，能进行逆浓度梯度运输，但需要消耗代谢能量（表 3-2）。

表 3-2　主要的载体蛋白类型

| 载体蛋白 | 分布 | 能量来源 | 功能 |
| --- | --- | --- | --- |
| 葡萄糖载体蛋白 | 大多数动物细胞膜 | 不消耗能量 | 被动输入葡萄糖 |
| $Na^+$ 驱动的葡萄糖泵 | 肾与肠上皮细胞顶部细胞膜 | $Na^+$ 梯度 | 主动输入葡萄糖 |
| $Na^+$-$H^+$ 交换器 | 动物细胞膜 | $Na^+$ 梯度 | 主动输出 $H^+$，调节 pH |
| 钠钾泵（钠钾 ATP 酶） | 大多数动物细胞膜 | 水解 ATP | 主动输出 $Na^+$，输入 $K^+$ |
| 钙泵（$Ca^{2+}$-ATP 酶） | 真核细胞膜 | 水解 ATP | 主动输出 $Ca^{2+}$ |
| $H^+$ 泵（$H^+$-ATP 酶） | 动物细胞溶酶体膜 | 水解 ATP | 从胞质中主动将 $H^+$ 输入溶酶体 |

　　易化扩散的速率取决于膜两侧溶质分子的浓度差。随着浓度差增大，运输速度加快，但当溶质分子与载体蛋白结合的位点饱和时，运输速率达到饱和，不会再增大，类似于酶与底物作用的饱和动力学曲线特征。载体蛋白的活性可被调节，其中激素发挥主要调节作用。

**知识拓展 3-4**　　　　　　　　　　　　　**葡萄糖转运蛋白**

　　大多数哺乳动物细胞膜上都含有协助葡萄糖从血液易化扩散到细胞内的葡萄糖转运蛋白（glucose transporter，GLUT）。人红细胞膜上约有 5 万个葡萄糖转运蛋白，相当于膜蛋白总量的 5%，最大转运速度约为每秒转运 180 个葡萄糖分子。葡萄糖转运蛋白是一个蛋白家族，成员包括 GLUT1～GLUT14，均参与葡萄糖的运输。GLUT1 分布于多种细胞的质膜上，对葡萄糖亲和力高，易于将葡萄糖吸收进细胞。GLUT2 主要分布在肝细胞、胰岛 β 细胞(啮齿类)及小肠和肾等具有吸收功能的上皮细胞，与葡萄糖的结合具有高饱和度和低亲和性的特点。GLUT3 分布于脑内神经元，对葡萄糖有很高的亲和力和运输容量，即使在血糖水平略低时也能迅速从细胞外转运葡萄糖，保障神经元的能量供应。GLUT4 分布于肌细胞和脂肪细胞膜上，胰岛素可调节 GLUT4 的数量。生理状态下，细胞的 GLUT4 以囊泡形式储存在细胞内，当餐后血糖升高时，刺激胰岛细胞分泌胰岛素，胰岛素刺激靶细胞，使含有 GLUT4 的胞内囊泡迅速移至细胞表面，GLUT4 插入质膜中，以提高葡萄糖的摄取，保证血糖的稳定；相反，当机体处于饥饿状态时，血糖浓度降低，在胰高血糖素作用下，肝糖原降解，产生大量葡萄糖，细胞内葡萄糖浓度高于细胞外，葡萄糖结合到载体蛋白细胞内侧的结合部位上，将葡萄糖转运到细胞外。糖尿病患者常伴有 GLUT4 数量不足或功能下降，血糖升高时，葡萄糖不能顺利进入靶细胞，导致血糖持续增高，是产生胰岛素抵抗的原因之一。

　　（2）通道蛋白介导的易化扩散：有些易化扩散需要借助于通道蛋白完成，称为通道蛋白介导的易化扩散。通道蛋白具有跨膜的孔道，孔道由亲水性氨基酸组成，允许适当大小的离子顺浓度梯度通过，对离子具有高亲和力和选择性，故又称离子通道。离子通道运输速率高，每秒运输离子数量可达几百万个，远高于载体蛋白的运载速率（每秒运载的分子数目不足 1000 个）。离子通道的结构不尽相同，只允许具有特定半径和电荷的离子通过，即具有离子选择性（ionic selectivity）。根据离子选择性的不同，通道可分为 $Na^+$ 通道、$Ca^{2+}$ 通道、$K^+$ 通道（图 3-17）、$Cl^-$ 通道等。离子通道的选择性是相对的而不是绝对的，如 $Na^+$ 通道除主要对 $Na^+$ 通透外，对 $NH_4^+$ 也通透，甚至对 $K^+$ 也稍有通透性。

　　有些离子通道蛋白的通道处于开放状态，如 $K^+$ 通道，允许 $K^+$ 不断外流。有些离子通道蛋白的通道处于关闭状态，在接收到特定信号刺激时发生构象变化而开启，即"门"不是连续开放的，仅在特定刺激下才打开，且是瞬时开放、瞬时关闭，这类通道蛋白又称为门控通道（gated channel）（图 3-18）。门控通道可以分为 5 类：配体门控通道、电压门控通道、环腺苷酸门控通道、机械门控通道和水通道。

　　1）配体门控通道：配体门控通道（受体）与细胞外的特定物质——配体（ligand）结合，引起门控通道蛋白构象变化，使"门"打开，分为阳离子通道（如乙酰胆碱、谷氨酸和 5- 羟色胺的受体）和阴离子通道（如甘氨酸和 γ- 氨基丁酸的受体）。

　　乙酰胆碱（acetylcholine，ACh）门控通道具有 3 种状态：开启、关闭和失活。当门控通道的两个 α 亚单位结合 ACh 时，引起通道构象改变，通道瞬间开启，膜外 $Na^+$ 内流，膜内 $K^+$ 外流，使该处膜内外电位差接近于 0，形成终板电位，引起肌细胞动作电位，肌肉收缩。门控通道在结合 ACh 时，处于开启和关闭交替进行的状态，只是开启的概率大一些（90%），ACh 释放后，瞬间即被乙酰胆碱酯酶水解，通道在约 1ms 内关闭。如果 ACh 存在的时间过长（约 20ms 后），则通道会处于失活状态，这种特性有利于一些顺序性活动，如一个通道离子的流入，引起另一个通道的开放，后者在顺序变化中又可影响其他通道开放。因此，一个通道闸门的关闭对其他通道的活动具有调节作用。

　　2）电压门控通道：是细胞内或细胞外特异离子浓度发生变化时，或其他刺激引起膜电位变化时，其构象变化，"门"打开的通道蛋白。如神经肌肉接头处由 ACh 门控通道开放而出现终板电位时，电位的改变使相邻的肌肉细胞膜上的 $Na^+$ 和 $K^+$ 通道相继激活（即通道开放），引起肌肉细胞动作电位，传至肌质网时，$Ca^{2+}$ 通道打开引起 $Ca^{2+}$ 外流，肌肉收缩。

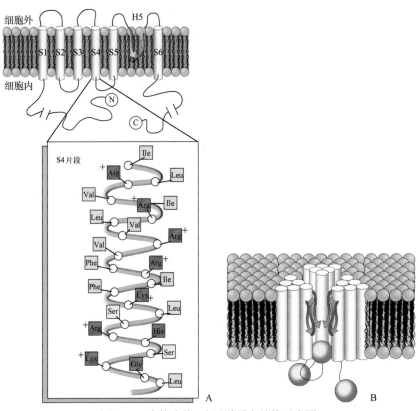

图 3-17　真核生物 $K^+$ 通道蛋白结构示意图

A. $K^+$ 通道的一个亚基（多肽链）包含 6 个 α 螺旋跨膜片段，H5 连接 S5 和 S6 跨膜螺旋；B. 4 个亚基围成单个 $K^+$ 通道，4 个 H5 片段插入通道中央

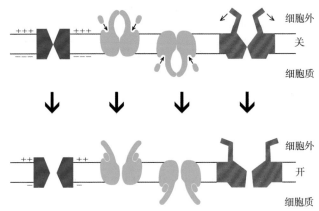

图 3-18　各类离子通道示意图

在神经肌肉接头处，沿神经传来的冲动刺激肌肉收缩，整个反应在 1 秒内完成，这样一个看似简单的反应至少包括 4 个不同部位的离子通道闸门按一定的顺序开放和关闭。①当神经冲动到达神经末梢后，神经末梢质膜去极化，膜电位降低，膜上的电压闸门通道开放，$Ca^{2+}$ 急速进入神经末梢，刺激神经末梢分泌神经递质——ACh；②释放的 ACh 与肌肉细胞质膜上的配体门控通道特异部位（受体）结合，闸门瞬间开放，$Na^+$ 大量涌入肌肉细胞，引起肌肉细胞局部质膜去极化，

膜电位降低；③肌肉细胞质膜局部的去极化，使 $Na^+$ 电压闸门通道开放，更多的 $Na^+$ 进入肌肉细胞，导致整个质膜发生去极化；④肌肉细胞质膜去极化进而引起内质网上的 $Ca^{2+}$ 通道开放，$Ca^{2+}$ 从内质网内流入细胞质，细胞质内 $Ca^{2+}$ 浓度急剧升高，最终导致肌肉收缩（图 3-19）。

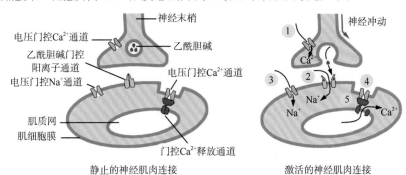

图 3-19　神经肌肉连接处的闸门通道

3）环腺苷酸门控通道：分布于化学感受器和光感受器中，与膜外信号的转换有关。如气味分子与化学感受器中的 G 蛋白偶联型受体结合，激活位于质膜胞质侧的腺苷酸环化酶，催化胞质中的 ATP 产生 cAMP，引起 cAMP 门控阳离子通道（cAMP-gated cation channel）开启，$Na^+$ 内流，质膜去极化，产生神经冲动，最终形成嗅觉或味觉。

4）机械门控通道：细胞可以接收摩擦力、压力、牵拉力、重力、剪切力等各种机械力的刺激，并将机械刺激的信号转化为电化学信号，引起细胞反应，该过程称为机械信号转导。机械信号转导主要由机械门控通道介导，包括牵拉活化或失活的离子通道和剪切力敏感的离子通道。牵拉敏感的离子通道是指能直接由细胞膜牵拉引起开放或关闭的离子通道，为二价或一价的阳离子通道（转运 $Na^+$、$K^+$、$Ca^{2+}$ 等，以 $Ca^{2+}$ 为主），几乎存在于所有细胞的质膜，如血管内皮细胞、心肌细胞以及内耳中的毛细胞等，特点是对离子无选择性、无方向性、非线性及无潜伏期。当内皮细胞被牵拉时，由于通道开放引起 $Ca^{2+}$ 内流，使 $Ca^{2+}$ 介导的血管活性物质分泌增多。$Ca^{2+}$ 还可作为胞内信使，导致进一步的反应。内耳毛细胞顶部的听毛也是对牵拉力敏感的感受装置，听毛弯曲时，毛细胞会出现短暂的感受器电位。剪切力敏感的离子通道仅发现于内皮细胞和心肌细胞。

**临床病例 3-3**

患者，男性，21 岁，因双侧眼睑下垂、复视 6 个月，加重伴四肢无力 2 周入院，患者于 6 个月前过度劳累后出现双侧眼睑下垂、复视。症状晨轻暮重，休息后减轻，劳累后加重。在外院就诊，新斯的明试验阳性，诊断为"重症肌无力"，予溴吡斯的明 60mg，口服，每日 3 次，病情好转后自行停药，2 周前因感冒病情加重。

入院时主要症状：双眼睑下垂，眼球活动不灵活，复视，四肢无力，行走困难、双上肢抬举费力；畏寒肢冷，腰膝酸软，神倦懒言；无呛咳。无咀嚼、吞咽及呼吸困难。既往无肝炎、结核等传染病史，无高血压、糖尿病及冠心病史，无创伤、精神病及药物过敏，家族中无同类疾病患者。

**问题**

1. 什么是重症肌无力？

2. 该病的发病机制是什么？

**临床病例 3-3 分析**

重症肌无力（MG），全称为获得性自身免疫性重症肌无力，是乙酰胆碱受体抗体（AChR-Ab）介导的神经肌肉接头处传递障碍的自身免疫病，病变主要累及神经肌肉接头突触后膜上乙酰胆碱受体。20世纪70年代，随着烟碱型乙酰胆碱受体成功从鳗鱼放电器中提纯，和同位素标记蛇毒α-神经毒素放射免疫分析的应用，本病发病机制的研究取得了突破性进展，证实MG主要是横纹肌肌膜烟碱型乙酰胆碱受体自体免疫病。基本病理变化是突触后膜表面面积减少、乙酰胆碱受体含量降低。临床特征是骨骼肌活动时容易疲劳，休息或用胆碱酯酶抑制药可以缓解，受累肌肉的分布因人因时而异。

5）水通道：水分子为极性分子，可以通过简单扩散缓慢地穿过生物膜，但对于某些组织细胞的特殊功能而言（如肾小管对水的重吸收，从脑中排除额外的水、唾液和眼泪的形成等），水分子通过水孔的快速跨膜转运是非常重要的。水孔蛋白（aquaporin，AQP）是内在膜蛋白的一个家族，哺乳动物细胞中至少有10种，在各种特异性组织细胞中，提供了水分子快速跨膜流动的通道。红细胞质膜上水孔蛋白密度很高，当血液流经肾髓质时，红细胞可根据细胞外渗透压的突然变化来快速膨胀或收缩。肾脏近曲小管细胞行使水分子重吸收的功能，细胞膜上同样富集水孔蛋白，表3-3列出了一些水孔蛋白的例子。

表3-3　常见的水孔蛋白及功能

| 水孔蛋白 | 功能 |
| --- | --- |
| AQP-1 | 肾近曲小管水分重吸收；眼中水状液和中枢神经系统脑脊液的分泌；肺中水平衡 |
| AQP-2 | 肾集液管中水的通透力（突变产生肾性糖尿病） |
| AQP-3 | 肾集液管中水的保持 |
| AQP-4 | 中枢神经系统中脑脊液的重吸收；脑水肿的调节 |
| AQP-5 | 唾液腺、泪腺和肺泡上皮的液体分泌 |

水孔蛋白是4个亚基组成的四聚体，每个亚基又由6个α跨膜螺旋组成（图3-20）。每个水孔蛋白亚基单独形成一个供水分子运动的中央孔。水孔蛋白形成对水分子高度特异的亲水通道，只允许水分子通过。这种严格的选择性既源于通道内高度保守的氨基酸残基（Arg、His及Asp）侧链与通过的水分子形成氢键，又源于孔径非常狭窄。

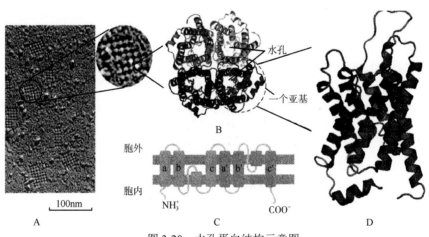

图3-20　水孔蛋白结构示意图

A. 电镜下细胞膜上的水孔；B. 水孔蛋白是由4个亚基组成的四聚体；C. 每个亚基由3对同源的跨膜螺旋（aa′、bb′和cc′）组成；
D. 水孔亚基三维结构示意图

知识拓展3-5　　　　　　　　　　水通道蛋白

水分子虽然可以以简单扩散的方式通过细胞膜，但是扩散速度非常缓慢。研究证实，水分子跨越细胞膜的快速运输是通过细胞膜上的水通道蛋白（aquaporin，AQP）实现的，一个水通道蛋白分子每秒可以允许 30 亿个水分子通过。水通道蛋白又名水孔蛋白，是一种位于细胞膜上的内在膜蛋白，在细胞膜上组成"孔道"，可控制水在细胞的进出，就像是"细胞的水泵"一样。水通道是由约翰斯·霍普金斯大学医学院的美国科学家彼得·阿格雷（Peter Agre）所发现，他与通过 X 射线晶体成像技术确认 $K^+$ 通道结构的洛克菲勒大学霍华休斯医学研究中心的罗德里克·麦金农（Rodick Mackinnon）共同荣获了 2003 年诺贝尔化学奖。

1988 年，阿格雷等在分离纯化红细胞膜上的 Rh 多肽时，发现了一个 28kDa 的疏水性跨膜蛋白，他将其称为形成通道的整合膜蛋白 28（CHIP28），1991 年完成了高蛋白 cDNA 的克隆。当时并不知道该蛋白的功能，在进行功能鉴定时，将体外转录合成的 CHIP28 mRNA 注入非洲爪蟾的卵母细胞中，发现在低渗溶液中，卵母细胞迅速膨胀，并于 5 分钟内破裂。为进一步确定其功能，又将其构于蛋白磷脂体内，通过活化能和渗透系数的测定及后来的抑制剂敏感性等研究，证实其为水通道蛋白，从而确定了细胞膜上存在转运水的特异性通道蛋白，并将 CHIP28 命名为 AQP-1。水通道蛋白普遍存在于动物、植物等生物中。在哺乳动物中，水通道蛋白大量存在于肾脏、血细胞和眼睛等器官中，对体液渗透、泌尿等生理过程非常重要。目前，在人类细胞中已发现的水通道蛋白至少有 11 种，均具有选择性的水分子通过特性。在植物中，水通道蛋白直接参与根部水分吸收及整个植物的水平衡。因此，由于水通道蛋白的存在，细胞才得以快速调节自身体积和内部渗透压，维持正常的生命活动。

易化扩散的特点：①比自由扩散转运速率高；②具有转运饱和性，在一定限度内运输速率同被转运物质的浓度成正比，超过一定限度，物质浓度即使再增加，运输速率也不再增加；③有特异性。

**知识拓展 3-6**　　　　　　　　　　　　**膜片钳技术**

膜片钳技术是在电压钳技术上发展起来的一种新技术，它利用玻璃微电极与细胞膜封接，检测记录此膜片上离子通道的离子电流和电导，反映细胞膜上单一的（或多个的）离子通道分子活动及其他功能特性，可直接观察和分辨单个（或多个）离子通道电流，并对其功能特性进行分析。膜片钳技术包括细胞吸附模式、细胞内面向外模式、细胞外面向内模式等单通道记录模式和全细胞记录模式。膜片钳技术信息含量大、分辨率高、灵敏性佳、灵活性好、应用范围广，相对于其他检测手段具有更高的权威性和精确性。虽然在实际操作过程中，该技术对实验标本制备和实验环境、操作者的操作技术、实验用溶液等均有严格要求，同时由于通道表达的缺乏会造成数据点丢失而引起数据不一致，需要进行大量的实验，实验程序复杂，但是，该技术已广泛应用于细胞离子通道的研究，已经成为研究细胞水平生理功能的常用技术之一，在不同动物多系统的各类细胞上应用并取得了不少成果。膜片钳技术作为生命科学中主要研究方法之一，也应用于各学科相关疾病发病机制、治疗及药物作用的研究。膜片钳技术的记录分析功能强大，许多系统疾病都适合使用膜片钳技术进行细胞电生理的研究，但单纯的应用远不能满足研究和解释临床中的疾病及其机制，必须与多方面技术相结合，才能使人们对疾病的机制探讨、治疗及预后进入一个崭新的阶段。

## （二）主动运输

主动运输（active transport）是通过消耗能量，由膜转运蛋白介导的物质逆浓度梯度或电化学梯度跨膜转运的方式。主动运输所需的能量主要来源于协同运输中的离子梯度动力、ATP 驱动泵通过水解 ATP 获得能量和光驱动泵运输物质所需的光能（见于细菌）。根据能量利用方式的不同，主动运输分为 ATP 驱动泵运输和协同运输两种类型。

**1. ATP 驱动泵运输** ATP- 驱动泵（ATP-driven pump）是 ATP 酶，可以直接利用水解 ATP 提供的能量，实现离子或小分子逆浓度梯度或电化学梯度的跨膜运输。ATP 驱动泵都是跨膜蛋白，根据泵蛋白的结构和功能特性，分为 P 型质子泵、V 型质子泵、F 型质子泵和 ABC 超家族。前三种只转运离子，后一种主要转运小分子。

（1）P 型质子泵（P-type proton pump）：也称 P 型 ATP 酶（P-type ATPase），含有两个相同的 α 催化亚基，转运离子时至少有一个 α 亚基被磷酸化，包括高等生物的钠钾 ATP 酶、钙酶和真菌及细菌的 $H^+$ 质子泵。

1）钠钾 ATP 酶（$Na^+$, $K^+$-ATP 酶）又称钠钾泵（sodium-potassium pump）（图 3-21），由 2 个大亚基和 2 个小亚基组成四聚体。钠钾 ATP 酶通过磷酸化和去磷酸化发生构象的变化，改变与 $Na^+$、$K^+$ 的亲和力。在膜内侧 $Na^+$ 与酶结合，激活 ATP 酶使 ATP 分解，酶被磷酸化，构象发生变化，与 $Na^+$ 结合的部位转向膜外侧；磷酸化的酶与 $Na^+$ 的亲和力低，与 $K^+$ 的亲和力高，因而在膜外侧释放 $Na^+$ 而与 $K^+$ 结合。$K^+$ 与磷酸化酶结合后促使酶去磷酸化，酶的构象恢复原状，与 $K^+$ 结合的部位转向膜内侧，$K^+$ 与酶的亲和力降低，在膜内被释放，进而又与 $Na^+$ 结合。在此循环过程中，每消耗 1 个 ATP，细胞转运出 3 个 $Na^+$，转入 2 个 $K^+$。

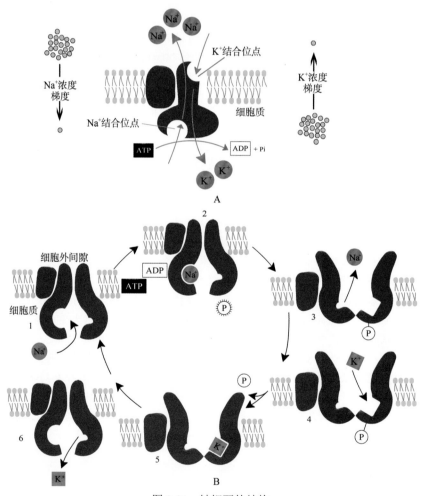

图 3-21 钠钾泵的结构

A. 工作模式，钠钾泵每消耗 1 个 ATP，可泵出 3 个 $Na^+$，泵入 2 个 $K^+$；B. 示意图，1. 胞内的 $Na^+$ 结合酶上，2. 酶磷酸化，3. 酶构象变化，$Na^+$ 释放到细胞外，4. 细胞外的 $K^+$ 结合到酶上，5. 酶去磷酸化，6. $K^+$ 释放到细胞内，酶构象恢复至初始状态

钠钾泵对离子的循环转运依赖其自磷酸化，即 ATP 上的 1 个磷酸基团转移到钠钾泵的 1 个天

冬氨酸残基上，导致构象变化（图 3-21）。钠钾泵的作用：①维持细胞的渗透性，保持细胞的体积；②维持低 $Na^+$、高 $K^+$ 的细胞内环境，维持细胞的静息电位。哇巴因（ouabain）、地高辛（digoxin）等能抑制心肌细胞钠钾泵的活性，从而降低钠钙交换器效率，使内流 $Ca^{2+}$ 增多，加强心肌收缩，因而具有强心作用。

2）钙泵（calcium pump）也称钙 -ATP 酶（calcium ATPase），是另一类 P 型质子泵。由于 $Ca^{2+}$ 与信号转导有关，$Ca^{2+}$ 浓度的变化会通过细胞内信号途径引起一系列生理变化，因此钙泵对 $Ca^{2+}$ 的转运具有重要意义。生理状态下，细胞内 $Ca^{2+}$ 浓度（$10^{-7}$mol/L）显著低于细胞外 $Ca^{2+}$ 浓度（$10^{-3}$mol/L），这主要依赖于质膜和内质网膜上存在 $Ca^{2+}$ 转运体系。细胞内钙泵有两类：一类是 P 型质子泵（图 3-22），其原理与钠钾泵相似，每分解 1 个 ATP 分子，泵出 2 个 $Ca^{2+}$；另一类称为钠钙交换器（$Na^+$-$Ca^{2+}$ exchanger），属于对向运输（antiport）体系，通过钠钙交换来转运 $Ca^{2+}$。

肌质网是一类特化的内质网，具有储存 $Ca^{2+}$ 的功能，钙泵占其膜蛋白的 90%。肌细胞膜去极化后引起肌质网上的 $Ca^{2+}$ 通道打开，大量 $Ca^{2+}$ 进入细胞质，引起肌肉收缩，之后由钙泵将 $Ca^{2+}$ 泵回肌质网。

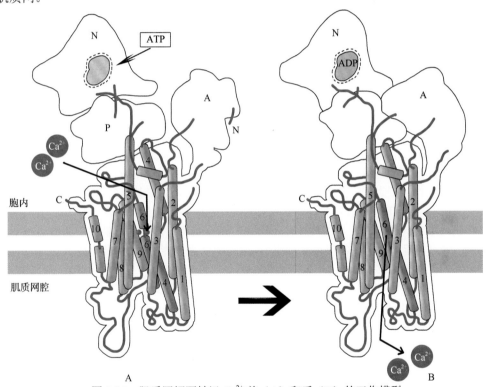

图 3-22　肌质网钙泵转运 $Ca^{2+}$ 前（A）和后（B）的工作模型

肌质网膜上的钙泵由 2 个区域组成。10 个 α 螺旋构成跨膜结构域，中部具有 $Ca^{2+}$ 结合位点。细胞质侧的球状区域包含 3 个结构域，即：N、P、A 结构域，N 结构域结合 ATP，并可将磷酸基团转移至 P 结构域，A 结构域将构象变化传递至跨膜结构域，跨膜结构域通过在两种构象之间转变运输 $Ca^{2+}$。钙泵的工作原理类似于钠钾泵，细胞质侧的 2 个 $Ca^{2+}$ 结合到跨膜区的中央，N 结构域结合 1 分子 ATP，并将其 γ- 磷酸转移至 P 结构域 351 位的天冬氨酸（aspartic acid，Asp）上，伴随 ATP 的水解和 P 结构域的磷酸化，钙泵构型发生改变，与 $Ca^{2+}$ 的亲和力降低，$Ca^{2+}$ 释放至内质网腔，P 结构域发生去磷酸化，钙泵构型恢复到静息状态。钙泵每水解 1 个 ATP 分子，将 2 个 $Ca^{2+}$ 从细胞质输入到肌质网腔

N：核苷酸结合部位；P：磷酸化部位；A：活化部位

**知识拓展 3-7　　　　　钠钾泵是强心苷类药物特异性治疗靶点**

强心苷类药物是一类从植物中提取的类固醇衍生物，是细胞膜蛋白 $Na^+$，$K^+$-ATP 酶的特异性配体，对心肌有显著兴奋作用，是目前治疗慢性心力衰竭和快速心律失常的常用药物。

强心苷类化合物可以特异性结合细胞膜 $Na^+$, $K^+$-ATP 酶，抑制其离子泵功能，增加胞内 $Na^+$ 浓度，促使 $Na^+$/$Ca^{2+}$ 交换，使细胞内 $Ca^{2+}$ 浓度增加，促进肌质网释放更多的 $Ca^{2+}$，导致更多的 $Ca^{2+}$ 与肌钙蛋白结合，增加心肌收缩力。常见的强心苷化合物包括植物来源的哇巴因、地高辛、洋地黄毒苷和动物来源的布法林、海蟾蜍毒素等。

$Na^+$, $K^+$-ATP 酶除了作为离子泵维持动物细胞膜两侧的 $Na^+$、$K^+$ 浓度差外，也是动物细胞膜上的一个非常重要的信号受体。1967 年 Shirator 等首次揭示了强心苷类药物体外抑制恶性肿瘤细胞增殖的作用。研究发现 $Na^+$, $K^+$-ATP 酶是强心苷类药物发挥抗癌作用的主要靶点，在调节细胞增殖和基因表达方面均具有一定作用，如毒毛花苷 G 与 $Na^+$, $K^+$-ATP 酶结合后，可激活 Ras 和 MAPK 信号通路（在胚胎的发育，细胞的分化、增殖、凋亡等生物学过程中具有重要的调节作用），增加线粒体活性氧（ROS）的表达，导致线粒体继发性损伤、功能丧失，进而诱导肿瘤细胞的凋亡。

人们很早就明确强心苷的结合位点在 $Na^+$, $K^+$-ATP 酶 α 亚基上，但长期以来一直未能完全弄清楚强心苷在 α 亚基上的具体结合位点。随着 $Na^+$, $K^+$-ATP 酶晶体结构的阐释，发现在其胞外部分有强心苷特异性结合的"口袋"，而在跨膜螺旋 TM1 和 TM2 上的 Gln111 和 Asn122 是强心苷与"口袋"结合的关键残基，啮齿类动物 $Na^+$, $K^+$-ATP 酶的这 2 个位点分别为精氨酸和天冬氨酸，因而对强心苷不敏感。此外，进一步阐明 $Na^+$, $K^+$-ATP 酶亚基的结构、功能以及表达调控，揭示强心苷化合物与不同亚型 $Na^+$, $K^+$-ATP 酶亚基结合后的相互作用的机制、激活的信号转导途径及引起的细胞反应，与不同组织来源肿瘤细胞、正常细胞特别是与心肌细胞膜 $Na^+$, $K^+$-ATP 亚基结构的区别，是强心苷类药物作为临床抗肿瘤药物需要解决的重要问题。

（2）V 型质子泵和 F 型质子泵：V 型质子泵（V-type proton pump）也称 V 型 ATP 酶（V-type ATPase）或液泡质子 ATP 酶（vacuolar proton ATPase），由许多亚基构成，可以水解 ATP 产生能量，但不发生自磷酸化，主要位于溶酶体膜、动物细胞的内吞体、高尔基体的囊泡膜、植物液泡膜上。F 形质子泵也称 F 形 ATP 酶（F-type ATPase），F 是氧化磷酸化或光合磷酸化偶联因子的缩写，也称 ATP 合酶（ATP synthase），是由许多亚基构成的管状结构。F 型质子泵位于细菌质膜、线粒体内膜和叶绿体的类囊体膜上，不仅可以利用 $H^+$ 运动的动力势能将 ADP 转化成 ATP，也可以利用水解 ATP 释放的能量转移 $H^+$。

（3）ABC 超家族（ATP binding cassette superfamily）：又称为 ABC 转运蛋白（ABC transporter），含有几百种不同的转运蛋白，广泛分布在从细菌到人类的各种生物中。ABC 转运蛋白最早在细菌中被发现，是细菌质膜上的一种运输 ATP 酶（transport ATPase），属于一个庞大而多样的蛋白家族。该蛋白家族的每个成员都含有两个高度保守的 ATP 结合区（ATP binding cassette），通过结合 ATP 发生二聚化，ATP 水解后解聚，通过构象的改变将与之结合的底物转移至膜的另一侧。哺乳动物细胞的 ABC 超家族成员已有近 50 个被鉴定，广泛存在于参与药物代谢、物质吸收和代谢废物排泄的肝脏、小肠、肾等细胞中，引导生物体内次生代谢物的运输。

多药耐药性（multiple drug resistance，MDR）是肿瘤细胞在某种抗肿瘤药物作用下出现耐药性，并对其他多种结构和作用机制不同的抗肿瘤药物也产生交叉耐药性。MDR 蛋白是 ABC 家族的一员，负责将细胞中亲脂性小分子物质转运出细胞。临床上使用的抗肿瘤药物多为脂溶性小分子，癌细胞中 MDR 蛋白高表达时，进入细胞的亲脂性抗肿瘤药物会被转运出胞，失去杀伤癌细胞的作用，使癌细胞产生多药耐药性。

**临床病例 3-4**

患儿，女性，9 岁，反复咳嗽、咳痰 8 年余。患儿于生后 3 个月左右出现反复咳嗽、咳脓痰，痰液黏稠，晨起或夜间症状较明显，病程中偶伴发热。间断就诊，多次诊断重症肺炎，予抗感染、纤维支气管镜灌洗等治疗,病情反复,每年因肺炎住院4～5次。本次入院前1个月,患儿咳嗽、咳痰症状加重,晨起或夜间平卧后症状明显,无乏力、盗汗、胸痛、咯血等其他不适,院外予间断口服抗生素治疗无效。为明确病因,行基因检测。以 EDTA 抗凝管采集患儿及父母全血各2ml,对患儿样本进行全外显子基因组测序。检出 CFTR 基因中两个等位基因变异:等位基因1,c.1766+5 G > T(NM_000492.3)剪接突变;等位基因2,c.2805 delA:p.L 935 fs(NM_000492)移码突变。等位基因1,c.1766+5 G > T 为已知致病性变异;等位基因2,c.2805 delA:p.L 935 fs 暂未见报道。经桑格 - 库森法(Sanger-Coulson method)测序验证,这两个变异在父母样本中呈反式排列,患儿 c.1766+5G > T 与 c.2805 delA:p.L935 fs 构成新的复合杂合致病,诊断为囊性纤维化(cystic fibrosis, CF)。

**问题**

该病的发病机制是什么?

**临床病例 3-4 分析**

囊性纤维化是欧美白色人种中最常见的常染色体隐性遗传病,其病因是囊性纤维化跨膜转导调节因子(CFTR)基因突变,导致全身外分泌腺被大量黏液阻塞,如唾液腺、汗腺、胰腺、大肠和气管支气管树。主要表现为慢性咳嗽、咳大量黏痰、肺部反复感染、脂肪泻、生长发育迟缓及男性不育等临床症状。在欧洲及北美洲,存活新生儿的发病率是 1/(3500 ～ 2000)。

CFTR 是一种 $Cl^-$ 通道蛋白,属于 ABC 转运蛋白超家族成员,基因定位于人类染色体 7q31,共 27 个外显子,编码 1480 个氨基酸。正常情况下 CFTR 分布于多种腺体组织中,如鼻腔、肺部、消化道的纤毛细胞的质膜,基因突变可使此蛋白的合成、翻译异常和功能丧失,外分泌腺导管上皮细胞膜对 $Cl^-$ 的通透性降低,引起外分泌腺体功能异常,导致汗液中 $Na^+$、$Cl^-$ 浓度异常增高。

**临床病例 3-5**

患者,14岁,因无明显诱因右侧腰痛2个月就诊,无尿痛,无发热、咳嗽和腹泻;肾B超示双肾髓质钙沉着,右肾充盈,输尿管、膀胱未见异常,诊断为肾结石;尿液晶体检查存在典型的六角形胱氨酸结晶,尿胱氨酸含量显著增高。患儿血液中同型半胱氨酸正常,鸟氨酸、精氨酸、苏氨酸和甲硫氨酸均降低;游离肉碱轻度降低,脂酰肉碱谱正常。尿液草酸、甘油酸等正常,胱氨酸、鸟氨酸、精氨酸和苏氨酸部分升高。基因检测检出 SLC3A1 基因复合杂合突变,为 SLC3A1 基因 c.1365 del G 和 c.1113 C > A 杂合突变,c.1365 del G 突变导致蛋白编码链提前终止,c.1113 C > A 突变导致第371变为终止密码。

诊断:胱氨酸尿症。

治疗:经体外冲击波碎石治疗后好转,给予左卡尼汀 1.0g/d、甜菜碱 1g/d 和 10% 枸橼酸钾口服;6个月后复查,未发现新生结石,状况良好。

**临床病例 3-5 分析**

胱氨酸尿症是一种常染色体隐性遗传病,患者由于尿胱氨酸重吸收障碍,过量的 L- 胱氨酸经尿液排出,导致尿中出现高浓度的胱氨酸,同时可出现复发性胱氨酸结石。尿中胱氨酸主要是通过肾小管刷状缘的异二聚亚氨基酸转运体被重吸收。该转运体由两个蛋白亚单位 rBAT 和 $b^{0,+}AT$ 组成。rBAT 由位于 2 号染色体的 SLC3A1 编码(OMIM 104614),而 $b^{0,+}AT$ 由位于 19 号染色体的 SLC7A9 编码(OMIM 604144)。基因突变可导致85%的胱氨酸尿症发生,但仍有 15% 的患者可能存在其他致病基因。肾小管 rBAT 表达具有区域性,主要在近端肾小管 S3 段,$b^{0,+}AT$ 表达却与之相反,主要表达在 S1 段,rBAT 和 $b^{0,+}AT$ 在肾小管内具有空间表达差异，一般无协同作用。另外，b⁰·⁺AT 属于低亲和力转运体，单独存在基本无生理功能，只有与 rBAT 协同表达才具有完整的氨基酸转运体功能。推测近端肾小管 S3 段可能存在其他 rBAT 协作蛋白。有研究发现，膜蛋白 AGT1/Slc7a13 可能是 rBAT 第二转运体，主要位于 S3 段肾小管细胞膜，与 rBAT 构成异二聚体，功能试验证实 AGT1 可转运胱氨酸、天冬氨酸和谷胱甘肽。虽然临床研究发现 *SLC7A13* 在胱氨酸尿症患者中突变率高，但却不是致病基因。因此，对于 *SLC3A1* 和 *SLC7A9* 基因表达正常的患者仍需进一步研究，明确其致病基因。

**2. 协同运输**（co-transport）　是指一种物质顺浓度梯度的被动运输驱动另一种物质逆浓度梯度主动运输的过程。如果两种物质运输方向相同，称为同向运输；方向相反，则称为对向运输（图 3-23）。动物细胞常常利用膜两侧 Na⁺ 浓度梯度来驱动，植物细胞和细菌常利用 H⁺ 浓度梯度来驱动。

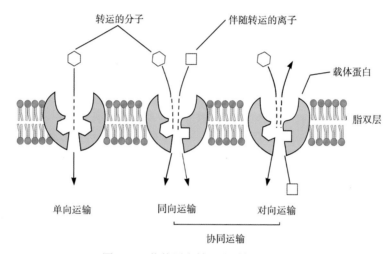

图 3-23　载体蛋白转运溶质的几种方式

（1）同向运输（symport）：指物质逆浓度梯度跨膜运输方向与其所依赖的离子顺浓度梯度的跨膜运输方向相同。小肠上皮细胞吸收葡萄糖的过程就是与 Na⁺ 的同向协同运输。在小肠上皮细胞内，葡萄糖浓度比肠腔内高，但肠腔内的葡萄糖仍逆浓度不断被运输进入小肠上皮细胞内，转运的动力来自小肠上皮细胞内外 Na⁺ 浓度梯度产生的势能。Na⁺, K⁺-ATP 酶不断向细胞外泵 Na⁺，细胞外高浓度的 Na⁺ 顺电势差通过小肠上皮细胞顶面的 Na⁺ 载体蛋白被动回流到小肠上皮细胞内，Na⁺ 载体蛋白结合 Na⁺ 的同时与葡萄糖偶联，顺势将葡萄糖携带到细胞内。在胞内 Na⁺ 释放后，Na⁺ 载体蛋白构象变化，失去与葡萄糖分子的亲和力而与之分离，葡萄糖释放到细胞内。在小肠上皮细胞的基底面，葡萄糖由其特定的载体蛋白再经易化扩散转运至血液（图 3-24，图 3-25）。Na⁺ 与葡萄糖的同向运输保证了葡萄糖吸收和运输的方向性。某些细菌乳糖的吸收伴随着 H⁺ 的转运，每转移 1 个 H⁺ 吸收 1 个乳糖分子。

（2）对向运输（antiport）：是指同一转运体将两种不同的离子或分子分别向膜的相反方向运输的过程，如动物细胞常通过 Na⁺ 驱动的 Na⁺/H⁺ 反向协同运输来转运 H⁺ 以调节细胞内的 pH，即 Na⁺ 进入细胞内伴随着 H⁺ 的排出。此外，H⁺ 泵主动运输 H⁺ 也可调节细胞 pH。细胞调节 pH 的另一种机制是 Na⁺ 驱动的 Cl⁻/HCO₃⁻ 交换，即 Na⁺ 与 HCO₃⁻ 的入胞转运伴随着 Cl⁻ 和 H⁺ 的外流，如红细胞膜上的带 3 蛋白对 Cl⁻/HCO₃⁻ 交换运输。

主动运输都需要消耗能量，所需能量直接来自细胞内的 ATP 或质膜两侧的离子浓度梯度及电化学梯度，同时也需要膜上的特异性载体蛋白的协助。这些载体蛋白结构不仅具有特异性，而且具有可变性（构象的变化影响其与溶质分子的亲和力）。被动运输不需要细胞额外提供能量，物质从高浓度向低浓度方向运输，动力来自离子浓度梯度或电化学梯度。因此，细胞可以运用各种不同的方式通过不同的体系在不同的条件下完成小分子物质的跨膜运输。

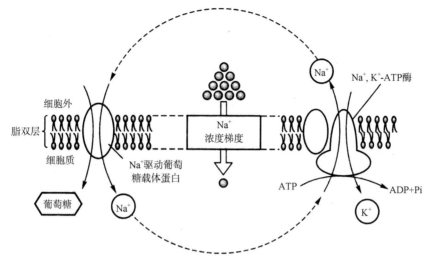

图 3-24 钠钾泵维持的 $Na^+$ 梯度驱动葡萄糖的主动转运示意图

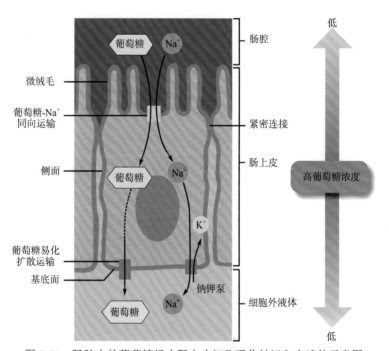

图 3-25 肠腔中的葡萄糖经小肠上皮细胞吸收转运入血液的示意图

**临床病例 3-6**

患者，女性，19 岁。因头昏、乏力、四肢酸软，间歇性心慌、出冷汗 3 年就诊。曾检查尿糖阳性，但无多饮、多食、多尿、口渴等症状，既往无特殊病史。家族中其姐姐有类似病史，尿糖检查亦为阳性，但血糖正常，无自觉症状及异常体征。查体：BP 127/75mmHg，Hb 140g/L，WBC $6.1×10^9/L$，多次检查尿糖（+++）～（++++），尿酮体及尿蛋白（+）；血糖 3.5～4.5mmol/L，BUN 5.1mmol/L，Cr 102μmol/L，$CO_2$ CP 24mmol/L，血清钠 138mmol/L，钾 4.1mmol/L，钙 2.05mmol/L，葡萄糖耐量试验正常。尿 $β_2$ 微球蛋白 0.15mg/L，肾功能正常。中段尿培养无细菌生长，心、肺和肝功能正常。

**问题**

1. 患者诊断为什么？

2. 该病的发病机制是什么？

**临床病例 3-6 分析**

诊断为原发性肾性糖尿病。

肾性糖尿病（DN）是指在血糖浓度正常或低于正常肾尿糖阈值的情况下，由于近端肾小管重吸收葡萄糖功能减低而引起糖尿的疾病。临床上分为原发性肾性糖尿病和继发性肾性糖尿病。肾性糖尿病可与许多肾小管缺陷病，包括氨基酸尿病和肾小管酸中毒症有关联，如果单独出现，其他肾功能正常时，多为常染色体显性遗传性特征，偶尔也有以隐性方式遗传。肾性糖尿病患者早期肾小球基膜通透性升高，其机制之一是多元醇旁路激活，被激活的醛糖还原酶把葡萄糖还原为山梨醇，造成细胞内山梨醇堆积，导致细胞生理功能障碍，同时激活蛋白激酶 C 使胶原合成增多，肾小球基膜增厚，通透性增加。

$β_2$ 微球蛋白（$β_2$-MG）是小分子蛋白，从肾小球毛细血管壁自由滤过，99.99% 以上被吸收并分解，是构成细胞膜上组织相容性抗原的一部分。正常的 $β_2$-MG 合成和释放的速度非常稳定，不受饮食、肌肉活动等因素影响，能反映肾功能的变化并随肾功能损害加重而增高。因此，$β_2$-MG 的检测在临床上有较大的价值，能较早地反映肾功能损害程度，可作为疗效观察和随访的指标之一。

## 二、大分子和颗粒物质的跨膜运输

大分子物质如蛋白质、核酸、多糖和颗粒物质等不能直接透过细胞膜，但细胞可以通过膜包裹这些物质形成囊泡来完成运输过程，称为膜泡运输（vesicular transport），又称为批量运输（bulk transport），主要包括胞吞作用和胞吐作用。

### （一）胞吞作用

胞吞作用又称为内吞作用，是细胞通过质膜内陷将胞外大分子和颗粒物质包裹形成胞吞泡，脱离细胞膜进入细胞内的转运过程。根据内吞物质的大小、状态及特异程度等不同，可将胞吞作用分为吞噬作用、胞饮作用和受体介导的胞吞三种类型（图 3-26）。

**1. 吞噬作用**　细胞吞入较大的固体颗粒或分子复合物（直径 > 250nm），如细菌、细胞碎片等物质的过程，称为吞噬作用（phagocytosis）。被吞噬的颗粒首先吸附在细胞膜表面，随后吸附区域的细胞膜向内凹陷形成小窝，将颗粒包裹后摄入细胞，形成的小囊泡称为吞噬体（phagosome）或吞噬泡（phagocytic vacuole）。吞噬泡在细胞内与溶酶体融合而被降解。动物体内具有吞噬功能的中性粒细胞、单核细胞和巨噬细胞等，广泛分布在血液和组织中，具有吞噬入侵的微生物、清除损伤和衰老的死亡细胞等功能，在机体防御中发挥重要作用。

**2. 胞饮作用（pinocytosis）**　是细胞非特异性地摄取细胞外液的活动。当细胞周围环境中某些液体物质达到一定浓度时，可通过胞饮作用被细胞吞入。胞饮作用通常发生在质膜上的特殊区域，该区域的质膜内陷形成一个小窝，进而形成一个没有外被包裹的膜性小泡，称为胞饮体（pinosome）或胞饮泡（pinocytotic vesicle），直径通常小于 150nm。根据细胞外物质是否吸附在细胞表面，胞饮作用可被分为两种类型，液相内吞（fluid-phase endocytosis）和吸附内吞（absorption endocytosis）。液相内吞是一种非特异性的固有内吞作用，通过这种作用，细胞将细胞外液及其中的可溶性物质摄入细胞内。在吸附内吞作用中，细胞外大分子物质、颗粒物质先以某种方式吸附在细胞表面，具有一定的特异性。胞饮作用多见于能形成伪足和转运功能活跃的细胞中，如巨噬细胞、白细胞、毛细血管内皮细胞、肾小管上皮细胞、小肠上皮细胞等。胞饮作用形成的胞饮泡进入细胞后与内体（endosome）融合或与溶酶体融合后被降解，由胞饮作用所造成的质膜的损失和吞进的细胞外液，由胞吐作用补偿和平衡。

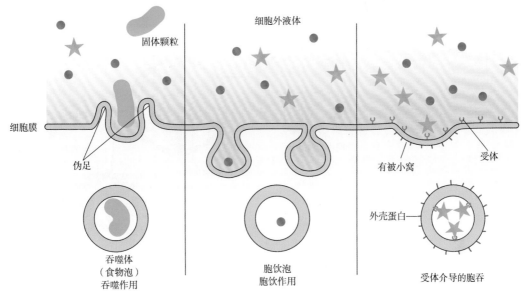

图 3-26　胞吞作用的三种方式

**3. 受体介导的胞吞**（receptor-mediated endocytosis）　具有很强的特异性。有些大分子物质在细胞外液中的浓度很低，进入细胞需先特异性识别并结合细胞膜上的受体，通过膜的内陷形成囊泡，囊泡脱离质膜后进入细胞。这种作用使细胞特异性地从胞外摄取含量很低的成分，而不需要摄入大量的细胞外液，与非特异性的胞吞作用相比，可使特殊大分子的摄入效率增加 1000 多倍。

（1）有被小窝：细胞膜上存在多种配体的受体，如激素、生长因子、酶和血浆蛋白受体等。受体集中在细胞膜的特定区域，称为有被小窝（coated pit）。有被小窝具有选择受体的功能，此处受体的浓度是质膜其他部分的 10 ～ 20 倍。电镜下，有被小窝处质膜向内凹陷，直径为 50 ～ 100nm，凹陷处的质膜内表面覆盖着一层毛刺状电子致密物，包括网格蛋白和衔接蛋白。

受体介导的胞吞是细胞外溶质分子（配体）同有被小窝处的受体识别并结合，形成配体 - 受体复合物，网格蛋白聚集在有被小窝的胞质侧。有被小窝形成后进一步内陷，与质膜断离后形成有被小泡（coated vesicle）进入细胞。有被小泡的外表面包被由网格蛋白组装成的笼状篮网结构。

网格蛋白（clathrin）是一种进化上高度保守的蛋白复合体，由 3 条重链和 3 条轻链组成。重链是一种纤维蛋白，分子量为 180kDa，轻链分子量为 35 ～ 40kDa，二者组成二聚体，三个二聚体形成包被的基本结构单位——三腿蛋白复合体（triskelion）（图 3-27）。三腿蛋白复合体聚合成六角形或五角形的篮网状结构，覆盖于有被小窝（或有被小泡）胞质侧表面。网格蛋白的作用主要是牵拉质膜向内凹陷，参与捕获特定的膜受体并使其聚集于有被小窝内（图 3-28）。

有被小泡的包被组成成分中，还有一种衔接蛋白（adaptin），介于网格蛋白与配体 - 受体复合物之间，参与包被

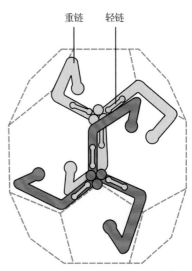

图 3-27　三腿蛋白复合物模式图

的形成并起连接作用。研究发现，细胞内至少有 4 种不同的衔接蛋白，可与不同种类的受体特异性结合，使细胞捕获不同的运载物。受体介导的特异性胞吞作用由衔接蛋白调节，网格蛋白无特异性。

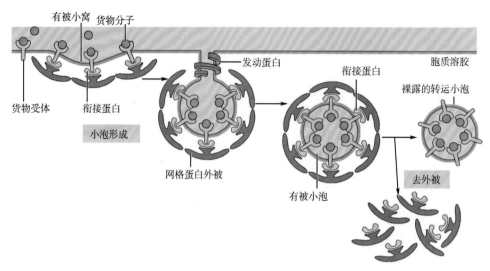

图 3-28　有被小窝与有被小泡的形成

　　（2）无被小泡：当配体与质膜上的受体结合后，网格蛋白聚集在质膜的胞质侧，通过一些六边形网格转变成五边形的网格，促进网格蛋白的外被弯曲转变成笼状结构，牵动质膜凹陷。一种 GTP 结合蛋白——发动蛋白（dynamin）参与有被小窝内陷并从质膜上缢缩形成有被小泡的过程。发动蛋白自组装形成一个螺旋状的领圈结构，环绕在内陷的有被小窝的颈部，通过水解与其结合的 GTP，引起其构象改变，从而将有被小泡从质膜上切离下来，形成有被小泡。有被小泡一旦脱离质膜，很快脱去包被变成表面光滑的无被小泡，网格蛋白返回到质膜下方，重新参与新的有被小泡的形成。无被小泡与早期内体（early endosome）融合。内体是动物细胞质中经胞吞作用形成的一种由膜包围的细胞器，其作用是将由胞吞作用新摄入的物质运输到溶酶体进行降解利用。内体膜上存在 ATP 驱动的质子泵，将 $H^+$ 泵入内体中，使内体的 pH 降低（pH $5 \sim 6$）。多数情况下，内体的低 pH 条件可以改变受体和配体分子的亲和力，使它们分离，内体进而以出芽的方式形成运载受体的小囊泡，返回质膜，受体被重新利用，开始下一轮的内吞作用，而含有配体的内体与溶酶体融合。

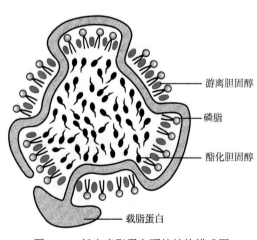

图 3-29　低密度脂蛋白颗粒结构模式图

　　（3）受体介导的 LDL 胞吞：胆固醇是构成膜的脂类成分，也可用以合成类固醇激素，动物细胞通过受体介导的胞吞作用摄入所需的大部分胆固醇。胆固醇在肝脏中合成并包装成低密度脂蛋白（low density lipoprotein，LDL），通过血液运输。LDL 为球形颗粒，直径约为 22nm，中心含有大约 1500 个酯化的胆固醇分子，其外包围着 800 个磷脂分子和 500 个游离的胆固醇分子。载脂蛋白 ApoB100 是细胞膜上 LDL 受体的配体，它将酯化胆固醇、磷脂、游离胆固醇组装成球形颗粒（图 3-29）。

　　LDL 受体是由 839 个氨基酸残基构成的单次跨膜糖蛋白，在细胞需要利用胆固醇时被合成并镶嵌到质膜中。细胞内游离的胆固醇积累过多时，细胞通过反馈调节，停止胆固醇及 LDL 受体的合成。正常人每天降解 45% 的 LDL，其中 2/3 经由受体介导的胞吞途径摄入细胞而被降解利用。如果细胞对 LDL 的摄入过程受阻，使血液中的胆固醇含量过高，易导致动脉粥样硬化。受体介导的 LDL 胞吞过程如图 3-30 所示。

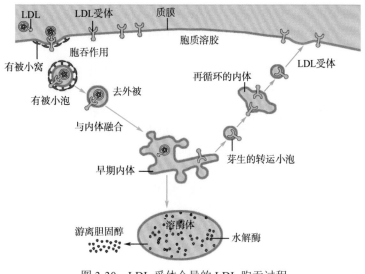

图 3-30　LDL 受体介导的 LDL 胞吞过程

受体向有被小窝集中并与 LDL 结合，有被小窝凹陷、缢缩形成有被小泡进入细胞；有被小泡迅速脱去外被形成无被小泡；无被小泡与内体融合，在内体酸性环境下 LDL 与受体解离；受体经转运囊泡返回质膜，被重新利用。含 LDL 的内体与溶酶体融合，LDL 被分解释放出游离胆固醇。

动物细胞对许多重要物质的摄取都依赖于受体介导的胞吞，有 50 种以上的蛋白质、激素、生长因子、淋巴因子以及铁、维生素 $B_{12}$ 等通过此种方式进入细胞。流感病毒和 AIDS 病毒（HIV）也通过此种途径感染细胞，肝细胞从肝血窦向胆小管转运 IgA 也是通过受体介导的胞吞完成的。

## （二）胞吐作用

胞吐作用又称外排作用或出胞作用，是指将细胞内合成的物质（如酶、激素等）及一些未被分解的物质通过膜泡转运至细胞膜，与质膜融合后将物质排出细胞的过程，是胞吞作用的逆过程，分为连续性分泌和受调分泌两种形式。

**临床病例 3-7**

　　家族性高胆固醇血症（FH）是一种常见的遗传性疾病，主要表现为血清中低密度脂蛋白胆固醇（LDL-C）异常升高。研究显示，未治疗的杂合子 FH（HeFH）患者血清 LDL-C 大多在 5.0mmol/L 以上，纯合子 FH（HoFH）患者血清 LDL-C 水平更高，常大于 13.0mmol/L。FH 患者早发动脉粥样硬化性心血管疾病（atherosclerotic cardiovascular disease，ASCVD）。研究发现，FH 患者初发心肌梗死平均年龄为（47.9±9.4）岁，未经治疗的 HeFH 通常男性在 55 岁之前、女性在 60 岁之前（尤其是早期心肌梗死）、卒中和总死亡风险增加，HoFH 患者通常在年轻时就发生心血管疾病，许多不治疗者在 20 岁前死亡。FH 患者易患黄色瘤，包括皮肤黄瘤与腱黄瘤，前者常见于睑黄瘤，后者常出现在手背、肘部、膝盖及跟腱等伸展肌腱上，肌腱和关节中的胆固醇沉积可导致肌腱炎和关节疼痛。

**问题**

　　该病的发病机制是什么？

**临床病例 3-7 分析**

　　胆固醇是细胞膜的脂质成分，是许多生物活性分子的前体，大多数来自肝脏合成，其中羟甲基戊二酸单酰辅酶 A 还原酶（HMG-CoA）是胆固醇合成的关键酶。LDL-C 是胆固醇的主要运输工具，大多数是由极低密度脂蛋白胆固醇（VLDL-C）重构，并非由肝脏直接分泌。"坏胆固醇"和"好胆固醇"分别指 LDL-C 和高密度脂蛋白胆固醇（HDL-C），LDL-C 将胆固醇从肝脏转移到外周，有时会引起动脉壁损伤，而 HDL-C 则将胆固醇从外周运回肝脏。

　　FH 因基因的突变导致肝脏无法充分清除 LDL-C，主要为常染色体显性遗传，部分为常染色体隐性遗传。已鉴定出的致 FH 突变基因中，显性基因主要包括低密度脂蛋白受体（low density lipoprotein receptor，LDLR）、前蛋白转化酶枯草溶菌素 9（proprotein convertase subtilisin/kexin type 9，PCSK9）及载脂蛋白 B（apolipoprotein B，ApoB）基因；隐性基因则主要为 LDLR 衔接因子蛋白 1（low-density lipoprotein receptor adapter protein 1，LDLRAP1）基因等。环氧化物水解酶 2（epoxide hydrolase 2，EPHX2）、生长激素受体（growth hormone receptor，GHR）、载脂蛋白 E（apolipoprotein E，ApoE）等是近年来报道的新的 FH 致病基因。其中 LDLR 的突变是 FH 患者 LDL 水平升高的主要分子基因学原因。大多数 FH 患者都是这些基因突变的杂合子（HeFH），HoFH 少见。LDLR 突变可以影响 LDLR 介导的 LDL-C 转运的所有阶段。同时，在肝脏中未被分解的 LDL-C 经过修饰、氧化并被动脉壁巨噬细胞内化引发炎症，动脉巨噬细胞的胆固醇含量过高，并演变成泡沫细胞，导致动脉粥样硬化斑块的形成，而这些斑块可生长并最终阻塞重要血管，导致组织缺血。

　　**1. 连续性分泌**（constitutive secretion）　又称固有分泌，是指分泌蛋白质合成后立即被包装入高尔基体的分泌囊泡中，随即被运送至质膜处，囊泡与质膜融合将分泌蛋白质排出细胞外的过程。分泌的蛋白包括驻留蛋白、膜蛋白和细胞外基质组分等，这种分泌是不受调节、持续不断的，普遍存在于动物细胞中。

　　**2. 受调分泌**（regulated secretion）　是指分泌蛋白质合成后先储存于分泌囊泡中，只有当细胞接收到细胞外信号（如激素）的刺激，引起细胞内 $Ca^{2+}$ 浓度瞬时升高，才能启动胞吐作用，分泌泡与细胞膜融合，将分泌物释放到细胞外。这种分泌途径只存在于分泌激素、酶、神经递质的特定细胞中（图 3-31）。

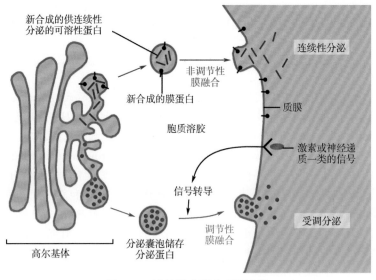

图 3-31　连续性分泌和受调分泌

**知识拓展 3-8**　　　　　　　　　　　　　**外泌体**

外泌体（exosome）是一种能被大多数细胞分泌的微小膜泡，具有脂质双分子层结构，直径为 40～100nm。在内体转变为成熟多囊泡内体的过程中，内体膜向腔内出芽形成腔内囊泡。成熟多囊泡内体与细胞膜融合释放腔内囊泡到细胞外，即形成外泌体。外泌体存在于各种生物体液中，通过其携带的蛋白质、核酸、脂质和代谢物等来发挥细胞间通信功能，参与免疫应答、病毒感染、代谢和心血管疾病、神经退行性疾病以及癌症进展等多种生理和病理过程。外泌体在 1983 年就被发现，但人们一直认为它只是一种细胞的废弃物。近些年来，人们发现这种微小膜泡中含有细胞特异性蛋白、脂质和核酸，能作为信号分子传递给其他细胞从而改变其他细胞的功能。这些发现点燃了人们对细胞分泌膜泡的兴趣。最近的研究发现，外泌体在很多生理病理上起着重要的作用，如免疫中抗原呈递、肿瘤的生长与迁移、组织损伤的修复等。不同细胞分泌的外泌体具有不同的组成成分和功能，可作为疾病诊断的生物标志物。外泌体具有脂质双分子层结构，能很好地保护其包被的物质，且能靶向特定细胞或组织，因此是一种很好的靶向给药系统（targeting drug delivery system）。2015 年，随着精准医学概念的提出，越来越多的人开始关注如何能做到疾病的精确诊断和治疗。外泌体作为一个新型的研究热点，由于它在体内存在的广泛性和获取的便捷性，已经成为疾病诊断治疗的潜在有效方式，在精准医学发展上有着光明的前景。

**人文感悟 3-2**

生命观念是生物学科的核心素养，包含了人们对结构与功能、稳态与平衡、物质与能量守恒等的抽象概念。物质的跨膜运输非常好地诠释了生命观念，如分析离子通道的特异性（结构与功能），葡萄糖转运蛋白负责葡萄糖跨膜运输，细胞能量储存与释放的主要方式之一（物质与能量守恒），质子泵维持细胞 pH 环境稳定（稳态与平衡）等。因此，此部分知识不仅能解释生命现象的本质，更能理解生命活动的意义，并树立结构与功能、稳态与平衡、物质与能量守恒等生命观念。

## 本章小结

细胞膜是围绕在细胞表面的一层薄膜，构成细胞与外界环境的屏障，在维持细胞内环境的稳定和多种生命活动中发挥着重要作用。

不同类型的细胞，其细胞膜的化学组分基本相同，主要由脂类、蛋白质和糖类组成。膜脂主要包括磷脂、胆固醇和糖脂。磷脂分子是含量最高的脂类，具有一个极性头部和两个疏水尾部，在水溶液中能自动形成脂质双分子层（脂双层），构成膜的骨架。胆固醇分子较小，散布在磷脂分子之间，能调节膜的流动性和稳定性。膜糖类通过共价键与脂质分子和蛋白质结合，分布在质膜的外侧面，参与细胞与环境的相互作用。膜的重要功能主要由膜蛋白完成，有的膜蛋白通过一次或多次跨膜而镶嵌在脂双层中，称为内在蛋白；有的蛋白依靠电荷和氢键的作用与整合蛋白或膜脂的极性头部结合，称为周边蛋白；脂锚定蛋白可位于膜的两侧，以共价键与脂双层内的脂分子结合。细胞膜的主要特性是流动性和不对称性，膜的流动性包括膜脂的流动性和膜蛋白的流动性，膜脂和膜蛋白在膜中均可以侧向运动，各种膜功能的完成均是在膜的流动状态下进行的。脂双层中，膜脂和膜蛋白的分布和组成不同，形成了不对称性，各种膜成分分布的不对称保证了细胞功能活性的有序性。

细胞膜的分子结构模型有片层结构模型、单位膜模型、流动镶嵌模型和脂筏模型等。流动镶嵌模型目前被普遍接受，认为细胞膜是嵌有球形蛋白的脂类二维流体，强调了膜的流动性和不对称性，较好地解释了细胞膜的结构和功能特点。

物质跨膜运输是细胞膜的基本功能。细胞对小分子物质和离子的跨膜运输可以通过被动运输（简单扩散、易化扩散）和主动运输。被动运输是物质从高浓度向低浓度方向运输，动力来自浓度梯度或电化学梯度。主动运输是由膜运输蛋白介导，逆物质电化学梯度的跨膜运输，需要与某种能量释放过程相偶联。膜运输蛋白分为载体蛋白和通道蛋白，前者可介导被动运输和主动运输，后者只能介导被动运输。每种载体蛋白能与特定的溶质分子结合，通过构象改变介导溶质分子跨膜运输。通道蛋白形成亲水的跨膜通道，允许适宜大小的分子和离子通过，包括配体门控通道、电压门控通道、环腺苷酸门控通道、机械门控通道和水通道等。协同运输是由离子泵与载体蛋白协同作用，依靠间接消耗 ATP 完成物质的跨膜转运，根据溶质分子转运的方向，可分为同向运输和对向运输。

细胞通过胞吞作用和胞吐作用进行大分子和颗粒物质的膜泡运输，胞吞作用分为吞噬作用、胞饮作用和受体介导的胞吞三种类型。吞噬作用由吞噬细胞完成，在免疫防御和维持内环境稳定中发挥重要作用。大多数细胞都能通过胞饮作用非特异性地吞入胞外溶液和一些大分子。受体介导的胞吞是细胞通过受体介导，高效特异性地摄取胞外低浓度物质的方式。胞吐作用分为连续性分泌和受调分泌两种形式。

膜结构成分的改变和功能异常，往往导致细胞乃至机体功能紊乱并引发疾病，如载体蛋白异常、离子通道缺陷、膜受体异常等会引发多种遗传性疾病。正确认识细胞膜的结构和功能，对揭示生命活动的奥秘、探讨疾病发生的机制具有重要意义。

## 思 考 题

1. 从结构和功能相统一的角度说明细胞为什么以脂质双分子层的膜作为细胞边缘和大部分细胞器的边界。

2. 举例说明脂质体在不同领域有哪些应用。

3. 如何理解细胞对不同物质跨膜运输方式选择的本质？

4. 抑制胃酸分泌的质子泵抑制剂类药物的作用原理是什么？

5. 铁的摄入与细胞膜上的转铁蛋白受体有关，并以受体介导的胞吞作用被细胞摄入，请比较细胞摄入铁和胆固醇的过程的异同点。

（石晓卫　新乡医学院三全学院）

# 第四章　细胞连接和细胞外基质

**学习要求**

1. 知识要求

（1）掌握：细胞连接的主要类型、结构与生物学功能；细胞外基质的基本种类、结构与生物学功能。

（2）熟悉：封闭连接、锚定连接和通信连接的结构及功能；细胞外基质的生物学作用。

（3）了解：细胞连接的分布；细胞连接和细胞外基质与疾病的关系。

2. 人文感悟

将培育科学精神和践行社会主义核心价值观融入到国民教育全过程。了解轨道交通在各省份、中心城市和周围城市连接中的作用，锚定连接发挥了细胞间连接的关键作用。

在多细胞生物中，细胞和细胞、细胞外基质以及整个机体的相互作用，构成了复杂的细胞社会联系。为了达到各细胞间生理活动的协调和促进细胞间的必须联系，多细胞生物体的细胞作为一个密切联系的整体进行一系列生命活动。细胞表面在细胞的社会联系中发挥着重要的作用，除了对细胞的支持和保护，还与整个细胞的行为、生理活动、相互识别、信号转导、细胞运动等密切相关。

## 第一节　细胞连接

多细胞生物体的细胞已经丧失了某些独立性，为了达到各细胞间生理活动的协调发展，促进细胞间的相互联系，相邻细胞之间的密切接触区域逐渐特化形成了一定的连接结构，即细胞连接（cell junction），在加强细胞间的机械连接、维持组织的完整性、保持细胞间的通信等方面发挥着作用。细胞连接的类型见表 4-1。

**表 4-1　细胞连接的类型**

| 功能分类 | 结构分类 | 主要分布 |
| --- | --- | --- |
| 封闭连接 | 紧密连接 | 上皮组织 |
| 锚定连接 | 黏着带（与微丝相连） | 上皮组织 |
| | 黏着斑（与微丝相连） | 上皮细胞基部 |
| | 桥粒（与中间丝相连） | 心肌、上皮 |
| | 半桥粒（与中间丝相连） | 上皮细胞基部 |
| 通信连接 | 间隙连接 | 大多数动物组织中 |
| | 化学突触 | 神经细胞间、神经肌肉间 |

## 一、封闭连接

**临床病例 4-1**

患儿，女性，2 个月 10 天，因呕吐 20 余天就诊。患儿多为喝奶后呕吐中等量奶汁，伴体重增长缓慢（就诊时体重较出生时增长 0.73kg），患儿为 G7P3（母亲有 2 次自然流产，2 次人工流产，其中 1 男孩因"先天性心脏病、脑瘫"于 5 月龄死亡），足月顺产，出生体重

3.74kg，出生时因新生儿黄疸于当地医院住院 3 天。患儿父亲及同胞姐姐体健，母亲孕 30 周时发现有胆结石、肾结石、胆囊炎；父母非近亲结婚，母亲孕期无饮酒及服药史。入院体格检查：体重 4.47kg（-2.14SD），身高 56cm（-1.68SD），头围 35cm（-1.68SD）；精神软，眼窝凹陷，哭无泪；腹软，肝肋下约 1.5cm，质软，脾肋下未触及，腹部无包块；心肺及神经系统无异常。实验室检查：血镁 0.39～0.55mmol/L，血钙 2.25～2.61mmol/L，尿酸 164～318μmol/L，血肌酐 36～50μmol/L，尿钙/肌酐 0.91～1.62（正常值≤0.21）；遗传代谢病、甲状旁腺激素检测未见异常；多次尿常规示中性粒细胞酯酶（+++），尿红细胞 0～6/HP，白细胞 31/HP 至＞200/HP；尿培养显示大肠埃希菌 $5.3×10^4$cfu/ml，产超广谱 β-内酰胺酶。泛影葡胺上消化道造影未见胃食管反流及明显异常。肾脏超声示肾髓质回声增强，可见点状强回声堆积呈多发花瓣样，不伴声影，双肾肾盂分离。

**问题**

1. 该患儿诊断是什么？
2. 该病的发病机制是什么？

**临床病例 4-1 分析**

因患儿起病早，有持续性低镁血症，肾脏超声提示肾髓质回声增强，早期肾功能损害，考虑基因变异引起的疾病可能性较大。经家长知情同意，采集患儿、患儿姐姐及其父母静脉血，提取基因组 DNA 行全外显子检测。结果发现密封蛋白 *CLDN16* 基因两处杂合变异：c.324+1 G＞C，c.317 C＞T（p.Ser 106 Phe）。根据 ACMG 指南（2015 年），经 GERP、phyloP20way、phastCons20way、MaxEntScan、splic、dbscSNV 软件预测，c.324+1 G＞C 为致病性变异，可能导致基因功能丧失，来源于父亲；c.317 C＞T（p.Ser 106 Phe）为不确定致病性变异，在（家系）隐性遗传病中，反式位置检测到致病变异，来源于母亲。结合临床特征及实验室检查，患儿确诊为 *CLDN16* 基因杂合变异致家族性低镁血症合并高钙尿和肾钙盐沉着症（FHHNC），变异位点为新的变异类型。

　　紧密连接（tight junction）是封闭连接（occluding junction）的主要类型，广泛分布于脊椎动物的上皮细胞之间，长度为 50～400nm，相邻细胞间的质膜紧紧地靠在一起，没有间隙。电镜下可以观察到连接区域具有蛋白质形成的焊接线网络，即"嵴线"，嵴线由跨膜黏附分子构成，主要的跨膜蛋白为密封蛋白（claudin）和闭合蛋白（occludin），另外还有膜的外周蛋白 ZO 等。相邻细胞的嵴线相互交联封闭了细胞之间的间隙（图 4-1）。

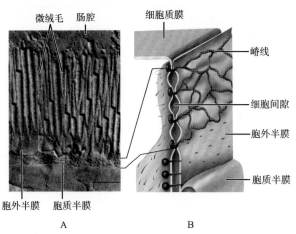

图 4-1　紧密连接示意图

A. 小肠上皮细胞紧密连接的冰冻断裂复型电镜照片，细胞微绒毛和细胞紧密连接区；B. 紧密连接模式图，两个相邻细胞的质膜通过嵴线紧密连接在一起。标尺：200nm

紧密连接的主要功能是封闭相邻细胞间的连接，形成渗透屏障，阻止可溶性物质从上皮细胞层的一侧通过细胞间隙扩散到另外一侧，从而保证机体内环境的相对稳定（图 4-2）。紧密连接不仅存在于上皮细胞，也存在于血管内皮细胞之间。在大脑中形成的血脑屏障，阻止离子和水分子等通过血管内皮组织进入大脑，保证了大脑内环境的稳定性，但是血脑屏障也阻止了多种药物进入中枢神经系统。在各种组织中，紧密连接对一些小分子的封闭程度不同。例如，小肠上皮细胞的紧密连接对钠离子的渗漏程度比膀胱上皮细胞大一万倍。紧密连接的另一个主要功能是形成上皮细胞膜蛋白和膜脂分子侧向扩散的屏障，维持上皮细胞的极性。紧密连接的存在限制了膜蛋白和膜脂分子的流动性，使上皮细胞的游离面（顶面，apical face）与基底面（basolateral face）的膜蛋白和膜脂分子只能在各自的固定区域流动，行使各自的功能。最新的研究表明，紧密连接是多组分多功能的复合体，参与调控不同的生理功能，如基因表达、肿瘤抑制及细胞极性的形成等。

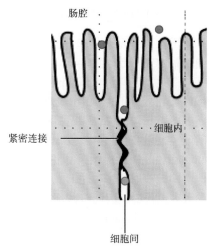

图 4-2 肠腔中的分子不能通过紧密连接进入细胞间隙

## 二、锚定连接

**人文感悟 4-1**

单纯的细胞膜不能有效地将机械压力从一个细胞传递到另一个细胞或者胞外基质，其承受机械压力的强度很低。但是当细胞形成组织后，由于细胞之间或者细胞与胞外基质之间通过锚定连接分散作用力，细胞承受机械力的能力就加强了。这就如同我国各个省份之间的连接，以及中心城市及其周围城市圈的连接。高速公路、高铁轨道交通等好比桥粒和半桥粒，帮助各个省份形成高效的人员、物资运输体系，促进经济发展。城际铁路或者轨道交通快线（城际）类似于黏着带和黏着斑，增强中心城市的发展。如果国内各省份之间的连接、中心城市和周围城市的连接发生了故障，必然影响国家内部各省市之间的正常通信，从而影响社会的正常运转，如得不到及时解决，将给人们的生活和工作带来极大不便。

锚定连接（anchoring junction）是通过细胞骨架系统将细胞与细胞或基质连接起来，广泛存在于机体内需要承受机械压力的组织中，如心脏、肌肉和上皮组织等。组织通过锚定连接来分散受到的作用力，从而增强细胞对机械力的承受能力。锚定连接由两类蛋白质构成，第一类为细胞内的锚蛋白（ankyrin），具有将特定的细胞骨架（中间丝或微丝）附着于连接点跨膜黏附性蛋白质（adhesion protein）的作用；第二类为跨膜的黏附性蛋白质，其细胞内部分与细胞内锚蛋白相连，另外一端与细胞外基质蛋白或与相邻细胞特异性的跨膜黏附性蛋白质相连（图 4-3）。

根据直接参与细胞连接的细胞骨架的不同，锚定连接又分为与中间丝相连的锚定连接（即桥粒连接，desmosome junction）和与微丝相连的锚定连接（即黏附连接，adherens junction）。前者主要有桥粒和半桥粒，后者主要有黏着带和黏着斑。

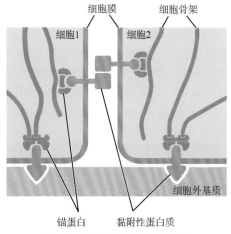

图 4-3 锚定连接结构示意图

### （一）桥粒与半桥粒

桥粒（desmosome）是细胞内中间丝的锚定位点，它在相邻细胞间形成纽扣样结构，将相邻细胞锚定在一起（图4-4）。相邻细胞间的纽扣样结构的细胞膜间隙约30nm，细胞膜的细胞质侧有一个致密斑即桥粒斑（plaque），直径约0.5μm，其成分为细胞内锚蛋白。胞内锚蛋白包括斑珠蛋白（plakoglobin）和桥粒斑蛋白（desmoplakin）。跨膜黏附性蛋白质属于钙黏着蛋白家族（cadherin family），包括桥粒黏蛋白（desmoglein）和桥粒胶蛋白（desmocollin）等。上皮细胞内的中间丝主要是角蛋白丝（keratin filament）。临床上有一种常见的自身免疫缺陷病——天疱疮（pemphigus），是一种慢性、复发性、严重的大疱性皮肤病，机体产生抗复层鳞状细胞间基质的自身抗体（即天疱疮抗体），通过与相应抗原结合而激活表皮细胞内某些蛋白酶，使表皮细胞黏合质溶解，导致棘层松解。因此，在正常皮肤或黏膜上出现松弛性水疱。

半桥粒（hemidesmosome）是细胞与细胞外基质的连接方式，细胞内部与中间丝相连，细胞膜上的穿膜蛋白为整联蛋白（$\alpha_6\beta_4$），与整联蛋白相连的胞外基质是层粘连蛋白，将上皮细胞铆接在基膜上，防止机械力造成的上皮细胞层与基膜脱离（图4-5）。层粘连蛋白和整联蛋白基因突变均可以造成大疱性表皮松解症（epidermolysis bullosa）。

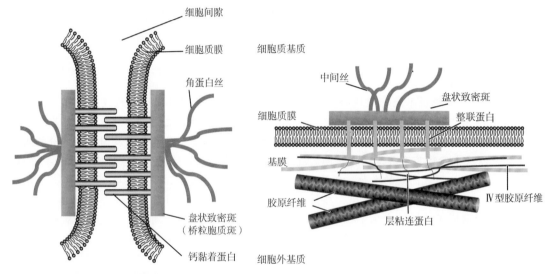

图 4-4 桥粒结构示意图　　　　　图 4-5 半桥粒结构示意图

### （二）黏着带和黏着斑

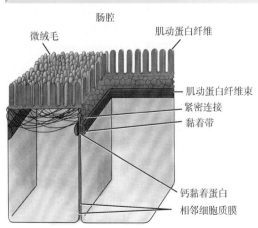

图 4-6 小肠上皮细胞之间黏着带结构示意图

黏着带（adhesion belt）是环绕在上皮细胞紧密连接下方的带状结构（图4-6）。黏着带处相邻细胞的细胞间隙为15～20nm，间隙两侧的质膜（钙黏着蛋白）相互黏合。细胞内的锚蛋白包括连环蛋白（catenin）、黏着斑蛋白（vinculin）和α辅肌动蛋白（α-actinin）等。间隙中的黏附分子E-钙黏素（E-cadherin）为钙离子依赖的钙黏着蛋白。与黏着带相连的细胞骨架是肌动蛋白纤维（肌丝），连环蛋白介导钙黏着蛋白与微丝的连接。

黏着斑（plaque）是细胞与细胞外基质的连接方式，通过整联蛋白（integrin）把细胞中的微丝和基质连接起来，连接处的质膜呈盘状即黏着斑

（图 4-7）。胞外基质主要是胶原和纤连蛋白，胞内锚蛋白包括踝蛋白（talin）、α 辅肌动蛋白、细丝蛋白和黏着斑蛋白等。体外培养的成纤维细胞就是通过黏着斑贴附在细胞培养瓶侧壁上，这种结构有助于维持细胞在运动中的张力，同时可能会影响细胞间的信号传递。

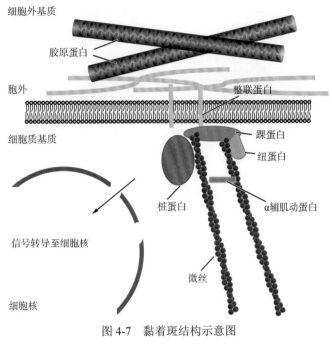

胶原蛋白
细胞外基质
胞外
细胞质基质
整联蛋白
踝蛋白
纽蛋白
信号转导至细胞核
桩蛋白
α辅肌动蛋白
微丝
细胞核

图 4-7　黏着斑结构示意图

## 三、通信连接

间隙连接（gap junction）又称通信连接（communication junction）主要在相邻细胞之间的物质运输和信息传递等方面发挥作用。通信连接除了有机械性地连接细胞的功能外，其主要作用是在细胞之间形成电偶联或者代谢偶联，进而传递信息。主要包括间隙连接、胞间连丝和化学突触。

### （一）间隙连接

> **知识拓展 4-1　　　　　　细胞间隙连接异常与肿瘤**
>
> 多种动物和人的肿瘤组织及体外培养的肿瘤细胞中由间隙连接介导的细胞间隙连接通信（gap junctional inter cellular communication，GJIC）异常与肿瘤的形成和发展密切相关。在肺癌、肝癌、结肠癌、乳腺癌、宫颈癌、肾癌、前列腺癌和皮肤癌等多种肿瘤中间隙连接发生异常改变，表达缺陷或丧失。肿瘤细胞 GJIC 功能的缺陷与间隙连接蛋白（connecxin，Cx）的基因表达降低或缺失密切相关。
>
> Cx43 作为一种肿瘤抑制因子被发现，是一种数量丰富、分布广泛的连接蛋白，参与组成间隙连接通道，为肿瘤细胞和血管内皮细胞提供连接途径，而间隙连接通道的功能又受 Cx43 表达的调控，间隙连接蛋白的异常改变对肿瘤的发生、分化、侵袭和转移产生影响。

间隙连接（gap junction）广泛分布于大多数动物组织中，除了骨骼肌细胞和血细胞中，几乎所有的动物组织和细胞都会利用间隙连接来进行通信联系。间隙连接是细胞通信（cell communication）的结构基础。间隙连接的基本结构单位是连接子（connexon），它是在细胞间和两侧质膜中的大量蛋白颗粒。每个连接子由 6 个相同或相似的跨膜蛋白亚单位环绕而成，直径为 8nm，中心形成一个直径约 1.5nm 的孔道。在间隙连接的连接处，相邻细胞有 2 ～ 4nm 的缝隙，且连接区域较大，最大直径可达到 0.3μm（图 4-8）。细胞内的小分子，如无机盐离子、糖、氨基酸、核苷酸和维生素等有可能通过间隙连接的孔道。

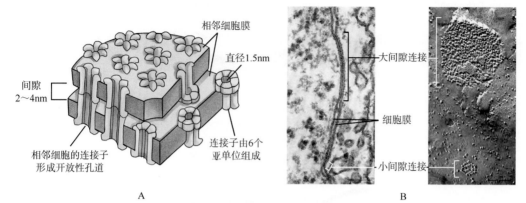

图 4-8 间隙连接结构示意图

A. 间隙连接结构示意图；B. 电镜照片显示间隙连接成片分布。标尺：100nm

间隙连接建立的细胞间的通信联系在胚胎发育、细胞增殖与分化、组织形成和伤口愈合等生理活动中发挥重要作用。

**1. 在代谢偶联中的作用** 间隙连接允许小分子代谢物和信号分子通过，以实现细胞间的代谢偶联或细胞通信。在体外试验中，将不能利用外源性次黄嘌呤合成核酸的突变型成纤维细胞和野生型成纤维细胞共培养，则两种细胞均可以吸收次黄嘌呤合成核酸。如果破坏两者的细胞间隙连接，则突变型细胞不能吸收次黄嘌呤合成核酸。

**2. 构成电突触** 神经元之间或神经元与效应细胞（如肌细胞）之间通过突触完成神经冲动的传导。突触可分为电突触（electronic synapse）和化学突触（chemical synapse）。电突触是指细胞间形成间隙连接，电冲动可直接通过间隙连接从突触前向突触后传导。与化学突触相比，电突触的间隙连接有利于细胞间的快速通信，让动作电位（离子流）从一个细胞直接通过间隙连接通道迅速传递到另一个细胞，信号传递速度更快。

**3. 在胚胎发育中的作用** 在胚胎发育的早期，细胞间普遍存在电偶联。当细胞开始分化，不同细胞之间的电偶联消失，说明间隙连接存在于发育和分化的特定阶段的细胞之间。

## （二）化学突触

> **知识拓展 4-2** 神经配蛋白和孤独症
>
> 神经配蛋白（neuroligin，NL）是一类细胞黏附分子蛋白，主要分布于神经细胞的突触膜上，在突触的成熟过程和功能发挥中具有重要作用。NL 作为孤独症的易感基因受到广泛关注，目前在猴、小鼠和果蝇中建立了 NL 突变或缺失的动物模型。NL3 在突触的成熟和神经肌肉接头（NMJ）的分化发育中起着重要的作用，但其具体分子机制不清。在经典的 NL3 突变体小鼠中，人们观察到其出现明显的重复性刻板行为的增加，很好地模拟了孤独症患者的表型。同时该类小鼠的突触发育异常，影响了神经递质的传递。
>
> 化学突触是存在于可兴奋细胞之间的细胞连接方式，它通过释放神经递质来传导神经冲动。由突触前膜、突触后膜和突触间隙组成（图 4-9）。相对于电突触，化学突触的信号传递是将电信号转变为化学信号，再将化学信号转变为电信号，因此动作电位在传递中出现延迟现象。

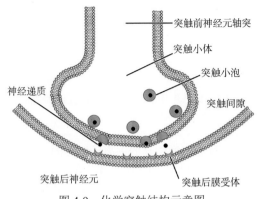

图 4-9  化学突触结构示意图

## 四、细胞黏着和细胞黏附分子

在多细胞生物个体发育的过程中，细胞通过识别和黏着作用形成不同类型的组织，通常将这种在细胞识别的基础上，同类细胞聚集而成细胞团或组织的过程称为细胞黏附（cell adhesion），它是细胞间信息交流的一种形式。细胞识别与黏着的分子基础是细胞表面的细胞黏附分子（cell adhesion molecule，CAM）。多数细胞黏附分子依赖于钙离子和镁离子发挥作用，其作用模式包括：①同亲型黏附：两个相邻细胞表面的同种 CAM 之间的相互识别和结合；②异亲型黏附：两个相邻细胞表面的不同种 CAM 分子之间的相互识别和结合；③连接分子依赖型结合：两个相邻细胞表面的相同 CAM 分子借细胞外的连接分子相互识别与结合。细胞黏附分子都是跨膜糖蛋白，由胞外区、跨膜区和胞质区组成。细胞黏附分子分为 4 类：钙黏着蛋白、选择素、免疫球蛋白超家族和整联蛋白（表 4-2）。

表 4-2  细胞表面主要的黏附分子家族

| 细胞黏附分子 | 主要成员 | $Ca^{2+}/Mg^{2+}$ 依赖性 | 胞内骨架成分 | 细胞连接类型 |
|---|---|---|---|---|
| 钙黏着蛋白 | E/N/P- 钙黏着蛋白 | + | 肌动蛋白丝 | 黏着带 |
|  | 桥粒 - 钙黏着蛋白 | + | 中间丝 | 桥粒 |
| 选择素 | P- 选择素 | + |  | — |
| 免疫球蛋白类 | N- 细胞黏附分子 | - |  |  |
| 血细胞整联蛋白 | $\alpha_1\beta_2$ | + | 肌动蛋白丝 | — |
| 整联蛋白 | 约 20 多种类型 | + | 肌动蛋白丝 | 黏着斑 |
|  | $\alpha_6\beta$ | + | 中间丝 | 半桥粒 |

## （一）钙黏着蛋白

> **知识拓展 4-3**　　　　　　**E- 钙黏素和肿瘤转移**
>
> 　　E- 钙黏素是钙离子依赖的钙黏着蛋白，存在于上皮细胞的细胞膜，其作用是把细胞"黏"在一起，使细胞形成具有固定结构和形态的组织。当细胞发生上皮 - 间充质转化（EMT）时，E- 钙黏素就会缺失，上皮细胞就从原本的组织中脱离出来，拥有间充质细胞样的高度灵活性。EMT 由特定的分子信号激活，在胚胎发育、组织修复中扮演重要角色。同时，EMT 也会被肿瘤利用，成为肿瘤转移的一大助力。E- 钙黏素是细胞黏着成团的关键，因此一直被默认对肿瘤转移无益。但很多临床证据表明，在多种肿瘤中，转移后的肿瘤细胞出现 E- 钙黏素高表达，没有 E- 钙黏素的癌细胞迁移能力更强。但在小鼠体内，缺乏 E- 钙黏素的癌细胞

　　几乎都不发生转移。从未有人发现 E- 钙黏素能协助转移的癌细胞，让它们更容易生存。缺乏 E- 钙黏素的癌细胞，虽然更容易疯长，却也更容易发生细胞凋亡，如果这种蛋白水平不足，癌细胞虽然更容易发生转移，但也更容易死亡，它们成功转移的能力是下降的。总而言之，E- 钙黏素的功能复杂，在不同情况下扮演着不同的角色。如果没有生存压力，癌细胞就会减少这种蛋白表达，让自己更具侵袭性，从而促进癌细胞在局部疯狂生长。如果存在生存压力，癌细胞就会多表达该蛋白，让自己活下去。

　　钙黏着蛋白（cadherin）是一种同亲型结合的钙离子依赖的黏附分子，主要在胚胎发育的细胞识别、迁移和组织分化以及成体组织的器官构成中发挥作用。大致分为 E- 钙黏素、N- 钙黏素、P-钙黏素和 VE- 钙黏素等。E- 钙黏素主要存在于上皮组织中；N- 钙黏素主要存在于神经组织；P- 钙黏素主要在胎盘、乳腺和表皮；VE- 钙黏素主要在血管内皮中。这些钙黏着蛋白又称为典型钙黏着蛋白，其胞内和胞外结构域在序列组成上高度相似，具有细胞黏着和信号转导功能。而非典型钙黏着蛋白在序列上差异较大，主要包括分布于大脑的原钙黏着蛋白（protocadherin）和形成桥粒连接的桥粒黏蛋白和桥粒胶蛋白（图 4-10）。

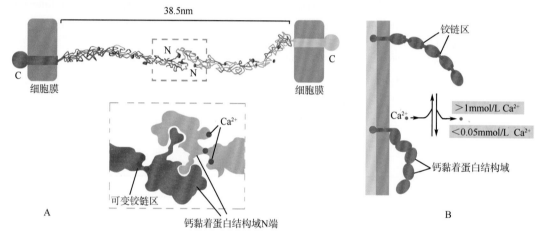

图 4-10　钙黏着蛋白的结构和功能

A. 典型钙黏着蛋白胞外肽链形成 5 个重复结构域，$Ca^{2+}$ 结合在重复结构域之间的铰链区，赋予钙黏着蛋白刚性特性。钙黏着蛋白 N 端最后一个重复结构域形成把手样结构和口袋状结构，同亲型结合时，把手样结构和口袋样结构彼此嵌合在一起，形成细胞黏着；

B. $Ca^{2+}$ 对钙黏着蛋白胞外部分刚性的影响，低浓度（＜ 0.05mmol/L）$Ca^{2+}$ 导致钙黏着蛋白胞外部分的刚性消失

　　钙黏着蛋白的作用主要：①介导细胞连接：在成年脊椎动物中，E- 钙黏素是保持上皮细胞相互黏附的主要细胞黏附分子，是黏着带的主要成分。②参与细胞分化：钙黏着蛋白参与胚胎细胞的早期分化和成体组织（尤其是上皮组织和神经组织）的构建。发育过程中，通过调控钙黏着蛋白表达的种类和数量可决定胚胎细胞间的相互作用，进而影响细胞的微环境和细胞分化，参与器官形成。③抑制细胞迁移：表达 E- 钙黏素后，分散的间质细胞会聚集在一起形成上皮组织，不表达 E- 钙黏素的上皮细胞则从上皮组织迁移出来形成游离的间质细胞。这就是上皮 - 间充质转化（epithelial-mesenchymal transition，EMT）。

## （二）选择素

　　选择素（selectin）是异亲型结合、钙离子依赖的细胞黏附分子。选择素是跨膜蛋白，其胞外部分具有高度保守并能识别其他细胞表面特异性寡糖链的凝集素（lectin）结构域。它能识别并结合特异性糖基，主要参与白细胞与脉管内皮细胞间的识别与黏合，帮助白细胞经血液流入炎症部位（图 4-11）。

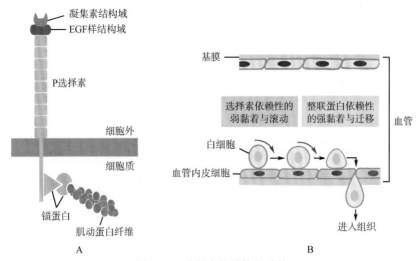

图 4-11 选择素的结构和功能

A. P 选择素的结构；B. 选择素及整联蛋白介导的细胞黏着，帮助白细胞从血液进入组织。EGF，表皮生长因子

选择素主要有 3 种：P 选择素、E 选择素和 L 选择素。E 选择素存在于活化的血管内皮细胞表面，炎症组织释放的白介素 -1（IL-1）和肿瘤坏死因子（TNF）等细胞因子可活化血管内皮细胞，刺激 E 选择素的合成。P 选择素储存于血小板的 α 颗粒及内皮细胞的怀布尔 - 帕拉德小体（Weibel-Palade body）中，炎症时活化的内皮细胞表面先后出现 P 选择素和 E 选择素。L 选择素存在于各种白细胞的表面，参与炎症部位白细胞的出血管内皮细胞过程。

### （三）免疫球蛋白超家族

免疫球蛋白超家族（immunoglobin superfamily，IgSF）是指分子结构中具有与免疫球蛋白（Ig）类似结构域的细胞黏附分子超家族，一般不依赖钙离子。IgSF 的大多数成员是整合膜蛋白，存在于淋巴细胞的表面，参与免疫活动。除了免疫球蛋白，IgSF 还包括 T 细胞受体、B 细胞受体、主要组织相容性复合体（MHC）及细胞黏附分子（CAM）等（图 4-12）。

大多数 IgSF 细胞黏附分子介导淋巴细胞和免疫反应所需要的细胞（巨噬细胞、淋巴细胞和靶细胞）之间的黏着。但是，一些 IgSF 如 VCAM（血管细胞黏附因子）、NCAM（神经细胞黏附分子）和 NCAM-L1 介导非免疫细胞的黏着，在神经发育和神经细胞间的相互作用中发挥作用。NCAM-L1 基因突变会导致新生儿患有致死性脑积水，尸检解剖结果显示，患者失去两条大的神经管道，表明 NCAM-L1 参与胚胎神经系统中轴突的生长。

IgSF 也能通过与整联蛋白结合而介导细胞黏着，如某些血管内皮上的 VCAM 能够与靶细胞表面的整联蛋白结合，进而介导细胞黏着，使内皮细胞上的白细胞固着于炎症部位的脉管内皮，并铺展开，进而分泌水解酶而穿出脉管壁。

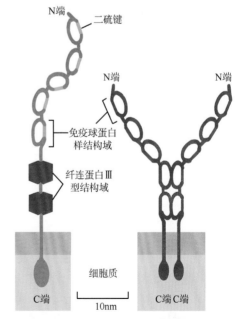

图 4-12 免疫球蛋白超家族的两个成员结构示意图

### （四）整联蛋白

整联蛋白（integrin）主要存在于脊椎动物细胞表面。大多数为异亲型细胞黏附分子，通过依赖钙离子或镁离子，介导细胞与细胞之间、细胞与细胞外基质之间的相互作用。整联蛋白由 α 和 β 两个亚基形成跨膜异二聚体。目前已鉴定出 20 余种整联蛋白，可与细胞外基质配体或其他细胞表面配体发生结合（表 4-3）。

**表 4-3　整联蛋白的主要类型**

| 整联蛋白 | 主要配体 | 主要分布 | 整联蛋白 | 主要配体 | 主要分布 |
| --- | --- | --- | --- | --- | --- |
| $\alpha_5\beta_1$ | 纤连蛋白 | 广泛 | $\alpha_L\beta_2$ | IgSF | 白细胞 |
| $\alpha_6\beta_1$ | 层粘连蛋白 | 广泛 | $\alpha_2\beta_3$ | 纤维蛋白原 | 血小板 |
| $\alpha_7\beta_1$ | 层粘连蛋白 | 肌细胞 | $\alpha_6\beta_4$ | 层粘连蛋白 | 上皮细胞间的半桥粒 |

整联蛋白通过和细胞骨架蛋白的相互作用介导细胞与细胞外基质的相互作用。细胞外部分通过自身结构域与纤连蛋白、层粘连蛋白等含有 Arg-Gly-Asp（RGD）三肽序列的细胞外基质成分识别结合，从而介导细胞与细胞外基质的黏附。整联蛋白介导细胞与细胞外基质黏着的典型结构为黏着斑和半桥粒。

整联蛋白介导的信号传递为双向传递。一种是"由内向外"（inside out），细胞内信号分子启动后，如 PIP2 激活踝蛋白，踝蛋白与折叠状态的整联蛋白的 β 链胞质区结合，改变整联蛋白的细胞外构象，与细胞外其他配体的结合力增强，进而介导细胞黏着。另一种是"由外向内"（outside in），这种典型信号通路转导方式依赖于细胞内酪氨酸激酶——黏着斑激酶（focal adhesion kinase，FAK）。一旦与配体结合，整联蛋白就会与肌动蛋白骨架产生联系，并聚集成黏着斑。FAK 被黏着斑处的踝蛋白等结构蛋白募集到黏着斑部位，通过相互磷酸化使彼此的酪氨酸发生磷酸化，引起黏着斑和微丝骨架的装配，引起信号的级联放大。这些反应可以调节细胞的迁移、增殖、分化和凋亡等生命活动。

## 第二节　细胞外基质

细胞外基质（extracellular matrix，ECM）是存在于细胞之间，由细胞分泌的蛋白质和多糖大分子构成的复杂结构。细胞外基质在结缔组织中含量最丰富，它的主要成分可分为：胶原与弹性蛋白、糖胺聚糖和蛋白聚糖、纤连蛋白和层粘连蛋白。细胞外基质不仅具有连接、支持细胞和组织，决定细胞命运的作用，还控制着细胞的生长、分化和运动等。同时，很多编码细胞外基质成分的基因发生突变可能导致肿瘤的发生。

### 一、胶原与弹性蛋白

> **知识拓展 4-4　　　　　　　　　　　　　　　　　　坏血病**
>
> 坏血病，即维生素 C 缺乏症，与胶原前 α 链的羟基化不足有关。脯氨酰 -3 羟化酶和脯氨酰 -4 羟化酶是催化脯氨酸羟化的膜结合蛋白酶，二者均以维生素 C 为作用的辅助因子。当人体缺乏维生素 C 时，一方面前胶原 α 链氨基酸羟化不足，不能形成稳定的三股螺旋结构，而随即在细胞内降解；另一方面，由于原来的基质和血管中的正常胶原逐渐丧失，导致组织中胶原缺乏，皮肤、肌腱和血管等脆性增加，表现为皮下、牙龈易出血，牙齿松动等维生素 C 缺乏症症状。

知识拓展 4-5　　　　　　　　　马方综合征

　　一种常染色体显性（AD）遗传性结缔组织疾病，多数可累及眼、骨骼及心血管系统，常有家族史。发病率 1/10 000 ～ 1/5000。患者全身管状骨较长，体形消瘦，四肢远端细长，蜘蛛样指（趾），头颅前后径长，形成长方头，狭长脸，眼上方眶上嵴明显突起，两侧晶状体异位等特征。40% ～ 60% 伴有先天性心血管畸形，以主动脉瘤多见。患者微纤维原基因（FBN1 基因）突变导致原纤维蛋白 1 编码错误，使结缔组织的重要成分纤维蛋白原结构异常。FBN1 是弹性蛋白的前基质，为弹性蛋白的附着和分化提供支架和模板。马方综合征的缺陷基因（FBN1）定位于人类第 15 号染色体上（15q21.1），FBN1 蛋白广泛分布于主动脉、软骨、晶状体及皮肤等处的弹力纤维中，而这些部位正是马方综合征表型异常所在。

## （一）胶原的分子结构

　　胶原（collagen）是动物体内含量最丰富的蛋白质，占人体蛋白质总量的 30% 以上。它广泛分布于体内各种组织和器官，是细胞外基质最基本的成分之一，可由成纤维细胞、软骨细胞、成骨细胞和一些上皮细胞合成并分泌到细胞外。

　　胶原纤维的基本结构单位是原胶原（tropocollagen），是由三条 α 多肽链盘绕而成的三股超螺旋结构，长 300nm，直径 1.5nm。三条相同或不同的 α 链分别构成同聚体或异聚体胶原分子，并赋予其结构的多形性。每条 α 链含 1050 个氨基酸残基，在一级结构上以重复的 Gly-X-Y 序列为特点（X 多为脯氨酸（Pro），Y 常为羟脯氨酸（HyPro）和羟赖氨酸（HyLys）。其中甘氨酸（Gly）含量约占 1/3，同时富含脯氨酸和赖氨酸（Lys），脯氨酸和赖氨酸常羟基化成羟脯氨酸和羟赖氨酸，赖氨酸则选择性的糖基化，这些特征为胶原所特有。重复的 Gly-X-Y 序列使 α 链卷曲为左手螺旋，三股这样的螺旋相互盘绕成右手超螺旋结构，而肽链的羟化和糖基化使肽链互相交联，形成稳定的 3α 螺旋结构（图 4-13）。

## （二）胶原的类型

　　α 链是胶原的基本亚单位，每种 α 链由一种基因编码，各种基因产物以不同的方式组合成不同类型的胶原，各型胶原具有不同的化学结构及不同的免疫学特性。Ⅰ～Ⅲ型胶原含量最丰富，

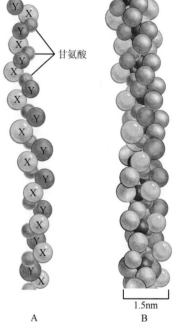

甘氨酸

1.5nm

A　　　　B
图 4-13　胶原结构示意图

A. 一条胶原 α 链，呈左手螺旋，具有 Gly-X-Y 三肽重复序列特征；B. 胶原分子模式图，由 3 条 α 链螺旋盘绕形成

Ⅰ、Ⅱ、Ⅲ、Ⅴ 及 ⅩⅠ 型胶原为有横纹的纤维形胶原。Ⅰ 型胶原由两条 $\alpha_1$（Ⅰ）和一条 $\alpha_2$（Ⅰ）构成，主要存在于肌腱、皮肤、韧带及骨中，形成较粗的纤维束，具有很强的抗张强度；Ⅱ 型胶原由三条 $\alpha_1$（Ⅱ）构成，主要存在于软骨中；Ⅲ 型胶原由三条 $\alpha_1$（Ⅲ）构成，主要在血管壁和各种软组织或器官间质中形成微细的纤维网；Ⅳ 型胶原仅存在基膜中，形成三维交联结构。目前已发现的胶原有 20 余种类型，常见的胶原类型及其分布见表 4-4。

表 4-4　胶原的类型和特性

| 类型 | 多聚体形式 | 分布 | 突变表型 |
| --- | --- | --- | --- |
| Ⅰ | 较粗的纤维束 | 皮肤、肌腱、骨、韧带、角膜等 | 严重的骨缺陷和断裂 |
| Ⅱ | 纤维 | 软骨、椎间盘、脊索、玻璃体 | 软骨缺陷、矮小症状 |
| Ⅲ | 微细的原纤维网 | 皮肤、血管、子宫、胃肠道 | 皮肤易损、关节松软、血管易破 |

| 类型 | 多聚体形式 | 分布 | 突变表型 |
|---|---|---|---|
| IV | 片层状（形成网络） | 基膜 | 血管球性肾炎、耳聋 |
| V | 纤维（结合 I 型胶原） | 与 I 型胶原共分布 | 皮肤易损、关节松软、血管易破 |
| VII | 锚定纤维 | 复层扁平上皮 | 皮肤起疱 |
| IX | 与 II 型胶原侧面结合 | 软骨 | 骨关节炎 |
| XI | 纤维（结合 II 型胶原） | 与 II 型胶原共分布 | 近视、失明 |
| XVII | 非纤维状 | 半桥粒 | 皮肤起疱 |
| XVIII | 非纤维状 | 基膜 | 近视、视网膜脱离、脑积水 |

## （三）胶原的合成与降解

胶原由成纤维细胞（fibroblast）、成骨细胞（osteoblast）、成软骨细胞（chondroblast）、各种上皮细胞、牙本质细胞和神经组织的施万细胞（Schwann cell，SC）等合成和分泌。胶原的生物合成全过程包括细胞内和细胞外两个阶段。基因的转录、mRNA 成熟、翻译、前 α 链的羟基化与糖基化修饰及三股超螺旋的形成均在细胞内进行。前胶原分泌后，前肽的水解以及原胶原分子间的交联在细胞外进行。

1. 胶原在细胞内合成　胶原分子的基因很大，一般为 30～40kb，分别由 50 个左右外显子和内含子组成，大多数外显子为 54 或 54 的倍数个核苷酸，说明 α 链的基因是由含 54 个核苷酸的原始基因成倍扩增演化而来。在细胞核内，编码 α 链的基因转录成核内不均一 RNA（heterogeneous nuclear RNA，hnRNA），再经过精确的剪接和加工形成 mRNA。mRNA 经核孔进入细胞质，在粗面内质网膜上的核糖体中合成前体链，再进入内质网腔中切去信号肽，在肽链两端各加上一段不含 Gly-X-Y 序列的前肽（prepeptide），形成前 α 链（pro-α-chain）。带有前肽的 α 链再被运输到高尔基体中，在混合功能氧化酶、羟化酶和辅助因子（如维生素 C、$Fe^{2+}$、α- 酮戊二酸等）的作用下，脯氨酸残基羟化成羟脯氨酸；赖氨酸羟化成羟赖氨酸，并选择性糖基化。然后三条前 α 链 C 端前肽借二硫键形成链间交联，使三条前 α 链对齐排列，从 C 端向 N 端自发聚合成三股超螺旋结构，即前胶原分子（procollagen molecule）。溶解状态的前胶原分子，其肽链两端的前肽通过二硫键交联形成球状结构，以防止前胶原分子在细胞内装配成胶原纤维大分子。前胶原分子通过出胞作用分泌到细胞外。

2. 胶原在细胞外的装配　分泌到细胞外的前胶原分子，在前肽酶（蛋白酶）的作用下切去前肽，形成原胶原分子（tropocollagen molecule）。原胶原分子按相邻分子相交错 1/4 长度（约 67nm）、前后分子首尾相隔 35nm 的距离自我装配，平行排列，成为明暗相间、直径 10～30nm 的胶原原纤维（collagen fibril）。若干胶原原纤维再经糖蛋白黏合成为粗细不等的胶原纤维（collagen fiber）。

3. 胶原的降解　一般情况下，胶原的更新转换率较慢，如骨胶原分子可维持十年不发生降解。在某些局部区域、特殊生理（胚胎发育、伤口愈合）或病理（炎症反应）情况下，胶原的转换率加快，并常伴有胶原类型的改变。胶原分子可被胶原酶（collagenase）降解，胶原酶活化与抑制对于调节胶原的转换率具有重要作用，从而在一些生理及病理过程中有重要意义。如激素可调节胶原酶的合成和降解，糖皮质激素可诱导胶原酶的合成，雌二醇和孕酮抑制子宫胶原的降解。

## （四）弹性蛋白的分子结构

弹性蛋白（elastin）是高度疏水的非糖基化蛋白，是构成组织中弹性纤维网络的主要成分（并非唯一成分），约含 830 个氨基酸残基，其肽链由两种类型的短肽交替排列构成。一种短肽是疏水短肽，给分子提供弹性；另一种短肽是富集丙氨酸及赖氨酸残基的 α 螺旋，并在相邻分子间形成交联。弹性蛋白的氨基酸组成成分类似于胶原，也富含甘氨酸及脯氨酸，但很少含羟脯氨酸，不含羟赖氨酸。弹性蛋白没有胶原特有的 Gly-X-Y 序列，故不形成规则的三股肽链的绞合结构，而呈无规则卷曲状态，也不发生糖基化修饰。弹性蛋白的每一个短肽由一个外显子编码合成后，以可溶性前体原弹性蛋白（tropoelastin）的形式分泌到细胞外，在靠近质膜处形成丝状或片状，并通过赖氨酸残基互相交联而装配成富于弹性的纤维网络结构。由于弹性蛋白的无规则卷曲及高度交联，使弹性纤维网可以像橡皮条一样伸长与回缩，这种能力保证了组织器官的弹性功能。弹性纤维主要存在于脉管壁及肺，在皮肤、肌腱和疏松结缔组织中也少量存在，这些组织不仅有一定强度，而且具有弹性。弹性纤维与胶原相互交织，可维持皮肤等的韧性，防止组织、皮肤撕裂和过度伸展。

## 二、糖胺聚糖和蛋白聚糖

**知识拓展 4-6　　　　　　　透明质酸及应用**

透明质酸（hyaluronic acid，HA）是结构最简单的一种糖胺聚糖，不发生硫酸化修饰，亦不与蛋白质共价结合。其糖链特别长，由 5000 ~ 10 000 个二糖单位重复排列而成。透明质酸分子表面含有大量亲水基团，可结合大量水分子，形成黏性的水化凝胶。透明质酸也称为玻尿酸，人在胚胎时期体内透明质酸含量最高，出生后逐渐减少。人体合成透明质酸的能力逐渐下降，皮肤中透明质酸的含量会逐渐降低。过量的透明质酸是由于"透明质酸合成酶2"基因的过度活化造成的。在临床上可用于所有皱纹和凹陷的美容注射，以及艾滋病患者面部萎缩的修整，凹陷性瘢痕、老年性手足皮下脂肪萎缩、耳鼻唇的丰满注射等，是一种理想的软组织填充剂。在体液（尤其是关节液）中透明质酸起润滑作用，利于细胞运动迁移。在胚胎发育早期和创伤修复时，细胞分泌大量的透明质酸，促进细胞迁移和增殖，细胞迁移结束时，多余的透明质酸立即被透明质酸酶降解。

**临床病例 4-2**

髌股关节炎（patellofemoral arthritis，PA）是常见的骨科炎症疾病之一，好发于中老年人群，可导致关节炎性肿胀、疼痛、活动受限等症状，甚至可能最终导致关节畸形。关节镜清理是PA 常用的术式之一，具有操作简单、创伤小、并发症少等特点，但其对关节内组织的创伤仍无法避免，引起滑液丢失而影响术后局部炎症的缓解。透明质酸钠（sodium hyaluronate，SH）是一种高分子直链聚糖，已被广泛应用于骨关节炎治疗中，有利于维持滑液、软骨黏弹性。目前关于其对 PA 术后关节炎症的影响报道较少。研究选取 110 例 PA 患者，通过关节镜清理联合 SH 治疗，探讨其对关节液炎症因子的影响。一般资料：本组共 110 例，依据治疗方法分为 SH 组（$n=50$）和对照组（$n=60$），SH 组：男 29 例，女 21 例；年龄 38 ~ 75 岁、平均（$49.2 \pm 20.6$）岁，病程 1 ~ 10 年、平均（$5.2 \pm 3.2$）年，左侧 15 例、右侧 22 例、双侧 13 例，X 线分期中 Ⅰ 期 14 例、Ⅱ 期 24 例、Ⅲ 期 12 例；对照组：男 33 例，女 27 例；年龄 36 ~ 74 岁、平均（$47.4 \pm 20.1$）岁，病程 1 ~ 10 年、平均（$5.5 \pm 3.6$）年，左侧 18 例、右侧 27 例、双侧 15 例，X 线分期中 Ⅰ 期 16 例、Ⅱ 期 30 例、Ⅲ 期 14 例，两组资料均完整且真实可靠并在性别、年龄、病程、患侧、X 线分期等比较，差异无统计学意义（$P > 0.05$），具有可比性。纳入标准：①经临床、实验室、影像学等检查确诊为 PA；②就诊前 1 个月无抗炎、激素、免疫等治疗；③签署知情同意书。排除标准：①妊娠及哺乳等特殊人群；②有 SH 过敏史；③有心、肝、肾等严重疾病；④有类风湿关节炎、髋骨关节炎等其他非 PA 炎性关节病。SH 组在关节镜清理结束，经髌韧带内侧入路注射 SH（40mg/50ml）至关节腔内，被动活动膝关节数次，使注射液分布均匀。给予弹力绷带加压包扎、预防感染等处理，每周 1 次，50mL/ 次，共 5 次。对照组不给予 SH 注射治疗，给予常规弹力绷带加压包扎、预防感染等处理。结果：①SH组和对照组术前关节液测高敏C反应蛋白（hs-CRP）、白细胞介素-6（IL-6）水平差异无统计学意义（$P > 0.05$）；术后显著低于术前，SH组显著低于对照组（$P < 0.05$）。②SH组和对照组术前Lysholm膝关节评分、视觉模拟评分法（VAS）评分差异无统计学意义（$P > 0.05$），两组术后Lysholm评分显著高于术前，SH组术后Lysholm评分显著高于对照组，两组术后VAS评分显著低于术前，SH组术后VAS评分显著低于对照组（$P < 0.05$）。③SH组关节功能优良率显著高于对照组（$P < 0.05$）。

**知识拓展 4-7　　　　　　　　蛋白聚糖和骨关节炎**

骨关节炎是以关节软骨进行性破坏为主要特点，是最常见的老年疾病之一。其发病原因多样，包括遗传、力学重负、炎性因子干扰、基因表达异常等。科学界一致认为关节软骨细胞外基质的丢失是导致退行性关节炎的其他炎性关节炎的共同特征。关节软骨细胞基质主要是由Ⅱ型胶原和蛋白聚糖组成，Ⅱ型胶原主要是以三螺旋结构的形式存在，为关节软骨提供骨架和弹性支持。蛋白聚糖富含亲水性支链（COO⁻等），能够吸引大量水和自由的金属离子，发挥润滑和抗压作用。同时，蛋白聚糖覆盖在网状结构Ⅱ型胶原表面，保护Ⅱ型胶原，只有蛋白聚糖降解后，Ⅱ型胶原才开始慢慢降解。骨关节炎和蛋白聚糖酶的异常表达密切相关，ADAMTS-4/5作为两个重要的蛋白聚糖酶，是目前科学家致力于治疗骨关节炎的关键。

糖胺聚糖（glycosaminoglycan，GAG）与蛋白聚糖（proteoglycan，PG）是一些高分子量的含糖化合物，形成细胞外基质高度亲水性的凝胶。它们的结构决定了多种特性，如高度亲水性、酸性、弹性和抗压性等。

糖胺聚糖是由重复的二糖单位构成的无分支直链多糖，过去称为酸性黏多糖（acid mucopolysaccharide）。其二糖单位一个是氨基己糖（N-乙酰氨基葡萄糖或N-乙酰氨基半乳糖），故得名糖胺聚糖；二糖单位的另一个是糖醛酸（葡糖醛酸或艾杜糖醛酸）。只有硫酸角质素例外，以半乳糖代替了糖醛酸（图4-14）。根据糖基的组成、连接方式、硫酸化的数量和位置不同，糖胺聚糖可分为六种：透明质酸、硫酸软骨素、硫酸皮肤素、硫酸乙酰肝素、肝素和硫酸角质素（表4-5）。

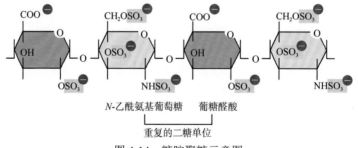

图 4-14　糖胺聚糖示意图

硫酸肝素糖胺聚糖链的重复双糖序列

**表 4-5　糖胺聚糖的分子特性和组织分布**

| 糖胺聚糖 | 二糖单位 | 硫酸基 | 分布组织 |
|---|---|---|---|
| 透明质酸（HA） | 葡糖醛酸，N-乙酰葡萄糖 | 0 | 结缔组织、皮肤、软骨、玻璃体、滑液 |
| 硫酸软骨素（CS） | 葡糖醛酸，N-乙酰半乳糖 | 0.2～2.3 | 软骨、角膜、骨、皮肤、动脉 |
| 硫酸皮肤素（DS） | 葡糖醛酸或艾杜糖醛酸，N-乙酰葡萄糖 | 1.0～2.0 | 皮肤、血管、心、心瓣膜 |
| 硫酸乙酰肝素（HS） | 葡糖醛酸或艾杜糖醛酸，N-乙酰葡萄糖 | 0.2～3.0 | 肺、动脉、细胞表面 |
| 肝素（HEP） | 葡糖醛酸或艾杜糖醛酸，N-乙酰葡萄糖 | 2.0～3.0 | 肺、肝、皮肤 |
| 硫酸角质素（KS） | 半乳糖，N-乙酰葡萄糖 | 0.9～1.8 | 软骨、角膜、椎间盘 |

透明质酸（hyaluronic acid，HA）是结构最简单的一种糖胺聚糖，不发生硫酸化修饰，亦不与蛋白质共价结合。其糖链特别长，由 5000 ～ 10 000 个二糖单位重复排列而成。透明质酸分子表面含有大量亲水基团，可结合大量水分子，形成黏性的水化凝胶。在溶液中透明质酸分子呈无规则卷曲状态，如果没有空间制约的因素，透明质酸分子可以占据比自身体积大 1000 倍以上的空间。透明质酸分子表面的糖醛酸羧基还可以结合阳离子，增加了基质的离子浓度和渗透压，大量水分子被摄入基质。因此，透明质酸倾向于向外膨胀，产生压力，赋予结缔组织良好的抗压性。在体液（尤其是关节液）中透明质酸起润滑作用，利于细胞运动迁移。在胚胎发育早期和创伤修复时，细胞分泌大量的透明质酸，促进细胞迁移和增殖，细胞迁移结束时，多余的透明质酸立即被透明质酸酶降解。

蛋白聚糖是位于结缔组织、细胞外基质和许多细胞表面的，由糖胺聚糖（除透明质酸外）与核心蛋白（core protein）的丝氨酸残基共价结合形成的高分子量化合物，含糖量可达分子总重量的 90% ～ 95%。一个核心蛋白上可连接 1 ～ 100 个及以上不同的糖胺聚糖形成蛋白聚糖单体，若干个蛋白聚糖单体可借助于连接蛋白（linker protein）以非共价键与透明质酸结合成蛋白聚糖多聚体。蛋白聚糖的一个显著特点是其多态性，与一个核心蛋白分子相连的糖胺聚糖链可以是相同或不同的。另外，不同的蛋白聚糖含有不同的核心蛋白和不同种类、数量的糖胺聚糖，一种蛋白聚糖分子可含有多种不同的糖胺聚糖（图 4-15）。蛋白聚糖由糖胺聚糖与核心蛋白的丝氨酸残基共价连接形成，其中糖胺聚糖通过一个连接四糖与核心蛋白相连。

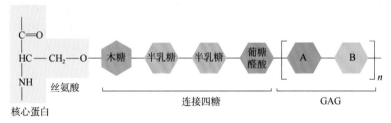

图 4-15　蛋白聚糖结构示意图

## 三、纤连蛋白和层粘连蛋白

纤连蛋白（fibronectin，FN）是高分子量的糖蛋白，其糖含量因组织不同和分化状态不同而有差异，为 4.5% ～ 9.5%。在体内分布广泛。

### （一）纤连蛋白的分子结构

各种纤连蛋白均由相似的亚单位（分子量为 220 ～ 250kDa）组成，由两条相似的肽链（A 链和 B 链）在 C 端以二硫键交联成的 V 形的二聚体。主要来源于肝实质细胞，可能少量来源于血管内皮。细胞纤连蛋白为二聚体交联后形成的多聚体。不同组织来源的纤连蛋白亚单位结构不尽相同，每条肽链由 2450 个左右氨基酸残基组成，构成 5 ～ 7 个有特定功能的球形结构域，各结构域可分别与不同的生物大分子或细胞表面受体结合，使纤连蛋白成为一种多功能大分子。可与纤连蛋白结合的物质很多，如胶原、肝素、纤维蛋白、血小板反应蛋白、凝血因子、多胺以及 DNA 等（图 4-16）。

纤连蛋白肽链中的一些特殊的短肽序列，如 RGD（Arg-Gly-Asp）三肽序列，是细胞表面各种纤连蛋白受体识别并结合的最小结构单位。RGD 序列不是纤连蛋白所独有的，许多细胞外基质蛋白都含有这种序列。此序列可被细胞表面受体中的整合素（integrin）识别。纤连蛋白装配与胶原不同，不能自发组装成纤维，而是通过细胞表面整联蛋白家族受体指导进行的，并且跟微丝骨架系统的调控密切相关。

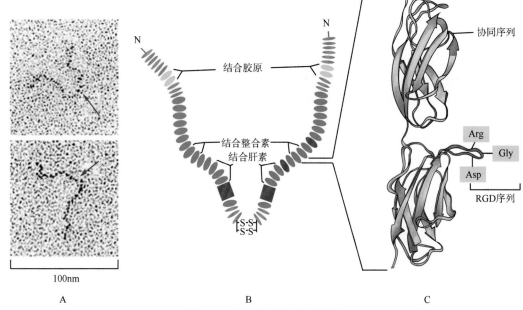

图 4-16　纤连蛋白结构示意图

A. 单个纤连蛋白二聚体分子的电子显微镜照片，红色的箭头表示连接的 C 端；B. 它们由 C 端附近的两个二硫键连接，每条链几乎有 2500 个氨基酸长，并折叠成多个域；C. 由 X 射线晶体学确定的第 9 种和第 10 种Ⅲ型纤连蛋白重复的三维结构，Arg-Gly-Asp（RGD）序列和红色的"协同"序列是与细胞表面整合素结合的重要因素

## （二）纤连蛋白的功能

**1. 介导细胞黏着**　纤连蛋白分子的多种结构域及其排列特点，决定其能与细胞外基质中的多种生物大分子结合，介导细胞与细胞外基质黏着及细胞间黏着，使细胞锚定在底物上静止不动。通过黏着斑的作用，纤连蛋白可调节细胞的形状和细胞骨架的装配，促进细胞铺展，加速细胞的增殖与分化。

**2. 诱导细胞运动迁移**　在胚胎发育早期，细胞分泌大量的纤连蛋白促进神经脊细胞的迁移。如在神经管形成时，神经脊细胞从神经管的背侧迁移到胚胎各个区域，分化成神经节、色素细胞等不同类型的细胞。

**3. 参与组织创伤修复**　血浆纤连蛋白能促进血液凝固和创伤面修复。组织创伤时，免疫细胞可与血浆纤连蛋白结合，在伤口处吸引成纤维细胞、平滑肌细胞和内皮细胞向伤口迁移，形成肉芽，然后形成瘢痕，刺激上皮细胞增生，使创面修复。

## （三）层粘连蛋白的分子结构

层粘连蛋白（laminin，LN）是存在于各种基膜中的主要功能成分，对基膜基质的组装起着关键作用，也是胚胎发育过程中出现最早的细胞外基质成分。层粘连蛋白是由不同蛋白分子组成的一个蛋白家族，结构复杂，功能多样。

层粘连蛋白是含糖量很高（占 15% ～ 28%）的高分子量糖蛋白，分子量为 820 ～ 850kDa，具有 50 条左右的 N 连接的寡糖。层粘连蛋白是由三条肽链 α、β、γ 亚单位借二硫键交联成的三聚体，包括一条重链（α）和两条轻链（β、γ），其外观为不对称的"十"字形结构。"十"字形分子的三条短臂各由三条肽链的 N 端序列构成，每一短臂包括 2 个球区及两个短杆区；"十"字形分子的长臂由 3 条肽链的近 C 端序列共同构成杆区；而末端的分叶状大球区仅由 α 链 C 端序列卷曲而成，是与硫酸肝素结合的部位。层粘连蛋白具有几个功能结构域，分别跟串珠素、巢蛋白和层粘连蛋白受体结合（图 4-17）。

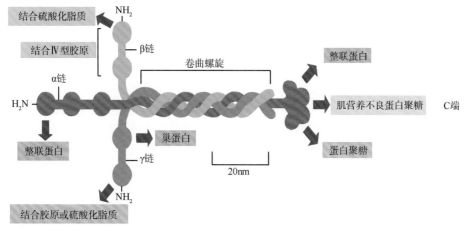

图 4-17　层粘连蛋白结构示意图

## （四）层粘连蛋白的功能

层粘连蛋白作为基膜（basement membrane）的主要结构成分，在基膜的基本框架构建和组装中起关键作用。基膜是特化的细胞外基质，为一薄而坚韧的网膜，主要有层粘连蛋白、Ⅳ型胶原、硫酸乙酰肝素、巢蛋白等组成，位于上皮细胞和内皮细胞等与结缔组织之间，或包绕在肌细胞、神经鞘细胞、脂肪细胞周围。层粘连蛋白上有被上皮细胞、内皮细胞、神经细胞表面的 LN 受体识别与结合的 RGD（Arg-Gly-Asp）三肽序列，使细胞附于基膜上，促进细胞生长并使细胞铺展而保持一定的形态。

层粘连蛋白在胚胎发育早期对于保持细胞间黏附、细胞的极性及细胞的分化有重要意义。还有助于神经元在体外存活，并在缺乏神经生长因子的情况下促进中枢及外周各种神经元轴突的生长。

## 四、细胞外基质的生物学作用

细胞外基质不只具有连接、支持、保水、抗压及保护等物理学作用，而且对细胞的基本生命活动发挥全方位的生物学作用。

## （一）影响细胞的存活和死亡

正常真核细胞，除成熟血细胞外，大多数需要黏附于特定的细胞外基质才能抑制细胞凋亡而存活，称为贴壁依赖性（anchorage dependence）。例如，上皮细胞和内皮细胞一旦脱离了细胞外基质则会发生程序性死亡，即细胞凋亡（apoptosis）。

## （二）调节细胞的增殖

不同的细胞外基质对细胞增殖的影响不同。例如，成纤维细胞在纤连蛋白基质上增殖加快，在层粘连蛋白的基质上增殖缓慢；上皮细胞对纤连蛋白和层粘连蛋白的增殖效果却相反。肿瘤细胞的增殖丧失了贴壁依赖性，可在半悬浮状态增殖。

## （三）决定细胞的形状

体外试验表明，细胞脱离了细胞外基质后呈现单个游离状态的多球形。同种细胞在不同的细胞外基质上黏附可表现出完全不同的状态。上皮细胞黏附于基膜上才能显现出极性。不同细胞具有不同的细胞外基质，介导的细胞骨架组装的状况不同，从而表现出不同的形状。

## （四）控制细胞的分化

细胞通过与特定的细胞外基质成分作用而发生分化。例如，成肌细胞在纤连蛋白上增殖并保持未分化的表型；而在层粘连蛋白上则停止增殖，进行分化，融合为肌管。

### （五）参与细胞的迁移

细胞外基质可以控制细胞迁移的速度和方向，并为细胞迁移提供"脚手架"。例如，纤连蛋白可以促进成纤维细胞及角膜上皮细胞的迁移；层粘连蛋白可促进肿瘤细胞的迁移。细胞的趋化性与趋触性迁移都依赖细胞外基质。这在胚胎发育及创伤愈合中具有重要意义。细胞的迁移依赖于细胞的黏附与细胞骨架的组装。细胞黏附于一定的细胞外基质时诱导黏着斑的形成，黏着斑是联系细胞外基质与细胞骨架的"铆钉"。

总之，细胞外基质对细胞组织起支持、保护作用，提供营养，在胚胎发育形态形成、细胞分裂、细胞分化、细胞运动迁移、细胞识别、细胞黏着和通信等方面均具有至关重要的作用。

## 本 章 小 结

细胞与细胞间或细胞与细胞外基质的连接结构称为细胞连接。细胞连接可分为三大类，即封闭连接、锚定连接和通信连接。封闭连接又称紧密连接，主要作用是封闭相邻细胞的间隙，保证机体内环境的相对稳定。锚定连接又分为与中间丝相连的桥粒连接和与微丝相连的黏附连接。前者主要有桥粒和半桥粒，后者主要有黏着带和黏着斑。黏着带呈带状环绕细胞，黏着斑位于细胞与细胞外基质间。桥粒存在于承受强拉力的组织中，在质膜下方形成致密斑，与中间纤维相连；半桥粒位于上皮细胞基面与基膜之间。通信连接分为间隙连接、化学突触和胞间连丝。间隙连接的基本单位为连接子。间隙连接的通道可以允许小分子通过。间隙连接的功能是参与细胞分化、协调代谢、构成电突触。化学突触是存在于可兴奋细胞间的一种连接方式，其作用是通过释放神经递质来传导兴奋。胞间连丝是植物细胞特有的通信连接。细胞黏附是细胞间信息交流的一种形式，是细胞通过识别和黏着作用形成不同类型的组织，同类细胞进而聚集成细胞团或组织的过程。细胞黏附分子包括钙黏着蛋白、选择素、免疫球蛋白超家族和整联蛋白。

细胞外基质是由大分子构成的错综复杂的网络。构成细胞外基质的大分子可大致归纳为：糖胺聚糖与蛋白聚糖、胶原与弹性蛋白、纤连蛋白与层粘连蛋白。糖胺聚糖是由重复二糖单位构成的无分支长链多糖，蛋白聚糖是糖胺聚糖（除透明质酸外）与核心蛋白的共价结合物。胶原是动物体内含量最丰富的蛋白质。各型胶原都是由三条相同或不同的肽链形成三股螺旋。弹性蛋白由两种类型短肽段交替排列构成，通过赖氨酸残基参与的交联形成富于弹性的网状结构。纤连蛋白是一种大型的糖蛋白，存在于所有脊椎动物中，可将细胞连接到细胞外基质上。层粘连蛋白也是一种大型的糖蛋白，与Ⅳ型胶原一起构成基膜，是胚胎发育中出现最早的细胞外基质成分。细胞外基质不只具有连接、支持、保水、抗压及保护等物理学作用，而且对细胞的基本生命活动发挥全方位的生物学作用。

## 思 考 题

1. 细胞连接各基本类型的结构有何特点，有何功能？
2. 细胞连接破坏会导致哪些疾病？请举例说明。
3. 细胞外基质主要包括哪些成分？各有什么功能？
4. 胶原的分子组成和结构有何特点，有何功能？
5. 透明质酸有什么结构特点？它有哪些临床应用？
6. 纤连蛋白和层粘连蛋白分子结构如何，有哪些生物学作用？
7. 糖胺聚糖和蛋白聚糖的结构特点是什么，有哪些生物学作用？
8. 整联蛋白有哪些类型？如何进行信号转导？

（曹　轩　台州学院）

# 第五章　细胞质基质和核糖体

**学习要求**

1. 知识要求

（1）掌握：核糖体的功能位点以及在大小亚基的分布，核糖体中 RNA 的功能，细胞质基质中进行的主要生命活动，26S 蛋白酶体的结构特点，蛋白质泛素化降解途径的主要功能组分。

（2）熟悉：核糖体合成多肽链的机制，核糖体 RNA 的种类，多聚核糖体的概念、分子伴侣的概念及分子伴侣在蛋白质量控制中的功能。

（3）了解：核糖体大小亚基的结构特点，核酶的概念与核糖体功能的联系。

2. 人文感悟

通过学习细胞内蛋白质的质量控制体系，认识细胞内精细调控的体系，从而更加深刻地理解"生命在于运动"，进而认识人的"生老病死"规律。因此，每个人要在有限的生命中，发挥无限可能，绽放生命的精彩。

# 第一节　细胞质基质

## 一、细胞质基质的含义

细胞质基质是指在真核细胞的细胞质中，除去可分辨的细胞器以外的胶状物质。它是细胞的重要组分，其主要成分包括水、离子、可溶性蛋白和 RNA。目前人们对细胞质基质的认识还相当肤浅，过去曾赋予它诸如细胞液、透明质、胞质溶胶等多个名称，其含义也被不断地更新和完善，既反映了从不同的侧面与层次对细胞质基质的了解，也反映了对细胞质基质认识的不断深入。在生化研究中，胞质溶胶常与细胞质基质混用，是指用差速离心法先后除去细胞匀浆物中的细胞核、线粒体、溶酶体、高尔基体和细胞质膜等细胞器或细胞结构后，存留在上清液中的成分。然而，越来越多的证据表明，细胞质基质可能是一个高度有序的复杂体系。在细胞质基质中，各种代谢活动高度有序地进行，涉及物质、能量与信息的定向转移和传递，这些复杂的生命过程都不是简单的"酶溶液"所能完成的。细胞质基质是一种黏稠的胶体，多数水分子以水化物的形式紧密地结合在蛋白质和其他大分子表面的极性部位，只有部分水分子以游离态存在，起溶剂作用；另一方面，细胞质基质中的蛋白并不是以溶液状态存在的，而是直接或间接地与细胞骨架结合或与生物膜结合，其周围又吸附了多种分子，从而形成一种有精细区域化的凝胶结构体系，以完成多种复杂的生物学功能。

细胞质骨架体系对高度有序的细胞质基质体系起重要的组织作用，离开了细胞质骨架的支持与组织，细胞质基质便无法维系这种高度复杂的有序结构体系，也就无法完成各种生物学功能。例如，一方面糖酵解相关的一些酶结合在微丝上，这种结合还可以改变酶的动力学参数；另一方面糖酵解相关的酶类可能以弱键结合在一起形成大的多酶复合物，催化葡萄糖到丙酮酸的一系列反应，这种多酶复合物对这些生化反应的高效进行非常重要。这种多酶复合物体系的维持只能在高浓度的蛋白质及其特定的离子条件下实现，一旦细胞破裂，细胞质骨架破坏，这种多酶复合物的结构体系就可能遭到破坏。从细胞质骨架的角度来看，骨架的主要成分，特别是微管和微丝的装配、解聚与周围的液相始终处于一种动态平衡之中，离开这种特定的环境，骨架系统也难以行使其功能。

## 二、细胞质基质的功能

细胞质基质的功能不是孤立的，它体现在一套多种细胞生命活动的过程中。细胞与环境、细胞质与细胞核以及细胞器之间的物质运输、能量转换、信息传递等都离不开细胞质基质。许多中间代谢反应都在细胞质基质中进行，如糖酵解过程、磷酸戊糖途径、糖醛酸途径、糖原的合成与分解、脂肪酸合成等代谢过程；细胞质基质还是蛋白质合成、分选、翻译后修饰、折叠和选择性降解的场所。

## （一）细胞内中间代谢反应的场所

在细胞质基质担负的一系列重要功能中，了解较多的是许多中间代谢反应过程。参与糖酵解、磷酸戊糖途径、糖原的合成与分解以及脂肪酸合成等代谢相关的酶类都定位于细胞质基质中。尽管大家对这些代谢反应的具体生化步骤早已研究得比较清楚，但对它们在细胞质基质中进行反应的细节，特别是反应的底物和产物如何定向转运的机制还了解较少。目前认为，只有相关代谢的酶类在细胞质基质中形成多酶复合物，才可能更快、更高效地完成整个复杂的代谢过程。这种多酶复合物如何形成以及功能的调控可能与细胞的生理状态有关，因为不同细胞生理状态下，细胞的代谢有很大的变化。肿瘤和糖尿病等疾病其实也是一种代谢病，细胞质基质中的代谢活动与正常细胞有很大的区别。在相关代谢病中，代谢如何被调控一直是研究的热点。

> **知识拓展 5-1　　　　　瓦尔堡效应**
>
> 　　1920 年，德国生理学家奥托·海因里希·瓦尔堡（Otto Heinrich Warburg）发现肝癌细胞的糖酵解活性较正常肝细胞活跃。之后在进一步研究的基础上提出：即使在有氧状态下，肿瘤细胞也会优先进行糖酵解，而不是通过产能效率更高的氧化磷酸化途径为细胞生长提供能量，这就是著名的瓦尔堡效应（Warburg effect）。表现为葡萄糖摄取率高，糖酵解活跃，代谢产物乳酸含量高，糖酵解消耗更多葡萄糖，但产生的 ATP 数量比较少。他认为这种代谢转变是引起癌症的原因，并因此获得 1931 年的诺贝尔生理学或医学奖。近年来研究发现，不仅在肿瘤中广泛存在瓦尔堡效应，在糖尿病、干细胞更新、免疫细胞激活等方面也发挥重要作用。

## （二）细胞信号转导的重要组成部分

细胞的信号转导离不开细胞质基质。首先，信号转导的许多重要组成成分定位于细胞质基质，如 G 蛋白、Ras 蛋白、PI3K、MAPK 等；其次，信号转导可以直接调控糖脂代谢等多种代谢过程，这些酶也定位于细胞质基质；最后，信号转导调控基因表达需要细胞质基质的成分传递信号到细胞核，细胞质基质中的许多蛋白可以在胞质和核质中穿梭，从而把胞外信号传递到细胞核内。此外，细胞质基质中的信号转导是多途径、多环节和高度复杂的过程。不同的信号转导途径在细胞质基质中构成了复杂的信号网络系统，相互之间可以共享部分信号转导链，从而实现不同信号转导途径的分子"交谈"（cross-talking）。目前虽然对不同信号通路的分子交换有所了解，但对这些信号通路如何在细胞质基质中形成复杂的信号网络，以及骨架蛋白如何参与其中还了解不多。

## （三）蛋白质合成、分选和修饰的场所

细胞内所有蛋白质的合成都起始于细胞质基质，之后依据蛋白质多肽链自身的信号序列决定其在细胞质基质完成合成或转移至内质网继续合成。在细胞质基质中完成合成的蛋白质再依据自身携带的信号，分别转运至线粒体、过氧化物酶体和细胞核中，或驻留在细胞质基质中。因此，细胞质基质还是蛋白质分选的起始部位。蛋白质的翻译后修饰对其功能至关重要，目前已发现上百种翻译后修饰方式，其中在细胞质基质中常见的翻译后修饰类型主要有以下几种。

1. **磷酸化与去磷酸化**　蛋白质磷酸化和去磷酸化是最早发现的、快速调节蛋白质生物活性的一种翻译后修饰，分别由蛋白激酶和蛋白磷酸酶催化。蛋白质磷酸化和去磷酸化在细胞代谢调控、信号转导、基因表达调控、细胞周期调控等多种生命活动中发挥核心开关的作用。可以被磷酸化的氨基酸残基主要包括酪氨酸、丝氨酸和苏氨酸。

**2. 甲基化** 在细胞质基质中，骨架蛋白的 N 端发生甲基化修饰，以防止被细胞内蛋白酶降解，从而使蛋白质维持较长的寿命。组蛋白甲基化一般发生在精氨酸或赖氨酸残基上，是基因表达调控的重要方式，是表观遗传学的重要研究领域之一。

**3. 乙酰化** 蛋白质的乙酰化最早在组蛋白中发现，最近发现细胞质基质的蛋白也广泛存在乙酰化修饰。组蛋白乙酰化发生在 N 端的赖氨酸残基上，在基因表达调控中发挥重要作用。组蛋白乙酰化是一个可逆的过程，乙酰化是由组蛋白乙酰转移酶活性的转录因子调控，可促进转录；组蛋白去乙酰化酶通过降低赖氨酸乙酰化水平，增加染色体凝聚，抑制基因转录。近年来，复旦大学的研究人员发现蛋白质基质中的许多代谢酶可以被乙酰化修饰，该修饰参与调节代谢通路和代谢酶的活性。肿瘤和糖尿病等代谢性疾病的代谢酶存在异常的乙酰化。

## （四） 蛋白质的质量控制

蛋白质的正确折叠是其发挥生理功能的结构基础，而蛋白质折叠异常往往与疾病有关，包括阿尔茨海默病和其他神经退行性疾病、糖尿病和癌症。蛋白质的质量控制作为基础的细胞功能之一，目前，对它工作机制的了解是非常有限的，对蛋白质质量控制的进一步研究，能够帮助人们更好地了解人体细胞的工作原理，为开发研制针对肿瘤与神经退行性疾病的治疗方法提供有力支持。

为了确保正常的细胞功能并防止蛋白质错误折叠，所有生物都进化出了蛋白质质量控制系统（protein quality control system，PQC），以帮助蛋白质多肽链折叠为正确的构象或蛋白亚基形成正确的复合物。目前已知的参与蛋白质折叠的蛋白可以分为两大类。第一类由 ATP 依赖性的分子伴侣和分解酶组成，如热激蛋白（heat shock protein，HSP）家族，它们可以选择性地与错误折叠的蛋白质结合形成聚合物，利用水解 ATP 释放的能量阻止和逆转蛋白质聚集，并帮助多肽链进一步折叠成正确构象的蛋白质。第二类由不依赖 ATP 的分子伴侣组成，包括蛋白质二硫键异构酶和肽基脯氨酰顺反异构酶，这些分子以一种不依赖 ATP 的方式加快帮助蛋白质形成正确的二硫键及折叠成正确的构象。

热激蛋白是一类进化上高度保守的蛋白质家族，在人类、果蝇和植物中发现的 HSP 都有相似的序列和功能。作为分子伴侣，它们在细胞中普遍表达，在协助细胞内蛋白质合成、分选、折叠和复合物的装配过程中发挥重要作用。有些在温度增高等胁迫条件下高水平表达，在维持细胞稳态中发挥核心作用，以保护细胞，减少异常环境的损伤。依据分子量大小等特征，热激蛋白可分成几个家族：HSP100、HSP90、HSP70、HSP60。

## （五） 蛋白质寿命的控制

细胞中蛋白质处于不断合成与降解的动态过程。细胞质基质中的蛋白质大部分寿命较长，其生物活性可维持几天甚至数月；但有些寿命较短，合成后几分钟就降解了。在蛋白质分子的氨基酸序列中，既含有决定蛋白质定位和功能的信息，也含有决定蛋白质寿命的信号。这种信号广泛存在于蛋白质 N 端的第一个氨基酸残基，如果 N 端的第一个氨基酸是蛋氨酸、丝氨酸、苏氨酸、丙氨酸、缬氨酸、半胱氨酸、甘氨酸或脯氨酸，蛋白质一般是稳定的；如果是其他氨基酸，蛋白质常常是不稳定的。

在真核细胞的细胞质基质中，有一种识别并降解错误折叠或不稳定蛋白的机制，即泛素-蛋白酶体系统（ubiquitinproteasome system，UPS）介导的蛋白质降解途径。泛素-蛋白酶体系统通过调控细胞的增殖、分化、凋亡以及 DNA 的修复等生理活动，在真核生物的生长和发育调节中起着重要作用。泛素-蛋白酶体系统的异常会导致细胞内蛋白质动态平衡被打破，引起蛋白质水平的失衡，甚至引发癌症、神经退行性疾病（如阿尔茨海默病和帕金森病）、炎症发生、病毒感染、中枢神经系统紊乱、动脉粥样硬化和代谢功能障碍等。以色列科学家阿龙·西查诺瓦（Aaron Ciechanover）、阿弗拉姆·赫尔什科（Avram Hershko）和美国科学家伊尔温·罗斯（Inwin Rose）三位科学家因发现泛素介导的蛋白质降解途径获得了 2004 年的诺贝尔化学奖。

泛素（ubiquitin）是由 76 个氨基酸残基组成的小分子蛋白质，分子量约为 8.5kDa，普遍存在于真核细胞中。人和酵母的泛素分子的序列一致性高达 96%，由于序列高度保守且广泛存在，故称为泛素。泛素具有多种生物学功能。在蛋白质的泛素化修饰过程中，泛素分子共价结合到靶蛋白的赖氨酸残基上；之后泛素分子的赖氨酸被进一步泛素化，形成多聚泛素化的靶蛋白；多聚泛素化的靶蛋白被蛋白酶体识别、降解或参与其他生理活动。

蛋白质的泛素化是由泛素活化酶（E1）、泛素转移酶（E2）、泛素连接酶（E3）一系列催化酶介导的（图 5-1）。在 ATP 水解供能的条件下，泛素首先与 E1 通过硫酯键结合而被激活，活化的泛素在 E1- 泛素复合物中被转移至泛素转移酶（E2），并通过硫酯键与 E2 的活性位点半胱氨酸残基相连，E2 将泛素传递给 E3，后者识别特定的底物蛋白，催化泛素羧基端的甘氨酸与赖氨酸侧链的 ε- 氨基发生共价结合形成异肽键，最终将泛素连接到底物（图 5-1）。泛素分子上的 48 位、63 位赖氨酸可以作为修饰位点，进而在底物蛋白上形成不同种类的多聚泛素链。由于靶蛋白所连接的多聚泛素链的结构和长度不同，泛素化修饰后的靶蛋白可能被降解，也可能被转移至特定部位参与细胞其他生理活动的调节。由 48 位赖氨酸残基连接的 4 个及 4 个以上的泛素分子与底物蛋白所形成的多聚泛素化复合物，最终会被 26S 蛋白酶体识别和降解。泛素第 63 位赖氨酸残基也可发生多聚泛素化，但靶蛋白复合物不会进入蛋白质的降解过程，通过此途径发生泛素化后的靶蛋白活性会发生改变，并对细胞内信号转导过程和 DNA 修复等相关生理活动发挥调节作用。

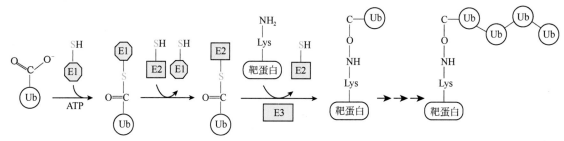

图 5-1　蛋白质泛素化过程

**临床病例 5-1**

　　患者，女性，20 岁，因渐起四肢无力、行走困难两年半于 2009 年 2 月 17 日入院。患者于 2006 年下半年开始出现双下肢无力、行走变慢、伴双手不自主颤抖、怕热、易激动等。至 2008 年底患者行走困难明显加重需靠家人用车接送；近 1～2 个月患者已不能独立行走。起病后无言语不清、饮水呛咳及吞咽困难。查体：心肺腹正常。神经系统：脑神经正常；四肢肌力正常，肌张力轻度齿轮样增高，腱反射活跃；无感觉障碍；双侧指鼻试验尚准确，脑膜刺激征正常。Hoehn-Yahr 分级为 2 级。实验室检查：血、尿常规及血生化全套均正常；免疫全套均正常。眼科裂隙灯检查未见角膜色素沉着，K-F 环正常。肌电图正常。头颅、颈椎 MRI 未见异常。DAT 单光子发射计算机断层成像（SPECT）：双侧纹状体体积明显缩小，仅尾状核部分显影，双侧壳核几乎未显影；双侧纹状体 DAT 放射性摄取量明显减少，以右侧尤为显著。勾画纹状体和小脑感兴趣区半定量分析显示，左右纹状体和小脑的放射性比值分别为 1.11、1.08。

**问题**

　　依据上述指标，该患者可能患什么疾病？如果是遗传性疾病，可以做哪些进一步的检测？

**临床病例 5-1 分析**

　　该患者双下肢无力、行动缓慢、静止性震颤，四肢肌张力轻度齿轮样增高，腱反射活跃等锥体外系病变特征符合帕金森病（Parkinson disease，PD）的临床表现；同时 DAT 显像检查显示双侧纹状体水平显著下降，K-F 环阴性，故排除其他锥体外系疾病。帕金森病是常见的神经变性疾病，主要临床特征是静止性震颤、肌强直、运动减少和姿势平衡障碍等。主要病理改变是中脑黑质多巴胺能神经元进行性变性坏死，造成多巴胺生成障碍，残存神经元中出现含 α 突触核蛋白和泛素化的蛋白包涵体。近年来，已经确定多个基因与帕金森病相关，其中少年型帕金森病的致病基因为 *parkin* 基因。该基因在脑的黑质、新皮层和海马均高度表达，其编码的蛋白是一个泛素连接酶，Parkin 蛋白功能障碍导致底物蛋白不能降解而在细胞内聚集，最终导致神经元死亡。少年型帕金森病具有典型特发性帕金森病的临床表现，患者发病年龄通常小于 40 岁，对多巴胺替代治疗反应良好，病情进展缓慢。该患者发病年龄较早，可能为少年型帕金森病患者。

基因分析：DNA 测序显示：*parkin* 基因第 3 号外显子 Ser65Asn 杂合突变，第 4 号外显子 Ser167Asn 杂合多态。

治疗：住院后给予患者空腹口服美多巴 0.125g，每日 2 次。1 天后患者的症状即明显缓解，第 2 天能独立行走，四肢肌张力明显减低。此后一直服用美多巴维持治疗，患者四肢活动正常，无颤抖。

泛素连接酶（E3）可以直接与底物发生作用或通过辅助蛋白与底物相互作用，决定了泛素 - 蛋白酶体系统结合的底物的特异性。目前哺乳动物细胞内发现的 E3 根据结构特点和作用机制主要包括三大类：含 HECT 结构域的 E3、含环指结构域的 E3 和 U-box 蛋白家族 E3。大量研究表明，E3 基因的失调与癌症及神经系统疾病（如少年型帕金森病）的发生存在着密切的联系。此外，E3 基因还可能成为治疗糖尿病、动脉粥样硬化以及自身免疫病的潜在药物靶点。

蛋白酶体（proteasome）是细胞内降解蛋白质的大分子复合物，由约 50 种蛋白质亚基组成，具有蛋白酶活性，被称为细胞内蛋白质破碎机。蛋白酶体是一个圆柱形复合物，包括一个 20S、具有催化功能的核心颗粒和两个 19S 的调节颗粒（或称为帽），其中 19S 的调节颗粒位于核心颗粒的两端（图 5-2）。通过密度梯度离心发现，具有酶活性的蛋白酶体沉降系数是 26S，然而生化分析显示沉降系数为 30S，二者的差别可能是前者含有一个 19S 的调节颗粒，而后者含有两个 19S 的调节颗粒，因此通常以 26S 代表蛋白酶体。具有催化功能的 20S 核心颗粒由 α、β 两类蛋白，以 α-β-β-α 的方式排列，形成四层中空的环状结构。α 环构成骨架结构，β 环具有蛋白酶活性。

19S 的调节颗粒起着识别泛素化底物、切除泛素化修饰、使蛋白质去折叠以及打开 α 环通道并转移底物蛋白进入核心颗粒等作用。19S 调节颗粒中与核心颗粒接触的 6 种亚基具有 ATP 酶活性，可利用水解 ATP 释放的能量使蛋白质去折叠，并将其进一步传递至 20S 的核心颗粒，这是整个蛋白酶体水解过程中唯一耗能的步骤。

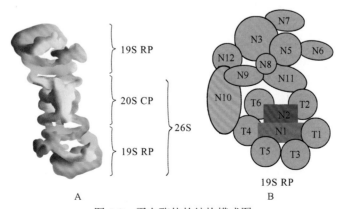

图 5-2　蛋白酶体的结构模式图

A. 26S 蛋白酶体模式图；B. 19S 调节颗粒的亚单位组成与结构模式图

综上所述，在泛素 - 蛋白酶体介导的蛋白质降解途径中，底物蛋白首先被多聚泛素化，蛋白酶体 19S 的调节颗粒识别、结合多聚泛素链，之后在 19S 调节颗粒 ATP 酶亚基的作用下使底物蛋白去折叠，并将去折叠的底物蛋白多肽链转移至蛋白酶体 20S 的核心颗粒，在核心颗粒蛋白酶活性的作用下，底物蛋白被水解为具有 3 ～ 15 个氨基酸残基的多肽，在此过程中，多聚泛素链水解为泛素分子（图 5-3）。

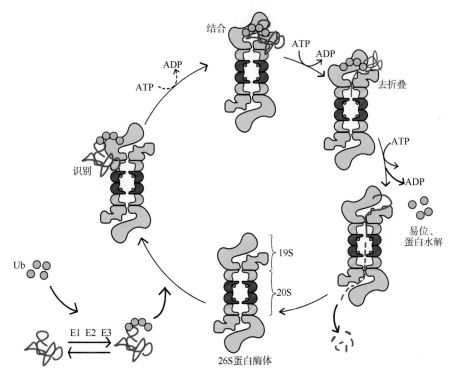

图 5-3　蛋白酶体介导的泛素依赖性蛋白质降解模式图

# 第二节　核　糖　体

　　核糖体（ribosome）是由核糖核酸和蛋白质组成的颗粒状复合体，其中蛋白质占 40%，RNA 占 60%。几乎存在于所有细胞中，只有成熟的红细胞、精子细胞等细胞例外。即使最小、最简单的细胞（如支原体），也含有数以百计的核糖体。在半自主性细胞器——线粒体和叶绿体中也含有核糖体。

　　1953 年，Robinsin 等用电镜观察植物细胞时发现了这种颗粒结构；1955 年，Palade 在动物细胞中也发现了类似结构。因为富含核糖核酸，Roberts 建议把这种颗粒命名为核糖核蛋白体，简称核糖体。核糖体是细胞内合成蛋白质的分子机器，它依据 mRNA 携带的蛋白质编码信息，高效精确地合成蛋白质。在真核细胞中，很多核糖体附着在内质网膜或外核膜表面，称为附着核糖体；还有一些核糖体不附着在膜上，呈游离状态，分布在细胞质基质中，称游离核糖体。在原核细胞的质膜内侧也常有附着核糖体，主要参与膜蛋白的合成。附着核糖体与游离核糖体的结构与化学组成完全相同，只是所合成的蛋白质种类不同。

## 一、核糖体的类型与化学组成

知识拓展 5-2　　　　　　　核糖体晶体结构的解析

　　20 世纪 70 年代，电镜下观察到了 E.coli 完整核糖体及其大小亚基的形态。但由于核糖体分子量太大，结构太复杂，当时许多结构生物学家对于核糖体能否结晶仍然表示怀疑。以色列的科学家阿达·约纳特（Ada Yonath）从 20 世纪 80 年代开始就一直从事核糖体结构研究，当时的分辨率可做到 10Å，并取得很多重要的成果。从 90 年代开始，耶鲁大学的美国科学家托马斯·施泰茨（Thomas A. steitz）和剑桥分子生物实验室的英国科学家文卡特拉曼·拉马克里希南（Venkatrman Ramakrishnan）及另一实验室的约纳特，都相继获得了核糖体高清晰度结构图。拉马克里希南、施泰茨及约纳特三位科学家通过各自独立的研究工作，分别采用 X 射线晶体学方法绘制出了核糖体的 3D 模型，描述了这一复合物上成千上万个原子的位置，揭示了核糖体蛋白质与 rRNA 的三维关系，使人类对核糖体生物学活性部位有了更加准确的认识，也为基于核糖体结构的抗生素药物设计提供了基础，这一贡献被认为是核糖体结构研究中的里程碑。由于拉马克里希南、施泰茨及约纳特在核糖体结构解析和功能研究中的突出贡献，他们共同获得了 2009 年诺贝尔化学奖。

核糖体有两种基本类型：分别为真核细胞核糖体和原核细胞核糖体。真核细胞核糖体沉降系数为 80S（S 为斯韦德贝里单位（Svedberg unit），沉降系数单位）；原核细胞核糖体沉降系数为 70S（表 5-1）。真核细胞线粒体和叶绿体内也含有核糖体，与原核细胞 70S 的核糖体相似。真核细胞核糖体和原核细胞核糖体都由大小不同的两个亚基（subunit）组成，每个亚基都含有 rRNA 和蛋白质。只有蛋白质合成时，核糖体大小亚基才结合；蛋白质合成完成后，核糖体大小亚基分开，游离于细胞质基质中。

**表 5-1　原核生物与真核生物核糖体的比较**

| 类型 | 核糖体大小 | 亚基 | 亚基大小（斯韦德贝里单位） | 亚基蛋白数（种） | rRNA |
|---|---|---|---|---|---|
| 原核细胞核糖体 | 70S | 大亚基 | 50S | 34 | 23S rRNA<br>5S rRNA |
| | | 小亚基 | 30S | 21 | 16S rRNA |
| 真核细胞核糖体 | 80S | 大亚基 | 60S | 约 50 | 28S rRNA<br>5.8S rRNA<br>5S rRNA |
| | | 小亚基 | 40S | 约 33 | 18S rRNA |

原核细胞 70S 核糖体由 30S 的小亚基和 50S 的大亚基组成，其中 30S 的小亚基由 16S rRNA 和 21 种蛋白质组成；50S 的大亚基由 23S rRNA、5S rRNA 和 34 种蛋白质组成。真核细胞 80S 核糖体由 40S 的小亚基和 60S 的大亚基组成，其中 40S 的小亚基由 18S rRNA 和约 33 种蛋白质组成；60S 的大亚基由 5S rRNA、5.8S rRNA、28S rRNA 和约 50 种蛋白质组成（表 5-1）。核糖体蛋白质除少数几种外，大多数为单拷贝。核糖体大、小亚基的蛋白分别用 L、S 表示。

## 二、核糖体的结构与功能位点

在一些辅助因子的帮助下，核糖体翻译 mRNA 携带的蛋白质多肽链信息，快速合成多肽链，真核细胞核糖体以每秒两个氨基酸的速度合成多肽链，而原核细胞核糖体合成速度可达每秒 20 个氨基酸。随着对核糖体结构的解析，人们对核糖体功能的认识更加深入。

在蛋白质合成过程中，核糖体结合多种底物，具有多个功能位点（图 5-4），与蛋白质合成密切相关的重要活性部位包括 4 个 RNA 分子的结合位点、肽酰转移酶催化位点和中央管出口；其中 4 个 RNA 分子的结合位点分别为 1 个 mRNA 结合位点和 3 个 tRNA 结合位点，这些位点横跨核糖体大小亚基结合面。

**1. mRNA 结合位点**　是核糖体识别并结合 mRNA 的位点，主要位于小亚基上。真核细胞 mRNA 5′ 帽子结构对核糖体的识别起一定作用。

**2. 氨酰位**（aminoacyl site，A site）　简称 A 位，是活化的氨酰 tRNA 结合位点，是 tRNA 与 mRNA 密码子识别结合的部位。

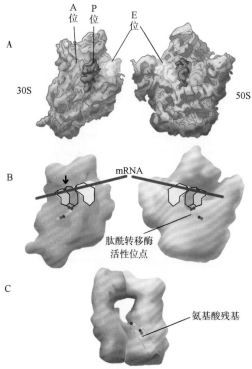

图 5-4　原核细胞核糖体结构模式图

A. 大、小亚基的晶体结构模式图；B. 大、小亚基的模式图；

C. 70S 核糖体的模式图

**3. 肽酰位**（peptidyl site，P site）　简称 P 位，是延伸中肽酰 tRNA 的结合部位。

**4. 出口位**（exit site，E site）　简称 E 位，是肽酰 tRNA 转移肽链后，tRNA 释放的位点。

**5. 肽酰转移酶催化位点**　该位点具有催化氨基酸间形成肽键功能。新近研究表明，肽键形成是大亚基 23S rRNA 催化的结果。

**6. 中央管出口**　中央管位于大亚基上，多肽链最终从中央管出口释放。

除上述活性部位外，核糖体大亚基上还有能与内质网膜结合的膜附着位点，以及蛋白质合成过程中各种因子和酶的结合位点。

## 三、核糖体蛋白质与 rRNA 的功能

在蛋白质合成中，核糖体最主要的活性部位是肽酰转移酶催化位点。早期，人们普遍认为核糖体中某种核糖体蛋白与其蛋白质合成的催化作用有关。虽然 RNA 占核糖体的 60% 以上，但长期以来它仅仅被看作是核糖体蛋白的组织者，即形成核糖体的内部结构框架或是与蛋白质合成过程中所涉及的 RNA 碱基配对有关。在对核糖体蛋白和 rRNA 进行大量研究，特别是利用生物化学方法和遗传突变株来研究核糖体蛋白的功能以后，人们对核糖体蛋白是否具有肽酰转移酶活性提出了疑问。因为很难确定哪一种核糖体蛋白具有催化功能，在 E.coli 中很多核糖体蛋白突变甚至缺失对蛋白质合成并没有表现出"全"或"无"的影响，即并不引起蛋白质合成的完全抑制；多数抗蛋白质合成抑制剂的突变株，并非由于核糖体蛋白的基因突变而往往是 rRNA 基因发生了突变；此外，在进化上，rRNA 的结构比核糖体蛋白的结构具有更高的保守性。2000 年，耶鲁大学研究小组在核糖体晶体结构中定位了肽酰转移酶位点（peptidyl-transferase site），发现该位点属于 23S rRNA 结构域 V 的中央环。因此，人们才相信核糖体中的 rRNA 具有催化功能，核糖体实际上是一种核酶（ribozyme）。

目前认为，在核糖体中，rRNA 发挥核心功能，其主要功能包括以下 4 个方面：①具有肽酰转移酶的活性；②为 tRNA 提供结合位点（A 位点、P 位点和 E 位点）；③为多种蛋白质合成辅助因子提供结合位点；④在蛋白质合成起始时参与 mRNA 选择性地结合，以及在肽链的延伸中与 mRNA 结合。此外，核糖体大小亚基的结合、校正阅读（proofreading）、无意义链或框架漂移的校正等都与 rRNA 有关。

**临床病例 5-2**

患儿，男性，3 个月。因面色苍黄近 1 个月入院，无皮肤黏膜出血，无发热、呕吐、抽搐，大小便正常。查体：T 37.2℃，P 132 次 / 分，R 36 次 / 分，头颅五官无畸形，面色苍黄，全身皮肤无黄染、未见皮疹、无水肿。双肺未闻及啰音；心律齐，心音有力，心脏各听诊区均未闻及杂音；腹软，肝脾肋下未触及；脊柱四肢无畸形。实验室检查：白细胞及血小板数正常，Hb 37g/L，RBC 降至 $1.08 \times 10^{12}$/L，血细胞比容（HCT）降至 9.2%，网织红细胞计数 $4.1 \times 10^{9}$/L[ 参考值：$(24 \sim 84) \times 10^{9}$/L]，红细胞平均体积、平均血红蛋白、平均血红蛋白浓度正常；血清铁 42.1mmol/L（参考值：$14.3 \sim 26.9$mmol/L）、血清铁蛋白 484.2ng/mL（参

考值：12～290ng/mL）。红细胞脆性试验未见异常。骨髓细胞学显示：红系比例约2%，明显降低，幼红细胞罕见（早幼红细胞缺如，中幼红细胞约1.5%，晚幼红细胞约0.5%），粒系比例约为62%，淋巴细胞系比例约为26%，单核细胞比例约为4%。患儿既往无特殊，父母非近亲结婚，家族中均无类似病史。

**问题**

该患儿患的是什么病？发病机制是什么？

**临床病例 5-2 分析**

根据纯红细胞再生障碍性贫血（pure red cell anemia，PRCA）诊断标准：①发生在出生后12个月以内的大细胞正色素性贫血，白细胞数正常或稍降低，血小板数正常或稍增加；②网织红细胞明显减少；③骨髓增生活跃，选择性红系前体细胞明显减少；④血清促红细胞生成素水平增高；⑤排除继发性单纯红细胞再生障碍性贫血。该患儿均符合第2、3条诊断标准，且无细小病毒B19感染依据，无苯妥英钠、氯霉素等用药史，提示患儿患PRCA可能性大。

先天性纯红细胞再生障碍，又称戴-布综合征（Diamond-Blackfan syndrome，DBS）是一种少见的先天性骨髓衰竭性疾病，其血液学特点为巨幼红细胞贫血，网织红细胞计数减少，骨髓粒系、巨核系细胞增生正常，红细胞明显缺乏，因戴蒙德（Diamond）和布莱克凡（Blackfan）于1938年首先报道而得名。最早发现DBS发生与编码核糖体小亚基蛋白19S的*RPS19*基因突变相关，随后发现编码其他核糖体蛋白的基因，如*RPL5*、*RPS17*、*RPS24*、*RPS7*基因突变也可导致DBS发生。由于骨髓造血细胞的快速更新、生长、分化过程中需要大量核糖体蛋白参与蛋白质的生物合成及细胞生长的调控，因而血液系统更容易受到核糖体蛋白表达异常的影响。

致病基因测序：利用*RPS19*基因特异性引物扩增该基因全部外显子，并对PCR产物进行测序分析，发现该患者的*RPS19*基因存在c.212G＞A（p.G71Q）杂合突变，患儿父母在该位点均未见突变。

核糖体蛋白在翻译过程中也起着重要的作用，如果缺失某一种核糖体蛋白或对它进行化学修饰或核糖体蛋白的基因发生突变，都将会影响核糖体的功能，降低多肽链合成的活性。目前关于核糖体蛋白的功能有多种推测，主要有：①对rRNA折叠成有功能的三维结构是十分重要的；②在蛋白质合成中，核糖体的空间构象发生一系列的变化，某些核糖体蛋白可能对核糖体的构象起"微调"作用；③在核糖体的结合位点上甚至可能在催化作用中，核糖体蛋白与rRNA共同行使功能。

## 四、核糖体合成蛋白质的过程

核糖体依据mRNA分子中碱基排列顺序中包含的遗传信息，合成蛋白质多肽链的过程称为翻译。翻译是细胞中最复杂、最精确的生命活动之一。目前对原核细胞蛋白质合成机制研究最为深入，也最为清楚。现以原核细胞核糖体为例，介绍蛋白合成的过程，主要包括氨基酸活化、肽链合成的起始、肽链延伸、终止与释放等阶段。

### （一）氨基酸活化

在氨酰tRNA合成酶的作用下，氨基酸羧基与tRNA 3′端CCA-OH缩合成氨酰tRNA的过程称为氨基酸活化。生成的氨酰tRNA酯酰键含较高的能量，可用于肽键的合成。氨酰tRNA合成酶具有高度特异性，既能识别特异氨基酸，又能辨认携带特异氨基酸的tRNA。

### （二）肽链合成的起始

原核细胞蛋白质合成的起始阶段，核糖体大、小亚基，mRNA和具有启动作用的甲酰甲硫氨酰tRNA（fMet-tRNA）形成起始复合物（图5-5）。①在起始因子3（IF3）介导下，核糖体30S小亚基与mRNA结合，形成IF3-30S亚基-mRNA复合物；②在IF2作用下，活化的fMet-tRNA

与 mRNA 的 AUG 互补结合，从而形成 IF2-30S 亚基 -mRNA-fMet-tRNA 30S 前起始复合物；
③在 GTP 和 $Mg^{2+}$ 参与下，50S 亚基与 30S 前起始复合物结合，IF2、IF3 相继脱落，形成 30S 亚基 -mRNA-50S 亚基 -fMet-tRNA 70S 起始复合物。此时，fMet-tRNA 占据核糖体 P 位点，A 位点空缺。氨酰 tRNA 进入 P 位点后，则氨酰 tRNA 称为肽酰 tRNA。

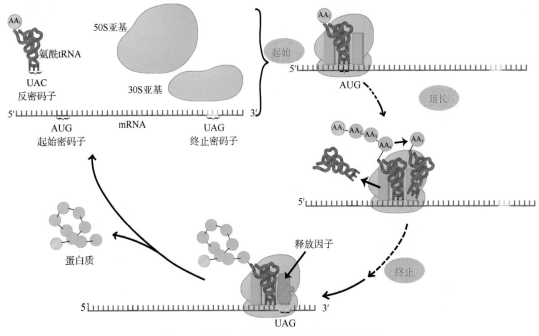

图 5-5    原核细胞核糖体合成蛋白质的过程

## （三）肽链延伸

按照 mRNA 上密码子序列，各种氨酰 tRNA 依次结合到核糖体上，肽链从 N 端向 C 端逐渐延长（图 5-5）。肽链延伸过程需要延伸因子（elongation factor，EF）和 GTP 的参与，包括进位、成肽、移位和释放 4 个环节

第 2 个氨酰 tRNA 进入 A 位称为进位；在肽酰转移酶的催化下，A 位氨酰 tRNA 的氨基与 P 位肽酰 tRNA 的羧基形成肽键，称为成肽；核糖体向 3′ 端移动 1 个密码子，原来 P 位的 tRNA 移到 E 位并释放出去，A 位的肽酰 tRNA 移到 P 位，A 位空出，此过程称为移位；移到 E 位的 tRNA 释放出去。以上进位、成肽、移位和释放的全过程称为核糖体循环。每经过一次循环，肽链增加 1 个氨基酸。

## （四）终止与释放

随着核糖体向 mRNA 3′ 端移动，肽链逐渐延长；当 mRNA 的终止密码（UAA、UAG、UGA）进入 A 位时，任何氨酰 tRNA 都不能进位，只有相关的释放因子（release factor，RF）能识别终止密码子并与之结合（图 5-5）。RF 与 A 位终止密码子的结合，使大亚基转肽酶构象改变，由转肽酶活性转变为水解酶活性，进而催化 P 位上肽酰 tRNA 水解；肽链与 tRNA 分离、经中央管出口 E 位释放，tRNA 从 P 位脱落，大、小亚基解聚并与 mRNA 分离。

细胞内蛋白质合成时，1 个 mRNA 分子可结合多个核糖体，同时进行多条多肽链的合成。当前一个核糖体与 mRNA 结合启动多肽链合成、核糖体沿 mRNA 向 3′ 端移动约 80 个核苷酸时，下一个核糖体就结合到 mRNA 起始位点。这种多个核糖体与同一 mRNA 结合的聚合体称为多聚核糖体（polyribosome）（图 5-6）。多聚核糖体的形式使 mRNA 的利用率提高，在一定时间内能够合成更多的蛋白质。

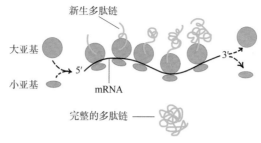

图 5-6　多聚核糖体模式图

## 本章小结

随着对细胞认识的深入，人们对细胞质基质的理解在不断地更新和完善。过去曾赋予它诸如细胞液、透明质、胞质溶胶等多个名称，简单地认为是可以进行多种生化反应的酶溶液。近年来研究发现细胞质基质可能是一个高度有序的复杂体系，且这种有序体系是细胞内各种代谢活动高效有序进行的基础。细胞质骨架体系在高度有序的细胞质基质体系中发挥重要的组织作用，离开了细胞质骨架的支持与组织，细胞质基质便无法维系这种高度复杂的有序结构体系。细胞质基质不仅是各种代谢活动的场所，蛋白质合成、蛋白质翻译后修饰、蛋白质的质控和蛋白质泛素化降解的场所，也是信号转导的重要组成部分。细胞质基质的功能不是孤立的，细胞与环境、细胞质与细胞核以及细胞器之间的物质运输、能量转换、信息传递等都离不开细胞质基质。因此，对细胞质基质的理解要更开放些。

蛋白质合成是细胞质基质的重要功能之一，核糖体是合成蛋白质的机器。核糖体是由蛋白和核糖核酸（RNA）组成的超级复合物，其中 RNA 具有肽酰转移酶活性，因此核糖体也可以说是一种核酶。核糖体蛋白虽然在蛋白合成中发挥辅助作用，但某些核糖体蛋白突变可以导致疾病，对核糖体蛋白的功能还需深入研究。真核细胞核糖体和原核细胞核糖体既有相同点，也有不同之处。核糖体是多种抗生素的靶点，认识真核细胞和原核细胞核糖体的结构将有助于开发新型抗菌药。细胞内，多聚核糖体可有效提高蛋白质合成的效率。

## 思 考 题

1. 细胞质基质有哪些功能？
2. 蛋白质翻译后修饰的种类有哪些？它们对蛋白功能有何影响？
3. 细胞质基质中泛素化降解体系的关键组件有哪些？它们发挥怎样的功能？
4. 结合实例，谈谈蛋白酶体参与的细胞生命活动。
5. 简述蛋白酶体介导的泛素依赖性蛋白质降解的基本过程。
6. 如何理解核糖体是一种核酶？
7. 原核细胞和真核细胞核糖体 RNA 的主要成分有哪些？
8. 核糖体大小亚基的功能位点有哪些？
9. 简述核糖体合成蛋白质的基本过程。
10. 什么是多聚核糖体，具有什么生理意义？

（沈国民　哈尔滨医科大学）

# 第六章　细胞内膜系统与囊泡转运

**学习要求**

1. 知识要求

（1）掌握：内膜系统的概念及结构组成；粗面内质网、滑面内质网、高尔基体、溶酶体、过氧化物酶体的主要化学组成、结构特征与功能。

（2）熟悉：内膜系统之间在结构、功能及来源发生上的相互关系；熟悉囊泡的主要类型及其在胞内物质转运中的重要作用。

（3）了解：细胞内膜系统与疾病的关系。

2. 人文感悟

通过内膜系统各细胞器之间的结构与功能联系，细胞内物质合成的分工与合作，培养学生的团队合作意识和集体责任感及家国情怀；以分子伴侣为例对学生进行服务他人、贡献社会的价值观教育。

细胞内膜系统（cell endomembrane system）是真核细胞的细胞质中在结构、功能及发生上相互关联的膜相结构的总称，是连续动态的统一体。主要包括：内质网、高尔基体、溶酶体、各种转运小泡以及核膜等（图 6-1）。细胞内膜系统的出现是生物在漫长的进化过程中，由于细胞内部结构不断分化完善，细胞的各种生理生化效率提高的结果。内膜系统的各细胞器将真核细胞的细胞质分割为彼此相对独立的功能区域，其重要的生物学意义是：①有效增加了细胞内膜的表面积，为细胞内复杂的生命活动扩展了空间，为细胞代谢功能的提高奠定了基础；②内膜系统各成员形成相对独立的区室，不同区室具有不同酶系，使细胞的不同生理、生化过程能够相对独立、互不干扰地在特定区域进行，提高了细胞的代谢水平和功能效率；③内膜系统各成员之间通过转运小泡进行物质和信息交流，形成严密完善的胞内物质合成、加工、运输体系，转运小泡在转运物质

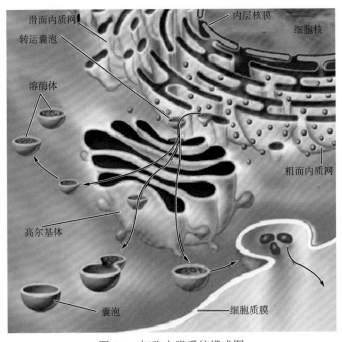

图 6-1　细胞内膜系统模式图

的同时使各细胞器的膜结构和质膜得到更新重组，使细胞内结构和功能与外环境成为密切相关的统一体。过氧化物酶体是否属于内膜系统，目前尚有争议，近年研究认为其发生与内质网相关。

# 第一节　内　质　网

早在 19 世纪末，加尼尔（Garnier）在光镜下观察动物的唾液腺和胰腺等分泌功能旺盛的细胞时发现：在这些分泌细胞内存在一种丝网状的嗜碱性区域，并且发现这些丝网状结构与动物的生理活动相关，处于动态变化过程中，当动物极度饥饿时，这一结构会减少甚至消失，当动物进食后又会出现，因此，加尼尔将该区域的结构命名为动质（ergastoplasm），并且推测其可能与动物消化液的合成和分泌有关。

1945 年，波特（Porter）等在电镜下观察培养的小鼠成纤维细胞时，首次发现在细胞核附近的内质区，聚集、分布着一些由小泡、小管相互吻合，彼此连接形成的网状结构，将其命名为内质网（endoplasmic reticulum，ER），并且沿用至今。

1954 年，波特和帕拉德（Palade）等研究证实，内质网是一类由大小、形态各异的膜性囊泡构成的细胞器，分布在细胞核周围并常与外层核膜相连续，内质网腔与核周隙相通，向外延伸至靠近细胞膜的外质区细胞质中。内质网普遍存在于几乎所有的动物细胞和绝大多数植物细胞中，在蛋白质和脂类合成等方面起重要作用，是细胞膜和细胞内各种膜性细胞器的膜蛋白及脂类的合成场所，也是各种分泌蛋白质的合成场所，还与细胞解毒及物质代谢等生命活动密切相关。内质网本身也在不断地更新，退变的内质网由细胞内溶酶体消化分解后重新利用。

20 世纪 60 年代前，对内质网的研究主要着重于其在细胞中的分布及形态结构方面，此后，随着同位素标记示踪放射自显影术、电镜细胞化学和免疫细胞化学等技术的应用，对内质网的功能及其合成的大分子定位等也有了较为全面的了解。

## 一、内质网的形态结构与类型

### ■（一）内质网的形态结构

内质网广泛分布于除成熟红细胞外的所有真核细胞的细胞质中。其基本结构单位是由小管（tubule）、小泡（vesicle）或扁囊（lamina）构成，膜的平均厚度为 5～6nm。这些大小不同、形态各异的膜性小管、小泡和扁囊在细胞质中相互连通，构成一个连续的膜性三维管网系统（图 6-2）。在结构上，内质网与高尔基体、溶酶体等内膜系统的其他组分移行转换，在功能上也与这些结构密切相关。内质网向外延伸到质膜下的细胞质区甚至到细胞突起中，在靠近细胞核的部位与核外膜直接连通，因此，有学者认为：核膜是在间期细胞中包裹核物质的内质网膜的一部分。

在不同组织的细胞中或同种细胞的不同发育阶段以及同一细胞的不同生理功能状态下，内质网的形态结构、数量和发达程度往往会呈现出差别。例如，大鼠肝细胞中的内质网主要由 5～10 个扁囊层叠排列组成，并通过边缘的小管互相连通，小管周围可见散在的小泡结构，扁囊膜表面附着很多核糖体颗粒。而在睾丸间质细胞中的内质网则是由众多的分支小管或小泡构成的网状结构。我国学者宋今丹通过高锰酸钾处理培养的猴肾细胞后，制作电镜标本，观察到内质网是以细胞核为中心向周围铺展的网状结构。有学者通过荧光标记内质网膜上的标志性蛋白抗体，采用免疫荧光方法，在荧光显微镜下，培养的哺乳动物细胞和生活的植物细胞中，内质网通常围绕细胞核向外围铺展延伸，直到细胞边缘甚至细胞突起中，形成较为复杂的立体网状结构。在骨骼肌细胞中的肌质网（sarcoplasmic reticulum）是滑面内质网的特化形式。一般情况下，在不同种生物的同类组织细胞中，它们的内质网数量和结构是相似的。但是，在同一组织细胞中，内质网的数量及结构的复杂程度，往往与细胞的发育程度呈正相关。胚胎期的内质网相对不发达，结构较简单、数量较少，随着细胞分化，内质网数目增加，结构越来越复杂，从单管少囊的稀疏网状结构向复管多囊的密集网状结构变化。

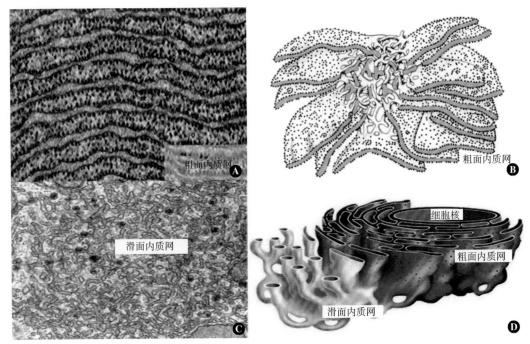

图 6-2　内质网电镜图及结构模式图

## （二）内质网的类型

目前根据电子显微镜观察资料，依据内质网膜外表面是否有核糖体附着，通常将内质网分为粗面内质网（rough endoplasmic reticulum，RER）和滑面内质网（smooth endoplasmic reticulum，SER）两种基本类型。此外，在某些特殊类型的正常细胞中或发生某种病变的细胞中，内质网也会呈现出其他的结构形态。

**1. 粗面内质网**　也称糙面内质网、颗粒型内质网（granular endoplasmic reticulum，GER）。电镜下，粗面内质网多为排列整齐的扁囊，少数为管状或泡状，网膜胞质面有核糖体颗粒附着为主要特征，并由此得名。其功能主要与外输性蛋白质及多种膜蛋白的合成、加工及转运有关。因此，在具有分泌肽类激素或蛋白质功能的细胞中，粗面内质网发达，如胰腺细胞、浆细胞等。在未分化或低分化的细胞中相对不发达，如胚胎细胞、肿瘤细胞等。因此，粗面内质网的发达程度可作为判断细胞分化程度和功能状态的指标。

**2. 滑面内质网**　也称光面内质网、无颗粒型内质网（agranular endoplasmic reticulum，AER）。电镜下，滑面内质网为呈光滑的小管、小泡样网状结构，常与粗面内质网相通。滑面内质网是一种多功能的细胞器。在不同细胞、同一细胞的不同发育阶段或不同生理时期，其形态结构、数量、细胞内空间分布及发达程度差异较大，而且常表现出不同的功能特性。如睾丸间质细胞、卵巢黄体细胞及肾上腺皮质细胞中有大量的滑面内质网，与其合成类固醇激素的功能有关；肝细胞中丰富的滑面内质网与其减毒功能有关；在平滑肌和横纹肌中的滑面内质网特化为肌质网，通过储存及释放 $Ca^{2+}$ 调节肌肉收缩。

两种类型的内质网在不同组织类型的细胞中分布状况不同，有的细胞只有粗面内质网，如胰腺细胞。有的只有滑面内质网，如肌细胞。还有些细胞中二者以不同比例共存，而且随着细胞的不同发育阶段或生理功能状态的变化发生类型转换。

内质网除上述两种基本类型外，在某些特殊组织细胞中存在一些由内质网局部特化、衍生而来的异型结构。如视网膜色素上皮细胞中的髓样体（myeloid body），在生殖细胞、快速增殖细胞、某些哺乳动物神经元和松果体细胞以及一些癌细胞中出现的环孔片层（annulate lamella）等。这些由内质网衍生而来的异型结构也可以称为内质网的第三种结构类型。

二、内质网的化学组成

对内质网化学组成的研究主要来自微粒体的生化、生理分析研究。采用蔗糖密度梯度离心的方法，可以从细胞匀浆中分离出直径在 100nm 左右的球囊状封闭小泡，称为微粒体（microsome）。通过对获得的微粒体进行生化分析和体外试验证明：微粒体不仅包含内质网膜与核糖体两种基本组分，而且可以行使内质网的一些基本功能。由此推断：微粒体是在细胞匀浆过程中，内质网断裂形成的，不是细胞中的固有结构组分。粗面内质网形成的微粒体表面附着核糖核蛋白体，称为粗面微粒体（rough microsome）。来自滑面内质网、细胞质膜、高尔基体或其他细胞器膜的微粒体，表面光滑称为滑面微粒体（smooth microsome）。综合动物组织细胞来源的微粒体分析研究证实，内质网膜主要是由脂类和蛋白质组成，脂类占 30% ～ 40%，蛋白质占 60% ～ 70%，脂类主要成分为磷脂，此外还有中性脂、缩醛脂、磷脂酰肌醇、神经节苷脂等。其中磷脂酰胆碱最丰富（约占 55%），磷脂酰乙醇胺占 20% ～ 25%，磷脂酰丝氨酸占 5% ～ 10%，磷脂酰肌醇占 5% ～ 10%，鞘磷脂最少（占 4% ～ 7%）。

内质网膜含有的蛋白质及酶类复杂多样，约有 30 多种膜结合蛋白，在膜上呈不对称分布，有的偏向腔面，有的偏向胞质面。另有酶蛋白 30 ～ 40 种。这些蛋白的分子质量大小为 15 ～ 150kDa，分布具有异质性，如核糖体结合糖蛋白（ribophorin）只分布在 RER，P450 酶系只分布在 SER。

### （一）内质网含有以葡糖-6-磷酸酶为标志酶的酶系

依据内质网所含酶的功能特性，大致分为以下几种类型：①与细胞解毒功能有关的氧化反应电子传递酶系：有细胞色素 P450、NADPH- 细胞色素 P450 还原酶、细胞色素 $b_5$、NADH- 细胞色素 $b_5$ 还原酶、NADH- 细胞色素 c 还原酶等；②与脂类代谢有关的酶类：如脂肪酸 CoA 连接酶、磷脂醛磷酸酶、转磷酸胆碱酶、胆固醇羟基化酶及磷脂转位酶等；③与糖代谢相关的酶类：主要包括葡糖 -6- 磷酸酶、β- 葡糖醛酸酶、葡糖醛酸转移酶及 GDP- 甘露糖基转移酶等；葡糖 -6- 磷酸酶被认为是内质网的主要标志性酶；④参与蛋白质加工转运的多种酶类。

### （二）内质网腔中普遍存在网质蛋白——分子伴侣

**人文感悟 6-1**

分子伴侣是内质网腔中的驻留蛋白，如免疫球蛋白重链结合蛋白（BiP）、内质蛋白、钙网蛋白、钙连蛋白等参与，这类蛋白能特异性识别新生肽链或部分折叠的多肽链并结合，协助多肽链转运、折叠和组装，还能识别错误折叠、错误装配的蛋白质并阻止其运输，但其本身并不参与到最终产物中，因此被称为"分子伴侣"（molecular chaperone）。在蛋白质合成过程中，分子伴侣起着质量控制的作用，使错误折叠的蛋白质不能被运输到其功能部位而降解。分子伴侣在钙平衡调节、蛋白质折叠加工、血管发生和凋亡等过程中发挥重要作用。随着对分子伴侣的深入研究发现，其在维持细胞稳态，调节免疫应答、抗细胞衰老等方面发挥作用。还认为与许多疾病的发生有关，如肿瘤、心脑血管疾病等。同学们在学习中也要具有这种团队协作精神和奉献精神，为我国医学事业做出自己的贡献。

网质蛋白（reticulo-plasmin）普遍存在于内质网腔中，其共同的结构特点是在多肽链的羧基端均含有一个简称为 KDEL（Lys-Asp-Glu-Leu，即赖氨酸 - 天冬氨酸 - 谷氨酸 - 亮氨酸）或 HDEL（His-Asp-Glu-Leu，组氨酸 - 天冬氨酸 - 谷氨酸 - 亮氨酸）的四氨基酸序列驻留信号（retention signal）。网质蛋白通过驻留信号与内质网膜上的相应受体特异性识别、结合，驻留于内质网腔不被转运。目前已知的网质蛋白主要有以下几种：①免疫球蛋白重链结合蛋白质（immunoglobulin heavy chain binding protein，BiP），属于热激蛋白70（heat shock protein 70）家族成员的单体非糖蛋白。能够结合于未折叠蛋白的疏水区，也可以识别错误折叠的多肽或尚未完成装配的蛋白质亚基，具有促进蛋白质正确折叠，阻止蛋白质聚集或不可逆变性的作用，并能够与正确折叠的、装配的蛋白质快速分离，促使其转运入高尔基体。②内质蛋白（endoplasmin）也称葡萄糖调节蛋白94（glucose regulated protein 94），是内质网标志性的分子伴侣，是一种广泛存在于真核细胞中，且含量丰富的二聚体糖蛋白。被蛋白酶激活后，参与新生肽链的折叠及转运。还可以与钙离子结合发挥多种重要功能。③钙网蛋白（calreticulin），其分子结构中有一个高亲和性和多个低亲和性的钙离子结合位点，参与钙平衡调节、蛋白质折叠加工、抗原呈递、血管生成及细胞凋亡等生命活动。④钙连蛋白（calnexin），是一种钙依赖性的凝集素样伴侣蛋白。可与未完全折叠的新生肽链的寡糖链结合，阻止折叠尚不完全的蛋白质离开内质网，并促使其完全折叠；还有阻止蛋白质凝集和泛素化的作用。⑤蛋白质二硫键异构酶（protein disulfide isomerase，PDI），存在于内质网腔面，催化蛋白质中二硫键的交换，保证蛋白质的正常折叠。

## 三、内质网的功能

内质网不仅是细胞中蛋白质、脂类和糖类的主要合成场所，还参与细胞内物质转运、对细胞的机械支持以及细胞解毒等作用。粗面内质网主要参与蛋白质的合成、加工修饰及转运，而滑面内质网主要参与脂质代谢、糖类代谢及细胞解毒等功能。

### （一）粗面内质网的功能

粗面内质网的功能主要是蛋白质的合成、加工修饰、分选及转运。在粗面内质网中合成的蛋白质包括：①分泌蛋白质或外输性蛋白质：如肽类激素、细胞因子、抗体、消化酶、细胞外基质蛋白等；②膜整合蛋白，如膜抗原、膜受体等；③细胞器中的可溶性驻留蛋白（retention protein），如溶酶体酶、内质网中的分子伴侣及其他可溶性驻留蛋白、高尔基体中的可溶性驻留蛋白等。

> **知识拓展6-1**　　　　　**信号肽与信号肽假说**
>
> 　　20世纪60年代，雷德曼（Redman）和萨巴蒂尼（Sabatini）用分离的粗面微粒体，研究粗面内质网上核糖体合成的蛋白质进入内质网腔的机制。他们先将粗面微粒体置于含有放射性标记的氨基酸体系中短暂温育，然后加入嘌呤霉素提前终止蛋白质的合成，并收集微粒体进行分析，结果发现粗面微粒体新合成的多肽含有放射性标记。这一结果间接说明，粗面内质网核糖体合成的蛋白质能够进入内质网腔。1971年，布罗贝尔（Blobel）和萨巴蒂尼等对上述现象做出的解释是，分泌蛋白质N端有一段特殊的信号序列即信号肽，可将多肽和核糖体引导到内质网膜上；多肽通过内质网膜上的水性通道进入内质网腔中，多肽是边合成边转移的。1972年，米尔斯坦（Milstein）等发现从骨髓瘤细胞提取的免疫球蛋白分子N端要比分泌到细胞外的多出一段；1975年，布罗贝尔和萨巴蒂尼等根据进一步的实验提出了信号学说（signal hypothesis），分泌蛋白质多肽链的N端序列作为信号序列（信号肽），指导分泌蛋白质到糙面内质网上合成，在蛋白质合成结束前信号序列被切除；信号肽具有决定蛋白质在细胞内的去向或定位的作用。信号学说目前已得到普遍认可，布罗贝尔也因此项研究成果获得1999年诺贝尔生理学或医学奖。1981年，布罗贝尔、瓦尔特（Walter）和其他研究者们通过实验发现在核糖体与内质网的结合过程中需要信号识别颗粒、停靠蛋白等蛋白质复合物的参与，这些发现对信号肽假说做了进一步的补充。

**1. 信号肽指导的分泌蛋白质在粗面内质网的合成**　　细胞中所有蛋白质的合成，均起始于细胞质基质中的游离核糖体上。其中分泌蛋白质多肽链在细胞基质中合成起始后，随着核糖体附着于粗面内质网膜上，多肽链不断延伸穿过内质网膜进入内质网腔直至肽链合成完成。接下来主要解释两个问题：这些细胞基质中游离的核糖体是怎样附着于内质网膜上的？新生的分泌蛋白质多肽链是如何转移到内质网腔中的？

（1）信号肽是指导蛋白质多肽链在粗面内质网上合成与穿膜转移的决定因素：1975 年，布罗贝尔和萨巴蒂尼提出信号肽假说（signal hypothesis），认为在分泌蛋白质新生肽链的氨基端，有一段含 18 ～ 30 个氨基酸的疏水序列，即信号肽（signal peptide，signal sequence）。信号肽由位于mRNA 的起始密码（AUG）之后的信号序列编码，存在于所有分泌蛋白质的氨基端，不同的蛋白质肽链的信号肽是由不同数目、不同种类氨基酸组成的疏水序列，信号肽是指导蛋白质多肽链在粗面内质网上进行合成的决定因素。核糖体与内质网的结合以及肽链穿过内质网膜的转移过程，除信号肽的指导作用外，还依赖细胞质基质中的信号识别颗粒（signal recognition particle，SRP）的介导、内质网膜上信号识别颗粒受体（SRP-receptor，SRP-R）及易位蛋白质或称转运体（translocon，translocator）的协助。信号肽假说的主要内容是：

1）新生的分泌蛋白质多肽链在细胞质基质中的游离核糖体上起始合成。当新生肽链 N 端的信号肽被翻译后，立即被细胞质中的 SRP 识别、结合（图 6-3）。SRP 是由 6 个多肽亚单位和一个 7S 的小分子 RNA 构成的核糖核蛋白复合体，其一端与信号肽结合，另一端结合于核糖体上的氨酰 tRNA 位点（A 位），形成信号肽 -SRP- 核糖体复合结构，由于核糖体上的 A 位被占据，阻止了氨酰 tRNA 进位，使肽链的翻译暂时终止，延长受到阻遏。

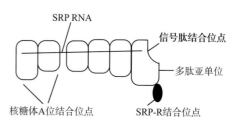

图 6-3　信号识别颗粒（SRP）结构模式图

2）与信号肽结合的 SRP 识别、结合内质网膜上的膜整合蛋白——信号识别颗粒受体（SRP-R）。SRP-R是内质网的跨膜蛋白，也称停泊蛋白（docking protein）或船坞蛋白。含有 α、β 两个亚基。α 亚基含有 SRP 的结合位点，β 亚基以疏水序列锚定在内质网膜上，SRP 与 SRP-R 结合介导核糖体锚泊于内质网膜上的转运体易位蛋白质上。此时 SRP 从信号肽 -SRP- 核糖体复合结构上解离下来，返回细胞质进入下一个循环，重新利用结合新的信号肽，被阻遏的肽链延伸继续进行。易位蛋白质又称转位体，哺乳动物细胞的转位体为一种与蛋白质分泌相关的多肽 Sec61p 复合体，属于跨膜蛋白，在内质网膜上装配成"面包圈样"的亲水性蛋白通道，其外径约为 8.5nm，中央孔直径平均为 2nm。有学者认为：内质网上的转运体是一种动态多蛋白复合体结构，当信号肽与之结合时，处于开放的活性状态，当新合成肽链被完全转移之后，则转变为无活性的关闭状态。关于内质网膜上转运体的存在及其与蛋白质穿膜转移的关系，已有实验证实：处于蛋白质转运功能活性状态下的转运体中央孔道，被正在通过的延伸中的多肽链充塞；如果用嘌呤霉素处理细胞，使新生的多肽链从核糖体上解离释放下来，用电生理学方法可以检测出流过转运体中央孔道的离子流。但是，如果用高盐溶液冲洗，使核糖体从内质网上脱落时，转运体即处于关闭状态，无法检测到内质网膜上转运体中央孔道的离子流。这就说明核糖体与内质网的结合是转运孔道开放所必需的条件。转运体不仅是分泌蛋白质新生多肽链合成时进入内质网腔的通道，而且还能够水解 GTP 提供能量，将内质网腔中的损伤蛋白质转运到细胞质溶质中去。

3）在信号肽的引导下，合成中的肽链通过核糖体大亚基的中央管和转运体共同形成的通道，穿膜进入内质网腔（图 6-4）。随后，信号肽被内质网膜腔面的信号肽酶切除，新生肽链继续延伸，直至完成。完成肽链合成的核糖体大小亚基解聚，并从内质网上解离，重新进入"核糖体循环"。

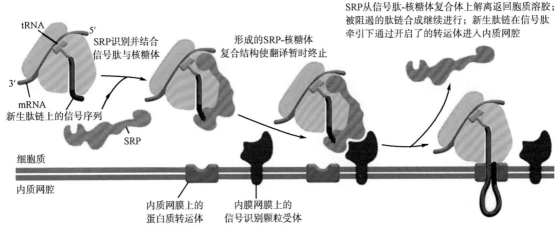

图 6-4  信号肽介导的新生肽链在内质网膜的合成及转移过程示意图

（2）新生多肽链的折叠与装配：蛋白质的基本理化性质由多肽链的氨基酸组成及排列顺序决定，而蛋白质功能实现依赖于多肽链按特定的方式盘旋、折叠所形成的三维空间构象。内质网为新生多肽链的正确折叠、装配提供有利环境条件。新合成的多肽链穿过内质网膜进入内质网腔，进行折叠、装配。这个过程需要内质网腔中的驻留蛋白，在内质网腔中，富含的氧化型谷胱甘肽（GSSG）有利于多肽链上的半胱氨酸残基之间形成二硫键，多肽链疏水基团之间、侧链基团之间极易形成不正确的二硫键，附着于内质网膜腔面的蛋白质二硫键异构酶（protein disulfide isomerase，PDI），可以切断二硫键，以帮助新合成的多肽链重新形成二硫键并处于正确的折叠状态，同时使折叠速度加快。内质网腔中的 BiP、内质蛋白、钙网蛋白、钙连蛋白等，这类蛋白能特异性识别新生肽链或部分折叠的多肽链并结合，协助多肽链转运、折叠和组装，但其本身并不参与到最终产物中，因此被称为"分子伴侣"（molecular chaperone）。分子伴侣羧基端具有驻留信号肽，其氨基酸序列通常为赖氨酸 - 天冬氨酸 - 谷氨酸 - 亮氨酸（Lys-Asp-Glu-Leu，KDEL），KDEL 信号序列可以与内质网膜上的 KDEL 受体结合，从而保证这类蛋白质滞留在内质网腔中。虽然有分子伴侣的协助，但是仍有些蛋白质分子不能正确折叠和组装，分子伴侣还可以识别错误折叠和未完全组装的蛋白质，使其留在内质网中，并通过内质网膜上的 Sec61p 转位体转运到细胞质，通过泛素化降解途径被降解。因此，学术界普遍认为，分子伴侣是细胞内蛋白质合成质量监控的重要因子。同时内质网腔中未折叠蛋白的聚集，可以引起内质网的未折叠蛋白应答（unfolded protein response，UPR），通过活化具有激酶性质的内质网跨膜蛋白的级联反应，促进 UPR 特异转录因子与编码内质网分子伴侣基因的启动子结合，使内质网腔中的分子伴侣表达升高，从而有利于蛋白质的正确折叠和组装。

（3）蛋白质的糖基化：粗面内质网合成的可溶性蛋白和跨膜蛋白需要进行糖基化修饰。蛋白质的糖基化（glycosylation）是指单糖或寡糖链与肽链特定的氨基酸残基之间通过共价键的结合形成糖蛋白的过程（图 6-5）。由附着型核糖体合成并经由内质网转运的蛋白质，其中大多数都要被糖基化。蛋白质糖基化有利于蛋白质正确折叠，抵抗蛋白酶的作用。发生在粗面内质网中的糖基化，主要是由 2 分子的 N- 乙酰葡糖胺（GlcNAC）、9 分子甘露糖（Man）和 3 分子葡萄糖组成的十四寡糖先与内质网膜中的焦磷酸多萜醇相连并活化，再与蛋白质天冬酰胺残基侧链上的氨基团结合，称为 N- 连接糖基化（N-linked glycosylation）。多萜醇是内质网膜上一种带有高能键的特殊脂质分子，具有高度疏水性，通过焦磷酸键与寡多糖相连形成寡糖链供体。寡糖残基均来自细胞质基质，在基质中被活化，形成 UDP- 单糖或 GDP- 单糖形式的活化中间体，这些中间体在特异性糖基转移酶的催化下依次将单糖加到焦磷酸化的多萜醇上。当形成甘露糖（Man）5-（GlcNAC）2-P-P-Dolichol 寡糖链后，整个分子从胞质侧翻转到内质网腔侧，然后继续加入活化的单糖分子，直到 14 个糖基全部链接为止。当新合成的多肽链出现：Asn-X-Ser 或 Asn-X-Thr（X 代表除

Pro 之外的任何氨基酸）的特定识别序列时，预先合成的寡糖前体经存在于粗面内质网腔面的糖基转移酶的催化转移到新生肽链的天冬酰胺残基上，形成甘露糖型的 N- 连接的糖链，之后寡糖链末端的 3 个葡萄糖和 1 个甘露糖基逐个被切除，进而被转运至高尔基体进一步加工为成熟的复杂性糖链。

（4）蛋白质的胞内运输：在信号肽的引导下，粗面内质网合成的肽链全部进入内质网腔，通过上述过程，成为可溶性的分泌蛋白质和内质网驻留蛋白。在粗面内质网合成并经加工修饰后的各种分性蛋白质最终被内质网膜包裹，并形成膜性小泡以"出芽"的形式转运。

蛋白质在细胞内主要有两个转运途径：①在内质网中经过折叠组装、糖基化等作用后，以转运小泡的形式进入高尔基体，进一

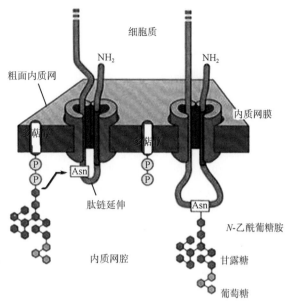

图 6-5　N- 连接糖基化示意图

步加工修饰，最终以分泌颗粒的形式被排到细胞外。这也是最为普遍和最为常见的蛋白质分泌途径。②来自粗面内质网的分泌蛋白质以膜泡的形式直接进入一种大浓缩泡中，进而发育成酶原颗粒，然后被排出细胞外。这种途径仅见于某些哺乳动物的胰腺外分泌细胞中。通过分泌蛋白质的两条分泌途径，可见其具有的共同特点，即所有分泌蛋白质的胞内运输过程，始终是以膜泡形式完全隔离于细胞质基质进行转运的。

**2. 信号肽指导的膜整合蛋白插入转移的可能机制**　膜整合蛋白，尤其多次跨膜蛋白的插入转移机制远比可溶性分泌蛋白质的转移过程复杂。

（1）单次跨膜蛋白的插入转移机制：单次跨膜蛋白插入内质网膜可能存在两种机制。①新生肽链共翻译插入（cotranslation insertion）机制。某些新生的单次跨膜驻留蛋白多肽链 N 端含有起始转移信号肽，同时在多肽链中还有由特定氨基酸组成的疏水区段——停止转移序列（stop transfer sequence），该序列与内质网膜具有极高的亲和性，与内质网膜的脂双层结合，在由信号肽引导的肽链转移过程中，当停止转移序列进入转运体并与转运体相互作用时，使转运体处于钝化状态而终止肽链转移；N 端起始转移信号肽从转运体上解除释放；停止转移序列形成单次跨膜的 α 螺旋结构区，蛋白肽链的 C 端滞留于细胞质一侧，使新生肽链未完全进入内质网腔形成跨膜蛋白。②内信号肽（internal signal peptide）介导的内开始转移肽（internal start-transfer peptide）插入转移机制。内信号肽是位于肽链中间的信号肽序列，内信号肽具有与 N 端信号肽同样的功能。随着新生肽链的延长，内信号序列被翻译，当内信号肽与转运体作用时，即被保留在类脂双分子层中，成为单次跨膜的 α 螺旋结构，阻止肽链进入内质网腔。在由内信号肽引导的插入转移过程中，插入的内开始转移肽能够以方向不同的两种形式进入转运体。若内信号肽氨基端带有的正电荷氨基酸比羧基端多时，羧基端进入网腔；反之则氨基端进入内质网腔，从而形成跨膜蛋白。

（2）多次跨膜蛋白的转移插入：多次跨膜蛋白的转移插入过程虽然远比单次跨膜蛋白要复杂得多，但是其基本机制是大致相同的。在多次跨膜蛋白多肽链上常常含有两个或两个以上的疏水性开始转移序列和停止转移序列，即会形成多次穿膜的跨膜蛋白。一般认为，多次跨膜蛋白是以内信号肽作为其开始转移信号的。

**3. 粗面内质网是蛋白质分选的起始部位**　细胞中所有蛋白质的合成都是从细胞质中的游离核糖体开始的，如果合成的蛋白质肽链 N 端无信号肽，这些蛋白质将继续在细胞质中的游离核糖体上合成，直至合成结束。通过这种方式合成的蛋白质包括：①非定位分布的细胞质溶质驻留蛋白；

②定位分布的胞质溶质蛋白，它们同其他成分一起装配成特定的复合体（或细胞器），如构成细胞架的蛋白、中心粒及中心粒周围物质等；③细胞核中的核蛋白（mucleoprotein），如构成染色质的组蛋白、非组蛋白及核基质蛋白等，在细胞质合成后，通过核孔复合体转运入核；④线粒体、质体等半自主性细胞器所必需的核基因组编码蛋白。

如果新合成的蛋白质肽链 N 端有信号肽序列，通过信号肽介导，在翻译的同时多肽链进入内质网，然后经过加工、修饰，使不同去向的蛋白质带上不同的分选标记，最后经过高尔基体反面网络进行分拣，包装到不同类型的分泌小泡中，转运到内质网、高尔基体、溶酶体、细胞质膜、核膜和细胞外等。这一过程称为蛋白质分选，信号肽可以看作蛋白质分选的初始信号，从膜结合型核糖体合成的蛋白质的角度讲，粗面内质网是蛋白质分选的起始部位。除信号肽外，蛋白质分选转运的重要信号还有信号斑（signal patch）。信号斑是指新合成的多肽链折叠时，在其表面由特定的氨基酸序列形成的三维功能结构。与信号肽不同的是：构成信号斑的氨基酸残基（或序列片段）往往相间排列存在于多肽链中，彼此相距较远；在完成蛋白质的分拣、转运引导作用后通常不会被切除；信号斑可以识别某些以特异性糖残基为标志的酶蛋白，并引导其定向转运。

## （二）滑面内质网的功能

滑面内质网是细胞中脂类合成的重要场所。在不同类型的细胞中因化学组成的差异及所含酶的种类不同，具有不同的功能。即使在同一种细胞中，滑面内质网也可能有多种功能。

**1. 滑面内质网参与脂类、类固醇激素的合成及转运**　脂类合成是滑面内质网最重要的功能之一，脂肪分解物甘油、一酰甘油和脂肪酸由小肠吸收，进入细胞后，在内质网中被重新合成三酰甘油。一般认为，在滑面内质网合成的脂类常常与粗面内质网合成的蛋白质结合形成脂蛋白，然后经高尔基体分泌出去。例如，在正常肝细胞中合成的低密度脂蛋白（low density lipoprotein，LDL）和极低密度脂蛋白（very low density lipoprotein，VLDL）等，被分泌入血后可携带、运输血液中的胆固醇和三酰甘油以及其他脂类到脂肪组织。如果脂蛋白经高尔基体转运途径受阻，就会导致脂类在肝细胞中的内质网积聚引起脂肪肝。

滑面内质网除合成磷脂外，还参与胆固醇及类固醇激素的合成，在滑面内质网膜上有合成胆固醇及类固醇激素的全套酶系，能催化脂肪酸氧化生成乙酰辅酶 A，乙酰基与胆固醇形成类固醇激素。在肾上腺皮质细胞、睾丸间质细胞及黄体细胞等分泌类固醇激素旺盛的细胞中，不仅滑面内质网发达而且存在与类固醇代谢密切相关的关键酶，这说明脂类合成及类固醇代谢是在滑面内质网中进行的。除线粒体特有的两种磷脂外，细胞所需的膜脂几乎均由滑面内质网合成。合成脂质的底物来源于细胞质基质，催化的酶定位于内质网膜上，脂质合成起始并完成于内质网膜的胞质侧。

（1）脂类合成过程：①脂酰转移酶催化脂酰辅酶 A 与甘油 -3- 磷酸反应，将 2 个脂肪酸链转移、结合到甘油 -3- 磷酸分子上形成磷脂酸。磷脂酸为疏水性化合物，一经合成，便镶嵌在磷脂双分子层的外层中，使膜的表面积增加；②在磷酸酶的作用下，磷脂酸去磷酸化生成二酰甘油；③在胆碱磷酸转移酶催化下，添加极性基团，二酰甘油与 CDP- 胆碱反应生成磷脂酰胆碱，形成双亲性脂类分子。新合成的磷脂分子最初只嵌入脂双层的细胞质一侧，然后经过膜上的翻转酶将磷脂从细胞质侧翻转到内质网腔面，使脂双层保持平衡，这一翻转过程是耗能的。新合成的膜脂再被输送到其他膜上。

（2）合成的脂质向其他膜结构的转运主要有两种方式：①以出芽小泡的形式转运到高尔基体、溶酶体和质膜；②磷脂交换蛋白（phospholipid exchange protein，PEP）作为载体，形成复合体进入细胞质基质，通过自由扩散，在膜之间转运磷脂，到达缺乏膜脂的线粒体和过氧化物酶体膜上。体外试验证实，每一种磷脂交换蛋白只能专一性地识别一种磷脂，以单分子形式从内质网膜提取并进行膜间的磷脂分子载运转移，这种特异性识别转移导致不同膜的膜脂种类不同，进而表现为理化特性及功能差异。

**2. 滑面内质网参与糖原代谢**　内质网参与了糖原的分解过程。肝细胞中滑面内质网膜上存在与糖代谢相关的酶类，主要包括葡糖 -6- 磷酸酶、β- 葡糖醛酸酶、葡糖醛酸转移酶和 GDP- 甘露糖转移酶等。肝细胞滑面内质网胞质面附着的糖原颗粒被糖原磷酸化酶降解，形成葡糖 -1- 磷酸，然后在细胞质溶胶中的磷酸葡萄糖变位酶作用下转化为葡糖 -6- 磷酸，最后，被滑面内质网腔面的葡糖 -6- 磷酸酶催化，葡糖 -6- 磷酸去磷酸化，去磷酸化后的葡萄糖更易透过脂质双分子层，释放到血液中，供其他细胞使用。

对于内质网是否参与糖原合成过程，目前存在两种不同观点，认同内质网参与糖原合成过程的学者是基于以下证据，在肝细胞中，糖原颗粒常与滑面内质网伴存，当糖原颗粒较多时，滑面内质网被遮盖不易辨认；在动物被禁食几天后，糖原颗粒减少，滑面内质网明显，提示糖原合成与滑面内质网可能有关。但是有研究发现，滑面内质网无催化糖原合成的糖原合酶，糖原合酶的功能是催化尿苷二磷酸葡糖（UDPG）中的葡萄糖基与糖原引物的非还原端分支上的葡萄糖基聚合，从而使糖链延长；UDPG 也并不与内质网膜结合，而是结合在糖原颗粒上。此外，如果实验中将 UDPG 加到引物糖原上，便可参与糖原合成，这也证实糖原合成与滑面内质网无关。

**3. 作为细胞解毒的主要场所**　肝脏是机体外源性、内源性毒物及药物分解解毒的主要器官，肝脏的解毒作用主要由肝细胞中的滑面内质网来完成。肝细胞滑面内质网上含有的氧化及电子传递酶系，主要包括细胞色素 P450、NADPH- 细胞色素 P450 还原酶、细胞色素 $b_5$、NADPH- 细胞色素 $b_5$ 还原酶、NADPH- 细胞色素 c 还原酶等，在电子传递的氧化还原过程中，这些酶可催化多种化合物的氧化或羟化，破坏毒物、药物的毒性或使毒性钝化，由于羟化作用增加化合物的极性，使毒物更易于排泄。需要指出的是，这种氧化作用也可能会使某些物质的毒性增强。内质网的电子传递链组成比线粒体的电子传递链短，组成酶系催化的反应，实质上都是在底物分子中加入一个氧原子，因此，有人将内质网电子传递链酶系称为羟化酶或加单氧酶系。也有人称为混合功能氧化酶。

**4. 参与肌细胞 $Ca^{2+}$ 的储存与释放**　在肌细胞中，滑面内质网特化为一种特殊的结构——肌质网（sarcoplasmic reticulum）。通常情况下，肌质网网膜上的 $Ca^{2+}$-ATP 酶把细胞质基质中的 $Ca^{2+}$ 泵入肌质网腔储存起来，当肌细胞受到神经冲动的刺激或细胞外信号分子作用时，可引起 $Ca^{2+}$ 向细胞质释放。$Ca^{2+}$ 到肌丝之间，激活 ATP 酶，使 ATP 转化为 ADP 释放能量，成为肌丝滑动的动力，引起肌肉收缩。肌质网腔中的每个钙结合蛋白可与 30 个左右的 $Ca^{2+}$ 结合，当钙结合蛋白浓度为 30 ～ 100mg/ml 时，肌质网中 $Ca^{2+}$ 浓度可达 3mmol/l，研究发现高浓度的 $Ca^{2+}$ 可以阻止内质网运输小泡的形成。

**5. 与胃酸、胆汁的合成与分泌密切相关**　胃壁腺上皮细胞中的滑面内质网可使 $Cl^-$ 与 $H^+$ 结合生成 HCl；在肝细胞中滑面内质网能够合成胆盐，而且通过葡糖醛酸转移酶的作用，使非水溶性的胆红素形成水溶性的结合胆红素，随胆汁排出进入毛细胆管。

## 四、内质网与疾病

内质网是具有极强内稳态体系的膜性细胞器，是细胞中极为敏感的细胞器，内环境稳定是内质网行使功能的基本条件，在各种有害因素如缺氧、射线、化学毒物和病毒等作用下，会发生病理变化，引起内质网形态、结构的改变，进而导致其功能异常。

### （一）内质网应激

在各种生理病理条件下，如缺氧、高浓度同型半胱氨酸、氧化应激、病毒感染、卵磷脂合成障碍、钙代谢紊乱、营养不足及化学药物等因素，使内质网内未折叠蛋白明显增多，且超过内质网处理能力时，细胞会激活相关的信号级联反应，以应对条件的变化并恢复内质网内良好的蛋白质折叠环境。细胞的这种适应性改变称为内质网应激（endoplasmic reticulum stress，ERS）。内质网应激表现为蛋白质合成暂停、内质网应激蛋白表达和细胞凋亡等。内质网是真核细胞中蛋白质合成、折叠与分泌的重要细胞器。细胞在长期进化过程中，形成了一套完整的机制，监督、帮助内质网内蛋白质的折叠与修饰；当错误折叠的蛋白质累积时，细胞通过一系列信号转导途径，产生应答，包括增强蛋白质折叠能力、停止大多数蛋白质的翻译、加速蛋白质的降解等；如果内质网功能紊乱持续，细胞将最终启动凋亡程序。这些反应统称未折叠蛋白应答（unfolded protein response，UPR）。内质网应激反应实际上是一种细胞水平的保护机制，内质网内环境稳态对细胞乃至整个生物体均有重要意义。作为细胞保护性机制的内质网应激体系一旦遭到破坏，细胞将不能合成应有的蛋白质，也不能发挥正常的生理功能，甚至出现细胞凋亡。

　　内质网应激主要激活三条信号通路：未折叠蛋白应答、内质网超负荷反应（EB overload response，EOB）和固醇调节级联反应（sterol regulatory cascade reaction）。前两条信号通路的激活均由蛋白质加工紊乱导致，固醇调节元件结合蛋白的激活是在内质网膜合成的胆固醇损耗所致。研究发现内质网应激与许多疾病有关，如心血管疾病、神经退行性疾病、糖尿病等代谢性疾病及炎症相关性疾病有密切关系。理解内质网应激过程对进一步认识多种疾病的发生机制有十分重要的理论意义。

## （二）内质网肿胀、肥大或囊池塌陷是最常见的病理改变

　　内质网肿胀是一种水样变性，主要是由于水分和钠的渗入，使内质网形成囊泡，这些囊泡还可互相融合而扩张成更大的囊泡。如果水分进一步聚集，便可使内质网肿胀破裂。在低氧、病毒性肝炎引起的内质网腔扩大并形成空泡，继而核糖体从内质网膜上脱落下来，这是粗面内质网蛋白质合成受阻的形态学标志。膜的过氧化损伤会导致内质网囊池塌陷。

　　当某些感染因子刺激某些特定细胞时，会引起这些细胞的内质网变得肥大，这反映了内质网具有抗感染的作用。例如，当B淋巴细胞受到抗原物质（如病菌）刺激时，可转变成浆细胞，此时，浆细胞内的内质网肥大，免疫球蛋白的分泌增加。巨噬细胞的内质网肥大，表现为溶解酶的合成增强。当细胞在药物的作用下，常会出现内质网的代偿性肥大，对药物进行解毒或降解。

## （三）内质网囊腔中包涵物形成和累积

　　由基因突变造成的某些遗传病中，由于内质网合成蛋白质分子结构异常，可观察到蛋白质、糖原和脂类在内质网中的累积；在药物中毒、肿瘤所致的代谢障碍时，可见一些有形或无形的包涵物在内质网中形成。

## （四）不同肿瘤细胞中内质网呈多样性改变

　　在不同生物学特性的癌变细胞中，内质网的形态结构与功能呈现出多样性改变。孔环片层是肿瘤细胞中内质网结构的常见改变。在低侵袭力癌细胞中内质网较少，葡萄糖-6磷酸酶活性下降，分泌蛋白质、尿激酶合成相对增多；在高侵袭力癌细胞中，内质网相对发达，分泌蛋白质、驻留蛋白、β-葡糖醛酸酶等的合成显著增高。

知识拓展6-2　　　　　　　　　内质网应激与2型糖尿病

　　内质网应激是一个重要的细胞生理现象，参与细胞的各项生物学活动，近年来成为研究代谢性疾病发病机制的热点。研究发现，内质网应激是慢性代谢疾病的重要标志，也是连接免疫系统与代谢系统的桥梁。合成代谢活跃的细胞均具有高度发达的内质网，内质网被视为"代谢感受器"，与内分泌网络建立密切而广泛的联系。在营养过剩状态下，内质网发生应激，成为触发代谢性疾病的重要因素。内质网应激反应是细胞的一种自我保护性机制，适度反应的内质网应激有助于保护细胞抵抗应激，维持生存；过强的和持久的内质网应激可引起细胞功能障碍，甚至发生细胞凋亡，促进疾病的发生发展。胰岛的β细胞是产生和调节胰岛素分泌的细胞，具有发达的内质网，而且高表达RNA依赖的蛋白激酶样内质网激酶（RNA-dependent protein kinase-like ER kinase，PERK）、真核细胞翻译起始因子2

（eukaryotic translation initiation factor 2，EIF2）和分子伴侣 BiP，是对内质网应激最敏感的细胞之一。PERK/EIF2 磷酸化途径影响胰岛素合成，该途径过度激活使 β 细胞胰岛素分泌障碍；PERK 介导 FOXO 磷酸化加重胰岛素抵抗。而胰岛素抵抗和胰岛 β 细胞功能下降是 2 型糖尿病（diabetes mellitus type 2，T2DM）发病的两个关键因素。

胰岛素抵抗（insulin resistance，IR）是指胰岛素靶组织对胰岛素的敏感性降低。肝脏、脂肪组织和肌肉是体内除脑组织外最重要的胰岛素受体器官，这些脏器对胰岛素介导的葡萄糖利用率下降，是 2 型糖尿病的重要特征。研究发现，内质网应激的药物可以使大鼠肝细胞感受胰岛素刺激的胰岛素受体和胰岛素受体底物 -1（insulin receptor substrate-1，IRS-1）介导的酪氨酸磷酸化显著减弱，细胞对胰岛素的敏感性下降。在胰岛素抵抗状态下，细胞内代谢紊乱和炎症应激破坏内质网稳态，出现错误折叠蛋白，内质网试图通过产生大量分子伴侣来减弱应激，以维持自身稳态。如果内质网应激持续存在，通过 IRE-1 和 c-Jun 氨基端激酶（JNK）依赖的蛋白激酶级联途径促进 IRS-1 的丝氨酸磷酸化，从而降低胰岛素在外周组织的敏感性，进一步导致和加重胰岛素抵抗。

胰岛 β 细胞内持续存在的内质网应激，不仅影响胰岛细胞功能而且激活特定的凋亡通路，诱导胰岛 β 细胞凋亡，现有研究发现主要激活的凋亡通路有三条：①CCAAT 增强子结合蛋白（C/EBP）同源蛋白（C/EBP homologous protein，CHOP）信号通路是内质网应激的特异转录因子，细胞在非应激状态时低表达，在应激条件下，上游转录元件 IRE-1/PERK 和 ATF6 调控 CHOP 表达增强，介导细胞发生凋亡。②内质网应激使 IRE-1 激活，进而激活肿瘤坏死因子受体相关因子 2（tumor necrosis factor receptor-associated factor 2，TRAF2），形成复合体，激活 c-Jun 氨基端激酶，诱导胰岛细胞凋亡。③内质网应激状态下，钙离子平衡紊乱激活该蛋白激酶，剪切并活化 caspase-12，持续活化的 caspase-12 从内质网转运到胞质溶质中，激活胞质中的 caspase-9 和 caspase-3 等，促使胰岛 β 细胞凋亡和胰岛素抵抗，导致 2 型糖尿病的发生和发展。

近年研究发现，内质网应激通过诱导血管内皮细胞凋亡、神经细胞凋亡等还与动脉粥样硬化、骨质疏松症、神经退行性疾病如阿尔茨海默病和帕金森病等密切相关。

# 第二节 高尔基体

**知识拓展 6-3**         **高尔基体的发现**

1898 年，意大利科学家高尔基（Golgi）在光镜下观察猫头鹰脊神经节银染标本时，发现胞质中存在一种嗜银性网状结构，当时将其命名为内网器（internal reticular apparatus）；以后在许多真核细胞中相继发现了类似结构。由于这一结构是高尔基（Golgi）发现的，人们便称其为高尔基体（Golgi body）。高尔基体形态多样，故也称其为高尔基复合体（Golgi complex）。活细胞内高尔基体难以辨认，普通染色的标本也不易观察到。因此，在发现高尔基体后的很长一段时间内，对细胞内高尔基体是否存在一直存在争议；到了 20 世纪 50 年代，电镜和超薄切片技术的应用和发展，不仅证明了高尔基体存在，而且对其超微结构也有了更深入的认识。

高尔基体普遍存在于真核细胞中，在蛋白质的修饰、加工、分选中起关键作用，与细胞的分泌活动密切相关。

<h1 style="text-align:center">一、高尔基体的形态结构</h1>

## （一）高尔基体是由三种不同类型的囊泡组成的膜性细胞器

电镜下，高尔基体是由扁平囊泡、大囊泡、小囊泡组成的极性的细胞器。常分布于内质网与细胞膜之间，呈弓形或半球形，凸出的一面朝向内质网，称为形成面（forming face）或顺面（cis-face）。膜厚约 6nm，与内质网厚度相近。凹进的一面朝向质膜称为成熟面（mature face）或反面（trans-face）。膜厚 8nm，与细胞膜厚度相近。顺面和反面都有一些或大或小的囊泡（图 6-6）。

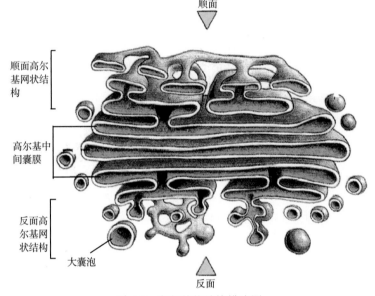

图 6-6　高尔基体结构模式图

**1. 扁平囊泡**　现在统称为潴泡（cisterna），是高尔基体中最具特征的主体结构组分。由单层膜构成，膜厚 6 ～ 7nm，中间形成囊腔，囊腔宽 15 ～ 20nm；相邻囊间距 20 ～ 30nm。周缘多呈泡状，4 ～ 8 层扁平囊泡略呈弓形整齐排列层叠在一起，构成高尔基体的主体结构，称为高尔基堆（Golgi stack）。

**2. 小囊泡**　统称为小泡（vesicle），多集中在高尔基体形成面附近，是一些直径为 40 ～ 80nm 的膜泡结构。有两种类型：一类为表面光滑的小泡，数量相对较多。数量较少的一类表面有绒毛样结构的有被小泡（coated vesicle）。一般认为小囊泡是由邻近高尔基体的内质网以芽生方式形成的，起着从内质网到高尔基体运输合成蛋白质的作用，也称运输小泡。它们可以相互融合形成扁平囊泡，一方面完成蛋白质从内质网到高尔基体的转运；另一方面，使高尔基体的扁平囊泡的膜结构及其内容物得到更新和补充。粗面内质网腔中的蛋白质，经芽生的小泡输送到高尔基体，再从形成面到成熟面的过程中逐步加工。

**3. 大囊泡**　统称为液泡（vacuole），直径为 0.1 ～ 0.5μm，是由扁平膜囊末端或分泌面局部膨胀，然后断离所形成，也称分泌小泡（secretory vesicle）。不同的分泌小泡在电镜下显示的电子密度不同，可能与其成熟程度不同有关。分泌泡逐渐移向细胞表面，与细胞的质膜融合，而后破裂，内含物随之排出。不同细胞中高尔基体的数目和发达程度，既取决于细胞类型、分化程度，也取决于细胞的生理状态。

## （二）高尔基体是具有极性的细胞器

通过电镜细胞化学、单克隆抗体免疫电镜技术及应用重金属选择性浸染新技术结合三维结构重建研究，显示高尔基体各层囊膜的标志化学反应及所执行的功能均不同，具有明显的极性。现在一般将高尔基体划分为三个具有不同功能的组成部分：①顺面高尔基网（cis-Golgi network，CGN）：靠近内质网的一侧，呈连续分支的管网状结构，可被标志性的化学反应——嗜锇反应显示。主要功能是分选来自内质网的蛋白质和脂类，将其大部分转入高尔基体中间膜囊，小部分重新送返内质网而成为驻留蛋白；另一功能是进行蛋白质的 O- 连接糖基化和穿膜蛋白在细胞质基质侧结构域的酰基化修饰。②高尔基中间膜囊（medial Golgi stack）：位于顺面高尔基网状结构和反面高尔基网状结构之间的多层间隔囊、管结构复合体系，可被标志性的化学反应——NADP 酶反应显示。主要功能为进行糖基化修饰和多糖及糖脂的合成。③反面高尔基网（trans-Golgi network，TGN）：朝向细胞膜一侧，在其形态结构和化学特性上具有细胞的差异性和多样性。该结构的主要功能是对蛋白质进行分选和修饰，使经过分选的蛋白质分泌到细胞外或转运到溶酶体。TGN 在蛋白质与脂类的转运过程中，一旦被包装成转运小泡便不能逆向转运，起着类似"瓣膜"的作用，保证这些物质单向转运。另外，有些蛋白质的修饰作用是在反面网状结构中进行和完成的。例如，蛋白质酪氨酸残基的硫酸化、半乳糖 α-2,6 位的唾液酸化及蛋白质的水解等。

## （三）高尔基体在不同的组织细胞中呈现不同的分布形式

高尔基体在细胞中的分布位置取决于细胞的类型。例如，在神经细胞中高尔基体常常围绕在细胞核周围；在输卵管内皮细胞、肠上皮黏膜细胞、甲状腺和胰腺外分泌部等具有生理极性的细胞中，高尔基体一般在细胞核附近趋于顶部或游离面分布；在肝细胞中，沿胆小管分布在细胞边缘；在精子、卵细胞等特殊类型细胞和大多数无脊椎动物的某些细胞中，可见高尔基体呈分散状态分布。有研究发现，在非极性的动物间期细胞中，高尔基体往往位于中心粒附近。如果用秋水仙碱处理细胞，高尔基体会失去原有的典型结构特征，出现弥散性分布；去除秋水仙碱后，其又快速恢复到原来的结构和分布状态。表明动物非极性细胞中高尔基体在中心粒附近分布与微管相关。

高尔基体的数量和发达程度，也与细胞的生长、发育分化程度和细胞的功能类型有关，且存在较大差异，并会随着细胞的生理状态而变化。在一般情况下，分泌功能旺盛、分化成熟的细胞，如杯状细胞、胰腺细胞和唾液细胞等高尔基体数目较多，可见多个高尔基体围成环状或半环状，而在肌肉细胞和淋巴细胞中则数量很少。在同一类型细胞中，功能旺盛时，高尔基体较为发达，衰老时小而少。

# 二、高尔基体的化学组成

## （一）高尔基体膜的基本成分是脂类

作为细胞内膜系统的重要膜性结构细胞器，高尔基体最基本的化学组分是脂类。对从大鼠肝细胞中分离的高尔基体进行分析，脂类约占 45%，膜脂中磷脂酰胆碱的含量介于内质网和质膜之间，中性脂类主要包括胆固醇、胆固醇酯和三酰甘油（表 6-1）。

表 6-1　高尔基体膜、质膜及内质网膜的脂类含量

| 膜的类型 | 膜脂类型及含量（%） | | | | | |
|---|---|---|---|---|---|---|
| | 卵磷脂 | 脑磷脂 | 磷脂酰丝氨酸 | 神经鞘磷脂 | 胆固醇 | 其他脂类 |
| 高尔基复合体 | 31.4 | 36.5 | 4.7 | 14.2 | 0.47 | 12.73 |
| 内质网膜 | 47.8 | 35.8 | 5.6 | 3.4 | 0.12 | 7.28 |
| 质膜 | 32.0 | 34.4 | 4.6 | 19.2 | 0.51 | 9.29 |

## （二）高尔基体含有以糖基转移酶为标志酶的多种酶蛋白体系

高尔基体膜含有丰富的蛋白质和较为多样的酶类，含有一些与内质网（endoplasmic reticulum）

共同的蛋白成分。在高尔基体的不同功能结构区域分布种类及数量不同的酶系，一般认为，糖基转移酶（glycosyltransferase）是高尔基体最具特征的酶。他们主要参与糖蛋白和糖脂的合成。在高尔基体中还存在一些其他重要酶类，主要是：包括 NADPH- 细胞色素 c 还原酶和 NADPH- 细胞色素还原酶的氧化还原酶；以 5'- 核苷酸酶、腺苷三磷酸酶、硫胺素焦磷酸酶为主的磷酸酶类；参与磷脂合成的溶血卵磷脂酰基转移酶和磷酸甘油磷脂酰转移酶；由磷脂酶 A1 和磷脂酶 A2 组成的磷脂酶类；酪蛋白磷酸激酶；α- 甘露糖苷酶等。

近年通过密度梯度离心技术可分离获得三种不同密度的高尔基体碎片，密度最大的膜碎片含有磷酸转移酶，可以催化磷酸酶与溶酶体酶蛋白结合；中等密度的膜碎片含有甘露糖苷酶和 N- 乙酰葡糖胺转移酶；密度最低的膜碎片含有半乳糖基转移酶及唾液酸基转移酶。这一研究证实了，在高尔基体中至少有三种不同结构和功能分化的高尔基膜囊。基于此研究结果，詹姆斯·E. 罗思曼（James E.Rothman）等提出高尔基体叠层存在生化区隔化或房室化的新观点。通过免疫细胞化学电镜技术进一步研究分析发现，N- 乙酰葡糖胺转移酶 I 只存在于高尔基体叠层中央的 2 ～ 3 个扁囊中；半乳糖基转移酶仅存在于反面扁囊中；而磷酸转移酶存在于顺面扁囊中。这也为高尔基体叠层存在生化区隔化提供了新证据。

## 三、高尔基体的功能

高尔基体是细胞内膜系统的主要组成结构之一，其主要功能是将内质网合成的蛋白质进行再加工、分类、包装，然后定向地转运到细胞的特定部位或细胞外。内质网中合成的脂类一部分也需要通过高尔基体向细胞膜和溶酶体膜等部位运输。

### （一）高尔基体是细胞内物质加工合成的重要场所

**1. 糖蛋白的加工合成**　由内质网合成并经高尔基体运输的蛋白质，绝大多数需要经过糖基化修饰加工合成糖蛋白。由内质网转运而来的糖蛋白，在进入高尔基体后，其寡糖链末端区的寡糖基往往要被切去，同时再添加上新的糖基，如 UDP- 半乳糖、UDP- 唾液酸等，形成新的糖蛋白。糖蛋白的类型主要有两种：① N- 连接糖蛋白：寡糖链结合在蛋白质多肽链中天冬酰胺的氨基侧链上。糖链合成与糖基化修饰始于内质网，完成于高尔基体；② O- 连接糖蛋白：寡糖链结合在蛋白质多肽链中丝氨酸、苏氨酸或酪氨酸（或胶原纤维中的羟赖氨酸与羟脯氨酸）羧基侧链上，主要或完全在高尔基体中进行和完成的。

蛋白质糖基化的意义：①糖基化对蛋白质具有保护作用，使它们免遭水解酶的降解；②具有运输信号的作用，引导蛋白质包装形成运输小泡，以便进行蛋白质的靶向运输；③糖基化形成细胞膜表面的糖被，在细胞膜的保护、识别以及通信等生命活动中发挥重要作用。

**2. 蛋白质的水解和加工**　某些蛋白质或酶在高尔基体中只有通过水解才能成为成熟形式或活性形式。例如，人胰岛素在胰岛 β 细胞粗面内质网中合成的胰岛素原，由 86 个氨基酸残基组成，含有 A、B 两条肽链和起连接作用的 C 肽链。当它被转运到高尔基体中，经转换酶将 C 肽水解，成为由 51 个氨基酸残基组成的有活性的胰岛素。此外，胰高血糖素、血清白蛋白等也都是在高尔基体中切除修饰成熟的。溶酶体酸性水解酶的磷酸化修饰以及蛋白聚糖类的硫酸化修饰等，均发生或完成于高尔基体中。

### （二）高尔基体是细胞内的蛋白质分选和膜泡定向运输的枢纽

在 20 世纪 60 年代中期 Palade 和 Jamieson 等，运用放射性同位素标记示踪技术，注射 $^3$H 标记的亮氨酸于豚鼠胰腺细胞，3 分钟后，$^3$H- 亮氨酸即出现于粗面内质网中；约 20 分钟后，从内质网进入高尔基体；120 分钟后，$^3$H- 亮氨酸出现于细胞顶端的分泌泡中并开始释放。此实验清楚证实了分泌蛋白质在细胞内的合成及转运途径。此后的研究进一步证实，除分泌蛋白质外，溶酶体中的酸性水解酶、多种细胞膜蛋白及胶原纤维等细胞外基质成分也都是经由高尔基体进行定向转运的。因此，可以说高尔基体在细胞内蛋白质的分选和膜泡的定向运输中具有极为重要的枢纽作用。在高尔基体中经过加工修饰，不同的蛋白质带上可被反面高尔基网专一受体识别的分拣信号，进而选择、浓缩，形成不同去向的运输和分泌小泡。这些小泡按照下列可能的途径被分类转运、输出（图 6-7）：①溶酶体酶蛋白在高尔基体经甘露糖 -6- 磷酸（M-6-P）受体分选、浓缩和包装，形成 M-6-P 标记，以有被小泡的形式被转运到溶酶体；②没有分拣信号的细胞表面蛋白，以有被小泡的形式直接运向细胞膜或分泌释放到细胞外；③肽类激素、神经肽与消化酶等分泌蛋白质，按其分拣信号以分泌小泡的形式暂时储存于细胞质中，当受到细胞外信号刺激时，通过胞吐作用被分泌释放到细胞外。

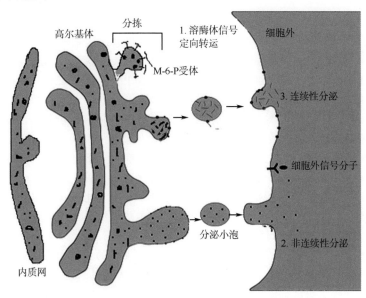

图 6-7 经高尔基体分拣的蛋白质运输小泡的转运途径

## （三）参与膜流与膜的转化

细胞质膜与内膜之间，内膜与内膜之间膜结构转移、转换和重组的过程，称为膜流（membrane flow）。高尔基体参与膜的转变，对膜的形成、转化具有重要作用。源于粗面内质网的运输小泡转移到高尔基体时，小泡膜融入高尔基体顺面的膜上；高尔基体将小泡中的蛋白质进行修饰、加工后分拣、包装成新的分泌小泡，高尔基体反面的分泌小泡的泡膜与质膜或溶酶体膜融合；另一方面，质膜在胞吞作用中形成的部分小泡也会融入高尔基体膜囊；高尔基体向内质网逆向膜泡转运过程中，会将膜转化为内质网膜。高尔基体在膜流过程中起着承上启下的作用，不仅在物质运输中起重要作用，而且使膜性细胞器及质膜得到不断更新和补充。

## 四、高尔基体与疾病

### （一）高尔基体代偿性肥大

当细胞分泌功能亢进时，常伴有高尔基体结构肥大。表现为高尔基体组成部分体积增大或细胞中出现较多的高尔基体。有学者在大鼠肾上腺皮质再生实验中发现，在细胞再生过程中，腺垂体细胞分泌促肾上腺皮质激素，处于旺盛分泌状态时，高尔基体结构显著增大；当细胞再生结束后，促肾上腺激素分泌减少，高尔基体结构恢复到正常状态。

### （二）高尔基体萎缩与损坏

由于毒性物质如酒精等的作用，导致脂肪肝形成及肝细胞损伤时，肝细胞脂蛋白合成受阻，可以观察到：肝细胞高尔基体中脂蛋白颗粒减少甚至消失，高尔基体形态萎缩、结构破坏。

## （三）不同分化状态的肿瘤细胞中高尔基体形态各异

正常情况下，在分化成熟、分泌功能旺盛的细胞中高尔基体较为发达，而在尚未分化成熟或处于生长发育阶段的细胞中，如干细胞、胚胎细胞及恶性肿瘤细胞中，高尔基体则相对较少。通过对不同类型、不同分化程度肿瘤细胞的观察研究发现，在低分化的癌细胞中，高尔基体数量较少，形态不完整，有的仅为聚集、分布在细胞核周围的一些分泌小泡；而在高分化癌细胞中，高尔基体相对较为发达，且具有典型的结构形态。

---

**临床病例 6-1**

阿尔茨海默病患者神经细胞中存在高尔基体碎裂现象，这是不可逆的损伤，可导致神经元死亡。但对于高尔基体碎裂是如何发生的，与阿尔茨海默病是何关系，一直没有搞清楚。2014 年 3 月 21 日，来自美国密歇根大学的中国学者在 PNAS 上发表的一篇研究报告，该研究揭示了高尔基体碎裂导致阿尔茨海默病的分子机制。

正常情况下，脑细胞内淀粉样前体蛋白（amyloid precursor protein，APP）经 β 分泌酶、γ 分泌酶水解，产生由 39 ~ 43 个氨基酸组成的低浓度 β 淀粉样肽（β-amyloid peptide，Aβ）。若脑细胞内 Aβ 的大量聚集与阿尔茨海默病发病有关，Aβ 的凝集使其具有神经细胞毒性，可诱导脑细胞凋亡；凋亡细胞释放的 Aβ 能自发快速聚集成 β 片层折叠结构，进而产生 Aβ 纤维沉积；沉积的 Aβ 纤维构成阿尔茨海默病患者脑细胞外老年斑（SP）的核心。

另外，Aβ 的积累可导致高尔基体碎裂，并与阿尔茨海默病发病有关。密歇根大学的中国学者应用转基因小鼠和组织培养模型，对神经元高尔基体碎裂及后续分子机制及对阿尔茨海默病的影响进行了研究。在阿尔茨海默病中，高尔基体的碎裂由高尔基体结构蛋白（如 GRAPS65）的磷酸化引起，这是 Aβ 触发的细胞周期蛋白依赖性激酶 -5（Cdk5）激活导致的。这说明 Aβ 间接导致了高尔基体碎裂。

高尔基体碎裂或许是引发阿尔茨海默病的主要原因，高尔基体高度有序的结构对于运输分子到正确位置，维持细胞正常功能是非常重要的；高尔基体类似于细胞中的物流中枢，其变成碎片，功能失控，将"包裹"发送到错误的位置，或根本就不能发送。目前，研究者们通过抑制 Cdk5 或者表达不能激活 GRASP65 磷酸化的 Cdk5 突变体的方法挽救高尔基体的结构，这两种方法均可以降低患者大脑中 β 淀粉样蛋白（大约 80%）。密歇根大学研究者们的研究结果对于理解阿尔茨海默病的发病机制及开发新型靶向疗法提供了研究基础。

---

## （四）高尔基体与先天性疾病

高尔基体参与分拣、转运、加工修饰的蛋白质或酶的遗传性缺陷，可导致相应的遗传病。例如，定位于 12 号染色体上的 N- 乙酰葡糖胺 - 磷酸转移酶基因突变，导致存在于顺面高尔基网的 N- 乙酰葡糖胺 - 磷酸转移酶活性缺失，不能将 GlcNAc- 磷酸转移到甘露糖的第 6 碳原子上，使溶酶体水解酶的溶酶体分拣信号丧失，相应的酶不能定位到溶酶体，产生包涵体细胞病（inclusion-cell disease）（黏脂贮积症 II 型）。包涵体细胞病是一种常染色体隐性遗传病，患者出生时即有面容粗笨、骨骼异常、全身肌张力低下等表现；由于溶酶体内缺乏水解酶，溶酶体内底物大量积累，形成包涵体。

# 第三节 溶 酶 体

溶酶体（lysosome）是广泛存在于真核细胞中的一种膜性细胞器，是内膜系统的另一种重要结构组分。1949 年，比利时科学家 C.de Duve 等在研究与糖代谢有关的酶时，采用差速离心法对大鼠肝组织匀浆进行组分分离，发现在线粒体分层中的酸性磷酸酶的活性与沉淀的线粒体物质无关，由此推断可能存在另一种细胞器。1955 年由德迪韦（C.de Duve）和诺维科夫（A.Novikoff）

等在电镜下观察大鼠肝细胞时，发现了一种内含多种酸性水解酶的囊状细胞器，并命名为溶酶体。典型的动物细胞中有几百个溶酶体，在不同类型的细胞中溶酶体数量差异巨大。溶酶体酶能分解各种外源性和内源性的大分子物质，是细胞内消化器官。

<h2>一、溶酶体的形态结构和化学组成</h2>

### （一）溶酶体是一种具有高度异质性的膜性结构细胞器

溶酶体普遍存在于各类组织细胞中，电镜下可见是由一层单位膜包裹多种酸性水解酶的囊泡状细胞器，膜厚约 6nm，通常呈球形或卵圆形，大小不一，直径一般为 0.2 ~ 0.8μm，最小仅为 0.05μm，最大可达数微米（图 6-8）。

目前发现，溶酶体中有 60 多种能够分解机体中生物活性物质的酸性水解酶，包括蛋白酶、核酸酶、糖胺酶、磷酸酶、脂肪酶和溶菌酶等。这些酶可以将蛋白质、核酸、糖类和脂类等绝大多数的生物大分子水解为能被细胞利用的小分子。这些酶的最适 pH 通常为 3.5 ~ 5.5，所以称为酸性水解酶。不同溶酶体中所含的水解酶不完全相同，每一个溶酶体中所含酶的种类有限，但酸性磷酸酶普遍存在，是溶酶体的标志酶。溶酶体的形态和大小、数量分布及功能，不同细胞差异显著，即使在同一细胞中，不同的生理状态也不一样，表现出高度的异质性（表 6-2）。

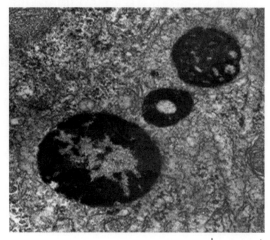

200nm

图 6-8 溶酶体形态结构电镜图

表 6-2 溶酶体含有的主要酶类及其作用底物

| 酶的类型 | 作用底物 |
| --- | --- |
| 内肽酶、外肽酶、胶原酶、顶体酶 | 多肽 |
| 糖胺酶、糖基化酶 | 糖蛋白 |
| 磷蛋白磷酸酶 | 磷蛋白 |
| 酸性麦芽糖酶 | 糖原 |
| 内糖苷酶、外糖苷酶、溶菌酶、硫酸酶 | 蛋白聚糖 |
| 芳基硫酸酶 A、N- 脂酰鞘氨醇酶、糖苷酶 | 糖脂 |
| 三酰甘油酯酶、胆碱酯酶 | 神经脂 |
| 磷脂酶、磷酸二酯酶 | 磷脂 |
| 核酸酶、核苷酶、核苷酸硫酸化酶、焦磷酸酶 | 核酸与核苷酸 |

### （二）溶酶体膜的特征

溶酶体膜在形态上与其他膜结构相同，但在生化组成上有较大差异：①溶酶体膜上嵌有质子泵，即 $H^+$-ATP 酶。质子泵可依赖水解 ATP 释放出的能量将 $H^+$ 逆浓度梯度泵入溶酶体内，以形成和维持溶酶体腔内的酸性环境。②溶酶体膜上有多种载体蛋白，可及时将水解产物转运出去供细胞再利用或排出细胞外。③溶酶体膜中富含两种高度糖基化的膜整合蛋白 lgpA 和 lgpB，其寡糖链突向溶酶体内表面，保护溶酶体膜免受水解酶的消化。

## （三）溶酶体膜糖蛋白家族具有高度同源性

在多种脊椎动物中已鉴定出了一个溶酶体膜糖蛋白家族——溶酶相关膜蛋白（lysosomal-associated membrane protein，LAMP）或溶酶体整合膜蛋白（lysosomal integal membrane protein，LIMP）。该类蛋白的肽链组成结构包括：一个较短的 N 端信号肽序列、一个高度糖基化的腔内区、一个单次跨膜区和一个由 10 个左右的氨基酸残基组成的 C 端胞质尾区。相关的蛋白质克隆实验表明：在不同物种的同类蛋白质及同一物种的不同蛋白质之间，特别是在其功能结构区，具有高度的氨基酸序列组成同源性。

在典型的溶酶体膜糖蛋白结构的糖基化蛋白核心上，连接于蛋白质多肽链中天冬酰胺的寡糖成分可占到糖蛋白重量的 50%；在寡糖链的末端均含有唾液酸。这种高度的糖基化使得蛋白质的等电点极低而呈酸性。溶酶体整合膜蛋白高度保守的 C 端胞质尾区可能是该类蛋白质从高尔基体向溶酶体运输的通用识别信号。如果改变或破坏 C 端的结构组成，就会阻止它们向溶酶体的定向转运。这也提示，N- 糖基化并非是这些蛋白质必需的转运信号。

## 二、溶酶体的形成与成熟过程

溶酶体的形成是一个由内质网和高尔基体共同参与，集胞内物质合成、加工包装、运输及结构转化为一体的复杂而有序的过程。就目前的普遍认识，以溶酶体酶蛋白在附着型多聚核糖体上的合成为起始，溶酶体的形成主要经历以下几个阶段：

**1. 酶蛋白的 N- 糖基化与内质网转运**　合成的酶蛋白前体进入内质网腔，经过加工、修饰，形成 N-连接的甘露糖糖蛋白；再被内质网以出芽的形式包裹形成膜性小泡，转送运输到高尔基体的形成面。

**2. 酶蛋白在高尔基体内的加工与转移**　在高尔基体形成面囊膜内磷酸转移酶与 N- 乙酰葡糖胺磷酸糖苷酶的催化下，寡糖链上的甘露糖残基磷酸化形成甘露糖 -6- 磷酸（mannose 6-phosphate，M-6-P），这是溶酶体水解酶分选的重要识别信号。

**3. 酶蛋白的分选与转运**　在高尔基体的成熟面囊膜上具有识别 M-6-P 的受体，识别结合带有 M-6-P 标记的水解酶后，高尔基体局部出芽和膜外胞质面的网格蛋白组装成网格蛋白包被的有被小泡；随后有被小泡与高尔基体囊膜断离。需要指出的是，以 M-6-P 为标志的溶酶体酶分选机制是目前了解比较清楚的一条途径，但并不是溶酶体酶分选的唯一途径，已有研究提示在细胞中可能存在其他的分选机制。

**4. 内体性溶酶体的形成与成熟**　有被小泡与高尔基体囊膜断离后，脱去网格蛋白外被形成无被运输小泡与细胞质中的晚期内体融合，在晚期内体膜上质子泵的作用下，将细胞质中的 H⁺ 泵入晚期内体，使腔内 pH 从 7.4 左右下降到 6.0 以下，在酸性内环境下，溶酶体酶前体从 M-6-P 膜受体上解离，再通过去磷酸化而成熟，M-6-P 膜受体则以出芽的形式形成运输小泡返回到高尔基体的成熟面，经过这些变化之后最终形成内体性溶酶体。内体性溶酶体的形成过程如图 6-9 所示。

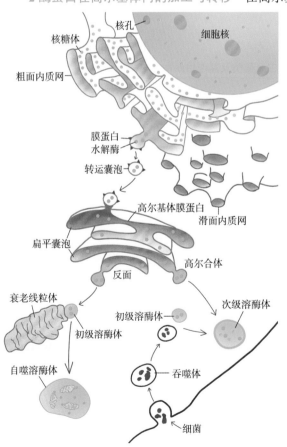

图 6-9　溶酶体的形成过程示意图

内体（endosome）是由细胞的胞吞作用形成的一类异质性脱衣被膜泡，按照其发生阶段分为早期内体（early endosome）和晚期内体（late endosome）。早期内体是指由胞吞作用入胞后最初形成的脱衣被膜泡，囊腔中含有胞吞物质，pH 与细胞外液相近。当早期内体通过分拣、分离出带有质膜受体的再循环内体后，就成为晚期内体。再循环内体返回重新融入质膜。

## 三、溶酶体的类型

### （一）依据传统的分类方法

溶酶体按照功能状态不同分为初级溶酶体（primary lysosome）、次级溶酶体（secondary lysosome）、三级溶酶体（tertiary lysosome）。

**1. 初级溶酶体**　是指通过其形成途径新产生的溶酶体，只含酸性水解酶，不含被消化的底物，其中酶通常处于非活化状态；因此，也称为无活性溶酶体（inactive lysosome）。初级溶酶体膜厚约 6nm，形态上一般为不含有明显颗粒物质的透明圆球状。在不同类型细胞或同一类型细胞的不同发育时期，可呈现电子密度较高的颗粒小体或带有棘突的小泡。目前有观点认为，细胞内可能不存在没有作用底物的初级溶酶体。

**2. 次级溶酶体**　初级溶酶体经过成熟，接收来自细胞内外的物质，并与之相互作用时，就称为次级溶酶体。体积较大，外形多不规则，囊腔内含酸性水解酶和相应的物质颗粒或残损的膜碎片底物，处于活化状态的酶对底物进行分解，故次级溶酶体内也含有消化产物。实质上是溶酶体的功能状态，又称为消化泡（digestive vacuole）。

依据次级溶酶体中所含作用底物的性质和来源不同，又把次级溶酶体分为以下三类：

（1）自噬溶酶体（autophagolysosome，autolysosome）：又称自体吞噬泡（autophagic vacuole），其消化底物是细胞内衰老或破碎的细胞器或糖原颗粒等细胞内物质；自噬溶酶体内可看到尚未完全分解的内质网、线粒体、高尔基体等破损结构。药物、射线及机械损伤等因素致细胞病变时，细胞自噬作用增强，细胞内自噬溶酶体明显增多。自噬体的半衰期很短，只有 8 ～ 10 分钟，说明自噬是细胞对环境变化的有效反应。当细胞缺乏营养时，自噬会明显增多。自噬溶酶体的形成是一个多步骤的过程，包括自噬体双层膜结构的形成，自噬体的外膜与溶酶体融合，自噬体的内膜及内容物被溶酶体酶降解，内容物组分（如氨基酸、核苷酸等）的循环再利用及提供细胞所需氨基酸和能量。

细胞自噬（autophagy）是细胞内的一种自食（self-eating）现象，是细胞的自我消化，是含细胞自身物质的双层膜囊泡与溶酶体融合而发生自身物质降解的过程。具体过程是，细胞内由双层膜包裹部分胞质和需降解的细胞器、蛋白质等成分形成自噬体，并与溶酶体融合形成自噬溶酶体，降解其内容物。通过自噬可实现细胞稳态和细胞器更新。自噬是细胞正常生理状态和病理状态下均可发生的非选择性的降解机制，既是"废品回收站"，又是"垃圾处理厂"，是细胞的防御和应激调控机制。其活化常发生在细胞应激状态下，主要发挥两个作用：①在营养缺乏情况下或动物发育的特殊阶段，为细胞生长代谢提供必要的生物大分子和能量；②清除细胞内过剩或有缺陷的细胞器。

细胞自噬主要有三种形式：巨自噬（macroautophagy）、微自噬（microautophagy）和分子伴侣介导的自噬（chaperone-mediated autophagy，CMA）。巨自噬是最主要的一种，即通常所指的自噬，由内质网来源的膜包裹待降解物形成自噬体，然后与溶酶体融合并降解其内容物。微自噬是指溶酶体膜直接包裹、吞噬细胞质基质的过程，如长寿命蛋白在溶酶体内的降解。分子伴侣介导的自噬为选择性自噬，是指分子伴侣热激关联蛋白 70（heat shock cognate protein 70，Hsc70）通过识别含特定氨基酸的可溶性蛋白底物并与之特异性结合，分子伴侣 - 底物复合物通过与溶酶体膜上的受体结合，从而将底物转位到溶酶体被消化降解。相对于凋亡的程序性细胞死亡，自噬可被视为细胞程序性存活，但若自噬过度激活，也会导致细胞死亡。鉴于自噬在细胞生存和死亡中的双重作用，自噬激活过度或时间过长均可能导致细胞死亡，因此，确定自噬激活的启动时间点和延续时程将成为颇具挑战性的治疗策略。

（2）异噬溶酶体（heterophagic lysosome）：是初级溶酶体与细胞经胞吞作用形成的异噬体（包括吞噬体与吞饮小泡）相互融合而成，底物来源于细胞外。

（3）吞噬溶酶体（phagolysosome）：是由吞噬细胞吞入细胞外病原体或其他外来较大的颗粒异物所形成的吞噬体，与初级溶酶体融合而成的次级溶酶体。由于吞噬溶酶体与异噬溶酶体的作用底物均为细胞外物质，只是颗粒大小的区别，二者并无本质差异。

**3. 三级溶酶体**（tertiary lysosome） 又称后溶酶体（post-lysosome）或终末溶酶体（terminal lysosme），指次级溶酶体到达其功能末期时，由于水解酶活性下降或消失，一些未消化和分解的物质被保留在溶酶体内，形成电子密度较高、染色较深的残余物。此阶段的三级溶酶体又称为残余体（residual body）。例如，衰老的神经元、心肌细胞和肝细胞中的脂褐质（lipofuscin），机体摄入大量铁质时，肝、肾等器官中巨噬细胞的含铁小体（siderosome），常见于肿瘤细胞、某些病毒感染细胞、大肺泡细胞和单核吞噬细胞中的髓样结构（myelin figure）等均属残余体。有的细胞能将残余体中的残余物通过胞吐作用排出细胞，有的不能排出而沉积于细胞内。它们会随个体年龄的增长而在细胞中累积。

不同的残余体，不仅形态差异明显，而且也有不同的内含残留物质。脂褐质是由单位膜包裹的非规则形态小体，内含脂滴和电子密度不等的深色物质。含铁小体内部充满电子密度较高的含铁颗粒，颗粒直径为 50 ～ 60nm。当机体摄入大量铁质时，在肝、肾等器官组织的巨噬细胞中常会出现许多含铁小体。髓样结构之大小差异在 0.3 ～ 3μm 之间。其最显著的特征是内含板层状、指纹状或同心层状排列的膜性物质。

溶酶体的类型是相对于溶酶体的功能状态而人为划分的；不同的溶酶体类型，只是同一种功能结构、不同功能状态的转换形式。

## （二）溶酶体以其形成过程的不同可区分为两大类型

近年来，基于对溶酶体形成过程的认识，又有人提出了新的溶酶体分类体系。根据这一分类体系，溶酶体被划分为内体性溶酶体（endolysosome，也称内溶酶体）和吞噬溶酶体两大类型。前者，被认为是由高尔基体芽生的运输小泡并入经由细胞胞吞（饮）作用形成的内体晚期阶段即晚期内体（late endosome）所形成；后者则是由内体性溶酶体和自噬体或异噬体相互融合而成。

## 四、溶酶体的功能

溶酶体内含有 60 多种酸性水解酶，主要功能就是利用其酸性水解酶的作用，参与细胞中的物质消化分解，是细胞内的消化器官。

## （一）细胞内消化作用

**1. 清除更新衰老、残损细胞成分** 溶酶体通过形成异噬溶酶体对经胞吞（饮）作用摄入的外来物质进行消化，形成自噬溶酶体对细胞内衰老、残损的细胞器进行消化，分解为小分子并通过溶酶体膜释放到细胞质中被细胞重新利用。不仅使可能影响细胞正常功能的外来异物和衰老、残损的细胞器得以清除，而且保证了细胞内环境的稳定和细胞器的更新。

**2. 为细胞提供营养** 在细胞饥饿状态下，溶酶体可通过分解细胞内的一些对细胞生存非必需的大分子物质，为细胞的生命活动提供营养和能量，维持细胞的基本生存。

**3. 清除病原体及异物，机体防御保护功能** 溶酶体强大的物质消化和分解能力，是防御细胞实现其免疫防御功能的基本保证和基本机制。如巨噬细胞吞噬的细菌、病毒颗粒在溶酶体的作用下被分解消化。

**4. 参与调节激素合成及分泌过程** 溶酶体在某些腺体组织细胞的分泌活动过程中发挥着重要的作用，如甲状腺腺体组织。储存在腺腔内的甲状腺球蛋白，首先通过吞噬作用进入分泌细胞，在溶酶体中水解成甲状腺素，才能分泌到细胞外。

## （二）细胞外消化作用

1. 清除陈旧骨质　骨组织中的破骨细胞是单核巨噬细胞系统成员，能将细胞中溶酶体酶释放到细胞外，清除陈旧骨质，以利于骨组织的改建与再生。

2. 参与受精过程　动物精子头部的顶体是特化的溶酶体，受精时，顶体膜与卵细胞质膜融合，继而破裂，顶体内溶酶体酶释放，溶解卵细胞外的放射冠和透明带并形成孔道，使精子的核能顺畅进入卵细胞，完成受精过程。

## （三）细胞自溶

生理条件下，细胞内溶酶体膜破裂、水解酶释放，致使细胞降解的过程称为自溶作用（autolysis）。无尾两栖类变态过程中尾部的吸收、幼虫组织的消失、子宫内膜的周期性萎缩并脱落、断乳后乳腺组织的退行性改变、雄性脊椎动物发育过程中肾旁管的退化等都是细胞自溶的结果。另外，在某些非生理因素作用下，溶酶体膜稳定性降低，水解酶释放，可导致细胞溶解或组织溶解。例如，硅沉着病是由于被细胞吞噬了的二氧化硅尘粒破坏溶酶体膜，引起溶酶体酶释放所致；痛风是由于白细胞吞噬了尿酸盐结晶，引起溶酶体酶释放，白细胞自溶坏死所致。

五、溶酶体与疾病

溶酶体在细胞的生命活动中具有重要的生物学功能，通常把溶酶体结构和功能异常引起的疾病，称为溶酶体病。

## （一）溶酶体与遗传性疾病

机体由于基因缺陷，可使溶酶体中缺少某种水解酶，致使相应底物不能降解而蓄积在溶酶体中，形成溶酶体贮积病。其主要的病理表现为有关脏器（肝、肾、心肌、骨骼肌）中溶酶体过载，即细胞摄入过多或不能消化的物质，或因溶酶体酶活性降低，以及机体的年龄增长，从而在细胞内出现大量溶酶体蓄积造成过载。目前已知这类疾病达 40 余种。其中糖原贮积病 II 型是最早被发现的。由于在肝细胞常染色体上的一个基因缺陷，使溶酶体内缺乏 α- 葡萄糖苷酶，导致糖原无法降解为葡萄糖，而造成糖原在肝脏和肌肉大量蓄积。此病多发生于婴儿。临床表现为肌无力、心脏增大、进行性心力衰竭，多于两周岁以前死亡。较常见的还有泰 - 萨克斯病，患者缺乏氨基己糖酶 A，阻断了 $GM_2$ 神经节苷脂的代谢，使 $GM_2$ 神经节苷脂在脑、神经系统、心肌、肝脏大量累积。

## （二）溶酶体与硅肺

二氧化硅（$SiO_2$）粉尘在细胞内可部分溶解，形成聚合硅酸，其表面的羟基活性基团与溶酶体膜结合，可使膜的通透性增加、破裂，溶酶体酶流入细胞质而引起自溶，导致细胞死亡。$SiO_2$ 颗粒从死亡的细胞再度释出，重新被另外的巨噬细胞吞噬，如此反复进行。这样使巨噬细胞相继死亡，最后刺激成纤维细胞胶原纤维沉积，结果肺泡的弹性降低，肺功能受损害，形成硅肺。

## （三）溶酶体与类风湿关节炎

目前对类风湿关节炎的病因还不清楚，但此病所表现出来的关节骨膜组织的炎症变化以及关节软骨细胞的腐蚀，被认为是细胞内溶酶体的局部释放所致。其原因可能是某种类风湿因子，如抗 IgG，被巨噬细胞、中性粒细胞等吞噬，促使溶酶体酶外溢。而其中的一些酶，如胶原酶，能腐蚀软骨，产生关节的局部损害，而软骨消化的代谢产物，如硫酸软骨素，又能促使激肽的产生而参与关节的炎症反应。

此外，溶酶体酶的释放，与痛风、休克等疾病的细胞损伤有密切的关系。痛风是一种嘌呤代谢紊乱性疾病，以高尿酸血症为主要临床生化指征。当尿酸盐的生成与排出之间失衡，血尿酸盐升高时，尿酸盐会以结晶形式沉积于关节、关节周围及多种组织，它们被白细胞吞噬后，与溶酶体膜之间形成的氢键，破坏了溶酶体膜的稳定性，溶酶体中水解酶和组胺等可致炎性物质释放，引起白细胞自溶，同时也引发所在沉积组织的急性炎症。被释放的尿酸盐又继续在组织沉积。当沉积发生在关节、关节周围、滑囊及腱鞘等组织时，会形成异物性肉芽肿；而沉积在肾时，则可能导致尿酸性肾结石或慢性间质性肾炎。休克与溶酶体相关的可能机制：缺氧引起细胞内 pH 下降，酸性水解酶活化，水解溶酶体膜，最终导致溶酶体膜破裂，溶酶体酶被释放，细胞自溶；另外缺氧可导致三羧酸循环受阻，影响细胞氧化磷酸化过程，ATP 减少，钠钾泵失常，组织内渗透压下降，溶酶体膜通透性增高，酶被释放，细胞自溶。因此，在抢救休克患者时，临床上常采用大剂量的糖皮质类固醇，该药可增加溶酶体膜的稳定性。近年来，溶酶体与肿瘤的关系也日益引起人们的关注。

**临床病例 6-2**

　　患者，男性，38 岁，工人。因胸闷气短、体力下降 4 年，病情加重 3 个月入院。患者 16 年前开始在某建筑材料公司工作，从事硅石磨料工作。4 年前，感身体不适，上楼时体力不支并伴有气短，之后常感觉胸闷、呼吸不畅，有时胸部有针刺样痛。体格检查：肺部叩诊呈浊音，听诊呈管状呼吸音，呼吸音粗。

　　辅助检查：①免疫功能，血清免疫球蛋白、类风湿因子升高；②肺功能，残气量 630ml、肺活量 2650ml、最大通气量 92.5L（此 3 项指标均显著低于同年龄段正常人）；③胸片，两肺满布圆形结节阴影，直径为 1～4mm，肺门部结节融合形成大的团块阴影，上肺野纤维化，肺纹理增多。

**问题**

　　1. 患者可能是什么病？

　　2. 该病是如何发生的？

**临床病例 6-2 分析**

　　工业职业病硅沉着病（也称硅肺）的发生与细胞自溶作用有关。该硅沉着病患者长期在含二氧化硅尘粒的环境中工作，吸入的硅尘经肺泡巨噬细胞吞噬进入溶酶体。溶酶体酶不能消化硅尘，在溶酶体酸性环境下，二氧化硅易形成硅酸；硅酸的羟基与溶酶体膜的磷脂或蛋白形成氢键，导致膜破坏，溶酶体酶释放，造成细胞死亡。死亡细胞释出的二氧化硅又被其他巨噬细胞吞噬，如此反复进行，巨噬细胞相继死亡。

　　受损或已破坏的巨噬细胞释放巨噬细胞纤维化因子，刺激成纤维细胞合成大量胶原并聚合成胶原纤维；胶原纤维在肺内大量沉积形成纤维结节，使肺的弹性降低，功能受损，形成硅沉着病。因此，患者时常出现胸闷、呼吸不畅，有时胸部有针刺样痛；胸片可见肺纤维化。

# 第四节　过氧化物酶体

　　1954 年罗丁（Rhodin）首次在鼠肾脏肾小管上皮细胞中发现了一种由单层膜包裹的卵圆形小体，直径约 0.5μm，称为微体（microbody）。因为过氧化物酶体在形态、结构和物质降解功能上与溶酶体类似，且其本身具有异质性，以致很长时间不能把它和溶酶体区分开来。直至 20 世纪 70 年代，研究发现微体中含有多种氧化酶和与过氧化氢代谢有关的酶，才逐渐确认微体是完全不同于溶酶体的另一种细胞器，将其命名为过氧化物酶体（peroxisome）。过氧化物酶体是一种普遍存在于所有真核细胞中的细胞器。

## 一、过氧化物酶体的理化特性

### （一）过氧化物酶体是一类具有高度异质性的膜性球囊状细胞器

　　电镜下，过氧化物酶体多呈圆形或卵圆形，偶见半月形和长方形，直径为 0.2～1.7μm，典型的过氧化物酶体中含有电子密度较高，规则的尿酸氧化酶晶格结构，称为类核体（mucleoid）或类晶体（crystalloid）。人体细胞的过氧化物酶体中无尿酸氧化酶，故不存在类核体。在过氧化物酶体界膜内表面还可见一条带状高电子密度的边缘板（marginal plate）结构（图6-10）。边缘板的位置与过氧化物酶体的形态有关：如果存在于一侧，过氧化物酶体呈半月形；若分布在两侧，过氧化物酶体则是长方形。

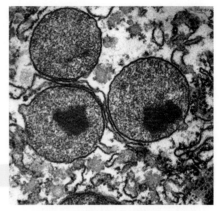

图6-10　过氧化物酶体电镜图

## （二）过氧化物酶体膜具有较高的物质通透性

过氧化物酶体膜的主要化学成分也是脂类和蛋白质，膜脂主要为磷脂酰胆碱和磷脂酰乙醇胺，蛋白质包括多种结构蛋白和酶蛋白。过氧化物酶体膜具有较高的通透性，不仅允许氨基酸、蔗糖、乳酸等小分子自由通过，在一定条件下，某些大分子物质也可以进行非吞噬性穿膜转运。从而保证过氧化物酶体反应底物及代谢产物的通畅运输，表现出具有较高物质通透性的特征。

## （三）过氧化物酶体含有以过氧化氢酶为标志酶的40多种酶

过氧化物酶体在不同生物体或不同类型的细胞中，形态、数量及所含酶的种类均不同，是一种异质性细胞器。过氧化物酶体含酶丰富，迄今已鉴定出的40多种，存在于不同细胞的过氧化物酶体中。过氧化物酶体所含酶可分为3类：

**1. 氧化酶类**　占过氧化物酶体酶总量的50%以上，包括尿酸氧化酶、D-氨基酸氧化酶、L-氨基酸氧化酶等。各种氧化酶作用底物不同，共同特征是氧化底物的同时，能将氧还原为过氧化氢。这一反应通式可表示为：$RH_2+O_2 \longrightarrow R+H_2O_2$

**2. 过氧化氢酶**　约占酶总量的40%，主要作用是将氧化酶分解底物产生的过氧化氢还原成水，所有过氧化物酶体中均含此酶。因此，过氧化氢酶是过氧化物酶体的标志酶。

反应通式为：$2H_2O_2 \longrightarrow 2H_2O+O_2$

**3. 过氧化物酶**　此酶含量很少，仅存在于少数细胞（如血细胞）的过氧化物酶体中，其作用与过氧化氢酶相同。此外，过氧化物酶体中还含有苹果酸脱氢酶、柠檬酸脱氢酶等。

## 二、过氧化物酶体的功能

### （一）清除细胞代谢过程中产生的过氧化氢及其他毒性物质

过氧化物酶体中的氧化酶能利用分子氧通过氧化反应对多种底物分子上的氢原子进行氧化，底物在氧化过程中产生过氧化氢，而过氧化氢酶可以将过氧化氢还原成水，在这一步反应中，提供电子的是甲醇、乙醇、亚硝酸盐或甲酸等对细胞有害的物质。如果没有这些供电子体，过氧化氢可作为供体。氧化酶与过氧化氢酶催化作用的偶联，形成一个由过氧化氢协调的简单的呼吸链（图6-11）。这不仅是过氧化物酶体独有的特征，而且是过氧化物酶体的主要功能体现，通过这一作用清除细胞代谢过程中产

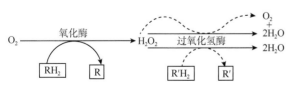

图6-11　氧化酶与过氧化氢酶催化作用偶联的呼吸链

生的过氧化氢及其他毒性物质，从而对细胞起保护作用。在肝、肾组织细胞的解毒作用中尤为重要。例如，饮酒进入人体的乙醇，主要经这种方式被氧化解毒。

## （二）过氧化物酶体可以有效调节氧张力

过氧化物酶体的氧化能力会随着细胞内氧浓度增高而增强，当细胞内出现高浓度氧时，通过过氧化物酶体的强氧化作用得以调节，使细胞免受高浓度氧的损害。

## （三）过氧化物酶体参与分解脂肪酸等高能分子物质的分解转化

过氧化物酶体的另一功能是分解脂肪酸等高能分子，生成乙酰辅酶A，进入细胞质用于生物合成，或直接为细胞提供热能。

### 三、过氧化物酶体的来源

关于过氧化物酶体的来源，目前有两种观点。一种观点认为，过氧化物酶体的酶蛋白在粗面内质网中合成，经过加工修饰，以转运小泡的形式脱落下来，分化形成。另一种观点认为，过氧化物酶体由原有的过氧化物酶体分裂而来，分裂产生的子代过氧化物酶经过进一步装配，最后形成成熟的过氧化物酶体。

目前有研究证据显示：过氧化物酶体的发生与线粒体相类似，是由原有的过氧化物酶体分裂而来。分裂产生的子代过氧化物酶体经过进一步的装配，最后形成成熟的过氧化物酶体细胞器。有实验表明：过氧化物酶体基质蛋白是合成于胞质中游离的核糖体上，然后，在其肽链某一端特定的过氧化物酶体引导信号（peroxisomal targeting signal，PTS）或导肽（leader peptide）的引导下进入过氧化物酶体中的；过氧化物酶体膜整合蛋白也是在游离核糖体上合成的。但是，无论上述哪种观点，都不排除和否认内质网在过氧化物酶体形成过程中的作用。首先，构成过氧化物酶体的膜脂，可能是在内质网上合成，再通过磷脂交换蛋白或膜泡运输的方式完成其转运的；其次，在胞质中游离核糖体上合成的过氧化物酶体膜整合蛋白，可能通过三种不同的途径嵌入过氧化物酶体的脂质膜中。这三种可能的途径分别是：①在过氧化物酶体进行分裂增殖之前直接嵌入；②嵌入来自内质网的过氧化物酶体膜脂转移小泡，并随同转移小泡一起加入到过氧化物酶体中；③嵌入正在从内质网膜上分化，但是又尚未完全分离的过氧化物酶体脂膜，然后与过氧化物酶体膜脂一起以转移小泡的形式被转运到过氧化物酶体。

### 四、过氧化物酶体与疾病

1. **遗传性无过氧化氢酶血症**　患者细胞内过氧化氢酶缺乏，抗感染能力下降，易发口腔炎等疾病。

2. **脑肝肾综合征**（Zellweger syndrome）　是一种常染色体隐性遗传病。患者肝肾细胞中缺乏过氧化物酶体，临床表现为肝肾功能障碍、中毒骨骼肌张力减退、大脑发育迟缓等症状。

3. 在某些疾病过程中，过氧化物酶体可表现出数量、体积、形态等多种异常，如甲状腺功能亢进、慢性酒精中毒、慢性低氧血症等疾病，患者肝细胞中过氧化物酶数量增加；而甲状腺功能低下、脂肪肝或高脂血症等情况，则过氧化物酶体数量减少、老化、发育不全；在病毒、细菌、寄生虫感染时也常见过氧化物酶体数目、大小、酶含量的变化；在缺血性组织损伤中，过氧化物酶体内会形成片状、小管状的结晶包含物。

---

**知识拓展 6-4**　　　　　　　　　**脑肝肾综合征**

脑肝肾综合征是与过氧化物酶体功能异常有关的常染色体隐性遗传病。目前证实，脑肝肾综合征患者有超过 13 个基因编码的过氧化物酶体膜蛋白和基质蛋白缺陷；过氧化物酶体膜上 35kDa 运输蛋白分子异常，以致新生酶分子不能运输进入过氧化物酶体内，过氧化物酶体是"空的"。过氧化物酶体不能对极长链脂肪酸（very long chain fatty acid，VLCFA）进行氧化，而使 VLCFA 在细胞质内积累，导致细胞毒性反应，影响早期胚胎细胞的正常迁移，致胚胎发育异常；神经元的迁移障碍是癫痫、脑部畸形的主要原因。脑肝肾综合征通常发生在新生儿期，主要表现为颅面畸形、中枢神经系统发育异常、肝硬化和肾脏微小囊肿等。因患儿病情严重，往往在出生后 3～6 个月夭折。

## 第五节　囊泡与囊泡转运

囊泡（vesicle）是真核细胞内由单位膜包围而成的含有特殊内含物的膜泡结构。大小从几十纳米到数百纳米不等，小的可呈球形，较大的可呈无规则形状。囊泡虽然不像内质网、高尔基体、溶酶体和过氧化物酶体有相对固定的结构，但依然是内膜系统不可或缺的重要功能结构组分。

### 一、囊泡在细胞内蛋白质运输中的作用

细胞中在游离核糖体以及粗面内质网中合成的蛋白质，合成结束后必须被输送到其发挥功能的区室。新合成肽链中的信号序列的不同，决定了蛋白质合成起始后的合成形式不同、运输途径和去向也不同。细胞内的蛋白质运输主要有 3 条不同途径（图 6-12）。

**1. 门控运输**（gated transport）　是指由特定的分拣信号（如核定位信号）介导，并通过核孔复合体的选择性作用，在细胞溶质与细胞核之间所进行的蛋白质运输。

**2. 穿膜运输**（transmembrane transport）　是指通过结合在膜上的蛋白质转运体进行的蛋白质运输。在细胞质溶质中合成的蛋白质就是经由这种方式被运输到内质网和线粒体的。

**3. 囊泡转运**（vesicular transport）　又称小泡运输或囊泡运输，是真核细胞特有的一种细胞内外物质转运形式，有不同膜性运输小泡（也称囊泡），其实质是由膜包裹新合成的蛋白质、再以出芽的方式从供体细胞器或质膜断离形成囊泡，囊泡承载的一种蛋白质运输形式，膜性细胞器之间的蛋白质转运、细胞的分泌活动、细胞膜的大分子和颗粒物质转运，都以这种形式进行。囊泡转运不仅涉及蛋白质的修饰、加工、装配，还涉及内膜系统不同功能结构间的物质定向转运及复杂精密的分子调控机制。

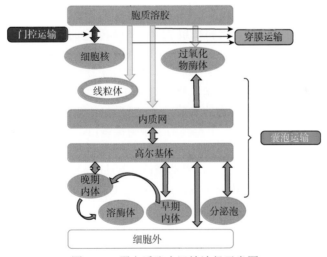

图 6-12　蛋白质胞内运输途径示意图

### 二、囊泡的类型及来源

囊泡是细胞内物质定向运输的主要载体和功能形式，并非是细胞中相对稳定的固有结构，小泡类型多样，有 10 种以上，每种囊泡表面都有特殊的标志，以保证将转运的物质运输到特定的部位。目前了解较多的有三种：网格蛋白有被小泡（clathrin-coated vesicle）、COP Ⅰ有被小泡（COP Ⅰ-coated vesicle）、COP Ⅱ有被小泡（COP Ⅱ-coated vesicle）。

### （一）网格蛋白有被小泡

网格蛋白有被小泡由高尔基体反面网状结构出芽形成，也可由细胞膜受体介导的细胞内吞作用形成。介导蛋白质从高尔基体的反面网状结构向胞内体、溶酶体或细胞膜运输；在受体介导的

细胞膜内吞作用中产生的有被小泡，介导物质从细胞膜向细胞质或者经胞内体向溶酶体运输。

网格蛋白有被小泡的发生是一个复杂的过程，涉及多种蛋白的参与和作用，网格蛋白有被小泡直径通常在 50 ~ 100nm 之间，其结构特点如图 6-13 所示。

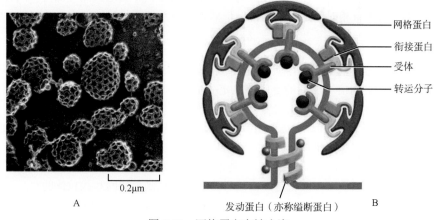

图 6-13　网格蛋白有被小泡

**1. 外层**　由网格蛋白（clathrin）构成蜂窝状网格，形成结构支架。每条网格蛋白有 3 条长的多肽链（重链）和 3 条短的多肽链（轻链），一起形成三脚蛋白复合体（triskelion）。多个网格蛋白组装形成五角形或六角形的多面体篮形结构，在膜的胞质面形成有被小窝（coated pits）。

**2. 内层**　表面覆盖有衔接蛋白（adaptin，AP）复合体，面向胞质。衔接蛋白填充在网格蛋白与囊泡膜之间约 20nm 的间隙，介导网格蛋白与囊泡跨膜蛋白受体的连接。衔接蛋白能够引发网格蛋白的组装，驱动膜出芽。从而形成和维系了网格蛋白-小泡的一体化结构体系——受体 - 货物分子复合物。目前已发现有 4 种衔接蛋白，即 AP1、AP2、AP3 和 AP4，均为 4 个不同亚基组成的异四聚体。每种 AP 复合物选择性地与不同受体-货物分子复合物结合，使货物分子被浓缩到网格蛋白有被小泡中，进行不同的物质转运。目前对 AP1、AP2、AP3 的作用研究较多，发现 AP1 参与反面高尔基网的网格蛋白有被小泡的出芽；AP2 则参与从细胞质膜形成的网格蛋白有被小泡的组装；AP3 是在酵母和小鼠细胞中鉴定得到的一种衔接蛋白，参与某些蛋白从反面高尔基网到液泡、溶酶体的运输。

**3. 其他**　除网格蛋白和衔接蛋白之外，发动蛋白（dynamin）在芽生囊泡的缢缩及断离供体膜的过程中发挥着关键的作用。发动蛋白是细胞质中具有 GTPase 活性的特殊蛋白质，由 900 个氨基酸组成，在芽生囊泡形成时在其颈部聚合成环状，然后催化 GTP 水解，所释放的能量驱动发动蛋白变构，芽生囊泡缢缩并从供体膜断离、释放。目前尚未发现 GTPase 参与 COP Ⅰ、COP Ⅱ 有被小泡的缢缩、断离过程。芽囊泡一旦形成转运囊泡，便立即脱去网格蛋白外被，转化为无被转运囊泡，进而运输至靶膜。介导从高尔基体向溶酶体、胞内体或质膜外的物质转运；细胞内吞作用形成的网格蛋白小泡将外来物质转送到细胞质或溶酶体中。

## （二）COP Ⅱ有被小泡

COP Ⅱ 有被小泡由粗面内质网产生，因小泡表面覆盖有衣被蛋白 Ⅱ（coatomer protein Ⅱ，COP Ⅱ）而得名。主要介导从内质网到高尔基体的物质转运。最先发现 COP Ⅱ 有被小泡是在酵母细胞粗面内质网与胞质及 ATP 的共孵育实验中。利用酵母细胞突变体进行研究鉴定，发现 COP Ⅱ 衣被蛋白由 5 种亚基组成，包括小分子 GTP 结合蛋白 Sar1、Sec23/Sec24 复合物、Sec13/Sec31 复合物、Sec16 和 Sec12。其中 Sar1 蛋白属于一种小的 GTP 结合蛋白，它可通过与 GTP 或 GDP 的结合，来调节囊泡外被的装配与去装配。Sar1 蛋白亚基与 GDP 的结合，使之处于一种非活性状态；当取而代之与 GTP 结合时，Sar1 蛋白会被激活，并导致其结合于内质网膜，同时引发其他蛋白亚基组分在内质网膜上聚合、装配、出芽即断离形成 COP Ⅱ 有被小泡。COP Ⅱ 有被小泡主要负责介导从内质网到高尔基体的物质转运。实验证明，应用 COP Ⅱ 有被小泡的抗体，能够有效地阻止囊泡从内质网膜的出芽，但是对分泌途径的其他阶段没有影响。有学者采用绿色荧光蛋白（green fluorescent protein，GFP）标记示踪技术，观察 COP Ⅱ 有被小泡的转运途径发现：当 COP Ⅱ 有被小泡在内质网生成之后，在向高尔基体的转移途中，常常数个彼此先行融合，形成"内质网 - 高尔基体中间体"（ER-to-Golgi intermediate compartment，ERGIC），然后再沿微管系统继续运行，最终到达高尔基体的顺面。COP Ⅱ 有被小泡在到达靶膜，与之融合前，由于 GTP 水解，Sar1-GTP 转变为 Sar1-GDP，与膜的亲和力降低，引发衣被蛋白去装配。Sar1-GDP 从膜上的解离导致其他衣被蛋白的释放，COP Ⅱ 有被小泡转变为无被小泡。另外，COP Ⅱ 有被小泡既可转运膜结合蛋白，又通过 COP Ⅱ 识别并结合内质网跨膜蛋白受体胞质端的信号序列，而内质网跨膜蛋白受体网腔端又与内质网腔中的可溶性蛋白结合。物质转运的选择性主要取决于被转运蛋白的靶向分选序列，区分出哪些膜蛋白或可溶性蛋白应被包装、转运，哪些将作为驻留蛋白留在粗面内质网。由此可见，COP Ⅱ 对于介导从内质网到高尔基体的选择性物质转运非常重要。

## （三）COP Ⅰ 有被小泡

COP Ⅰ 有被小泡由高尔基体顺面膜囊产生，属于非网格蛋白有被小泡。主要负责捕获、回收转运内质网错误分选的逃逸蛋白返回内质网；逆向运输高尔基体膜内蛋白从反面网状结构到顺面网状结构逆向转运；近年研究表明，COP Ⅰ 有被小泡也可行使蛋白质从内质网到高尔基体的顺向转移。顺向转移一般不能直接完成，在囊泡的转移运行过程中，需要通过"内质网 - 高尔基体中间体"进行中转。

衣被蛋白 Ⅰ（COP Ⅰ）覆盖于小泡表面，是由多个亚基组成的多聚体。其中 α 蛋白也称 ARF 蛋白，类似于 COP Ⅱ 中的 Sar 蛋白亚基，作为一种 GTP 结合蛋白，可调节控制外被蛋白复合物的聚合、装配及小泡的转运。研究表明，GTP 是 COP Ⅰ 发生聚合和解离的必要条件。

COP Ⅰ 有被小泡形成的过程大致：①细胞质中游离的、非活化状态的 ARF 蛋白与 GDP 解离，与 GTP 结合形成 GTP-ARF 复合体；②高尔基体膜上的 ARF 受体识别、结合 GTP-ARF 复合体；③ COP Ⅰ 亚基发生聚合，与 ARF 和高尔基体膜表面其他相关蛋白结合，相互作用诱导小泡芽生。COP Ⅰ 有被小泡生成断离下来后，COP Ⅰ 即可解离，形成的无被运输小泡将蛋白质运向靶膜。体外试验证明，GTP 的存在是 COP Ⅰ 发生聚合与解离的必要条件。

## 三、囊泡的定向运输

囊泡转运（vesicular transport）是指小泡以出芽的方式，从一种细胞器膜（或质膜）上形成并脱离后，定向地与另一种细胞器膜（或质膜）相互融合的过程。不同类型和来源的小泡承载着不同物质的定向转运。囊泡转运是一个复杂的过程，在酵母基因组中，至少发现 30 种与囊泡转运有关的基因。

## （一）囊泡转运是细胞物质定向运输的基本途径

细胞内所有类型的囊泡，其囊膜均来自细胞器膜或质膜。囊泡的产生方式，是由细胞器膜外凸或内陷芽生（budding）而成。囊泡的芽生是一个主动的自我装配过程；参与这一过程的各种组分，在进化上是十分保守的。体外研究显示：从酵母或植物细胞中提取的胞质溶胶，同样能够启动动物细胞中高尔基体的囊泡出芽生成。囊泡从一种细胞器膜生成、脱离后又定向地与另一种细胞器膜或质膜相互融合，完成物质的囊泡转运过程。

囊泡的产生形成过程，总是伴随着物质的转运，囊泡的运行轨迹及目的地，取决于其所转运物质的定位去向。例如，细胞内所合成的各种外输性蛋白质及颗粒物质，总是先进入内质网，然后以 COP Ⅱ 有被小泡的形式输送到高尔基体，再直接或经由溶酶体到达细胞膜，最终通过胞吐作用（或出胞作用）分泌释放出去；而细胞通过胞吞作用摄入的各种外来物质，总是以网格蛋白有被小泡的形式，从细胞膜输送到胞内体或溶酶体。细胞通过胞吞作用提取重要营养物质如维生素、脂类和铁等经内体或溶酶体重新运输到胞质供细胞利用，一些物质如吞噬的细菌、病毒等异物也可以从细胞膜经内体运到溶酶体并被降解；内质网驻留蛋白或错误折叠的外输性蛋白质即使从内质网逃逸外流，在进入高尔基体后仍会被捕获，由 COP Ⅰ有被小泡将其返回内质网。由此可见，由囊泡转运所承载和介导的双向性物质运输，不仅是细胞内外物质交换和信号传递的一条重要途径，而且也是细胞内物质定向运输的一种基本形式。

通过囊泡转运的物质主要有两类：一类是位于囊泡膜上的膜受体、离子通道蛋白等膜蛋白和脂类，可参与细胞器的组成或特定细胞功能（如细胞代谢和信号转导等）。另一类是囊泡所包裹的内含物，如神经递质、激素、各种酶和细胞因子等，这些物质在细胞内发挥降解蛋白质或脂类等的功能或被分泌到细胞外，调节自身或其他细胞的生理功能。

## （二）囊泡转运是一个高度有序并受到严格选择和精密控制的物质运输过程

囊泡转运不仅仅是物质的简单输送，而且是一个严格的质量检查、修饰加工过程。例如，进入内质网的外输性蛋白质需要经过修饰、加工和质量检查，才能以囊泡的形式被转运到高尔基体。某些不合格的外输性蛋白质在错误进入高尔基体后会被甄别、捕获，使其返回内质网。

囊泡转运承载和介导不同物质的定向运输。它们必须沿正确的路径，以特定的运行方式，才能抵达、锚泊于既定的靶膜，并通过膜的融合释放其运载物质。一般认为，在较短距离内囊泡转运，其主要以简单弥散的方式运行，如从内质网到高尔基体的囊泡转运就是通过这种方式进行的；当转运距离较长时，囊泡运行则需要马达蛋白的协助才能完成。如在神经细胞中，源于高尔基体的囊泡向细胞轴突远（末）端的转移需要借助马达蛋白。无论何种来源类型、哪些形式途径的囊泡转运，都是高度有序、受到严格选择和精密控制的物质运输过程。

## （三）特异性识别融合是囊泡物质定向转运和准确卸载的基本保证

囊泡转运是一个十分复杂的过程，主要包括如下关键步骤。①囊泡的形成：涉及供体膜的出芽、装配和断裂，形成不同的有被小泡；②囊泡转运：可由马达蛋白驱动，以微管为轨道运输；③转运囊泡与特定的靶细胞膜锚定和融合。最终达到对物质运输的目的。而转运囊泡抵达靶标之后与靶膜的融合，是一个涉及多种蛋白的识别与锚泊的结合、装配与去装配的复杂调控过程，具有高度的特异性。而这也正是物质定向运输和准确卸载的基本保证机制。

囊泡与靶膜的识别是它们之间相互融合的基础。这个重要的过程主要依靠两类蛋白的参与：① Rab 蛋白引导囊泡到达正确靶膜的特定靶点；②由可溶性 *N*-乙基马来酰亚胺敏感因子附着蛋白受体（soluble *N*-ethyl maleimide-sensitive factor attachment protein receptor，SNARE）介导囊泡膜与靶膜之间的融合。

**1. SNARE 蛋白家族介导囊泡与靶膜之间相互融合** 虽然目前对于囊泡与靶膜的识别机制还知之甚少，但是，其无疑与囊泡表面的特异性标记分子和靶膜上的相应受体密切相关。近些年来，SNARE 家族在囊泡转运及其选择性锚泊融合过程中的作用引起了学术界广泛关注。囊泡相关膜蛋白（vesicle-associated membrane protein，VAMP）和突触融合蛋白（syntaxin）是该蛋白家族的一对成员，负责介导细胞内的囊泡转运。研究发现：在转运囊泡表面有一种 VAMP 类似蛋白，称为囊泡 SNARE（vesicle-SNARE，v-SNARE）；突触融合蛋白是存在于靶标细胞器膜上 SNARE 的对应序列，称为靶 SNARE（target-SNARE，t-SNARE）。二者互为识别，特异互补。研究表明，介导转运囊泡与靶膜融合的主要机制是通过 v-SNARE/t-SNARE 蛋白之间"锁-钥"契合式的相互作用，决定囊泡的锚泊与融合。存在于神经元突触前质膜上的突触融合蛋白和能够与之特异性结合的突触小泡膜上的囊泡相关膜蛋白已被分离鉴定。这两种蛋白的相互作用，可介导膜的融合和神经递质的释放。

目前普遍认为：所有转运囊泡以及细胞器膜上都各自带有一套特有的 SNARE 互补序列，它们之间高度特异地相互识别和相互作用，是使转运囊泡得以在靶膜上锚泊停靠、保证囊泡内物质定向运输和准确卸载的基本分子机制之一。一旦实现膜的融合，SNARE 复合物便在胞质中可溶性 N- 乙基马来酰亚胺敏感因子作用下分离，进入下一个循环，这种机制可有效避免膜的随意融合。

**2. Rab 蛋白家族在囊泡转运与融合中起调节作用**　　Rab 蛋白家族为一个大的 GTP 结合蛋白家族，是参与囊泡转运识别、锚泊融合调节的蛋白因子。目前已发现大约 70 个家族成员。研究发现，每一种细胞器的胞质面至少含有一种 Rab 蛋白。Rab 蛋白的这种选择性分布使其成为理想的鉴定细胞器的分子，如 Rab5 定位于早期内体、高尔基体，Rab9 则定位于晚期内体、高尔基体等。不同 Rab 蛋白经活化输送定位于不同膜性结构中主要用于促进和调节囊泡的停泊和融合。Rab 蛋白被称为囊泡融合的"定时器"。Rab 蛋白结合 GTP 激活为活化状态 Rab-GTP，可位于细胞质膜、内膜和转运囊泡膜上，调节 SNARE 复合体的形成。不同 Rab 蛋白可作用于不同的效应因子（effector），帮助运输小泡的聚集和靠近靶膜，促进 SNARE 介导的膜融合过程。许多运输小泡只有在含有特定的 Rab 和 SNARE 之后才能形成，如在早期内体中有 Rab5 存在。实验证明没有 Rab5 参与，内体不能形成，即囊泡不能融合。Rab1 调节内质网到高尔基体转运囊泡的融合过程。酵母 *Sec4* 基因编码的蛋白与细胞 Rab 蛋白同源。如果将 *Sec4* 突变，则非网格蛋白有被囊泡的脱衣被转运融合过程就会受阻失常。

除囊泡转运，其他膜的融合过程，如精子与卵细胞受精过程，内质网与线粒体的动态融合等，所有的膜融合均需要特殊蛋白质参与并受到严格调控，以确保膜融合的特异性。

## （四）囊泡转运是实现细胞膜及内膜系统功能结构转换和代谢更新的纽带

发生于质膜及内膜系统结构之间的囊泡转运，在介导细胞物质定向运输的同时，膜结构被不断地融汇更替，从一种细胞器膜到另一种细胞器膜，形成膜流，以此进行细胞膜及内膜系统不同功能结构之间的相互转换与代谢更新（图 6-14）。内质网产生的转运小泡的囊膜融合成高尔基体顺面囊膜的一部分；来源于高尔基体反面的小泡，可直接与细胞膜融合或经溶酶体最终流向细胞膜；细胞膜来源的吞噬泡与溶酶体膜发生融合转换。

---

**知识拓展 6-5**　　　　　　　　　　　　　囊泡转运与诺贝尔奖

　　2013 年，诺贝尔生理学或医学奖授予了发现了细胞小泡运输调控机制的三位美国科学家，詹姆斯·E. 罗思曼（James E.Rothman）、兰迪·W. 谢克曼（Randy W.Schekman）、托马斯·C. 聚德霍夫（Thomas C.Südhof）。谢克曼以酵母为研究材料，发现了参与蛋白质分泌运输过程中经内质网到高尔基体运输过程中的 50 多个关键调控基因及其作用环节；罗思曼，主要以哺乳动物细胞为研究材料，着重阐明了一个特殊的蛋白质复合体 SNARE（可溶性 N- 乙基马来酰胺敏感因子附着蛋白受体）在小泡锚定和融合中的作用机制。囊泡转运是所有细胞都具有的物质运输方式，神经细胞最具代表性，主要是因为神经细胞内存在一种特殊类型的小泡（突触小泡），它参与了神经递质的释放。聚德霍夫发现了突触结合蛋白（synaptotagmin），并证实它能快速准确地将钙信号传递到突触小泡，通过与 SNARE 及其复合体等的作用，实现与细胞膜融合并释放神经递质，最终完成神经信息的传递。

---

### 四、囊泡转运与疾病

囊泡转运在细胞乃至整个机体进行正常的生命活动中起着至关重要的作用。一旦囊泡转运发生障碍，将会导致多种细胞器缺陷和细胞功能紊乱（图 6-14）。囊泡转运与许多重大疾病（如神经退行性疾病、糖尿病等代谢性疾病、免疫缺陷、肿瘤等）的发生发展密切相关。

有研究报道：在阿尔茨海默病（Alzheimer disease，AD）患者的大脑神经细胞中，内体运输途径受到阻碍。研究表明，BIN1 是继 ApoE 后第二个发现的与患 AD 有关的易感基因，BIN1 可以负性调控细胞内吞途径。BIN1 的缺失可通过增加微管蛋白 Tau 聚集蛋白的内化和向内体的运输而诱导产生更多的神经原纤维缠结。囊泡转运失调还可损害神经细胞正常的生理功能，如神经元突触泡的运输和神经递质的释放。

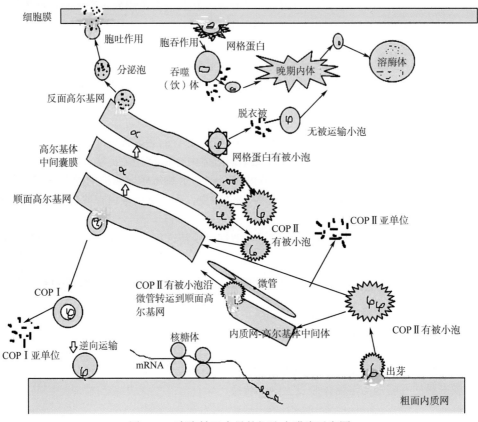

图 6-14　囊泡转运介导的细胞内膜流示意图

癌细胞中囊泡转运系统的失调与肿瘤的发生发展息息相关。Rab GTP 酶及其效应蛋白是囊泡转运的调控者。越来越多的研究表明，Rab 蛋白作为 Ras 家族的一员与肿瘤的发生发展密切相关。Rab 蛋白在肺癌、乳腺癌、肝癌及食管癌等肿瘤组织中表达明显升高，且多数 Rab 蛋白促进了肿瘤的发生发展。有研究显示，在一些肿瘤细胞中可通过高表达 Rab 促进各种金属蛋白酶的分泌，加快细胞外基质的降解从而促进癌细胞转移。

## 本 章 小 结

内膜系统是指细胞内那些在结构和功能上以及发生起源上密切关联的膜性细胞器，包括内质网、高尔基体、溶酶体、各种转运小泡等细胞器，这些膜性细胞器将细胞质分割成许多区室，使细胞内不同的生理、生化反应过程彼此相对独立，互不干扰地在特定区域内进行。内膜系统的出现还有效地增加了细胞内的膜表面积，进而极大地提高细胞的代谢水平和功能效率。

内质网是内膜系统的主要成分，以大小、形状各异的小管、小泡或扁囊为基本结构单位构成的彼此连通的膜性细胞器。依据内质网膜胞质面是否有核糖体附着分为：粗面内质网和滑面内质网。粗面内质网的主要功能是在信号肽引导下合成分泌蛋白质、膜蛋白及存在于内膜系统中的可溶性驻留蛋白帮助新合成的蛋白质在内质网进行折叠、修饰及转运；滑面内质网主要与脂类合成及代谢、糖代谢、解毒作用、钙离子的储存及释放等有关。

高尔基体是一种有极性的囊膜性细胞器，是分泌性小泡从内质网到细胞膜的中转站。高尔基体在结构上分为顺面、反面和中间囊膜，顺面朝向内质网，接收来自内质网形成的有被小泡，小泡中的蛋白质在中间囊膜中经过糖基化等修饰，形成成熟的糖蛋白分子，通过反面再以小泡的形式转运到靶位置，是蛋白质分选和囊泡定向转运的枢纽。

溶酶体是细胞内的消化器官，广泛存在于真核细胞中。由单层膜包裹而成的球囊状细胞器。内含数十种酸性水解酶。溶酶体前体酶在内质网中合成，其寡糖链在高尔基体顺面磷酸化（M-6-P），到达反面高尔基网与 M-6-P 受体特异性结合，以出芽的方式形成有被小泡，与内体结合形成初级溶酶体。根据溶酶体的不同生理功能状态分为：初级溶酶体、次级溶酶体和三级溶酶体；按其形成过程又分为内体性溶酶体和吞噬溶酶体。

过氧化物酶体是由一层单位膜包裹含有多种氧化酶及过氧化氢酶的膜性结构细胞器，可以氧化多种底物，产生的过氧化氢在过氧化氢酶的催化下，分解细胞中的有毒物质。过氧化物酶体具有解毒、调节细胞氧张力以及参与脂肪酸等高能物质分解等重要功能。

囊泡转运是真核细胞特有的一种细胞内外物质转运形式，由不同膜性运输小泡也称囊泡承载的一种蛋白质运输形式，膜性细胞器之间的蛋白质转运、细胞的分泌活动、细胞膜的大分子和颗粒物质转运，都以这种形式进行。囊泡转运不仅涉及蛋白质的修饰、加工、装配，还涉及内膜系统不同功能结构间的物质定向转运及内膜系统不同功能结构之间的相互转换与代谢更新。

内膜系统是真核细胞中重要的功能结构体系之一，其结构与功能异常必然与细胞的病理过程以及人体疾病密切相关。

思　考　题

1. 试述信号肽假说的主要内容。
2. 试述细胞中分泌蛋白质的合成及转运过程。
3. 蛋白质糖基化的意义是什么？
4. 囊泡转运的类型有哪些？其功能是什么？
5. 简述溶酶体的形成过程及类型。

（刘秀兰　内蒙古医科大学）

# 第七章 线 粒 体

**学习要求**

1. 知识要求

（1）掌握：线粒体的基本结构、功能以及氧化磷酸化偶联机制。

（2）熟悉：线粒体DNA半自主性，线粒体DNA的复制方式。

（3）了解：线粒体相关疾病。

2. 人文感悟

体会生物体结构与功能相统一的观点，以及生物与环境相统一的观点；理解生命活动不断发展变化以及适应的特性，学会运用发展变化的观点认识生命。培养学生将个人理想追求融入国家民族事业的社会价值观。

## 第一节　线粒体的基本特征

### 一、线粒体的基本特征与化学组成

#### （一）线粒体的形态、数量和分布

不同类型或不同生理状态的细胞，线粒体的形态、大小及排列分布有所区别。通常情况下，线粒体呈线状、粒状和杆状，也存在圆形、哑铃形，还有分支状、环状等。例如，肝细胞的线粒体多为圆形而肾细胞的线粒体为圆筒形或细丝状。然而，随着细胞生理状况的变化，线粒体的形状也随之改变。如在低渗情况下，线粒体膨胀如泡状；而在高渗情况下，线粒体则拉长为杆状。线粒体大小也会受细胞代谢水平的影响。线粒体直径一般为 0.5～1.0μm，长 1.5～3μm。不同组织条件下可能产生体积异常膨大的线粒体。例如，胰脏外分泌细胞中线粒体直径可达 10～20μm；人类成纤维细胞的线粒体可达 40μm。有研究表明，在低氧分压的环境中，某些烟草的植物线粒体可变为长 80μm 的巨线粒体。

细胞中线粒体的数目同样受到调控并处于动态变化中。首先，不同类型真核生物细胞中线粒体的数目相差较大，而同一类真核细胞中线粒体的数目则相对比较稳定。例如，衣藻和红藻等低等的真核细胞每个细胞只含有一个线粒体，而高等动物细胞内含有数百到数千个线粒体，说明细胞中线粒体的数目受到物种遗传信息的调控。在同一种高等动植物体内，细胞内线粒体数目与细胞类型相关，说明细胞内线粒体的数目随着细胞分化而变化。

线粒体在细胞内的分布与细胞内的能量需求密切相关。能量需求集中的区域线粒体分布密集；反之分布密度较小。已有证据表明，动植物细胞中的线粒体时刻处于依赖细胞骨架和马达蛋白的相互运动之中。无论线粒体在细胞中表现为随机还是极性分布，均是各线粒体在运动方向和运动速率上受到调控的一个综合结果，但该调控的深层机制尚不清楚。

#### （二）线粒体的超微结构

在电镜下观察后，可以发现线粒体是由两层单位膜构成的封闭的囊状结构，分为外膜、内膜、膜间隙和基质四个功能区（图7-1）。

1. **外膜**　线粒体外膜即位于线粒体最外层的单位膜，厚度为 6～7nm。含有多套运输蛋白，这些蛋白构成脂双层膜上的亲水通道并维持线粒体形状。线粒体外膜包含称为"孔蛋白"的整合蛋白，其内部通道宽 2～3nm。外膜好似一个网状体，对分子量小于 5000Da 的分子完全通

透，分子量大于上述限制的分子则需拥有一段特定的信号序列以供识别并通过线粒体外膜转位酶（translocase of outer mitochondrial membrane，TOM）的主动运输来进出线粒体。线粒体中磷脂与蛋白质的质量比与真核细胞细胞膜中的相近。线粒体外膜不仅参与磷脂的合成，诸如肾上腺素氧化、脂肪酸链延伸以及色氨酸生物降解等生化反应，它同时也对那些将在线粒体基中进行彻底氧化的物质进行初步分解。在细胞凋亡过程中，线粒体外膜对多种存在于线粒体膜间隙中的蛋白质的通透性增加，导致致死性蛋白进入细胞质基质，从而促进细胞的凋亡。线粒体外膜中酶的含量相对较少，其标志酶为单胺氧化酶。

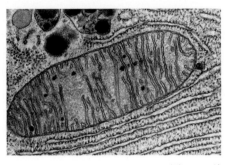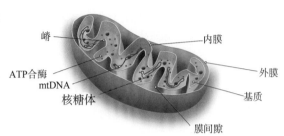

图 7-1　线粒体由双层膜套叠而成

2. 内膜　线粒体内膜位于线粒体外膜的内侧，是包裹着线粒体基质的一层单位膜，厚 5～6nm。有高度的选择通透性，需借助载体蛋白介导内外物质的交换。线粒体内膜中蛋白质与磷脂的质量比较高，其心磷脂的含量相当高，占磷脂成分的 20%，心磷脂与离子的不可渗透性有关。线粒体的内膜向内折叠成"嵴"，致使内膜的面积大于外膜，所以线粒体内膜承担着更复杂的生化反应。线粒体内膜中的几类蛋白有如下几种功能：特异性载体运输磷酸、谷氨酸、鸟氨酸、各种离子、核苷酸等代谢产物和中间产物；内膜转位酶运输蛋白质参与氧化磷酸化中的氧化还原反应以及控制线粒体的分裂与融合等。内膜的标志酶是细胞色素氧化酶。

3. 膜间隙　膜间隙的宽度通常维持在 6～8nm。当细胞呼吸作用较活跃时，膜间隙可显著扩大。膜间隙内的液态介质含有可溶性的酶、底物和辅助因子。腺苷酸激酶是膜间隙的标志酶，其功能为催化 ATP 分子末端磷酸基团转移到 AMP，生成 ADP。

4. 基质　线粒体基质为富含可溶性蛋白的胶状物质，具有特定的 pH 和渗透压。催化线粒体重要生化反应，如三羧酸循环、脂肪酸氧化、氨基酸降解等相关的酶类存在于基质中。此外，基质中还含有 DNA、RNA、核糖体以及转录、翻译所必需的重要分子。从上述结构特征可以看出，线粒体的构成成分主要为蛋白质和脂质。其中脂质占线粒体干重的 20%～30%，而蛋白质中包括了催化线粒体生化反应的主要酶类。线粒体基质的特征酶为苹果酸脱氢酶。

## （三）线粒体的化学组成

线粒体的化学组分主要是蛋白质、脂类和水分等。

蛋白质含量占线粒体干重的 65%～70%，多分布于内膜和基质，可分为两类：可溶性蛋白和不可溶性蛋白。可溶性蛋白主要是基质中的酶和膜外周蛋白；不溶性蛋白一般是构成膜的必要成分，包括镶嵌蛋白和酶蛋白。线粒体中脂类含量占线粒体干重的 25%～30%，其中磷脂占 90% 左右，以卵磷脂（磷脂酰胆碱）、脑磷脂（磷脂酰乙醇胺）和心磷脂为主，胆固醇约占 5%。较多的心磷脂和较少的胆固醇是线粒体组成上的特点之一。

**临床病例 7-1**

　　患者，女性，35 岁，常年居住于其家乡黑龙江省克山县。出现食欲不振、咳嗽、胸闷气短及双下肢水肿。入院后查体：精神萎靡，面色晦暗，颈静脉怒张，肝大，心尖区杂音，有奔马律，血压偏低，慢性充血性心力衰竭。心电图呈窦性心动过速，室性早搏呈二联律。心脏超声显示，左心系统增大，室壁节段运动异常，左室收缩功能中度减低，符合扩张型心肌病改变。

**问题**

　　1. 患者患的是什么病？

　　2. 该病的发病机制是什么？

**临床病例 7-1 分析**

　　根据临床表现，患者有心脏扩大、心律失常、奔马律和急、慢性充血性心力衰竭。结合流行病学特点，即患者居住于克山病流行地区，本病可诊断为克山病。克山病是我国一种地方性心肌病，它的临床表现为心悸、气促、呼吸困难、心律不齐、心电图明显改变甚至心源性休克。1935 年此病在东北黑龙江省克山县大量流行，因而被命名为克山病。有研究认为该病是一种心肌线粒体病，具体表现为心肌线粒体代偿增生、数目增多、嵴膜破坏、氧化磷酸化酶系（包括琥珀酸脱氢酶、细胞色素 c 氧化酶、琥珀酸氧化酶、$H^+$-ATP 酶等）活性明显下降，$Ca^{2+}$ 含量增高、心磷脂和辅酶 Q 含量偏低。克山病的发病与营养不足（特别是缺乏微量元素硒）密切相关。可能的发病机制是，硒是谷胱甘肽过氧化物酶的组分之一，它对消除氧自由基有重要作用。缺硒会使谷胱甘肽过氧化物酶含量减少、活性降低，从而加重线粒体氧化呼吸电子传递链中氧自由基的积累，从而导致心肌线粒体的损伤。近年来越来越多的研究表明，缺硒不是该病的唯一致病因素。

## 二、线粒体的半自主性

### （一）线粒体DNA

　　真核细胞中，线粒体 DNA（mtDNA）大多是一条双链的环状分子，与细菌的 DNA 相似，裸露而无组蛋白结合，分散在线粒体基质中（图 7-2）。不同生物细胞的 mtDNA 分子数量和大小不同。人的每个线粒体中有 2～3 个 DNA 分子，为双链环状 DNA 分子，外侧的重链称为 H 链，内侧的轻链称为 L 链。人的 mtDNA 全长 16 569bp，共编码 37 个基因，包括 22 个 tRNA 基因、2 个 rRNA（12S rRNA、16S rRNA）基因和 13 个多肽链基因。

　　人线粒体基因组具有如下特点：① mtDNA 结构紧凑，基因内无内含子，相邻基因间很少有非编码的间隔序列，调节 DNA 相邻也很短；② mtDNA 裸露，不与组蛋白结合；③两条链均有编码功能，H 链编码 28 个基因，L 链编码 9 个基因；④部分遗传密码与“通用”遗传密码不同；⑤ mtDNA 为高效利用 DNA，有 5 个阅读框架，缺少终止密码子；⑥ mtDNA 的突变率高于核中 DNA，并且缺乏修复能力；⑦ mtDNA 表现为母系遗传。

### （二）线粒体基因的表达

　　**1. 线粒体 DNA 的复制**　　mtDNA 的复制与核基因复制方式相同，同样以自身为模板，进行半保留复制（图 7-3）。这种复制在核基因编码的线粒体特异的 DNA 聚合酶的作用下，起始于控制区 L 链的转录启动子，以 L 链为模板合成一段 RNA 作为 H 链复制的引物，在 DNA 聚合酶作用下，合成一条互补的 H 链，取代亲代 H 链与 L 链互补。被置换的亲代 H 链保持单链状态，这段发生置换的区域称为置换环或 D 环，所以此种 DNA 复制方式又被称为 D 环复制。线粒体的复制期主要在细胞周期的 S 期和 $G_2$ 期，与细胞周期同步。mtDNA 的复制形式除 D 环复制外，还有 θ 复制、滚环复制等，相同的细胞在不同环境中可以以其中任何一种方式复制，也可以几种复制方式并存，其调节机制不明。有趣的是，在一个细胞周期内，有的 mtDNA 分子可能不止复制一次，而有的 mtDNA 分子却一次也不复制。当线粒体靠近细胞核时，mtDNA 复制最活跃，而当线粒体位于细胞外围区域时（如轴突末端），mtDNA 几乎不复制。

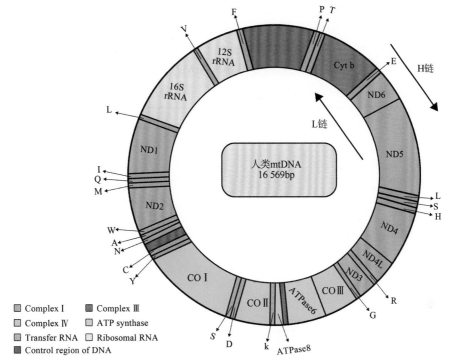

图 7-2 人线粒体环状 DNA 分子及其转录产物

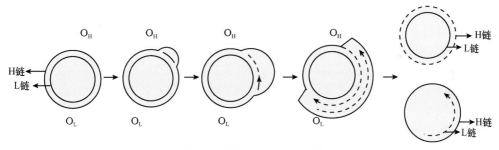

图 7-3 线粒体 DNA 的复制

**2. 线粒体 DNA 的转录**　mtDNA 的转录类似于原核细胞的转录，即产生一个多顺反子（poly-cistron）。转录分别从重链启动子和轻链启动子处开始，重链的转录起始点有两个，因此，重链的转录可产生初级转录物 mtDNA Ⅰ 和 Ⅱ。初级转录物 Ⅰ、Ⅱ 和轻链转录物经过剪切加工，形成 2 个 rRNA、22 个 tRNA 和 13 个 mRNA，其余不含有用信息的部分很快被降解。加工后的 mRNA 5′ 端无帽，但 3′ 端有约 55 个腺苷酸构成的尾部。mtDNA 转录受 NRF-1、NRF-2、SP-1、YY1、CREB 等核基因编码的转录因子调节。除此之外，mtDNA 在转录的起始和终止阶段还会受到激素的调节。

叠状态。之后，前体蛋白与细胞质中游离的线粒体输入因子 MSF 结合，形成复合体。复合体进一步与线粒体外膜上的受体结合，受体与外膜上的通道蛋白 Tom40 相偶联，后者与线粒体内膜的接触点 Tim23/17 共同组成了跨膜转运通道，非折叠状态的前体蛋白通过这一通道转移至线粒体基质。前体蛋白穿膜转运至线粒体基质后，必须恢复其天然构象以行使功能。大多数蛋白的基质导入序列被基质作用蛋白酶 MPP 所移除，之后输入蛋白在线粒体基质中的分子伴侣帮助下折叠成成熟的天然构象。

## 三、线粒体的融合与分裂

### （一）线粒体的融合

线粒体的融合有利于促进线粒的相互协作，可以使不同线粒体之间的信息和物质得到相互交换，如膜电位快速传递以及线粒体内容物的交换。伴随着细胞的衰老，mtDNA 会累积很多的突变，线粒体的融合可以使不同线粒体的基因组交换进行充分的 DNA 互补，并有效地修复这些 DNA 突变，保证线粒体正常的功能。

在研究果蝇线粒体时发现的 FZ01 蛋白是第一个被分离出的介导线粒体融合的蛋白，主要介导线粒体外膜的融合，在酵母和哺乳动物中均发现了该蛋白同源物。而线粒体内膜的融合主要由 Mgml 蛋白介导。

### （二）线粒体通过分裂实现自我增殖

目前普遍认为线粒体是以分裂的方式进行增殖的。朱塞佩·阿塔尔迪（Giuseppe Attardi）等认为，线粒体的生物发生过程分两个阶段。在第一阶段，线粒体进行分裂增殖；第二阶段包括线粒体本身的分化过程，建成能够行使氧化磷酸化功能的结构。线粒体的分裂增殖和分化阶段分别接受细胞核和线粒体两个独立的遗传系统控制。

然而，线粒体进行分裂增殖的机制目前尚未明确。一般认为它可能包括以下三种分裂方式。①出芽分裂：线粒体分裂时先从线粒体上长出膜性突起，称为"小芽"，随后小芽不断长大，并与原线粒体分离，再经过不断"发育"，最后形成新的线粒体。②收缩分裂（图7-4）：这种分裂方式是线粒体在其中央处收缩形成很细的"颈"，最后颈断裂后形成两个线粒体。③间壁分裂（图7-5）：这种分裂方式是线粒体的内膜向中心内褶形成分隔线粒体结构的间壁，随后再一分为二，形成两个线粒体。无论是哪一种分裂机制，线粒体的分裂都不是绝对均等的。例如，经过复制的 mtDNA 在分裂后的线粒体中的分布就是不均等的。另外，线粒体分裂还受到细胞分裂的影响。

介导线粒体分裂过程的主要蛋白有 Dnm1/DRP1、Fisl/FIS1、MFF 等。在哺乳动物的线粒体分裂时，胞质中的 DRP1 会与线粒体外膜上的 FIS1 或其他受体蛋白结合，形成多聚体环状结构，逐渐缩窄，将线粒体一分为二。

### （三）线粒体DNA的随机分配

在同一线粒体中，可能存在有不同类型的 mtDNA，即野生型和突变型 mtDNA。分裂时，野生型和突变型 mtDNA 发生分离，随机地分配到新的线粒体中；即使在同一细胞中，也可能存在着带有不同 mtDNA 的线粒体。分裂时，野生型和突变型 mtDNA（或线粒体）发生分离，随机地分配到新的线粒体（或细胞）中，使子线粒体（或子细胞）拥有不同比例的突变型 mtDNA 分子，这种随机分配导致 mtDNA 异质性变化的过程称为复制分离。在连续的分裂过程中，异质性细胞中突变型 mtDNA 和野生型 mtDNA 的比例会发生漂变，向同质性的方向发展。分裂旺盛的细胞往往有排斥突变 mtDNA 的趋势，经无数次分裂后，细胞逐渐成为只有野生型 mtDNA 的同质性细胞。

突变型 mtDNA 具有复制优势，在分裂不旺盛的细胞（如肌细胞）中逐渐积累，形成只有突变型 mtDNA 的同质性细胞。漂变的结果是细胞表型也随之发生改变。

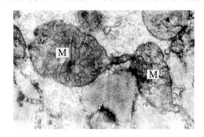

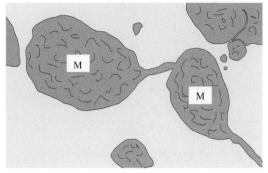

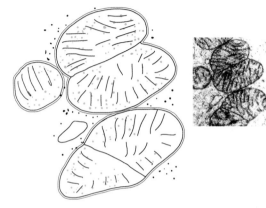

图 7-4　线粒体的收缩分裂　　　　　　　图 7-5　　线粒体的间壁分裂

---

**知识拓展 7-2** 　　　　　　**线粒体融合与分裂的细胞生物学基础**

　　线粒体的融合与分裂都是一个"动"的过程，与细胞内其他的动态行为（如染色体的移动等）一样，需要特定的力学机制予以保证。借助现有的细胞生物学方法观察线粒体融合时，发现线粒体融合素家族的 GTPase 均匀分布于线粒体外膜之外，介导线粒体融合。线粒体的分裂装置则更为复杂，借助透射电子显微镜，人们在动植物细胞的线粒体上均发现了环绕线粒体的蛋白质缢缩结构，称为线粒体分裂环。线粒体分裂环又分为外环和内环。其中外环位于线粒体外膜的表面，露于细胞质；而内环则位于线粒体内膜的下面，暴露在线粒体基质内。在线粒体分裂过程中，以分裂环为主体的线粒体分裂装置呈现有序的动态变化。

---

# 第二节　线粒体的功能

## 一、线粒体基质中的三羧酸循环

　　三磷酸腺苷（adenosine triphosphate，ATP）是细胞进行生命活动的直接能源，它所携带的能量来源于糖、氨基酸等营养物质的氧化。在细胞质中，脂肪和糖首先降解，再经过选择性运输进入线粒体基质。在此过程中葡萄糖分子酵解成 2 分子丙酮酸。糖酵解中生成的每分子丙酮酸会被主动运输转运穿过线粒体膜。当丙酮酸进入线粒体后，到达线粒体基质与辅酶 A 生成 $CO_2$、还原型辅酶 I 和乙酰辅酶 A。乙酰辅酶 A 进入到三羧酸循环，其分子中的能量便开始逐级被利用（图 7-6）。乙酰辅酶 A 是三羧酸循环的初级底物，它与草酰乙酸以共价键连接，形成有 6 个碳原子的柠檬酸，通过系列的酶促反应，生成 $CO_2$。在循环的末端又重新生成草酰乙酸分子，开始下一个循环。参与该循环的酶，除位于线粒体内膜的琥珀酸脱氢酶外都游离于线粒体基质中。在三羧酸循环中，每分子乙酰辅酶 A 被氧化的同时会产生起始电子传递链的还原型辅因子，包括 3 分子 NADH 和 1 分子 FADH，以及 1 分子三磷酸鸟苷（GTP）。除丙酮酸外，脂肪酸和一些氨基酸也从细胞质进入线粒体，从而转变成乙酰辅酶 A 或三羧酸循环的中间体。三羧酸循环所产生的多种中间产物是生物体内许多重要物质生物合成的原料。在细胞迅速生长时期，三羧酸循环可提供多种化合物的碳架，以供细胞生物合成使用。

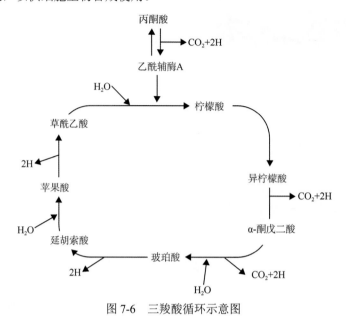

图 7-6　三羧酸循环示意图

　　糖、脂肪和蛋白质在分解代谢过程都先生成乙酰辅酶 A，乙酰辅酶 A 与草酰乙酸结合进入三羧酸循环而彻底氧化。所以三羧酸循环是糖、脂肪和蛋白质分解的共同通路。三羧酸循环另一重要功能是为其他合成代谢提供小分子前体。α- 酮戊二酸和草酰乙酸分别是合成谷氨酸和天冬氨酸的前体，草酰乙酸先转变成丙酮酸再合成丙氨酸，许多氨基酸通过草酰乙酸可生成糖。所以三羧酸循环是糖、脂肪酸和某些氨基酸相互转变的代谢枢纽。

## 二、电子传递和氧化磷酸化

### （一）电子传递链和电子传递复合物

　　**1. 电子传递链**　在线粒体内膜上存在有关氧化磷酸化的脂蛋白复合物，它们是传递电子的酶体系，由一系列能可逆地接收和释放电子或者氢离子的化学物质所组成，它们在内膜上相互关联地有序排列成传递链，还伴随着营养物质的氧化放能，即电子传递链，也称为呼吸链。

　　**2. 电子传递复合物**　线粒体中氧化过程是由四种膜蛋白复合物相继作用来完成的。它们是电子转运复合物，复合物Ⅰ为 NADH 脱氢酶，它能够催化 1 对电子从 NADH 传递给泛醌，每传递 1 对电子，伴随 4 个质子从基质转移到膜间隙。复合物Ⅱ为琥珀酸脱氢酶，琥珀酸脱氢酶有两种，一种是以泛醌作为受体的，另一种是作用于所有受体，它能够催化琥珀酸带来的 1 对低能电子经 FAD 和 Fe-S 传递给泛醌，使 $FADH_2$ 上的电子通过还原泛醌进入呼吸链中。复合物Ⅲ为细胞色素还原酶，它能够催化电子从泛醌传给细胞色素 c，每对电子穿过该复合物到达细胞色素 c 时有 4 个 $H^+$ 从基质转移到膜间隙。复合物Ⅳ是细胞色素 c 氧化酶，它是电子传递链的终点，氧气在此被还原生成水。每传递 1 对电子要从基质中摄取 4 个 $H^+$，其中两个 $H^+$ 用于水的形成，另 2 个被跨膜转移到膜间隙。复合物Ⅰ和Ⅱ分别催化电子从两种不同的供体 NADH 和 $FADH_2$ 传递到泛醌，复合物Ⅲ使电子从泛醌传递到细胞色素 c，复合物Ⅳ将电子从细胞色素 c 转移到 $O_2$ 来结束整个电子传递过程（图 7-7）。

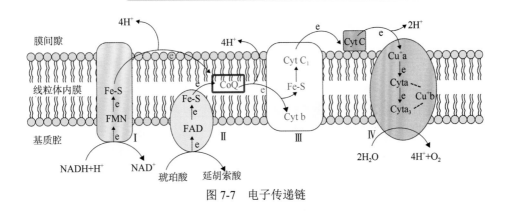

图 7-7　电子传递链

---

**人文感悟 7-1**

　　线粒体内膜上的一系列氧化磷酸化脂蛋白复合物，是传递电子的酶体系。它们相互关联地有序排列，成功介导了电子的传递，从而形成了 ATP 合成的基础：质子电化学梯度。这就如同当代青年一定要有坚定实现中华民族伟大复兴的信心，坚定走中国特色社会主义道路的信念，坚定对党的领导的信任。把个人理想和实现中华民族伟大复兴的中国梦统一起来。只有将个人梦想自觉地融入到国家发展伟业中去，个人才能拥有更广阔的实现自我人生价值的舞台，才能在实现中华民族伟大复兴的中国梦的伟大事业中绽放出青春的光彩。

---

## （二）氧化磷酸化的偶联机制

　　**1. ATP 合酶复合物的结构**　　ATP 合酶，又称为 $F_0F_1$ 复合物，是生物体内进行氧化磷酸化和光合磷酸化的关键酶，在跨膜质子动力的推动下催化合成 ATP。ATP 合酶是生物体能量转换的核心酶。在线粒体内膜和好氧细菌的内膜上都发现了其同源部分。

　　ATP 合酶的分子组成和主要结构特点为：①头部 $F_1$ 因子，细菌和线粒体 ATP 合酶的 $F_1$ 因子都是水溶性蛋白，结构相似，由 5 种多肽以 α、β、γ、δ 和 ε 组成的 9 聚体，α 亚基和 β 亚基构成一种球形的排列。头部含有三个催化 ATP 合成的位点，每个 β 亚基含有一个。②柄部，由 $F_1$ 因子的 γ 亚基和 ε 亚基构成柄部，将头部与基部连接起来。γ 亚基穿过头部作为头部旋转的轴。构成基部的亚基 b 向外延伸成为柄部的构成部分。③基部 $F_0$ 因子，是由镶嵌在线粒体内膜的疏水性蛋白质所组成，由 3 种大小不同的亚基组成的 15 聚体（1a：2b：12c）。其中 c 亚基在膜中形成物质运动的环，b 亚基穿过柄部将 $F_1$ 因子固定；a 亚基是质子运输通道，允许质子跨膜运输（图 7-8）。

　　**2. 化学渗透假说**　　早在 1961 年英国学者 P.D. 米切尔根据多年来积累的氧化磷酸化研究结果再联系生物膜的概念，提出了化学渗透假说。假说的中心内容可归纳为以下四点：①呼吸链中的电子传递体在线粒体内膜中有着特定的不对称分布，递氢体和电子传递体是间隔交替排列的，催化反应是定向的；②在电子传递过程中，复合物Ⅰ、Ⅲ和Ⅴ的递氢体起到质子泵的作用，将 $H^+$ 从线粒体内膜基质侧定向地泵至内膜外侧空间将电子传给其后的电子传递体；③线粒体内膜对质子具有不可自由透过的性质，泵到外侧的 $H^+$ 不能自由返回，结果形成内膜内外由质子浓度差产生的电位梯度；④线粒体 ATP 合酶能利用 ATP 水解能量将质子泵出内膜，但当存在足够高的跨膜质子电化学梯度时，强大的质子流通过 ATP 合酶进入线粒体基质时，释放的自由能推动 ATP 的合成。这个假说虽然突出了膜的结构，得到大量实验的支持，也有不少实验结果与化学渗透假说有矛盾，也有一些问题没有得到解决。

　　**3. ATP 合酶的结合变构机制**　　该机制认为蛋白质的构象变化在 ATP 的合成中至关重要。$F_1$ 因子有三个 ATP 合成催化位点分别位于三个 β 亚基上：$β_1β_2β_3$，其中的每一个活性位点都可以以三种不同的构象之一存在：L 构象（loose），ADP、Pi 与酶疏松结合在一起；T 构象（tight），底物（ADP、Pi）与酶紧密结合在一起，能生成 ATP，并能与 ATP 牢牢结合；O 构象（open），ATP 与酶的亲和力很低，被释放出去。对 $F_1$ 因子而言，任何时候所有三种状态都同时存在其中（图 7-9）。

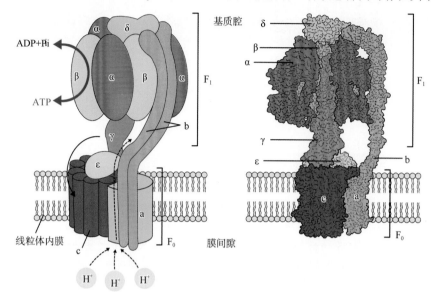

图 7-8　ATP 合酶（$F_0F_1$ 复合物）的结构示意图

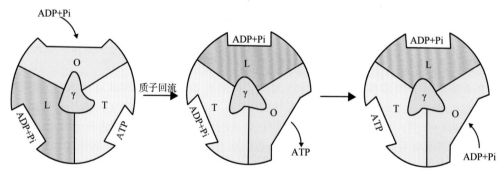

图 7-9　ATP 合酶的"结合变构"模型

L：松弛构象；T：紧密构象；O：开放构象

在 ATP 合成过程中，ADP 和 Pi 先结合在处于 O 构象的 $\beta_1$ 亚基上，当质子通过 $F_0$ 通道运动时，释放出的能量引起 c 亚基构成的环旋转，从而带动 γ 亚基逆时针旋转 120°，此时 $\beta_1$ 亚基由 O 构象变为 L 构象，与 ADP、Pi 的亲和力进一步增加；当质子再次通过 $F_0$ 使 γ 亚基再逆时针旋转 120° 时，β 亚基由 L 构象变为 T 构象，ATP 生成并与亚基紧密结合；当 γ 亚基的旋转最终使 $\beta_1$ 亚基重新回到 O 构象时，ATP 被释放，下一轮循环开始。由于 γ 亚基的端部是高度不对称的，它的旋转能同时引起 β 亚基 3 个催化位点（$\beta_1\beta_2\beta_3$）构象的周期性变化（L、T、O），不断将 ADP 和 Pi 加合在一起，形成 ATP，并不断释放。

> **知识拓展 7-3　　　　　　　　化学渗透假说的提出**
>
> 　　到了 20 世纪 50 年代，所有的研究都已经证明氧化磷酸化的过程涉及电子经过一系列的传递，最后达到分子氧的过程。但是从这些电子传递反应中获得了电子的氧是如何转换为能量分子 ATP 的仍然是个谜。在糖酵解过程中，ADP 可以吸收某些中间化合物的高能磷酸键转换成 ATP，因此推测在电子传递过程中可能会产生一个中间产物，进而驱动 ATP 的生成。

因此在 20 世纪 50～60 年代，寻找这种带有高能磷酸键的中间产物成了这一领域的中心课题，但遗憾的是并没有发现这类物质的存在；相反，另有一些证据显示磷酸化过程与"膜"有密切的关系，并且这一过程可以被一些破坏膜结构的化学物质所阻断。鉴于此，1961 年由英国生物化学家米切尔（Mitchell）提出了"跨膜电化学梯度驱动 ATP 形成的能量偶联机制"。

# 第三节　线粒体与疾病

## 一、线粒体与肿瘤

肿瘤的发生、发展是一个复杂多因素的过程，与癌症基因激活、抑癌基因失活、细胞调亡异常以及 DNA 损伤修复功能异常密切相关。线粒体 DNA 具有易损伤性，与肿瘤的发生、发展关系密切。近年来，随着对线粒体研究的深入，线粒体在肿瘤发生、发展中的作用以及在肿瘤诊断、治疗中的意义，日益受到人们的关注。mtDNA 的 D-loop 区突变是肿瘤的热点，但不同种类的肿瘤有关该区的突变频率存在差异。

人类 mtDNA 的遗传信息显示，在仅仅 16 569bp 长的基因组内定位了 2 种 rRNA、22 种 tRNA 和 13 种蛋白多肽基因，除 D-loop 区外，在相邻的基因之间极少有非编码碱基，因此常把 D-loop 区第 16 024 至 576 核苷酸之间的 1122bp 片段称为控制区，它负责整个 mtDNA 分子复制和转录的调控。mtDNA 分子游离于线粒体基质中，缺乏组蛋白保护，其损伤修复系统也不完善。与核 DNA 相比，它更易受各种致癌物质的攻击。而 D-loop 区是突变的热点区域，且发生于 D-loop 区的突变情况严重得多，将引起整个线粒体功能的紊乱。

D-loop 区突变高的原因可能与其结构特点有关：① D-loop 区是 mtDNA 与线粒体内膜相接触的位点，更容易受到脂酶过氧化物的损伤；② mtDNA 复制时，D-loop 区形成三链结构，易受到损伤。从突变性质看，D-loop 区频繁的 A-C、C-T 替换可能影响整个线粒体基因组的复制与转录，如发生在 D-loop 区调控元件上的突变，通过与核基因的突变相互作用等途径影响肿瘤的发生和发展。

## 二、线粒体与心血管疾病

**1. 心肌缺血与 mtDNA 突变互为因果关系**　一些研究证明，mtDNA 损伤存在于动脉粥样硬化病变和组织中，mtDNA 损伤显著促进动脉粥样硬化形成和进展，同时 mtDNA 损伤水平与冠心病的危险因素相关。线粒体的氧化磷酸化过程产生大量自由基，正常生理条件下可被超氧化物歧化酶（superoxide dismutase，SOD）清除，在细胞缺氧或灌注异常条件下，氧化磷酸化过程受抑制，氧自由基产生增加，而 SOD 因酶活性改变使其清除能力下降，导致 mtDNA 损伤而发生突变，mtDNA 突变的结果又使氧化磷酸化障碍加重，形成恶性循环。在冠状动脉狭窄、心肌细胞缺血和反复出现低血氧时，心肌细胞产生大量的氧自由基可对 mtDNA 造成不可逆性的损害，使心肌细胞出现永久性的心肌细胞氧化功能障碍，因此，心肌缺血与 mtDNA 突变互为因果关系。

**2. 引起冠心病患者的 mtDNA 损伤的原因**　氧化应激可能是引起冠心病患者的 mtDNA 损伤的最重要原因。自由基通过产生一些严重代谢失常而发挥细胞的毒性作用。香烟含有的许多复合物具有遗传毒性和致癌性，包括多环芳香烃、亚硝胺和活性氧产物。吸烟可降低总抗氧化能力、增加 mtDNA 氧化损伤和抑制 DNA 修复过程。脂质过氧化能诱导 mtDNA 氧化损伤。其他因素还包括高胆固醇血症和糖尿病对冠心病患者 mtDNA 的损伤，肥胖以及高半胱氨酸血症介导的 mtDNA 损伤。

**3. mtDNA 的氧化损伤引起动脉粥样硬化**　其主要作用表现在细胞内 ATP 的合成和 $Ca^{2+}$ 浓度

动态平衡发生改变。在动脉粥样硬化组织中，由于线粒体内产生过量的氧自由基，引起 mtDNA 的氧化损伤，mtDNA 的损伤与编码氧化磷酸化体系核基因的表达受损相关联，其损伤后果将导致线粒体呼吸功能受损，使 ATP 的合成和 $Ca^{2+}$ 浓度动态平衡受到破坏，进一步引起线粒体功能受损。在此过程中，电子传递链被抑制，导致腺苷酸池减少，电负性增加，低密度脂蛋白氧化和清除剂缺失，伴随着线粒体损害、组织损伤和坏死。细胞死亡是动脉粥样硬化斑块的重要组成成分，而且活性细胞衰竭被高浓度细胞因子通过细胞凋亡激活。表明线粒体及 mtDNA 损伤在冠心病发病中起重要作用。

## 三、线粒体融合与分裂异常相关的疾病

根据缺陷的遗传原因，线粒体疾病分为核 DNA（nDNA）缺陷、mtDNA 缺陷以及 nDNA 和 mtDNA 联合缺陷三种类型。mtDNA 突变引起的疾病有莱伯遗传性视神经病变、线粒体心肌病和帕金森病等。nDNA 突变引起的线粒体病有：①编码线粒体蛋白的基因缺陷：丙酮酸脱氢酶复合体缺陷、肉碱棕榈酰转移酶缺陷等；②线粒体蛋白质转运的缺陷：分为前导肽的突变和蛋白转运因子的改变；③基因组间交流的缺损：如多重 mtDNA 缺失导致的常染色体显性遗传的慢性进行性眼外肌麻痹以及 mtDNA 耗竭引起的先天性婴儿肌肌病等。

## 四、线粒体疾病的治疗

线粒体作为细胞的能量代谢中心，其各组成成分在疾病治疗方面都起着很大的辅助作用。临床上应用较多的是线粒体内膜上的一些结合蛋白质，如细胞色素 c 可用于治疗一氧化碳中毒、新生儿窒息、高山缺氧、心肌炎等。心肺功能障碍的急救用药和辅助用药：辅酶 Q 具有在呼吸链内传递电子和清除自由基的双重功能，它对细胞色素氧化酶缺陷的线粒体疾病的各种症状均有良好效应，也可用于肌肉萎缩症、高血压、牙周病等疾病的治疗。另外，急性黄疸肝炎的辅助药物 $NAD^+$ 则用于治疗进行性肌肉萎缩症和肝炎疾病等。随着基因治疗的不断发展，有线粒体病的人群目前可通过"三亲线粒体"基因疗法，将携带缺陷线粒体卵细胞的细胞核转移至拥有正常线粒体的卵细胞内，再通过体外受精——胚胎移植技术，帮助患者实现孕育健康孩子的愿望。

> **知识拓展 7-4**                    **mtDNA 突变与细胞凋亡**
>
> mtDNA 突变的累积会产生大量活性氧（reactive oxygen species，ROS），氧化线粒体内膜上的心磷脂，生成动态的由多蛋白质组成的位于线粒体内膜与外膜接触位点的通透性转变孔道，使内膜的通透性发生转变。通透性转变孔道的不可逆开放导致了线粒体跨膜电位的耗散，而这正是细胞凋亡的特征性指标。如果孔道的诱导生成是缓慢持续的，则首先使细胞色素 c 从线粒体内膜脱落，再经凋亡诱导蛋白 Bax 的作用使线粒体内膜通透性增加，促使细胞色素 c 的释放。在胞质中，细胞色素 c 与活化因子（Apaf-1）结合成复合体，使胱天蛋白酶家族（caspases）活化，触发 caspases 级联反应，最终通过 caspase-3 作用于胞质中的细胞骨架蛋白或细胞核中的 D 酶，使 DNA 断裂，引起细胞凋亡。同时，线粒体膜的通透性增加还引发线粒体膜间隙的蛋白酶——细胞凋亡诱导因子的释放，加速凋亡发生。

## 本 章 小 结

线粒体是存在于大多数细胞中的由两层膜包被的细胞器，是细胞中制造能量的结构，是细胞进行有氧呼吸的主要场所。它拥有自身的遗传物质和遗传体系，但其基因组大小有限，其 RNA 转录、蛋白质翻译、自身构建和功能发挥等必须依赖核基因组编码的遗传信息，是一种半自主性细胞器。

线粒体是真核生物进行氧化代谢的部位，是糖类、脂肪和氨基酸最终氧化释放能量的场所。

这些营养物质经分解形成小分子产物后被运送至线粒体，通过氧化将其中储存的能量逐步释放，并及时合成能源物质——三磷酸腺苷（ATP）以供细胞各种活动的需要，整个过程称为"氧化磷酸化"。此过程主要是在线粒体内膜上进行的。这一过程由一系列酶所催化释放的能量先以跨膜质子梯度形式存在，后经 ATP 合酶复合物催化合成 ATP。ATP 作为细胞内通用的"能量货币"，实现供能与耗能间的能量流通，是生物合成、神经传导、肌肉收缩、细胞分裂、生物发光、物质运输等一系列生命活动的直接供能基础。

在病理状态下，线粒体中能量代谢发生异常，从而引起细胞内部结构和功能的改变，最终导致疾病的发生。

## 思 考 题

1. 简述线粒体的超微结构。
2. 为什么说线粒体是半自主性细胞器？
3. 氧化磷酸化偶联机制的化学渗透假说的主要论点是什么？
4. 简述 ATP 合酶的结构，ATP 合酶的结合变构机制是什么？

（窦晓兵 浙江中医药大学）

# 第八章 细胞骨架

**学习要求**

1. 知识要求

（1）掌握：细胞骨架的形态结构、功能与组成成分。

（2）熟悉：细胞骨架的组装特点，细胞骨架的分布及种类。

（3）了解：细胞骨架结合蛋白的种类和功能，细胞骨架相关疾病。

2. 人文感悟

细胞骨架在维持细胞形态的同时保持细胞内部结构的有序运转，就像国家发展、社会进步离不开每个人的努力。尽管大家从事职业各不相同，但大家都有一个共同的目标——实现中国梦。

> **人文感悟8-1**
>
> 细胞骨架的三种主要成分——微管、微丝和中间纤维，它们组成不同，结构各异，功能既相对独立又相互关联，但都在维持细胞形态的同时保持细胞内部结构的有序运转。这就像国家发展、社会进步离不开每个人的努力。尽管大家从事职业各不相同，但大家都有一个共同的目标——实现中国梦。每个人应该发扬和传承"螺丝钉精神"，恪尽职守、努力做好本职工作，为建设中国特色社会主义国家添砖加瓦，为实现伟大复兴的中国梦而贡献自己应有的力量。

细胞骨架（cytoskeleton）是指真核细胞质中由蛋白质构成的纤维网络状系统，它对于细胞形状的维持、细胞的运动、细胞内物质的运输、细胞分裂时染色体的分离和胞质分裂等均起着重要的作用。一直以来，人们认为细菌内部不存在细胞骨架系统，但最近的研究发现细菌也具有类似真核细胞的细胞骨架系统。

细胞骨架功能依赖于三类蛋白质纤维成分，它们分别是微管、微丝及中间纤维。每一种纤维由各自的蛋白质单体形成，三类骨架成分既分散地存在于细胞中，又相互联系形成一个完整的骨架体系。细胞骨架系统不是一个松散的或是静态的支架系统，而是处在一种高度动态平衡中，随着细胞生理条件的改变，各种骨架结构不断进行组装和解聚，并受到多种结合蛋白的调节以及细胞内外各种因素的调控。

早期发现的细胞骨架主要是指存在于细胞质内的微管、微丝和中间纤维，称为细胞质骨架或称狭义的细胞骨架（图8-1）。后来又把细胞核内的核骨架系统（包括核基质、核纤层和染色体骨架等）与细胞质骨架共同称为广义的细胞骨架。

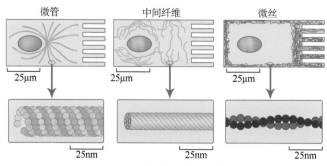

图 8-1 细胞骨架的三种类型

# 第一节 微 丝

微丝又称肌动蛋白丝或肌动蛋白纤维，是指真核细胞中由肌动蛋白组成、直径为 7nm 的骨架纤维。在肌肉细胞中，肌动蛋白占细胞总蛋白的 10%，在非肌肉细胞中占 1% ~ 5%。微丝常以束状或网状等形式分布于细胞质的特定空间位置上参与细胞形态维持以及细胞运动等生理功能。

## 一、微丝的化学组成及形态结构

### （一）微丝的化学组成

构成微丝的基本成分是肌动蛋白。肌动蛋白的存在方式有两种：一条可溶性多肽链构成的球形分子，又称球状肌动蛋白（globular actin，G-actin）或 G 肌动蛋白，其外形类似花生果。由 G 肌动蛋白首尾相连，形成纤维状肌动蛋白（fibrous actin，F-actin），又称 F 肌动蛋白，是构成微丝的主体（图 8-2）。

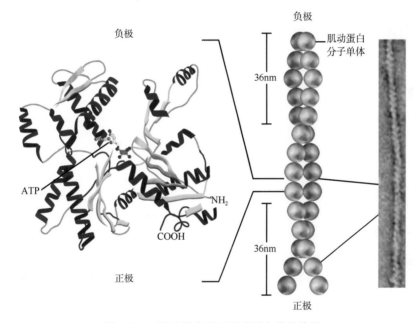

图 8-2 G 肌动蛋白和 F 肌动蛋白的结构图

两种形式的肌动蛋白在一定条件下可相互转换。电镜观察和电子计算机图像分析表明，每一个 G 肌动蛋白由 2 个亚基组成，结构呈哑铃形，具有阳离子（$Mg^{2+}$、$K^+$、$Na^+$）、ATP（或 ADP）和肌球蛋白的结合位点。每个肌动蛋白单体都有极性，它们能首尾相接，形成螺旋状的肌动蛋白丝，所以整个微丝也具有极性，有氨基和羧基的一端为正极，另一端则为负极。微丝由双股肌动蛋白丝右手螺旋排列成纤维。

单体肌动蛋白是一种中等大小的蛋白质，其分子量为 43 000。由 375 个氨基酸残基组成，并且是由一个大的、高度保守的基因编码。

### （二）微丝的形态结构

最初发现微丝存在于肌细胞，在横纹肌和心肌中肌动蛋白成束排列参与组成肌原纤维，具有收缩功能。后来证实微丝也广泛存在于非肌细胞中。微丝是一个可变的结构，在细胞周期的不同阶段或细胞不同功能状态时，它们的形态可以发生变化，如聚合成线状，交织成网状甚至呈溶胶状态，以这些不同的结构形式来适应细胞功能的需要，同时这也是微丝不易被观察到的原因之一。

## 二、微丝的组装及其动力学特征

### （一）微丝的组装

球状肌动蛋白（G-actin）单体聚合形成纤维状多聚体（F-actin）的过程，称微丝的组装；反之，由纤维状多聚体解离成球状肌动蛋白单体的过程，称微丝的去组装。体外试验表明，球状肌动蛋白单体在适宜的条件下，即具备 ATP 和一定的盐浓度（主要是 $K^+$ 和 $Mg^{2+}$），可自我组装，形成微丝，由于纤维两端结构上的差异，通常是微丝正极的组装速度较负极快。

**1. 微丝组装的过程**　微丝的组装步骤：成核期（延迟期）、延长期（聚合期）、平衡期（稳定期）三个阶段（图 8-3）。首先由球状肌动蛋白单体"首尾"相接，形成二聚体，继而形成稳定的三聚体（多聚体），即核心作用。此期是微丝组装的限速步骤，需要一定的时间。当核心形成后，球状肌动蛋白在核心两端迅速地聚合、延长，形成直径约 7nm 的、具有极性的螺旋纤维。微丝延长到一定时期，肌动蛋白聚合入微丝的速度与其从微丝上解离的速度达到平衡，即球状肌动蛋白在微丝头端（正端）不断聚合，使微丝延长，而尾端（负端）不断解离，使微丝缩短，微丝长度基本不变，此时即进入平衡期。

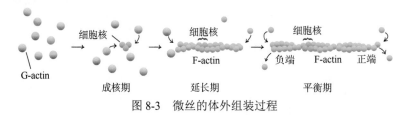

图 8-3　微丝的体外组装过程

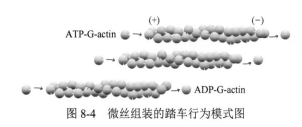

图 8-4　微丝组装的踏车行为模式图

**2. 微丝组装的踏车模型及非稳态动力学模型**　在微丝组装时，如果 G-actin 分子添加到 F-actin 上的速率等于 G-actin 分子从 F-actin 解聚的速率，那么，微丝的净长度不会改变，这种过程称为肌动蛋白的踏车（图 8-4）。发生踏车时，虽然 F-actin 丝的净长度没有变化，但是组装与解聚仍在进行。

### （二）影响微丝组装的因素

微丝组装与肌动蛋白是否达到临界浓度尤为重要，在正常情况下，G-actin 单体浓度高于平衡的临界浓度时，单体倾向于聚合，反之则解聚。

通常 ATP 及一定浓度的 $Mg^{2+}$ 是微丝组装时必需的能量及离子环境。在含有 $Ca^{2+}$ 以及低浓度 $Na^+$、$K^+$ 等阳离子溶液中，微丝表现为去组装，由 F-actin 趋于解聚成 G-actin；而在 $Mg^{2+}$ 和高浓度的 $Na^+$、$K^+$ 溶液诱导下，G-actin 则组装为 F-actin，新的 G-actin 不断加入，使微丝延长。溶液 pH > 7.0 时，有利于微丝的组装。

某些真菌毒素，如细胞松弛素 B 及其衍生物细胞松弛素 D 能特异地破坏微丝的组装；鬼笔环肽与微丝有强亲和作用，能使肌动蛋白稳定，促进微丝聚合的同时抑制解聚。

### （三）微丝结合蛋白及其功能

**1. 收缩蛋白**　也称移动因子，指促进细胞中微丝移动的蛋白，即肌球蛋白（myosin）。目前，已发现有十几种肌球蛋白。

Ⅱ型肌球蛋白（myosin Ⅱ）主要功能是参与肌丝滑行，其分子量为 $460×10^3$，由四条多肽链（两条重链和两对不同类型的轻链）组成，形似豆芽状，由杆部和头部组成。

Ⅰ型肌球蛋白和Ⅴ型肌球蛋白参与细胞骨架和细胞膜的相互作用，如胞膜运输等。

**2. 调节蛋白** 是一类对收缩蛋白质（肌动蛋白、肌球蛋白）起调节作用的蛋白，种类较多，可控制微丝的结构和功能。如原肌球蛋白（tropomyosin）位于肌动蛋白螺旋沟内，并与肌动蛋白相连，其在肌动蛋白螺旋沟内的空间位置变化，可调节肌动蛋白与肌球蛋白头部的结合。

钙调蛋白（calmodulin）存在于各种细胞质中，在 $Ca^{2+}$ 浓度低时可与原肌球蛋白及肌动蛋白结合，以阻止肌球蛋白结合。当 $Ca^{2+}$ 浓度增高时，钙调蛋白与 $Ca^{2+}$ 结合，可活化肌球蛋白轻链激酶，使肌球蛋白头部轻链磷酸化，致使肌球蛋白聚合成束（粗丝），并与肌动蛋白产生关联。

聚合因子（polymerization factor）包括肌动蛋白单体结合蛋白、封端蛋白和剪切蛋白。掺入因子（folding factor）如 TCP-1（t-complex polypeptide 1）复合体等，它们可与肌动蛋白结合，使其处于聚合活性状态，参与微丝的组装过程。

**3. 连接蛋白** 是一类在微丝之间或微丝与质膜之间起连接、固定、沟通作用的蛋白质。对不同细胞特异功能的发挥起重要作用。

交联蛋白（cross-linking protein）和成束蛋白（fasciclin），包括 α 辅肌动蛋白（α-actinin）、肌咸束蛋白（fascin）、丝束蛋白（fimbrin）和绒毛蛋白（villin）、细丝蛋白（filamin）等，它们将平行的微丝连接成微丝束，亦可横向连接相邻微丝，形成三维网络结构。

锚蛋白（ankyrin）是一类能与细胞膜特异性结合的跨膜蛋白，它可将微丝或微丝束的端端或侧面固定在细胞膜下，即介导微丝连接到质膜上，如黏着斑蛋白（vinculin）、踝蛋白（talin）等。

间隔蛋白又称间距因子（spacing factor），为一类形似杆状的蛋白质，垂直分布于两条微丝之间，起连接与沟通作用。如位于红细胞膜内侧面胞质内的血影蛋白（spectrin），可将散在的微丝相互连接沟通，形成微丝网络结构，使红细胞膜具有柔韧性和可塑性。

黏着斑和黏着连接是由许多蛋白质分子组成的复合体，是肌动蛋白的核心形成位点，可调节微丝的核心形成。另一类对微丝的核形成有影响作用的蛋白复合体是肌动蛋白相关蛋白（actin-related protein）Arp2/Arp3 复合体，其在某些蛋白的协同作用下，可启动微丝的核心形成。

---

**知识拓展 8-1　　　　　分子马达——肌球蛋白的结构**

肌球蛋白是沿微丝运动的分子马达，该蛋白通常含有 3 个功能结构域。它们是与运动相关的马达结构域，调控结构域及尾部结构域。马达结构域位于肌球蛋白的头部，包含一个肌动蛋白亚基结合位点和一个具有 ATP 酶活性的 ATP 结合位点。该结构域在肌球蛋白家族的各成员之间高度保守，是肌球蛋白定性和分类的依据，负责将 ATP 水解所释放的化学能转变成机械能。ATP 结合位点所结合的核苷酸分子的变化将改变肌动蛋白亚基结合位点和调控结构域的构象。调控结构域是连接马达结构域和尾部杆状区的一段 α 螺旋，也是肌球蛋白轻链的结合部位，它在肌球蛋白分子上发挥杠杆作用。肌球蛋白的轻链大多是钙调蛋白家族的成员，每个肌球蛋白分子上所结合的轻链的种类取决于肌球蛋白的类型和生物体的发育状态。尾部结构域与肌球蛋白复合体的组装相关，或者是选择性地与所运输的"货物"结合。

---

## 三、微丝的功能

### （一）构成细胞支架，维持细胞特定形态

微丝在细胞中必须形成束状结构或网络结构才能发挥其作用。细胞皮层（cell cortex）或称肌动蛋白皮层（actin cortex）是位于多数细胞膜下的一层网状结构，由微丝和各种微丝结合蛋白组成。细胞皮层具有较强的动态性，它与肌动蛋白共同维护细胞膜的强度和韧性，并可维持细胞的形态。

微丝还可形成细胞的特化结构——应力纤维（stress fiber）和微绒毛（microvillus）。应力纤维是由大量反向平行排列的微丝构成，在细胞内紧贴质膜下方，并贯穿细胞的全长，以维持细胞的

扁平铺展和特异的形状，并赋予细胞韧性和强度，但不能产生运动。微绒毛是质膜表面的指状突起，它的轴心部分是由 20 ～ 30 个同向平行的微丝组成的束状结构（其中有绒毛蛋白和丝束蛋白），微丝束正极指向微绒毛顶端，下端终止于细胞膜下的端网结构（图 8-5）。微丝束对微绒毛形态起着支持作用。由于微丝束内不含肌球蛋白、原肌球蛋白和 α 辅肌动蛋白，因而该微丝束无收缩能力。

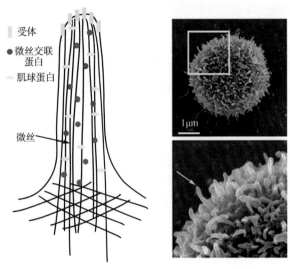

图 8-5　微绒毛

## （二）参与肌肉收缩

骨骼肌收缩的基本结构和功能单位是肌节（sarcomere），其主要成分是肌原纤维，而肌原纤维由粗肌丝（thick myofilament）和细肌丝（thin myofilament）组成。粗肌丝直径约 10nm，长约 1.5mm，由肌球蛋白（myosin）组成。细肌丝直径约 5nm，由肌动蛋白、原肌球蛋白（tropomyosin）和肌钙蛋白（troponin）组成，又称肌动蛋白丝。

目前公认的骨骼肌细胞的收缩机制是肌丝滑动学说（sliding filament hypothesis）。赫胥黎（Huxley）于 1954 年提出的肌丝滑动学说认为：肌肉收缩是肌动蛋白微丝（细丝）在肌球蛋白微丝（粗丝）之上滑行所致（图 8-6）。在整个收缩的过程之中，肌球蛋白微丝和肌动蛋白微丝本身的长度则没有改变。电镜下观察：每一肌节的纵切面上，粗、细肌丝呈现有规律的相互间隔，平行排列，粗肌丝可伸出横桥（cross bridge）与邻近的细肌丝连接。在肌细胞收缩时，横桥可推动肌动蛋白丝（细丝）和肌球蛋白丝（粗丝）的滑行。由于肌肉在放松的时候依然具有相当程度的弹性，所以相信此时仍有一定数量的横桥在不断进行工作。有研究表明，即使肌肉在放松的情况下，仍然可以有 30% 的横桥正在执行任务。

## （三）参与细胞分裂

细胞进行有丝分裂时，在分裂末期两个即将分离的子细胞之间产生一个收缩环或称缢环（contractile ring）。收缩环是由大量反向平行排列的微丝构成，它是存在于绝大多数非肌细胞中的具有收缩功能的环状微丝束的一个代表。收缩环收紧的动力来自其纤维束中的肌动蛋白和肌球蛋白的相对滑动，或者说是由肌球蛋白介导的，相反极性微丝之间的滑动。随着收缩环的收缩，两个子细胞的胞质分离，在细胞松弛素存在的情况下，不能形成胞质分裂环，因此形成双核细胞。

## （四）参与细胞运动

细胞的各种运动都与微丝有关。目前认为，微丝使细胞产生变形运动的动力来自微丝的化学机械系统。胞质环流（cyclosis）、变形运动（阿米巴运动，amoiboid motion）、变皱膜运动（ruffedmembrane locomotion）以及细胞的吞噬作用（phagocytosis）等现象，均可通过微丝的滑动或通过微丝和微丝束的聚合与解离两种不同的方式产生运动。

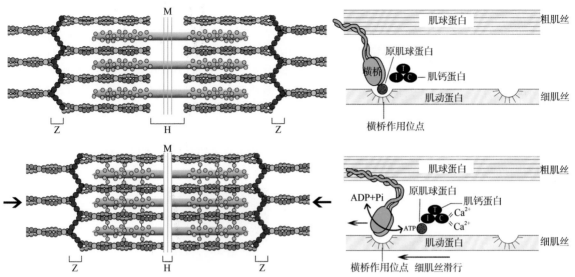

图 8-6　肌肉收缩的滑动模型图

Z.Z 线；H.H 带；M.M 线

## （五）参与细胞内物质运输

微丝在微丝结合蛋白介导下可与微管一起进行细胞内物质运输。实验证实，小鼠黑色素细胞中黑色素颗粒的运输，依赖于肌球蛋白 V（myosin V）介导的与微丝之间的滑动，若肌球蛋白 V 突变，黑色素颗粒则不能释放到胞质且不能在细胞周边聚集。

## （六）参与细胞内信号转导

细胞表面受体在收到外界信号作用时，可触发质膜下肌动蛋白的结构变化，从而启动细胞内激酶变化的信号转导过程。研究发现，微丝主要参与 Rho-GTPase 介导的信号转导。Rho（Ras homology）蛋白属于 Ras 超家族，在哺乳动物细胞中，特异的细胞外信号可激活 Rho A（Rho1，Cdc42 和 Rac）蛋白，使微丝形成特殊的结构，改变细胞形态。如 Rho（Rho A）可调控应力纤维和黏着斑的形成。

## （七）其他功能

参与受精，受精过程中，当精子与卵细胞接触时，精子头端的顶体与细胞核之间的胞质所含有的肌动蛋白球形单体聚合形成纤维多聚体，这是由于受精致使胞质内 pH 升高，启动了微丝组装系统。微丝的收缩运动，为精子顶体穿过透明带提供了动力，有利于精子和卵细胞的融合。所以，微丝的组装和收缩运动是受精的必备条件。

# 第二节　微　管

微管是真核细胞中普遍存在的细胞骨架成分之一，它是由微管蛋白和微管结合蛋白组成的中空圆柱状结构，在不同类型细胞中有相似的结构。微管主要存在于细胞质中，呈网状或束状分布并控制着膜性细胞器的定位与胞内物质的运输。微管还能与其他蛋白质共同装配成纤毛、鞭毛、基体、中心体、纺锤体、轴突、神经管等结构。微管参与许多生命活动，如细胞的形态结构组成、细胞的运动、细胞内物质运输、信息传递和分裂细胞等。

<h1>一、微管的化学组成及形态结构</h1>

<h2>（一）微管的化学组成</h2>

微管的主要成分是微管蛋白（tubulin）和微管结合蛋白。微管蛋白是生物进化上十分保守的蛋白质分子，呈球形，属于酸性蛋白；微管蛋白由 α 微管蛋白（α-tubulin）和 β 微管蛋白（β-tubulin）单体两个天然亚基构成，每个亚基的分子量各为 55 000，它们的氨基酸组成和序列各不相同，但具有相似的三维结构（图 8-7）。α 微管蛋白和 β 微管蛋白形成微管蛋白二聚体，该存在形式是微管装配的基本单位；微管蛋白二聚体两个亚基均可结合 GTP，α 微管蛋白结合的 GTP 从不发生水解或交换，是 α 微管蛋白的固有组成部分，β 微管蛋白结合的 GTP 可发生水解，结合的 GDP 可交换为 GTP。二价阳离子亦能结合于微管蛋白二聚体上。此外，微管蛋白二聚体上各有一个秋水仙素结合位点和长春碱结合位点。

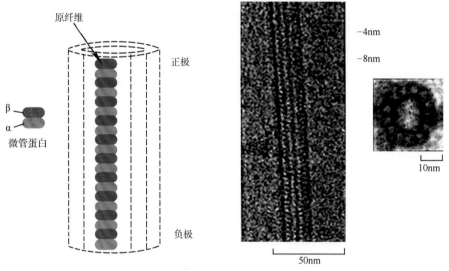

图 8-7 微管的结构

<h2>（二）微管的形态与分布</h2>

微管存在于所有的真核细胞中，以脊椎动物的脑组织最多。微管是外径为 25nm 的中空管状结构，内径约 15nm，壁厚约 5nm。微管的长度各不相同，有的短于 200nm，而有的轴丝微管可以长达几个微米。α、β 微管蛋白的二聚体是微管的基本结构单位。微管蛋白二聚体头尾相接形成原纤维，再经过原纤维的两端和侧面增加二聚体扩展成为片层，当片层达到 13 根原纤维时即合拢成一段微管，然后新的二聚体再不断增加到微管的两端使之不断延长。微管具有极性，其两端的增长速度不同，增长速度快的一端为正端，另一端则为负端。微管极性的分布走向与细胞器定位分布、物质运输方向等微管功能密切相关。

微管在细胞中的存在形式有单管、二联管和三联管（图 8-8）。单管由 13 根原纤维组成，是胞质微管的主要存在形式，分散或成束分布，但不稳定，易受低温、钙离子等因素的影响而发生解聚或随细胞周期而变化。二联管和三联管是轴丝微管主要的存在形式。二联管由 A、B 两根单管组成，A 管有 13 根原纤维，B 管有 10 根原纤维，与 A 管共用 3 根原纤维，主要分布于纤毛和鞭毛内。三联管由 A、B、C 三根单管组成，A 管有 13 根原纤维，B 管和 C 管均由 10 根原纤维组成且分别与 A 管和 B 管共用 3 根原纤维，主要分布于中心粒及鞭毛和纤毛的基体中。二联管和三联管是比较稳定的微管结构。

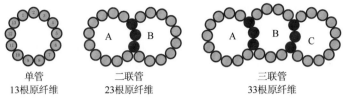

| 单管 | 二联管 | 三联管 |
|---|---|---|
| 13根原纤维 | 23根原纤维 | 33根原纤维 |

图 8-8 微管三种类型横截面示意图

细胞内还存在一些微管附属结构，如纤毛或鞭毛中的动力蛋白臂等，微管附属结构的功能有：①稳定微管；②构成微管间的连接，使微管成一定的排列；③使微管与其他结构，主要是膜结构相连接；④产生动力。

<h2 style="text-align:center">二、微管的组装与动力学特征</h2>

### （一）微管的组装

微管的组装是指由微管蛋白二聚体组合成微管的特异性和程序性过程。相反，由微管解离成为微管蛋白二聚体的过程称为去组装。微管在适当条件下或在进行功能活动时，组装与去组装状态在细胞内可相互转换，以达到微管在数量及分布等方面的动态平衡。除了特化细胞的微管外，大多数微管都是不稳定的，能够很快地组装和去组装。

微管的组装与微丝大致相同，分为延迟期、聚合期和稳定期三个时期。成核期（nucleation phase）又称为延迟期（lag phase），在成核期 α 和 β 微管蛋白聚合成短的寡聚体（oligomer）结构，即核心形成。接着二聚体在其两端和侧面增加使之扩展成片状带，当片状带加宽至 13 根原纤维时，即合拢成一段微管。由于该期是微管聚合的开始，速度较慢，为微管聚合的限速过程，因此称为延迟期。聚合期（polymerization phase）又称延长期（elongation phase），这个时期中细胞内高浓度的游离微管蛋白聚合速度大于解聚速度，新的二聚体不断加到微管正端，使微管延长，直至游离的微管蛋白下降，解聚速度逐渐增加。在稳定期（stationary phase）又称为平衡期（eqilibrium phase），胞质中游离的微管蛋白达到临界浓度，微管的组装（聚合）与去组装（解聚）速度相等。

**1. 微管的体外组装** 微管的组装都遵循同一个原则，都由相似的蛋白亚基装配而成（图 8-9）。微管的组装方式是先由 α 微管蛋白和 β 微管蛋白形成 αβ 二聚体，二聚体再聚合形成原纤维，然后原纤维并列成片状，当片状物加宽至 13 根原纤维时，即合拢成短微管，新的微管蛋白二聚体不断聚合到微管的端点上，使微管逐渐延长。最终微管蛋白与微管达到平衡。微管的体外组装需达到以下条件：①微管蛋白浓度（1mg/ml）；②必须有 $Mg^{2+}$ 和 GTP 存在；③最适 pH 为 6.9；④温度为 37℃，α 和 β 微管蛋白就可在体外组装成微管。若温度低于 4℃ 或加入过量 $Ca^{2+}$，则可使已形成的微管解聚为二聚体。体外组装微管和微丝一样有踏车行为。

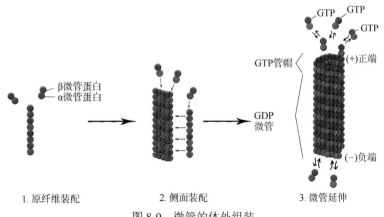

图 8-9 微管的体外组装

1. 原纤维装配  2. 侧面装配  3. 微管延伸

**2. 微管的体内组装**　微管在体内的组装与体外组装不完全一致，并且比体外复杂得多。微管蛋白的合成是自我调节的，多余的微管蛋白单体结合于合成微管蛋白的核糖体上，导致微管蛋白mRNA 的降解。微管的体内组装与去组装在时间上和空间上是高度有序的。在细胞内，随着细胞周期和生理状况的不同，微管处于组装和去组装的动态变化之中。在间期细胞中，胞质微管与微管蛋白亚单位库处于相对平衡状态；在有丝分裂期中，由于受细胞周期的调控，胞质微管组装和去组装动态发生显著变化。在分裂前期，胞质微管网络中的微管去组装，游离的微管蛋白亚单位装配为纺锤体；在分裂末期，发生逆向转变。

（1）中心体：动物细胞的中心体通常由两个中心粒（centriole）以及它们周围的中心粒周物质（pericentriolar material）组成。在细胞间期，位于细胞核的附近；在有丝分裂期，位于纺锤体的两极。电镜下可以看到，胞质微管起始于中心粒周物质。在动物细胞中，中心粒可以招募中心粒周物质，通过中心粒周物质促进微管的成核。中心体是胞质微管装配的起始点，类似于锚定的作用将胞质微管的一端固定在中心体上，新生微管从中心体发出星形结构称为星状体（aster），继而伸长达到细胞的边沿，直到再形成原有的微管网架为止。

（2）基体及其他微管组织中心：微管聚合通常从特异性的核心形成位点开始，这些核心形成位点主要是中心体、鞭毛和纤毛的基体，称为微管组织中心（microtubule organizing center，MTOC）。大多数情况下，微管的正端远离微管组织中心，指向细胞边缘、轴突远端、鞭毛和纤毛顶部等，而负端总是指向微管组织中心。MTOC 不仅是微丝组装的特异性的核心，而且还确定了微管的极性及微管中原纤维的数量。

**3. 微管组装的踏车模型**　微管两端的增长速度不同，速度快的一端为正端，慢的一端为负端。在一定条件下，微管正端发生装配使微管延长，另一端发生去装配而使微管缩短。实际上是微管正端的装配速度快于微管负端的装配速度，这种现象称为踏车现象（treadmilling）。

## （二）影响微管组装和解聚的因素

造成微管不稳定性的因素很多，包括 GTP 浓度、压力、温度、pH、离子浓度、微管蛋白临界浓度、药物等。另外，cAMP 可活化磷酸激酶，致使微管结合蛋白磷酸化，促进微管的组装。而RNA 可抑制微管的组装。有些微管特异性药物在微管结构与功能研究中起重要作用，这些药物主要有紫杉醇、秋水仙素、长春花属生物碱等。

紫杉醇与重水（$D_2O$）一样能和微管紧密结合防止微管蛋白亚基的解聚，加速微管蛋白的聚合。但他们所致的微管稳定性增加是对细胞有害的，导致染色体不能移动分离，使细胞周期停止于有丝分裂期。

秋水仙素是最重要的微管工具药物，用低浓度的秋水仙碱处理活细胞，可破坏纺锤体的结构。秋水仙素可与 αβ 微管蛋白二聚体结合，而结合有秋水仙素的微管蛋白组装到微管末端，可阻止其他微管蛋白的加入，从而阻断微管蛋白组装成微管。在细胞遗传学中，常用秋水仙素来制备中期染色体。

长春碱与二聚体结合的位点不同于秋水仙素，长春碱与二聚体的结合可稳定微管蛋白分子，从而增加二聚体与秋水仙素的结合。长春碱因具有阻止微管聚合、抑制微管形成的作用，在临床上常用于抗癌治疗。

## （三）微管结合蛋白

微管结合蛋白（microtubule-binding protein）又称动力蛋白，是一类可与微管结合并与微管蛋白共同组成微管系统的蛋白，其主要功能是调节微管的特异性并将微管连接到特异性的细胞器上。微管结合蛋白并不是微管的组成构件，而是在微管蛋白装配成微管之后，结合在微管表面的辅助蛋白。

微管结合蛋白总是与微管共存，占细胞中分离出的微管总重的 10% ～ 15%。一般认为，微管结合蛋白由两个区域组成，一个是碱性的微管结合区域，该结构域可与微管结合，可明显加速微管的成核作用；另一个是酸性的突出区域，以横桥的方式与其他骨架纤维相连接，突出区域的长度决定微管在成束时的间距大小。微管结合蛋白每隔一段距离就与微管壁相结合，突出部位介导微管与其他骨架成分或是细胞结构的相互作用。

微管结合蛋白主要包括 MAP-1、MAP-2、Tau 和 MAP-4，前三种微管结合蛋白主要存在于神经元中。MAP-4 在神经元和非神经元中均存在，在进化上具有保守性。

不同的微管结合蛋白在细胞中有不同的分布区域，执行特殊功能。这在神经细胞中表现尤为突出，用特异性微管结合蛋白荧光抗体可显示神经细胞中微管结合蛋白的分布差异，Tau 蛋白只存在于轴突中，能加速微管蛋白聚合，而 MAP-2 则分布于树突中，能使树突中的微管成束。神经细胞微管结合蛋白的分布差异与神经细胞树突和轴突区域化以及感受、传递信息有关，微管结合蛋白在树突和轴突中的分布，可能决定了轴突和树突的不同形态。

---

**临床病例 8-1**

患者，男性，64 岁，数学老师。2 年间认知水平进行性下降。患者回答学生的提问逐渐出现困难，常常难以记住学生的问题是什么，注意力容易分散。有时患者会把物品的位置放错，并且患者的同事觉得他越发易怒、健忘。近期在支付账单和使用遥控器看电视时出现混乱，并且曾在家附近遛狗时走失。简易精神状态检查（MMSE）评分为 14/30 分，找词存在困难，理解能力有障碍。CT 扫描显示皮质萎缩、脑沟增宽。脑脊液检查：$A\beta_{1-42}$ 水平下降，T-Tau 或 P-Tau 蛋白水平上升。淀粉样 PET 成像显示示踪剂滞留增加。

**问题**

1. 患者患的是什么病？
2. 该病的发病机制是什么？

**临床病例 8-1 分析**

根据临床表现，患者有失语、失用、执行功能障碍、情绪障碍和精神症状。结合 CT 扫描存在皮质萎缩、脑沟增宽，淀粉样 PET 示踪剂滞留增加，以及脑脊液 $A\beta_{1-42}$ 水平下降、Tau 水平上升，本病可诊断为阿尔茨海默病（Alzheimer disease，AD）。阿尔茨海默病是一种起病隐匿的进行性发展的神经系统退行性疾病。临床上以记忆障碍、失语、失用、失认、视空间技能损害、执行功能障碍以及人格和行为改变等全面性痴呆表现为特征。研究表明，该病属微管遗传性疾病。患者脑脊液中微管结合蛋白 Tau 蛋白含量明显高于常人，且其神经元中可见到大量损伤的神经原纤维，它们由高度磷酸化的 Tau 蛋白构成的螺旋状纤维及相对较直的纤维组成。阿尔茨海默病的发病机制与 Tau 蛋白的异常磷酸化有关，高磷酸化的 Tau 蛋白影响微管聚集，微管扭曲变形，引起轴质流阻塞，导致神经原纤维包涵体形成，从而使神经信号紊乱、神经元营养代谢发生障碍，从而出现痴呆现象。

---

## 三、微管的功能

### （一）维持细胞形态

微管在大多数真核细胞内参与细胞形态的维持，是最早被证实的功能。如哺乳动物红细胞呈双凹圆盘状，此形状是依靠质膜周边许多环形微管束形成的边缘带来支撑维持的；这些微管束既维持着红细胞的外形，又使其具有一定的弹性，有利于红细胞功能的完成。体外培养的神经元，其轴突的形成及延伸依赖于突起内微管数量的增加和微管的支撑作用；若用秋水仙素、低温等方法处理培养细胞，可使微管解聚，则培养细胞丧失原有的形态而变圆，说明微管对维持细胞的不对称形状是重要的。

## （二）参与中心粒、纤毛及鞭毛的形成

在光学显微镜下，中心体位于细胞核附近，由一对相互垂直的中心粒和中心粒周围物质共同组成。在电镜下，中心粒是由 9 组三联体微管围成的一个圆筒状结构，在各种细胞中基本相同。中心体是动物细胞中主要的微管组织中心。中心体可以自我复制，在细胞分裂间期，中心体形成胞质微管，构成细胞骨架的主要纤维系统，一方面作为细胞内物质运输的轨道基础，另一方面对细胞形状的维持和改变也起到必不可少的作用；在 M 期，经过复制的中心体形成纺锤体的两极，指导有丝分裂事件的进行，与纺锤丝的排列和染色体的移动有密切关系。

纤毛（cilia）和鞭毛（flagellae）具有运动功能，用来划动其表面的液体，是细胞表面的特化结构。纤毛和鞭毛在来源和结构上基本相同。所不同的是，就一个细胞而论，纤毛短而多，运动方式为节律性摆动；而鞭毛则长而少，运动方式呈螺旋式或波浪式。纤毛和鞭毛的横断面电镜观察可见中央有两条微管，称为中央微管。中央微管的外周包围一层蛋白性质的鞘，称为中央鞘（central sheath）。外周则以 9 组二联管围绕。纤毛和鞭毛都是以微管为主要成分构成的，并且有特殊的结构形式，大多数属于 9×2+2 类型。二联管两两之间以微管连接蛋白相连。外周二联管和中央鞘之间也有连接，称为放射辐条（radial spoke）。A 管上还伸出动力蛋白臂（dynein arm），其头部具有 ATP 酶活性，能为 Ca²⁺、Mg²⁺ 所激活。鞭毛与纤毛的基体（basal body）由三联管组成，与中心粒相似。基体的中央无微管（图 8-10）。

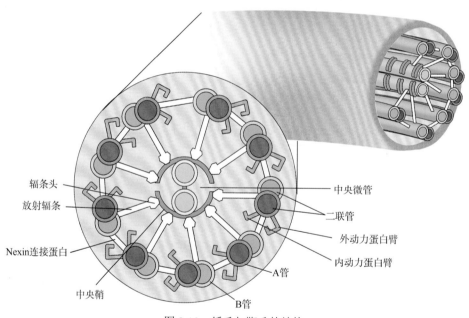

辐条头
放射辐条
Nexin连接蛋白
中央鞘
B管
A管
中央微管
二联管
外动力蛋白臂
内动力蛋白臂

图 8-10　纤毛与鞭毛的结构

## （三）参与细胞器的位移

微管在核的周围分布密集，并向胞质外周伸展。在线粒体周围也有微管的存在，有的微管直接连到高尔基体小泡上；核糖体可系在微管和微丝的交叉点上；微管还能使内质网在细胞质中展开分布。所以，细胞内的细胞器移动和胞质中的物质转运都和微管有着密切的关系。

## （四）参与细胞内物质运输

微管参与细胞内物质运输的任务主要由微管马达蛋白（motor protein）来完成，马达蛋白是指介导细胞内物质沿细胞骨架运输的蛋白（图 8-11）。目前发现有几十种马达蛋白，可以归属于三大家族：动力蛋白（dynein）家族、驱动蛋白（kinesin）和肌球蛋白（myosin）家族。其中驱动蛋白和动力蛋白是以微管作为运行轨道，而肌球蛋白则是以微丝作为运行轨道。胞质动力蛋白和驱

动蛋白各有两个球状 ATP 结合头部和一个尾部，其头部与微管是以空间结构专一的方式结合的，因此只有当驱动蛋白和动力蛋白以正确的姿势"指向"微管时才能结合上去；而马达蛋白的尾部通常是与细胞组分如小泡或细胞器稳定结合的，因此也就决定了马达蛋白所运载的"货物"种类。驱动蛋白和动力蛋白的头部是具有 ATP 水解活性的酶（ATP 酶），这一酶解反应所产生的能量可供这两者的头部的构象改变，完成一套与微管结合、解离、再结合的动作，从而使蛋白沿着微管移动。在神经细胞中，驱动蛋白已被证明沿着轴突的微管"轨道"负责快速轴突运输，线粒体快速移动，分泌小泡前体和各种轴突组成物运输到达神经末梢。动力蛋白是一个由 9～12 个亚基组成的蛋白质复合体，可沿微管由正端向负端移动，为细胞内物质运输和纤毛运动提供动力。间期细胞中胞质动力蛋白的一个主要作用是参与细胞器的定位和转运。

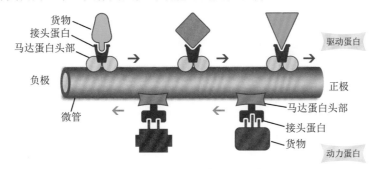

图 8-11　沿微管运输的马达蛋白

## （五）参与染色体的运动及调节细胞分裂

微管是构成有丝分裂器的主要成分，可介导染色体的运动。有丝分裂前期，染色体的动粒（kinetochore）出现并逐渐成熟，当核膜开始崩解时，微管侵入核区，染色体一端的动粒可捕获从纺锤体极伸出的微管形成侧位连接并沿着单根微管的侧面向极区方向滑动。由于极区的微管密集，这一运动使动粒容易获得更多的微管。这些微管与动粒形成端位连结，并通过在动粒一端的聚合延伸而推动染色体向纺锤体中部移动。同时另一侧姐妹染色单体上的动粒也与来自另一极的微管结合。有丝分裂后期只有在所有染色体都达到赤道板平衡后才会开始，任何一个染色体未与微管连接或未达到平衡位置，分裂后期都将被延迟。

## （六）参与细胞内信号转导

近年来，对微管参与信号转导的研究越来越多。有研究证明微管参与 hedgehog、JNK、Wnt、ERK 蛋白激酶等信号转导通路。信号分子可通过直接与微管作用或通过马达蛋白或通过一些支架蛋白来与微管作用。在胞质中，微管分布广泛，具有很大的蛋白表面积，并可跨越质膜到细胞核，使微管具有足够的空间和条件进行信号转导。微管的信号转导功能具有重要的生物学作用，它与细胞的极化、微管的不稳定动力学行为、微管的稳定性变化、微管的方向性及微管组织中心的位置等均有关联。

---

**知识拓展 8-2　　　　　　　驱动蛋白沿微管运动的分子模型**

驱动蛋白沿微管运动的分子模型有两种：一种是"步行"（hand over hand）模型，另一种是尺蠖（inchworm）爬行模型。步行模型认为：驱动蛋白的两个球状头部交替向前，每水解一个 ATP 分子，落在后面的那个马达结构域将向前移动 2 倍的步距，即 16nm。而原来领先的那个头部则在下一个循环时再向前移动。尺蠖爬行模型认为：驱动蛋白两个头部中的一个始终向前，另一个永远在后，每步移动 8nm。虽然，过去近 20 年的研究积累了大量生物化学和结构生物学的证据，特别是近年来发展起来的单分子行为分析，为研究驱动蛋白两个马达结构域是怎样协调向前运动的问题提供了有效的方法，但实验结果很不一致，有些结果支持步行模型，但也不乏与尺蠖爬行模型相吻合的结果。

# 第三节　中间纤维

中间纤维因其直径介于粗肌丝和细肌丝以及微丝和微管之间，是一种直径约 10nm 的纤维状蛋白，因此命名为中间纤维，又称中间丝或中等纤维，是三种细胞质骨架纤维中最复杂的一种。微管与微丝都是由球状蛋白装配起来的，而中间丝则是由长杆状的蛋白质组装而成。中间纤维在三类细胞骨架纤维中最为坚韧和持久。

中间纤维存在于大多数真核细胞中，在胞质中形成精细发达的纤维网架结构，在细胞核膜下可形成坚固的核纤层，以此联系核膜、质膜及其他细胞骨架，构成错综复杂的纤维网络，赋予细胞强大的机械强度，维持细胞的形态结构与功能，对细胞的生命活动十分重要。

## 一、中间纤维的化学组成及形态结构

### （一）中间纤维的化学组成

中间纤维是三类细胞骨架纤维中最复杂的一种，具有高度的时空组织特异性，至少由 50 种纤维蛋白质组成，但它们是由同一个多基因家族编码的多种异源性纤维状蛋白组成，具有高度的同源性。与肌动蛋白、微管蛋白不同，中间纤维蛋白是纤维状，按照中间纤维蛋白的组织来源和免疫原性以及蛋白质的氨基酸组成不同，中间纤维可以分为六大类，编码为 I～VI。

细胞内中间纤维的成分经常会有变化。例如，在许多上皮来源的细胞开始只有角蛋白，而后出现波形蛋白；胶质细胞开始只有胶质细胞原纤维酸性蛋白，后来出现波形蛋白，但它们是分别排列的，说明中间纤维的种类和成分可随细胞的生长或成熟而改变。

### （二）中间纤维形态与分布

不同类型的中间纤维在形态、大小和化学组成上有着显著差异，但是作为同一基因家族的产物，组成不同的中间纤维的蛋白质亚基具有相似的结构。与微管、微丝不同，中间纤维没有极性。中间纤维蛋白单体包含 α 螺旋化杆状区，其中由四个螺旋区，通过三个短的间隔片段相隔；N 端是非螺旋化的球形头部；C 端是非螺旋化的尾部。头部和尾部的长度、氨基酸序列以及功能在不同的中间纤维蛋白之间存在较大的差异。

中间纤维广泛存在于真核细胞中，但是其种类和分布较为复杂，在不同的组织、不同的细胞中，中间纤维成分各异。其中最为人所知，且含量丰富的中间纤维之一就是角蛋白，它广泛分布在动物毛发、蹄爪、指甲、角、喙、龟甲、羽毛、鳞和皮肤的最表层细胞中，是这些细胞最重要的结构成分。波形蛋白主要存在于间充质来源的细胞；结蛋白是肌细胞特有的，在骨骼肌、心肌和平滑肌中表达；胶质细胞原纤维酸性蛋白特异性地分布于神经胶质细胞中；外周蛋白（peripherin）存在于中枢神经系统神经元和外周神经系统感觉神经元中；神经丝蛋白主要分布在脊椎动物神经元轴突中；核纤层蛋白存在于内层核膜的核纤层；巢蛋白分布于神经干细胞。不仅如此，中间纤维还参与细胞连接装置的构成，间接地将相同的组织细胞连接为一个整体。

---

**知识拓展 8-3　　　　　　　　　中间纤维与核纤层**

在细胞的内部，许多细胞质中间纤维源自细胞核的周缘，并且与核膜有联系。由 V 形中间纤维蛋白组装而成的核纤层结构在核膜的内侧呈正交网状排列。核纤层与内核膜上的核纤层蛋白受体相连，从而成为核膜的重要支撑结构。此外，核纤层还是染色质的重要锚定位点。在细胞分裂过程中，核纤层结构发生解聚和重新组装。在细胞分裂前期，核纤层解聚，核膜崩解，核纤层蛋白 A 以可溶性单体形式弥散在细胞中；而核纤层蛋白 B 则与核膜解体后形成的核膜小泡保持结合状态。分裂末期，结合有核纤层蛋白 B 的核膜小泡在染色质周围聚集，并渐渐融合形成新的核膜，而核纤层蛋白则在核膜的内侧组装成子细胞的核纤层。这一过程有赖于核纤层蛋白与染色质之间的相互作用。

## 二、中间纤维的组装

### （一）中间纤维的组装过程

与微管和微丝的组装过程相比，中间纤维的组装相对复杂，大致可以分为四个步骤：①两个中间纤维蛋白分子相互以杆状区卷曲缠绕成螺旋状结构，成为二聚体，两个蛋白分子是按照相同的方向组装的，所以二聚体依然具有极性，该过程主要依赖于两个中间纤维蛋白单体疏水部分的结合；②两个二聚体相互反向、平行，以半分子交错的方式排列，并以非共价键结合形成四聚体，一般认为四聚体是中间纤维组装的最小单位，因为在细胞质中可见少量游离的四聚体，四聚体两端对称没有极性；③四聚体两两端对端纵向连成一条原纤维；④ 8 条原纤维侧面平行连接，然后卷曲成一根截面由 32 个中间纤维蛋白分子组成的、中空且长度不一的中间纤维（图 8-12）。

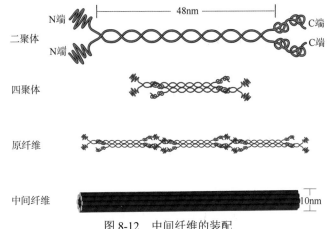

图 8-12　中间纤维的装配

### （二）中间纤维组装的调节

中间丝装配的调控机制与其蛋白氨基端头部结构域内特殊氨基酸如丝氨酸残基的磷酸化相关。目前认为，中间纤维蛋白丝氨酸和苏氨酸残基的磷酸化作用是中间纤维动态调节最常见、最有效的调节方式。最显著的例子是在有丝分裂时，形成核纤层的蛋白亚单位磷酸化，使核纤层完全解体；当分裂完成时，特殊丝氨酸去磷酸化，核纤层再形成。胞质内的中间纤维在细胞分裂时，或对某些细胞外信号进行应答时，也可以进行彻底的重组装。虽然上述改变一般是由亚单位磷酸化的增强，而其他因素也可能起到辅助调节作用。

### （三）中间纤维结合蛋白

中间丝结合蛋白（intermediate filament associated protein，IFAP），是一类在结构和功能上与中间纤维有着紧密联系，但其自身并不是中间纤维结构成分的蛋白。IFAP 是细胞内中间纤维超分子结构的调节者，介导中间纤维之间或是中间纤维与细胞内其他成分之间的相互作用，形成中间纤维网络结构。其特性有：①已经分离的 IFAP 具有中间纤维类型特异性；② IFAP 的表达有细胞专一性；③不同的 IFAP 可存在于同一个细胞中，与不同的中间纤维组织状态相联系；④在细胞中某些 IFAP 的表达与细胞的功能和发育状态有关。

## 三、中间纤维的功能

### （一）形成完整的网状骨架系统

中间纤维外与质膜和细胞外基质有直接的联系，内与核膜、核基质联系，贯穿整个细胞起着广泛的骨架功能。该骨架具有一定的可塑性，对维持细胞质的整体结构和功能的完整性有重要作用。因此，中间纤维在细胞内外起着多方面结构的构成与功能联系的作用，特别与细胞核的定位和固定有关。

## （二）增强细胞的机械强度

中间纤维在那些容易受到机械应力的细胞质中特别丰富。中间纤维在受到较大的变形力时，不易断裂，中间纤维比微管和微丝更能耐受剪切力（图8-13）。体外试验证实，上皮细胞、肌肉细胞和胶质细胞在失去完整的中间纤维网状结构后，遇到剪切力时很容易破裂。如遗传性疾病——单纯型大疱性表皮松解症患者，由于角蛋白基因突变，表达有缺陷的角蛋白，致使表皮基底细胞中角蛋白纤维网络被破坏，对机械性损伤非常敏感，轻微的挤压就可破坏突变的基底细胞，使患者皮肤出现水疱。表明中间纤维在提高细胞机械强度方面具有重要的意义。

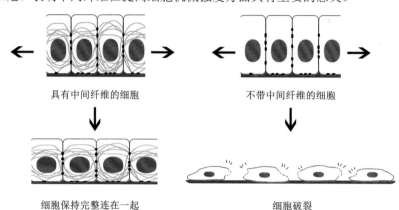

具有中间纤维的细胞　　　　　　不带中间纤维的细胞

细胞保持完整连在一起　　　　　　细胞破裂

图8-13　中间纤维增强细胞的机械强度

## （三）维持细胞和组织的完整性

中间纤维在内与核表面和核基质直接联系，在外可与细胞膜和胞外基质直接联系，其与微管、微丝及其他细胞器共同形成细胞的纤维支撑网络，可维持、固定细胞核及各种细胞器在细胞内的特定空间位置，保持细胞形态结构的完整，有利于其功能的完成。实验证实，将肝细胞 *CK8* 基因剔除或转入突变的 *CK18* 基因，破坏了肝细胞中的中间纤维网状结构，结果细胞变得易破裂，最终可致肝变性、损伤、感染和坏死，表明中间纤维可维持细胞的完整性。细胞分裂后，核纤层蛋白可在内质网等细胞质结构的参与下形成核膜，维持细胞核的完整性。中间纤维在维持组织的完整性中也具有重要作用。

## （四）参与DNA的复制

中间纤维蛋白与单链 DNA 之间具有高度亲和现象，提示中间纤维蛋白与 DNA 的复制和转录有关。核纤层蛋白在其他一些蛋白的协助下，可与染色质结合，其结合点可能是核基质黏附点、DNA 复制位点和端粒。

## （五）参与细胞分化

中间纤维与组织细胞分化关系的重要例证是表皮的分化过程。表皮细胞的分化从最深部的生发层（基底层）开始，随着细胞分化的进行，细胞由生发层向表皮的表层方向移动，最后形成角质细胞从表皮脱落。生发层细胞中的前角质（prekeratin）构成大量中间纤维束。随着细胞分化的进展，可以分别检出不同分化阶段表达出的各种角蛋白。

微丝和微管在各种细胞中都是相同的，而中间纤维蛋白的表达则具有组织特异性，所以在临床上可通过鉴定细胞中的间纤维的类型来鉴别肿瘤细胞的组织来源及分化，确定肿瘤的性质。

## （六）参与细胞的信息物质的运输

由于中间纤维外连质膜和胞外基质，内穿到达核骨架，因此形成一个跨膜的信息通道。中间纤维蛋白在体外与单链 DNA 有高度亲和性，中间纤维有明显的在核外周聚集的特点，可能与 DNA 的复制和转录有关。此外，近年来研究发现中间纤维与 mRNA 的运输有关，胞质 mRNA 锚定于中间纤维，可能对其在细胞内的定位及是否翻译起重要作用。

# 第四节　细胞骨架与疾病

细胞骨架形成的复杂网络体系对细胞形态的改变和维持、细胞的分裂与分化、细胞内物质运输、细胞信息传递、基因表达等均具有重要意义，是细胞生命活动中不可缺少的细胞结构。肿瘤、许多遗传性疾病、某些神经系统疾病等的发生均与细胞骨架的异常有关。临床上，常利用细胞骨架在不同细胞内的特异性分布的特征，来诊断某些疑难疾病，并依据细胞骨架与疾病的关系来设计并指导用药，开展防病治病。

## 一、细胞骨架与肿瘤

机体中各组织细胞的结构和功能是密切相关的，细胞骨架在组装或分布上发生变化，将影响细胞的功能。在恶性转化的细胞中，常表现为细胞骨架结构的破坏、组装和分布的异常、微管的解聚等。在肿瘤细胞的浸润转移过程中，细胞骨架成分的改变或许能提高癌细胞的运动迁移能力。恶性肿瘤的主要特点是细胞形态变化，增殖速度快，有侵袭组织及向周围和远处转移的能力，这些特征都与微管和微丝的变化有关。

在体外培养的多种人癌细胞中，免疫荧光染色显示：微管数量减少，且在间期的癌细胞微管发生变化，在分裂期的纺锤体则与正常细胞相同，且长期传代的癌变细胞中的微管数目较正常细胞显著减少，可看作细胞恶化的标志；微丝的分布紊乱，常常不与细胞膜连接，微丝应力纤维破坏和消失，肌动蛋白发生重组，形成小体，聚集分布在细胞皮层，称为肌动蛋白凝聚小体，小体的形成可能是肿瘤高转移性的恶性表型。因此，微管和微丝可作为肿瘤化疗药物的作用靶点，长春花属生物碱、秋水仙素、细胞松弛素及其衍生物等作为有效的化疗药物可抑制细胞增殖，诱导细胞凋亡。另外，不同类型细胞中的中间纤维分布类型往往不同，而很多肿瘤细胞即便在转移后，仍表达其原发肿瘤的中间纤维类型。因此，可用于正确区分肿瘤细胞的类型及其来源，对肿瘤诊断有重要作用。

## 二、细胞骨架与遗传性疾病

一些遗传性疾病的患者常有细胞骨架的异常或细胞骨架蛋白基因的突变，如人类遗传性疾病单纯型大疱性表皮松解症，由于表皮细胞层表达的角蛋白 14（*CK14*）基因突变导致这类细胞的角蛋白中间纤维网破坏，使得细胞对机械性损伤非常敏感，凡带有这种突变基因的个体都变得很脆弱，以致死于机械创伤。此外，威 - 奥综合征（Wiskott-Aldrich syndrome，WAS）是 X 连锁隐性遗传的免疫缺陷病，临床表现有血小板减少、湿疹、反复感染，并发不同程度的细胞免疫和体液免疫缺乏。研究表明，引起 WAS 的根源是微丝的异常。

## 三、细胞骨架与神经系统疾病

许多神经系统疾病与细胞骨架蛋白的异常表达有关。例如，对阿尔茨海默病（Alzheimer disease，AD，也称老年性痴呆）患者的脑脊液进行分析发现，患者的 Tau 蛋白含量较正常人显著提高，神经元大量受损。AD 患者的神经元中微管蛋白的数量并无异常，但存在微管聚集缺陷。孤立的微管蛋白与结合的微管蛋白均可以高磷酸化的方式与其他配体结合形成稳定的 Tau 蛋白。因为微管是轴质流必需的细胞骨架，因此 AD 中微管聚集缺陷，可使微管聚合发生障碍，微管扭曲变形，可能引起轴质流阻塞，导致神经原纤维包涵体的形成，从而使神经信号传递紊乱，影响轴质的物质运输，使神经元的营养和代谢产生障碍，从而出现痴呆现象。

在肌萎缩侧索硬化症（amyotrophic lateral sclerosis，ALS）和幼稚性脊柱肌肉萎缩症（infantile spinal muscle atrophy），神经原纤维在运动神经元胞体和轴突近端的堆积是其神经元退化的早期表现，随后运动神经元丧失，导致骨骼肌失去神经支配而萎缩，造成瘫痪，最终死亡。

此外，包括亨廷顿病（Huntington disease，HD）在内的一组多聚谷氨酰胺疾病的共同特点是细胞质内缠结含有微管蛋白和微丝聚合蛋白 Sla1。这些成分多与胞质内运输器有关，说明细胞骨架的损坏可能造成聚集物的形成，对细胞有毒性作用。

## 本章小结

细胞骨架系统是由蛋白质与蛋白质搭建起的骨架网络结构，微管、微丝和中间纤维是主要的三种成分。细胞骨架系统的三种成分不是彼此分离的，它们协同发挥各自的特性，共同促进细胞结构的形成和维持。微丝具有收缩性，赋予细胞一定的张力；微管通常被看作细胞对抗压力的结构；中间纤维则通过自身的弹性帮助细胞对抗牵拉力。整合起来的细胞骨架系统能够将细胞所承受的机械拉伸力均衡地分散到细胞骨架的各种具有抗张力的成分上，从而加强细胞对抗机械牵张、拉伸作用力的能力。这一点对于需要承受较大拉伸作用力的上皮细胞尤为重要，如肠上皮细胞需要对抗因平滑肌细胞收缩引起的肠壁与内容物之间的挤压。

细胞骨架无论是组装还是分布上若发生了变化，必将影响到细胞的功能。在恶性转化的细胞中，常表现为细胞骨架的结构破坏、组装和分布的异常、微管的解聚等。肿瘤、许多遗传性疾病和某些神经系统疾病的发生均与细胞骨架的异常有关。利用细胞骨架在不同细胞内的特异性分布的特征，来诊断某些疑难疾病，并根据细胞骨架的关系来设计并指导用药，开展防病治理工作。例如，在临床上，中间纤维蛋白的荧光素标记抗体技术在细胞的分类尤其是肿瘤细胞的鉴别上，以及微丝、微管的功能及作用机制的研究对抗肿瘤药物的研究起到了重要的推动作用，这些都具有广泛的应用前景。

## 思 考 题

1. 如何理解细胞骨架的动态不稳定性？
2. 除支持作用和运动功能外，微丝还有什么功能？
3. 细胞中同时存在几种骨架体系的意义是什么？是否为物质和能量的浪费？

（田　男　浙江中医药大学）

# 第九章 细 胞 核

**学习要求**

1. 知识要求

（1）掌握：有丝分裂间期细胞核的结构和细胞核的功能。

（2）熟悉：细胞核的各组成部分及其在生命活动中的作用。

（3）了解：细胞核异常与疾病的关系。

2. 人文感悟

培养学生的制度自信，增强爱党爱国信念。了解中央和地方的关系，切实拥护中央的政治地位。细胞核与其他细胞组分在完成完整细胞功能方面同样重要，支配表型的绝大多数遗传物质储存在细胞核，并在细胞核中传递和表达。

细胞核是真核细胞内最大的细胞器，是细胞内遗传物质储存、复制和转录的场所。其功能最为重要，是细胞内遗传与代谢的调控中心。细胞核的出现是生物进化历程中的一次重要飞跃，也是真核生物区别于原核生物的重要标志。原核细胞没有细胞核，其 DNA 物质位于细胞质的局部，称为拟核。真核细胞中遗传物质被核膜所包围，既保证了细胞的遗传稳定性，又使得遗传信息的转录和翻译在不同的时间和空间进行，从而确保了真核细胞基因表达的准确性和高效性。

细胞核的数目、形状、大小和位置因细胞类型不同而异。

通常每个细胞只有一个细胞核，但也有些细胞为双核或多核。例如，肝细胞、软骨细胞为双核，骨骼肌细胞可有数百个核。

细胞核的形状一般与细胞形态相适应，球形或柱形细胞的核多呈圆球形或椭圆形；细长的肌细胞的核呈杆状；哺乳动物中性粒细胞的核呈分叶形；形态不规则细胞的核可呈杆状、折叠状或锯齿状。

细胞核的大小在不同生物和不同生理状态下有所差异。高等动物的细胞核直径一般为 5～10μm，常用核质比来表示细胞核的相对大小：

$$核质比 = \frac{细胞核的体积}{细胞质的体积}$$

核质比大表示核相对较大，核质比小表示核相对较小。核质比与细胞类型、发育时期、生理状态及染色体倍数等有关。幼稚细胞的核较大，成熟细胞的核较小。例如，胚胎细胞、肿瘤细胞、淋巴细胞的核质比较大，而表皮角质细胞、衰老细胞的核质比较小。

细胞核一般位于细胞中央；但有些也可位于细胞一侧，如腺细胞；而在脂肪细胞中，由于脂滴较多，核常被挤于细胞边缘。

在有丝分裂的间期，典型的真核生物细胞核的结构有五个主要组成部分（图 9-1）：①核被膜，由双层膜组成，将细胞核物质和细胞质

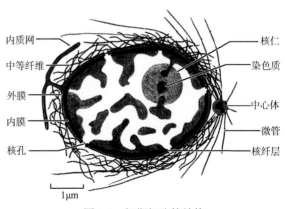

图 9-1　间期细胞核结构

内质网　　　　　　核仁
中等纤维　　　　　染色质
外膜　　　　　　　中心体
内膜　　　　　　　微管
核孔　　　　　　　核纤层

1μm

物质分开；②核仁，一个或多个，与核糖体的合成有关；③染色质，遗传物质 DAN 的载体；④核纤层，附着于内核膜下的纤维蛋白网；⑤核基质，为细胞核提供骨架网络。

细胞核的形态多种多样，随细胞的增殖周期过程而呈现周期性的变化，细胞进入分裂期后，核膜裂解，各种核组分重新组合，无明显的核结构。只有处于分裂间期的细胞，才能观察到完整的细胞核结构。

# 第一节 核 膜

## 一、核膜的化学组成

核膜的主要化学成分是蛋白质和脂类，蛋白质占 65% ～ 75%，脂类次之，此外可能还有少量的 DNA 和 RNA。

通过电泳分析可检测到核膜含有 20 多种蛋白质，包括组蛋白、基因调节蛋白、DNA 和 RNA 聚合酶、RNA 酶及与电子传递有关的酶类等。核膜的某些组分与内质网极为相似，如内质网膜上的内质网标志酶——葡糖 -6- 磷酸酶和电子传递有关的 NADH 细胞色素 c 还原酶、NADH 细胞色素 $b_5$ 还原酶、细胞色素 P450 等也存在于核膜上。核膜和内质网所含脂类也相似，如均含有不饱和脂肪酸、卵磷脂和磷脂酰乙醇胺以及胆固醇、三酰甘油等，但浓度有差别。核膜上的不饱和脂肪酸浓度较低，胆固醇和三酰甘油的浓度较高。核膜和内质网结构成分的相似性，说明它们有着密切联系。

## 二、核膜的结构

电镜下，核膜包括内核膜、外核膜、核周隙、核孔复合体、核纤层等结构。

### （一）内、外核膜

核膜是由内外两层平行、呈同心排列但不连续的单位膜组成。面向核质的一层膜被称为内核膜（inner nuclear membrane），面向胞质的一层被称为外核膜（outer nuclear membrane）。两层膜厚度基本相同，约为 7.5nm。外核膜结构与粗面内质网相似，并彼此相连，其外表面常有核糖体附着，可进行蛋白质的合成，被认为是粗面内质网的特化区域。内核膜表面无核糖体附着，内侧附着一层结构致密、对核膜起支持作用的纤维蛋白网络，即核纤层（nuclear lamina）。

### （二）核周隙

内、外两层核膜之间有 20 ～ 40nm 的腔隙，称为核周隙（perinuclear space）或核周池（perinuclear cisterna），其宽度随细胞类型、细胞功能状态而改变，核周隙与内质网腔彼此相通，是细胞质与细胞核之间物质交流的重要通道。因内外核膜各自特化，核周隙分别与核质、胞质的组分相互作用，在生化性质及功能上呈现较大差别，成为内、外核膜之间的缓冲区。

### （三）核孔复合体

**1. 核孔** 双层核膜互相平行但并不连续，内、外核膜常常在某些部位相互融合形成环状开口，称为核孔（nuclear pore）。核孔的直径一般为 80 ～ 120μm。核孔的数目和分布随细胞种类和功能状态的不同而呈现较大的变化，一个典型的哺乳动物细胞核膜上一般有 3000 ～ 4000 个核孔，相当于 10 ～ 20 个 /μm²。一般来说，转录功能活跃的细胞，核孔的数目较多。例如，高度分化代谢活跃的细胞如肝、肾、脑等细胞中，核孔数为 12 ～ 20 个 /μm²；非洲爪蟾卵母细胞中核孔数可高达 60 个 /μm²；而代谢低、增殖不活跃的有核红细胞和淋巴细胞的核孔数仅为 1 ～ 3 个 /μm²。

**2. 核孔复合体** 电镜下，核孔并不是一个单纯的孔洞，而是一组蛋白质颗粒以特定的方式排列分布在核孔处，形成复杂而有规律的一种结构——核孔复合体（nuclear pore complex，NPC）。蛋白质如何形成的核孔复合体，已有多种结构模型，目前普遍被接受的是捕鱼笼式（fish trap）模型。该模型认为核孔复合体的基本结构包括以下 4 个部分：①胞质环（cytoplasmic ring），是朝向胞质面并与外核膜相连的环状结构，其上对称分布有 8 条细长的胞质纤维；②核质环（nucleoplasmic ring），朝向细胞核基质并与内核膜相连，其上也对称分布有 8 条细长的纤维，这些纤维的末端交汇成捕鱼笼式或篮网状结构的核篮（nuclear basket）；③核孔复合体中央颗粒（central granule），又称中央栓（central plug），由跨膜糖蛋白组成，位于核孔的中央，呈颗粒状或棒状，对核孔复合体在核膜上的锚定有一定作用；④辐条（spoke），由核孔边缘伸向中央呈辐射状八重对称的结构，可把胞质环、核质环、中央栓连接在一起（图 9-2）。

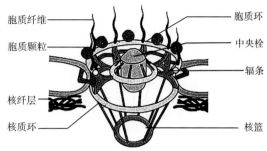

图 9-2 核孔复合体结构模型

核孔复合体是一个多蛋白复合体，由 30 多种不同的蛋白质组成，目前人们倾向于把所有的核孔复合体蛋白统一命名为"核孔蛋白"（nucleoporin，Nup）。这些核孔蛋白在进化上高度保守，多含有由苯丙氨酸（Phe，F）和甘氨酸（Gly，G）组成的 FG 重复序列。这些序列填充于核孔复合体的活性运输通道内，可提供与核转运受体——亲核蛋白复合体的结合位点，从而介导亲核蛋白通过核孔复合体进入细胞核。有些核孔蛋白缺乏 FG 重复序列，被认为是核孔复合体形成的支架。只有少数核孔蛋白具有跨膜结构域，可使核孔复合体锚定在核膜上。大多数核孔蛋白对称地分布于核孔复合体中央通道的胞质面和核质面，少数不对称地分布于中央通道的两侧。

## （四）核纤层

核纤层（nuclear lamina）是附着于内核膜下高电子密度的纤维蛋白网，在细胞核内与核骨架相连，在细胞核外与中间丝相连，形成贯穿于细胞核和细胞质的骨架体系。核纤层在高等真核细胞间期的细胞核中普遍存在，核纤层的厚度随细胞种类的不同而有所差异，在多数细胞中，其厚度为 10 ～ 20nm，厚者可达 30 ～ 100nm。

**1. 核纤层的组成成分**　核纤层蛋白（lamin）是组成核纤层的主要成分，其分子量为 60 ～ 70kDa，是中间丝蛋白超家族成员。哺乳动物和鸟类细胞的核纤层蛋白有 A、B、C 三种类型，均有亲膜结合作用。研究证明核纤层蛋白 A 与核纤层蛋白 C 是同一基因转录成 mRNA 后经过不同剪接而形成的亚型。因此，核纤层蛋白分为两类：A 型核纤层蛋白（包括核纤层蛋白 A 和 C）与 B 型核纤层蛋白（核纤层蛋白 B）。核纤层蛋白 B 经翻译后的修饰，在羧基端添加了脂肪酸，可帮助其插入到核膜的内脂层，与膜的结合能力最强。

通过对核纤层蛋白的氨基酸序列分析发现，它们与中间丝具有较高的同源性，都具有 N 端的头部结构域、卷曲螺旋的杆状结构域和球状的尾部结构域。杆状结构域是高度保守的 α 螺旋区，介导核纤层蛋白二聚体的形成；头部和尾部的相互作用可促使核纤层蛋白多聚化及形成更高级的结构。核纤层蛋白主要分布于核膜边缘，但它们也可形成稳定的复合体在核内聚集成点状结构或分散存在。

**2. 核纤层的主要功能**

（1）维持核膜的形态与染色质的核周锚定：核纤层与核骨架及穿过核膜的中间丝相连，支撑核膜并可提供染色质的核周锚定位点，对维持核孔的位置、细胞核的形态和染色体的高度有序性有重要作用。

（2）与核膜重建及染色质凝集关系密切：在细胞分裂过程中，核膜的崩解与重建与核纤层蛋白的磷酸化水平的周期性改变密切相关。在细胞分裂前期，促成熟因子（maturation promoting factor，MPF）作用于核纤层蛋白，使其高度磷酸化而解聚，核膜崩解成核膜小泡，其中核纤层蛋白 B 因与膜具有较强的结合力而与核膜小泡结合，核纤层蛋白 A 和核纤层蛋白 C 则溶于胞质中；

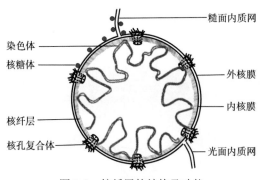

图 9-3 核纤层的结构及功能

在细胞分裂末期，核纤层蛋白去磷酸化而重新聚合组装，引导核膜小泡互相融合并包绕染色体，形成新的核膜。核纤层在细胞周期中的解聚和重组与染色质的螺旋化和解螺旋有关。在细胞分裂间期，核纤层内表面有与染色质结合的特殊位点，可阻止染色质螺旋化形成染色体（图 9-3）。细胞分裂前期，核纤层解聚，染色质可螺旋化而形成染色体。研究表明将微量核纤层蛋白抗体注射入分裂期细胞，不仅可抑制分裂末期核纤层的重新装配，同时可阻断分裂末期染色体的解旋而使其保持在凝聚状态。

（3）参与细胞核的构建与 DNA 复制：研究发现，来源于中国仓鼠卵巢（CHO）分裂细胞的非细胞体系中，选择性地去除核纤层蛋白可广泛抑制核膜和核孔复合体围绕染色体的组装，说明核纤层对间期细胞核的组装具有决定性作用。同时，缺乏核纤层的细胞核不能进行 DNA 复制，从侧面反映了核纤层在 DNA 复制中的作用。

## （五）核膜结构在细胞周期中的动态变化

在真核细胞的细胞周期中，核膜随细胞周期的运转而进行有规律的解体与重建。在分裂间期，核膜完整；而在分裂期，双层核膜崩解成单层膜泡，核孔复合体解体，核纤层去装配；在分裂末期，核膜开始围绕染色体重新形成，核孔复合体、核纤层重新装配，如此周而复始。

---

**临床病例 9-1**

患儿，男，5 岁，食欲不振，消瘦，脱发，头皮静脉显露，全身皮肤呈硬皮病样改变，生长迟滞，特殊面容，毛发稀少，呈极度衰老外貌。髋、膝关节均不能完全伸直，呈"骑马样站姿"。家族其他成员没有类似的表现，父母非近亲结婚。

体格检查：身高 79.4cm，体重 8.35kg。

辅助检查：血小板（420～480）$\times 10^9$/L；基因检测，*LMNA* 基因第 11 号外显子 c.1824 C＞T 点突变，患儿父母均未检测到该位点突变。

诊断：早老症。

**临床病例 9-1 分析**

早老症是由于核纤层蛋白基因 *LMNA* 突变引起，*LMNA* 基因位于 1q21.2-q21.3，全长 56.7kb，包含 12 个外显子，早老症患者 *LMNA* 基因的第 11 号外显子点突变，形成新的剪接位点，导致 *LMNA* 基因的产物 laminA C 端缺少 50 个氨基酸，这个突变蛋白称为早老蛋白（presenilin）。早老蛋白导致核膜稳定性下降，核结构和功能受损。动物实验表明，*LMNA* 基因突变纯合小鼠具有类似早老症患儿的表型，出生后 4～5 天即出现衰老现象，表现为发育迟缓，皮下脂肪层缺失，小颌畸形，牙齿异常，骨密度减低，肩胛骨畸形等，4～5 周死亡。其致病机制目前尚不清楚。

---

### 三、核膜的功能

核膜是真核与原核细胞之间的重要区别之一，具有十分重要的功能。作为细胞核和细胞质的界线，调控细胞核内外的物质交换和信息交流。核膜不是完全封闭的，核、质之间有频繁的物质交换和信息交流，这主要是通过核膜上的核孔复合体进行的。

## （一）区域化作用

核膜构成了核、质之间的天然选择屏障，将细胞分成细胞核与细胞质两大结构与功能区域，使核内 DNA 物质处于一个较为稳定的环境；DNA 复制、RNA 转录在细胞核内进行，蛋白质合成在细胞质内进行。原核细胞没有核膜，RNA 转录和蛋白质合成均在同一空间进行。因此，核膜的出现及其区域化作用是细胞进化的一个关键步骤，使遗传信息被完整、准确、高效地表达，其调控更加精确，这对真核细胞的进一步演化具有重要意义。

## （二）控制细胞核与细胞质的物质交换

核孔复合体是细胞核和细胞质间物质交换的双向选择性亲水通道，既介导蛋白质的入核转运，又介导 RNA、核糖体蛋白颗粒的出核转运。同时，核孔复合体参与核质交换又是双功能性的，即可通过被动运输和主动运输两种形式来控制细胞核和细胞质间的物质交换。

1. 通过核孔复合体的被动运输　核孔复合体作为被动运输的亲水通道，其有效直径为 9～10nm，有的可达 12.5nm，故无机离子及小分子物质，如水分子、$K^+$、$Ca^{2+}$、$Mg^{2+}$、$Cl^-$ 等及单糖、氨基酸、核苷酸等分子量低于 5kDa 的物质，均可以自由地通过核膜，但核膜对有些离子，如 $Na^+$，有一定的屏蔽作用，有些小分子也可能因与其他大分子结合而不能自由通过。绝大多数大分子及一些小颗粒物质，通过核孔复合体选择性运输的方式进行转运。

2. 通过核孔复合体的主动运输　细胞内许多大分子物质、颗粒和纤维物质的转运，目前认为与核转运受体有关，并具有选择性。核转运受体分为核输出受体（nuclear export receptor）和核输入受体（nuclear import receptor），是一些可溶性蛋白或 RNA- 蛋白质复合物（RNP），呈酸性。核转运受体既能与核孔复合体结合，同时其分子中又具有与转运物结合的区域。被转运的大分子物质中具有可与核转运受体识别的位点，即核输入信号（nuclear import signal，NIS）也称核定位信号（nuclear localization signal，NLS）和核输出信号（nuclear export signal，NES），当这些信号被核转运受体识别并结合后，可使核孔的孔径发生暂时性扩大，从而允许带有这些信号、直径较大的分子通过核孔。核孔复合体上分布的 ATP 酶，提供分子转运所需的能量。

3. 亲核蛋白的核输入　在胞质中合成、经核孔转运到细胞核中发挥作用的蛋白质称为亲核蛋白（karyophilic protein），如核糖体蛋白、组蛋白、DNA 聚合酶、RNA 聚合酶等。核输入信号存在于多种亲核蛋白中，通常为 4～8 个氨基酸残基组成的短肽，这些信号可位于蛋白质的任何部位。不同亲核蛋白的核输入信号氨基酸组成虽有所差异，但均富含带正电荷的 Lys、Arg 等碱性氨基酸，且一般都含有 Pro，有些亲核蛋白中存在多个核定位信号。

核输入信号首先被发现于 SV40 病毒的 T 抗原，该抗原对于病毒 DNA 在宿主细胞中的复制具有重要作用，常分布于被 SV40 感染的宿主细胞核内。若 T 抗原分子中一个八肽片段的某个氨基酸残基发生突变，T 抗原就不能进入细胞核内，此段八肽片段即为 T 抗原的核输入信号，可通过与核转运受体结合而被主动转运到细胞核内。有关核质蛋白（nucleoplasmin）的实验证实了核输入信号的存在。核质蛋白是一种与核小体组装相关的亲核蛋白，可被酶切成头、尾两部分；把带有放射性标记的完整核质蛋白和它的头部、尾部片段分别注射到爪蟾卵母细胞的细胞质中，结果发现完整的核质蛋白和其尾部片段可以在细胞核内出现，而它的头部却停留在细胞质中。把直径为 20nm 的胶体金颗粒用尾部包裹，虽然该颗粒的直径已大大超出了核孔复合体允许物质被动运输的有效直径（9nm），但电镜下可观察到胶体金颗粒通过核孔复合体进入到细胞核中（图 9-4）。上述实验表明，协助核质蛋白由胞质进入细胞核的核输入信号存在于该蛋白的尾部，该信号与核转运受体结合，使核孔暂时性扩大，允许较大的蛋白质进入细胞核内。

4. 生物大分子的双向运输　核孔复合体除了将亲核蛋白运输到细胞核内以外，还要把新合成的核糖体亚基、RNA 和一些与 RNA 结合的蛋白复合体输出到细胞质，这些颗粒的直径达 15nm，不能以自由扩散的形式通过核孔，而是靠核孔复合体的主动运输来完成的。用实验手段将直径为 20nm 的胶体金颗粒包上小 RNA 分子（tRNA 或 5S rRNA）注射到蛙的卵母细胞核内，可发现它们迅速地通过核孔复合体进入细胞质中。若把它们注入细胞质中，则停留在细胞质内。该实验说明，核孔复合体除了具有识别核输入信号的受体外，尚有一个或多个识别 RNA（或输出信号）的受体。

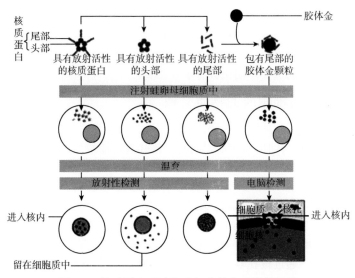

图 9-4　核质蛋白通过核孔复合体的选择性运输

核孔复合体对生物大分子的运输是双向的，如果把一套用 RNA 包裹的胶体金颗粒注射到蛙卵细胞核，把另一套用核输入信号肽包裹的胶体金颗粒注射到同一细胞的细胞质，可以在同一个核孔复合体中观察到双向运输。

### （三）染色体的定位与酶分子支架

染色质通过核纤层同核膜相连，使之多而不乱，保证了有序性。另外，核内的一些酶是以膜蛋白的形式存在的，这就有利于核内生化反应的区域化，从而发挥高度的催化活性。

### （四）合成生物大分子

核膜外层结构和粗面内质网相似，膜上附着核糖体和多核糖体，多核糖体是合成蛋白质的基本功能单位，因此核膜和蛋白质的合成有关。最近免疫电镜技术发现，抗体的形成首先在核膜外层出现。

核周隙中还分布有多种结构蛋白和酶，可以合成少量的膜蛋白、脂质及组蛋白等。

> **知识拓展 9-1**　　　　　　　　　　**核纤层与扩张型心肌病**
>
> 核纤层蛋白与细胞核的稳定性、染色质结构及基因表达有关，并可决定细胞核的大小及形状。研究发现，核纤层蛋白 A 的基因突变是扩张型心肌病病因之一，已经发现许多与扩张型心肌病发病相关的突变位点。核纤层蛋白 A 的基因突变可引起心肌细胞核膜被破坏，导致核纤层蛋白与其他核膜蛋白、染色质连接异常，进一步引起心肌细胞功能失常，影响转录、染色体的构成和细胞收缩功能，从而导致扩张型心肌病的发生。

## 第二节　染色质与染色体

染色质（chromatin）和染色体（chromosome）是遗传物质的载体，具有共同的化学组成，能被碱性染料着色，但在细胞周期的不同时相表现不同的形态。在间期细胞核中，遗传物质呈延伸、分散的细丝网状的染色质状态；而在细胞进入有丝分裂期时，染色质高度螺旋、折叠、盘曲成短棒状的染色体。可见，染色质与染色体是同一物质在细胞周期不同阶段的不同存在形式。

### 一、染色质与染色体的化学组成

染色质和染色体的主要成分是 DNA 和组蛋白，此外还含有非组蛋白和少量的 RNA，DNA 和组蛋白的比例约为 1 : 1，含量高且较为稳定，二者占染色质总化学含量的 98% 以上，非组蛋白与 RNA 的含量可随细胞生理状态不同而有很大变化。

## （一）DNA

DNA 是染色质的重要成分，携带有大量遗传信息，具有高度稳定性和高度复杂性，在真核细胞中有多少条 DNA 分子，就会有多少条染色体。在同一物种体细胞中的 DNA 分子结构和含量一致，但不同物种的 DNA 分子，其长度和所含碱基对的数量有很大差异。一般来说，生物体的遗传复杂性越高，基因组越大、越复杂，但基因组的大小并不能完全反映生物体遗传复杂性的高低，如肺鱼 DNA 含量就比人的 DNA 含量高出 15 倍。

单倍体细胞中所含有的全部遗传信息称为基因组（genome），人的基因组含有大约 $3 \times 10^9$ 个碱基对，由 24 条不同的 DNA 分子组成 24 条染色体，即 22 条常染色体、1 条 X 染色体和 1 条 Y 染色体。

基因组中包括两类遗传信息。①结构基因：负责编码一个特定功能产物（如蛋白质或 RNA 分子等）的一段核苷酸序列，占基因组的 10% ～ 15%；②调控元件：可调控结构基因在不同细胞周期、个体发育的不同阶段、不同的组织细胞中严格按时空顺序选择性地进行表达并控制表达的强度。

遗传信息储存在 DNA 分子的核苷酸序列之中，真核细胞中 DNA 的核苷酸除了单一序列外，还有重复序列。根据其在基因组中出现次数的不同，DNA 序列可分为 3 类。

**1.** 单一序列（unique sequence） 又称为单拷贝序列，在一个基因组中仅出现一次或少数几次，占基因组的 60% ～ 70%。绝大多数编码蛋白质的结构基因都是单一序列，但它们仅占单一序列的一小部分，其他单一序列的功能尚不清楚。

**2.** 中度重复序列（moderately repetitive sequence） 占人类基因组的 20% ～ 30%，长度单位通常大于 300bp，重复拷贝数在 $1 \times 10^2$ ～ $1 \times 10^5$，多为非编码序列，少部分具有编码功能或基因调控功能，在染色体上常串联排列成基因簇。例如，具有编码功能的组蛋白基因、免疫球蛋白基因、rRNA 基因、tRNA 基因及具有基因调控作用的 Alu 家族等。

**3.** 高度重复序列（highly repetitive sequence） 约占人类基因组的 10%，重复次数可超过 $1 \times 10^6$，多由长度为 6 ～ 200bp 的简单序列组成基本单元。有些序列中 AT 含量较高，在 CsCl 密度梯度离心时，由于 AT 段浮力密度较小，常在 DNA 主带上形成一个次要的 DNA 伴随带，称卫星 DNA。高度重复序列不能转录，多数形成异染色质，分布于染色体的着丝粒区和端粒区，参与染色体结构的维持、形成结构基因间隔，并与减数分裂过程中染色体的配对有关。

## （二）组蛋白

组蛋白（histone）是真核细胞特有的、构成染色质的主要蛋白质，富含带正电荷的精氨酸、赖氨酸等碱性氨基酸，可与带负电荷的酸性 DNA 紧密结合，对维持染色质结构的稳定性起关键作用。人类的组蛋白包括 5 种，$H_1$、$H_2A$、$H_2B$、$H_3$、$H_4$。除 $H_1$ 外，没有种属和组织特异性，在进化上高度保守；组蛋白 $H_1$ 在构成核小体时起连接作用，赋予染色质以极性，有一定的种属和组织特异性。5 种组蛋白的主要特性见表 9-1。

表 9-1 组蛋白的主要特性

| 种类 | 赖氨酸和精氨酸（%） | 氨基酸残基数 | 分子量（kDa） | 变异性 | 每 200bp 中的数量 |
| --- | --- | --- | --- | --- | --- |
| $H_1$ | 22.0 | 215 | 21.5 | 广泛 | 1 |
| $H_2A$ | 1.17 | 129 | 14.5 | 保守 | 2 |
| $H_2B$ | 2.50 | 125 | 13.7 | 保守 | 2 |
| $H_3$ | 0.72 | 135 | 15.3 | 高度保守 | 2 |
| $H_4$ | 0.79 | 102 | 11.8 | 高度保守 | 2 |

组蛋白在细胞周期的 S 期与 DNA 同时合成，合成后立即从胞质转移到细胞核内与 DNA 紧密结合，抑制 DNA 的复制和转录。组蛋白上的某些氨基酸残基可以作为表观遗传的位点而被修饰。如组蛋白甲基化可增强组蛋白与 DNA 的结合力，从而降低 DNA 的转录活性。当组蛋白 N 端尾部氨基酸发生多种共价修饰（如乙酰化、磷酸化等）后，可改变组蛋白的电荷性质，导致组蛋白与 DNA 结合力减弱，从而有利于复制和转录的进行。

## （三）非组蛋白

染色质中除组蛋白外的其他所有蛋白质统称为非组蛋白（nonhistone proteins），是维持染色体结构和催化酶促反应的蛋白质。非组蛋白富含带负电荷的天冬氨酸、谷氨酸，属酸性蛋白质。非组蛋白在细胞内含量较少，但种类繁多，有 500 多种。非组蛋白在整个细胞周期都能合成，具有与特异 DNA 序列识别和结合的特性，表现出种属和组织特异性。非组蛋白可在核小体串珠结构的基础上帮助 DNA 分子进一步折叠，形成不同的结构域，从而有利于 DNA 的复制和 RNA 的转录，并能特异性解除组蛋白对 DNA 的抑制作用，促进复制和转录，调控基因的表达。

## （四）RNA

染色质中含有少量的 RNA，其含量变化较大，大部分是新合成的各类 RNA 前体，还有部分 RNA 具有促使染色体结构稳定的作用，如端粒 RNA。

## 二、染色质的种类

间期染色质按其形态特点和染色性能的不同分为两类：常染色质和异染色质。

## （一）常染色质是功能活跃状态结构伸展的染色质纤维

常染色质（euchromatin）是间期细胞核中处于伸展状态的染色质细纤丝，折叠压缩程度较低，用碱性染料染色时着色较浅，常位于细胞核的中央，也可以袢环形式伸入到核仁中，DNA 包装比为 1/2000 ～ 1/1000。常染色质 DNA 主要由单一序列或中度重复序列的核苷酸组成。常染色质具有转录活性，在正常状态下经常处于功能活性状态，参与 DNA 复制及 RNA 转录过程，在一定程度上调节、控制着细胞的代谢活动。常染色质的复制多发生在细胞周期 S 期的早期和中期，但并非所有常染色质上基因都具有转录活性，处于常染色质状态只是基因转录的必要条件，而不是充分条件。

## （二）异染色质是功能惰性状态凝缩的染色质纤维

异染色质（heterochromatin）为间期细胞核中高度凝集、折叠压缩程度高的染色质纤维丝，碱性染料染色时着色较深。异染色质一般是转录不活跃或无转录活性，与组蛋白结合紧密的 DNA 分子，主要分布于间期核的边缘，即核膜内表面的附近，也有一些异染色质与核仁相结合，构成核仁相随染色质的一部分。

异染色质又分为结构性异染色质和兼性异染色质两类。结构性异染色质（constitutive heterochromatin）是指在所有类型细胞的全部发育阶段都处于凝集状态的染色质。在中期染色体上，主要位于染色体的着丝粒、端粒、次缢痕或染色体臂的常染色质之间，由相对简单、高度重复的 DNA 序列组成。结构性异染色质具有显著的遗传惰性，不转录也不编码蛋白质，但可能与细胞分裂、分化过程及结构蛋白质表达的调控有关。结构性异染色质一般在 S 期的晚期复制，且表现为比常染色质早凝集。

兼性异染色质（facultative heterochromatin）是在某些细胞中或在细胞一定的发育阶段，由常染色质失去转录活性，转变为凝集状态的异染色质。异染色质在一定条件下能向常染色质转变而恢复其转录活性，二者的转化可能与基因的表达调控有关。例如，雌性哺乳动物体细胞的细胞核中的巴氏小体（Barr body），又称 X 小体（X body），即为典型的兼性异染色质。在胚胎发育早期，雌性哺乳动物体细胞的细胞核中的一对 X 染色体均有活性，但在胚胎发育的 16～18 天，两条 X 染色体之一将随机发生异染色质化而失活，在核膜内缘形成一个高度浓缩、凝集的深染小体。兼性异染色质不是由简单的 DNA 重复序列构成，其总量随不同类型细胞而变化，在分化程度较低的胚胎细胞含量较少，而高度特化细胞中含量较多。这表明随细胞分化，较多基因可因染色质凝聚而逐渐关闭，丧失其转录和表达活性。因此，染色质的紧密折叠凝集可能是关闭基因活性的一种途径。

细胞所处的生活周期、分化阶段和生理状态不同，常染色质与异染色质在细胞中的分布比例也有差别。一般来说，快速增殖的细胞中，如胚胎细胞、骨髓细胞及肿瘤细胞中，常染色质所占的比例较大；而在分化程度高的细胞中，异染色质所占的比例较大，如精子细胞核中，异染色质可占染色质总量的 90%～100%。

常染色质与异染色质的化学成分相同，是染色质存在的两种不同状态，在一定条件下，二者可以相互转变。例如，在一种细胞中为常染色质的，在另一种细胞中则可能成为异染色质。而同一种细胞在不同功能状态下，两种染色质也可发生相互转化，兼性异染色质的存在即说明了这一点。电镜下观察到常染色质与异染色质在结构上是连续的，常染色质与异染色质形态的差异可能与组蛋白的分布比例有关，当常染色质结合一定量的组蛋白后，即可向异染色质发生转化。

## （三）活性染色质和非活性染色质

染色质按功能状态的不同可分为活性染色质（active chromatin）和非活性染色质（inactive chromatin）。活性染色质是可进行基因转录的染色质，一般为具有转录活性的常染色质；而非活性染色质是指不进行基因转录的染色质，因大多数细胞中 90% 以上的基因在转录上是不活跃的，这些没有转录活性的基因，大量存在于不转录的常染色质上，少量分布于高度凝缩的异染色质中，因此，非活性染色质既包括异染色质，也包括部分常染色质。

非活性染色质因真核生物细胞核内的 DNA 盘绕组蛋白核心形成核小体，以非裸露状态存在，限制了 RNA 聚合酶、转录因子等非组蛋白与组蛋白核心紧密结合的 DNA 的相互作用，而使基因处于非转录状态。当一个调控蛋白结合到染色质 DNA 的一个特定位点时，可使 DNA 局部结构改变而影响核小体的相位，使核小体构型发生构象改变，具有疏松的染色质结构，便于转录调控因子与顺式调控元件结合、RNA 聚合酶在转录模板上滑动而导致染色质活化。此外，组成核小体的组蛋白八聚体的 N 端都暴露在核小体之外，当某些特殊的氨基酸残基乙酰基化、甲基化、磷酸化时，可改变染色质的结构，直接影响转录活性，或者通过改变核小体表面结构，使其他调控蛋白易于和染色质相互接触，间接影响转录活性，使非活性染色质活化，激活基因的表达。

## 三、染色质组装成染色体

人类染色体基因组 DNA 约含 $3×10^9$bp，而一个体细胞的细胞核中的 DNA 连接起来可长达 1.74m，细胞核的直径只有大约 10μm。因此 DNA 要在细胞核内储存并行使其功能，需经过有序的折叠、螺旋、包装，构建更高级的结构。大量的研究结果证实，染色质的基本结构由无数核小体串联组成，核小体经过进一步压缩折叠形成更高级的结构。

## （一）染色质的基本结构单位——核小体

核小体（nucleosome）是染色质的基本结构单位，每个核小体由一个组蛋白核心、200bp 左右的 DNA 及 1 分子的组蛋白 $H_1$ 组成。组蛋白核心由 $H_2A$、$H_2B$、$H_3$、$H_4$ 各 2 分子组成一个八聚体球形结构，形成直径约为 10nm 的圆盘状颗粒，而约有 146bp 的 DNA 缠绕在核心颗粒的外周，约缠绕 1.75 圈。组蛋白核心常以特定位点与 DNA 双螺旋小沟中富含 AT 的区域结合，该位置的结合有利于 DNA 分子在组蛋白八聚体中的弯曲盘旋。相邻的两个核小体之间由一长约 60bp 的 DNA 片段相连，称为连接 DNA（linker DNA）。连接 DNA 对核酸内切酶敏感。组蛋白 $H_1$ 与连接

DNA 结合，封闭了核小体 DNA 的进出口，可稳定核小体的结构，并与染色质的凝聚有关（图 9-5）。染色质中平均每 200bp 出现一核小体，一个 DNA 分子可连接多个核小体颗粒，形成直径为 10nm 的串珠状结构，核小体串珠的形成使 DNA 分子压缩为原先的 1/7。

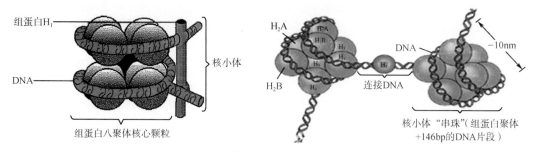

图 9-5　核小体结构模型示意图

## （二）染色质的组装

现在人们公认，染色质的基本结构单位是核小体，而核小体如何进一步组装成染色体，目前普遍被大家所接受的是多级螺旋模型（multiple coiling model）和染色体的支架 - 放射环结构模型（scaffold-radial loop structure model）。

**1. 多级螺旋模型**　由 DNA 与组蛋白包装成的核小体在组蛋白 $H_1$ 的介导下彼此连接成直径约为 10nm 的核小体串珠状结构，构成了染色体的一级结构。

将细胞核进行温和处理时，在电镜下往往很少见到染色质呈伸展的串珠状结构，而是观察到以一种结构较为紧密、直径约为 30nm 的染色质纤维形式存在。30nm 的染色质纤维为核小体串珠结构进一步盘绕形成的中空螺线管（solenoid）。在组蛋白 $H_1$ 存在的情况下，由直径 10nm 的核小体串珠结构螺旋盘绕，每圈 6 个核小体，形成外径 30nm、内径 10nm 的螺线管（图 9-6）。组蛋白 $H_1$ 通常位于中空螺线管内部，是螺线管形成和稳定的关键因素。组蛋白 $H_1$ 分子可成簇地结合于 DNA 上或成簇地从 DNA 分子上脱落，从而使螺线管形成或松解，进而对相关基因的活性进行调节。螺线管是染色质包装的二级结构。

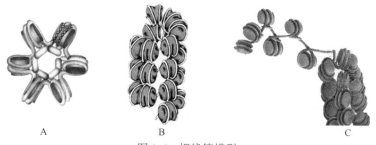

图 9-6　螺线管模型

科学家在 1977 年用从人胚胎离体培养的分裂细胞中分离出的染色体经温和处理后，在电镜下看到直径 0.4μm、长 11 ～ 60μm 的染色线，称为单位线（unit fiber）。在电镜下观察发现，单位线是由螺线管进一步螺旋化形成的圆筒状结构，称为超螺线管（supersolenoid），这是染色体构建的三级结构。

超螺线管进一步螺旋和折叠，形成长 2 ～ 10μm 的染色单体，即染色体构建的四级结构。根据多级螺旋模型，由 DNA 线性分子到染色体经过了四级结构的包装（图 9-7），DNA 双螺旋到核小体压缩率为 1/7，核小体到螺线管压缩率为 1/6，螺线管到超螺线管压缩率为 1/40，超螺线管到染色单体压缩率为 1/5，DNA 长度压缩为原先的 1/10 000 ～ 1/8 000。

**2. 染色体支架 - 放射环结构模型** 目前对染色质的包装，在一级结构和二级结构上有一致的认识，但30nm的螺线管如何进一步包装成染色单体，尚存在不同的看法。1977年，Laemmli等发现，当去除染色体的组蛋白和大部分非组蛋白后，电镜下观察到在染色体的核心是由非组蛋白构成的支架，DNA侧环从支架的一点出发又返回到其相邻近的点，构成染色体纵轴周围的放射环（图9-8）。

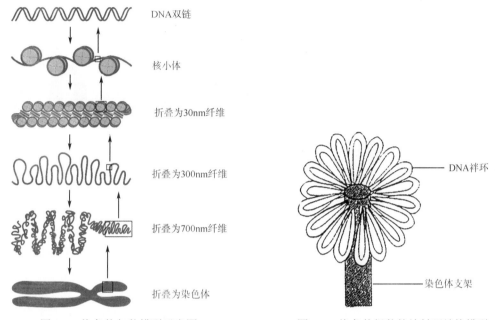

DNA双链

核小体

折叠为30nm纤维

折叠为300nm纤维

折叠为700nm纤维

折叠为染色体

DNA袢环

染色体支架

图 9-7　染色体包装模型示意图　　　　图 9-8　染色体组装的放射环结构模型

染色体支架 - 放射环结构模型认为染色体是由30nm螺线管折叠的袢环构成的，袢环的基部集中于染色体支架、染色单体的中央，染色质纤维沿染色体纵轴从中央支架向周围放射状伸出，每个DNA袢环长30 000～100 000bp，平均包含315个核小体。每18个袢环以染色体支架为核心呈放射状平面排列，形成微带（miniband）。微带是染色体更高级的结构，大约$1\times10^6$个微带沿染色体中央支架纵向排列，形成染色单体（chromatid）。

## 四、染色体的形态结构

染色体的数目、形态和结构在同种生物中相对恒定，在不同种类的生物中均有差异，这对于维持生物物种的稳定和生物进化具有重要意义。

### （一）中期染色体的形态结构

在细胞有丝分裂中期，染色质高度凝集，此时染色体形态结构特征明显、典型，易于进行染色体的观察和分析。中期染色体由两条相同的姐妹染色单体（sister chromatin）构成，彼此以着丝粒（centromere）相连，染色体在着丝粒处内凹，称主缢痕（primary constriction）或初级缢痕。着丝粒部位染色质的螺旋化程度低，DNA含量少，因此染色很浅或不着色。该区域由高度重复的异染色质组成，并将染色单体分成两条短臂（p）和两条长臂（q）组成的四臂结构。在主缢痕处，有与着丝粒并列的动粒。沿染色体纵轴上有次缢痕、随体和端粒等不同结构域（图9-9）。

染色体上着丝粒的位置是恒定的，如果将染色体纵向分成8等份，根据着丝粒所处位置的不同，染色体可分为四类（图9-10）：①中着丝粒染色体（metacentric chromosome），着丝粒位于染色体的中央（1/2～5/8），将染色体分成大致相等的两臂。②亚中着丝粒染色体（submetacentric chromosome），着丝粒偏向一端（5/8～7/8），将染色体分成长短明显不同的两个臂。③亚端着丝粒染色体（subtelocentric chromosome），着丝粒靠近染色体的一端（7/8至末端）。④端着丝粒染色体（telocentric chromosome），着丝粒位于染色体的一端，形成的染色体只有一个臂。人类染色体只有前 3 种类型，没有端着丝粒染色体，而小鼠染色体都是端着丝粒染色体。

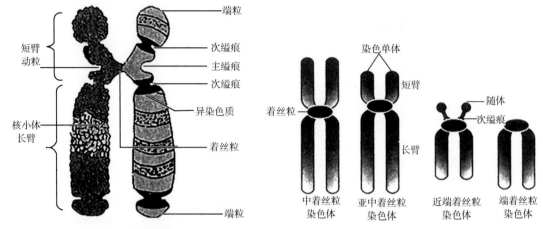

图 9-9　中期染色体的形态特征　　　　　图 9-10　染色体的四种类型

典型的中期染色体包括以下部分。

**1. 着丝粒和动粒**　着丝粒位于主缢痕中央，由高度重复的异染色质构成，是中期染色单体相互联系在一起的特殊部位。动粒（kinetochore）又称着丝点，是指在主缢痕处位于两条染色单体外侧表层部位的特殊结构，与着丝粒形成一个高度有序、不可分割的统一体，即着丝粒 - 动粒复合体（图 9-11）。该复合体由外向内分成动粒域（kinetochore domain）、中心域（central domain）和配对域（pairing domain）三个不同的部分，对细胞有丝分裂过程中染色体与纺锤体的整合及染色体有序的分离起重要作用。

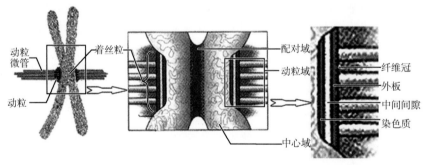

图 9-11　染色体上着丝粒 - 动粒复合体结构

（1）动粒域：位于着丝粒外表面，是微管蛋白的聚合中心之一。动粒域包括外板、中间间隙、内板三层结构。外板电子密度较高，是大部分纺锤丝微管连接的位点，有的纺锤丝微管深入到外层中，与内层相连。在无纺锤丝微管存在时，外板层还可见覆盖着一层由微管蛋白构成的纤维冠（fibrous corona），纤维冠上结合有马达蛋白，是支配染色体运动和分离的重要结构。中间间隙电子密度较低，无特殊结构，呈半透明状。内板呈颗粒状，电子密度高，与着丝粒中心域的异染色质相连接。

（2）中心域：位于动粒域的内表面，是着丝粒 - 动粒域的主体。由高度浓缩、富含 DNA 重复序列的异染色质组成，能抵抗低渗膨胀和核酸酶消化。不同物种之间中心域的 DNA 重复序列变异很大，说明这些序列的进化速率很快。

（3）配对域：位于着丝粒 - 动粒复合体的内表面，是细胞有丝分裂中期姐妹染色单体相互连接的位点。在该区域分布有两种蛋白质：内着丝粒蛋白（inner centromere protein，INCENP）和染色单体连接蛋白（chromatid linking protein，CLP），这些蛋白在姐妹染色单体的配对、分离过程中起重要作用。

**2. 次缢痕**（secondary constriction） 是染色体上主缢痕以外的缢缩狭窄的部位，为某些染色体所特有的形态结构。次缢痕在染色体上的数目、位置、大小通常比较恒定，是鉴别染色体的显著特征。

**3. 随体**（satellite） 是某些染色体末端的棒状或球形结构，通过次缢痕与染色体的短臂相连，含高度重复 DNA 序列，是识别染色体的重要特征之一。人类第 13、14、15、21、22 号亚端着丝粒染色体均具有随体。

**4. 端粒**（telomere） 是染色体末端的特化部位，由端粒 DNA 和端粒结构蛋白构成。端粒 DNA 为富含 GC 的 5～8bp 的短串联重复序列，在进化上高度保守，不同生物的端粒 DNA 都很相似。在 DNA 复制过程中，引物被切除后留下的 5′ 端序列空隙由端粒 DNA 填补，可防止染色体末端 DNA 在复制过程中丢失，从而保证了染色体 DNA 复制的完整性。端粒结构蛋白属非组蛋白，可使端粒免受酶或化学试剂降解。端粒在维持染色体结构稳定性方面起重要作用，可避免染色体末端之间相互粘连，确保 DNA 的完全复制，并参与染色体在核内的空间定位。有实验研究显示，当用 X 射线破坏了染色体的末端后，会发生染色体片段缺失和末端融合现象，可导致疾病或肿瘤形成，在肿瘤细胞中常可观察到端粒融合。

端粒的长短与细胞周期进程相关。在正常细胞中，染色体每复制一次，端粒的 DNA 序列丢失 50～100bp，当端粒缩短到一定程度，细胞即退出细胞周期而分化或衰老、死亡。而肿瘤细胞中存在一种端粒酶（telomerase），该酶由具有反转录酶活性的蛋白质和与端粒 DNA 互补的 RNA 组成，能以自身的 RNA 为模板合成端粒，以补充丢失的端粒片段。

---

**知识拓展 9-2** 端粒酶可作为抗肿瘤的靶点

端粒酶在癌细胞的形成和增殖中起重要作用。研究证实它在 80%～90% 的肿瘤细胞中呈高水平表达，在细胞分裂中可保持恒定的端粒长度，使细胞无限制增殖而获得永生性；而正常人体细胞中却没有端粒酶表达或活性很低，因此端粒 / 端粒酶已成为抗肿瘤药物的新靶点。抑制癌细胞端粒酶活性或直接抑制端粒的延长，降低其稳定性，而使细胞无法连续增殖，继而进入衰老途径，直至死亡。同时端粒、端粒酶在肿瘤细胞与正常体组织之间的差别又可以减少端粒、端粒酶抑制剂对机体的毒副作用。对端粒酶结构及其功能的研究不仅加速了肿瘤靶向药物的研究进展，也为肿瘤治疗提供了新的途径。

---

**5. 核仁组织区**（nucleolar organizing region，NOR） 是含有 rRNA 的基因（5S rRNA 的基因除外）的一段染色体区域，该部位 rRNA 的基因转录活跃，染色质凝集程度低，多位于浅染的染色质次缢痕区，但并非所有的次缢痕都是核仁组织区。NOR 与间期细胞核中核仁的形成有关，对核仁的缔合具有重要作用。

## （二）染色体DNA的3种功能元件

染色体要在细胞世代中保持稳定，一条功能性的染色质 DNA 分子必须首先进行复制，得到两个完全相同的 DNA 分子，再将其平均分配到两个子细胞中，保证遗传信息的稳定传代。这就要求染色体 DNA 必须具有 3 个功能元件：自主复制 DNA 序列、着丝粒 DNA 序列、端粒 DNA 序列（图 9-12）。

**1. 自主复制 DNA 序列** 是细胞进行 DNA 复制的起始点。对于真核细胞来说，多个自主复制 DNA 序列可被成串激活，在 S 期解旋、解链，形成复制叉，开始双向复制。一条 DNA 分子上可同时在多个自主复制 DNA 序列处形成复制叉，使得 DNA 分子可在不同部位同时进行复制，保证了 DNA 快速、准确地自我复制，维持遗传物质稳定传递。

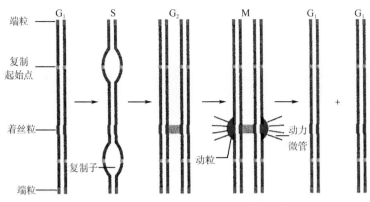

图 9-12　染色体中 3 种 DNA 序列功能示意图

**2. 着丝粒 DNA 序列**　是复制完成的两姐妹染色单体连接的部位，在细胞分裂中期，该序列与纺锤丝相连，确保复制后的染色单体准确分离，并平均分配到两个子细胞中。

**3. 端粒 DNA 序列**　广泛存在于真核生物染色体的末端，对于维持 DNA 分子两末端复制的完整性与保持染色体的独立性、稳定性具有重要作用。

目前，采用分子克隆技术，可将真核细胞染色体的复制起点、着丝粒、端粒序列拼接在一起构成人工染色体，用于科学研究。

## 五、核型与染色体带型

核型（karyotype）是指一个体细胞中全部中期染色体的总和，包括染色体的数目、大小和形态特征。按照中期染色体的形态特征、数目、大小对其进行分组、配对、排列的过程，称为核型分析（karyotype analysis）。核型分析可为人类遗传病的鉴定、物种亲缘关系与进化等方面的研究提供重要依据。

人类正常体细胞中有 46 条染色体，配成 23 对，其中 1～22 号染色体是男女共有的，称常染色体；另一对染色体男女不同，称性染色体。人类正常男性体细胞核型为 46，XY；正常女性为 46，XX。这 23 对染色体按照国际统一标准命名体系，从大到小分为 A、B、C、D、E、F、G 共 7 组。

通常采用普通染色和染色体显带技术来辨别染色体。由于各个染色体之间的形态有许多相似之处，普通染色使整条染色体均匀着色，不易准确识别和区分染色体。而染色体显带技术可使染色体不同区域被选择性地染上不同强度的带纹，使各条染色体具有独特的带型而易于识别。染色体显带（chromosome banding）是对染色体进行一定的处理后，用不同的染料使染色体沿纵轴显示出宽窄不同、深浅各异的一系列条带。这样就可以对染色体的微细结构进行观察，检测各条染色体的微小结构变化，如缺失、易位等。常用的显带技术包括：用荧光染料喹吖因可显示 Q 带；经胰酶处理后 Giemsa 染色可显示 G 带；热处理后 Giemsa 染色显示 R 带；银染显示核仁组织区；T 带显示端粒部位；C 带显示着丝粒区域等。20 世纪 70 年代中期，建立了高分辨显带技术。一般显带技术只能显示 320～550 条带，而高分辨显带技术制备的染色体标本片，一套染色体上可出现上千条带型，在识别染色体、分析染色体的微小变异、研究基因定位和生物进化等方面具有重要意义。

# 第三节 核 仁

核仁（nucleolus）是细胞核的一个重要组成部分，是真核细胞间期细胞核内大分子物质聚集成的最明显的结构，光镜下为均匀、无包膜的海绵状结构。每个细胞中有 1～2 个核仁，甚至多个。核仁的大小、数目、形状、分布位置随生物物种、细胞类型和功能状态不同而异，并与蛋白质的合成水平密切相关。在蛋白质合成旺盛的细胞（如卵母细胞、分泌细胞）中，核仁很大；而在肌细胞等不具备蛋白质合成能力的细胞中，核仁很小。核仁在细胞中的位置通常不固定，可以在任何位置，一般位于细胞核的一侧，在生长旺盛的细胞中，常常移到核膜边缘，这种现象称为核仁趋边（nucleolar margination），有利于核仁内成分在核、质之间的运输。

## 一、核仁的主要成分

核仁的主要化学组分为蛋白质、DNA、RNA 和酶类等。其中蛋白质占核仁干重的 80%，包括组蛋白、非组蛋白、核糖体蛋白和 RNA 聚合酶等多种酶系。RNA 约占 11%，包括前体 rRNA、成熟 rRNA 等，与蛋白质结合后以 RNP 形式存在。DNA 占 8%，主要是编码 rRNA 的基因（rDNA），存在于核仁相随染色质中。此外，核仁中还有少量的脂类。核仁的各种组分以某种方式特异地组合，实现 rRNA 的基因的转录和转录产物的加工、成熟。

## 二、核仁的结构

电镜下，核仁为无界膜包裹、由多种纤维丝构成的网状海绵球体，其超微结构包括 3 个不完全分隔的部分，由内向外依次为纤维中心、致密纤维组分、颗粒区（图 9-13）。

**1. 纤维中心**（fibrillar center，FC） 位于核仁中央，是被致密的纤维组分包绕成的圆形结构小岛，在电镜下呈浅染的低电子密度区。纤维中心是由直径为 10nm 的染色质纤维以襻环的形式伸入核仁内部而形成的，含有编码 rRNA 的基因，称为 rDNA。襻环上的 RNA 的基因成簇串联重复排列，可通过高速转录而形成 rRNA，在核仁的形成中发挥作用。因此，含有 rRNA 的基因染色质区域又被称为核仁组织区（nucleolus organizer region，NOR）。人类细胞的 rRNA 的基因分布于第 13、14、15、21、22 号 5 对染色体上，在细胞分裂间期，这些核仁组织区相互融合，形成一个体积较大的核仁，10 条染色体的 NOR 以 DNA 襻环的形式伸入核仁中（图 9-14）。在细胞分裂中期，核仁组织区存在于染色体的次缢痕处。

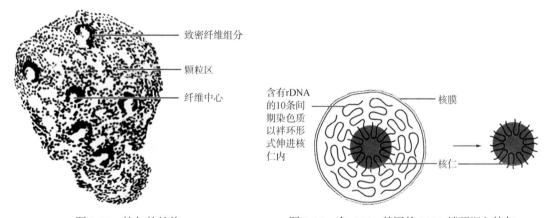

含有rDNA的10条间期染色质以襻环形式伸进核仁内

致密纤维组分
颗粒区
纤维中心
核膜
核仁

图 9-13 核仁的结构　　　　图 9-14 含 rRNA 基因的 DNA 襻环深入核仁

**2. 致密纤维组分**（dense fibrillar component，DFC） 位于核仁浅染区周围的高电子密度区，染色深，呈环形或半月形分布，又称为核仁纤维区（pars fibrosa）。电镜下该区域由紧密排列的直径为 4～10nm 的细纤丝组成，主要含正在转录的 rRNA 分子、核糖体蛋白等。rRNA 与核糖体蛋白共同构成了核仁海绵状网架，用 RNA 酶和蛋白酶处理可将该区域的纤维丝消化掉。

**3. 颗粒区**（pars granulosa） 富含直径为 15～20nm 的高电子密度颗粒，主要成分是 RNA 和蛋白质，是正在进行加工的转录产物和处于不同成熟阶段的核糖体亚单位所在的部位。致密纤维组分转录形成的 rRNA 经过加工、剪切，与来自细胞质的蛋白质组装成核糖体亚基前体颗粒，密布于致密纤维组分的外侧至核仁边缘，形成核仁的颗粒区。

核仁中除颗粒区和纤维区以外的区域称为[核仁]无定型区（pars amorpha）。

除上述基本结构外，在核仁中还可见到核仁结合染色质、核仁基质等结构。核仁结合染色质（nucleolar associated chromatin）是紧靠核仁的染色质，由直径 10nm 的纤维组成，包括围绕在核仁周边的核仁周围染色质和伸入到核仁内部的核仁内染色质。前者常为无转录活性、不活跃的异染色质，后者是核仁相随染色质的主要部分，是具有转录活性的常染色质。核仁基质是核仁内由蛋白质组成的、无定形的液体物质。当用 DNA 酶和 RNA 酶处理核仁后，电镜下可见的残余结构即为核仁基质，是上述各核仁组分的结构环境。

## 三、核仁的功能

真核细胞中有 4 种 rRNA，除 5S rRNA 是在核仁外合成外，其他 3 种都是在核仁内合成的。这些 rRNA 分子可与 80 多种核糖体蛋白在核仁中组装成核糖体亚单位，然后再转运到细胞质中行使其功能。

**1. rRNA 的基因转录和 rRNA 前体的加工** 真核细胞对核糖体的需求量很大，生长旺盛的细胞中大约有 $1×10^7$ 个核糖体才可保证细胞对蛋白质合成的需求。因此，要求编码 rRNA 的基因数量也应较多，并需高度有效地进行转录。人类细胞每个单倍体基因组中约含有 200 个 rRNA 的基因拷贝，编码 5.8S rRNA、18S rRNA 和 28S rRNA 的基因组成一个转录单位，以成簇串联重复序列的形式分布于 5 条染色体的 DNA 袢环上，为 rRNA 的合成提供模板。应用染色质铺展技术，可在电镜标本中观察到核仁中 rRNA 的基因转录的形态学过程（图 9-15）。如图所示，核仁的核心部位是一条长的 DNA 轴纤丝，沿轴纤丝有一系列重复的箭头状结构单位，每个结构单位中的 DNA 纤维是一个编码 rRNA 的基因（rDNA），它们在染色体上串联重复存在。在 DNA 纤维上结合的 RNA 聚合酶可以快速地转录 rRNA，新生的 RNA 链沿 rDNA 长轴两侧向外垂直伸展，靠近转录起始端处较短，沿转录方向逐渐增长，形成了电镜下独特的箭头状或"圣诞树"样结构。在各个转录单位之间由裸露的、不被转录的间隔 DNA 片段连接（图 9-15）。

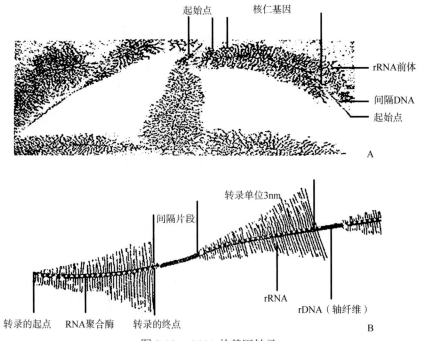

图 9-15　rRNA 的基因转录

核仁中串联重复排列的 rRNA 的基因（rDNA）在 RNA 聚合酶作用下进行转录，每个基因都产生同样的约 13kb 的 45S rRNA 初级转录产物，即 rRNA 前体分子。在核仁中由 RNase 对 rRNA 前体分子进行进一步加工。45S rRNA 经过几个中间阶段的加工后，可裂解为 32S rRNA 和 20S rRNA，20S rRNA 进一步裂解为 18S rRNA，而 32S rRNA 可再被剪切为 28S rRNA 和 5.8S rRNA。RNA 的加工还涉及 rRNA 部分核苷酸的甲基化。

**2. 核糖体亚单位的组装**　45S rRNA 在转录形成后可迅速与进入核仁中的蛋白质结合形成 80S 的核糖核蛋白颗粒，再以核蛋白方式进行加工，因此核仁中 rRNA 的合成、加工和核糖体的装配是同步进行的。在加工成熟过程中，80S 的核糖核蛋白颗粒逐渐丢失一部分 RNA 和蛋白质，形成核糖体大、小两个亚基的前体。18S rRNA 与 33 种蛋白质构成 40S 小亚基，28S rRNA、5.8S rRNA 以及从核仁外区域合成的 5S rRNA 和 49 种蛋白质组装成 60S 大亚基（图 9-16）。

**3. 核糖体亚单位的运输和核糖体的成熟**　放射性脉冲标记和示踪实验显示，核糖体小亚基通常在 30 分钟内完成组装并很快出现在细胞质中，而大亚基完成组装并进入细胞质中需约 1 小时，因此核仁中所含的核糖体大亚基比小亚基多得多。加工下来的蛋白质和小的 RNA 存留在核仁内，可能对催化核糖体的构建起一定作用。

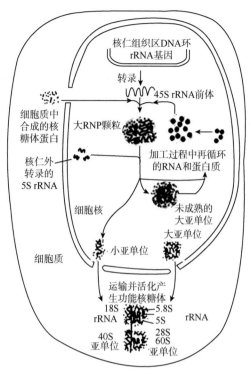

图 9-16　核仁在核糖体亚单位前体组装中的作用

核糖体大、小亚基在核仁中装配，在胞质中成熟，避免了有功能的核糖体在细胞核内提前与 mRNA 结合，从而使蛋白质的合成只能在细胞质中进行，保证了真核细胞的转录和翻译过程在时间与空间上得以分离，确保了真核细胞基因准确、高效地表达。

## 四、核仁周期

核仁是一种动态结构，在细胞周期中核仁的形态和功能发生周期性的变化。间期细胞中核仁明显；当细胞进入有丝分裂前期，随着染色质的凝集，核仁组织区 rRNA 的基因 DNA 袢环缠绕、凝缩到相应染色体的次缢痕处，rRNA 的合成停止，组成核仁的各种组分分散在核骨架中，核仁逐渐变小直至消失；有丝分裂中期，细胞中观察不到核仁的结构；在细胞进入分裂后期及末期时，已到达细胞两极的染色体逐渐伸展松弛，解旋为染色质，核仁组织区的 DNA 袢环恢复其松散状态，开始重新合成 rRNA，核仁的纤维成分及颗粒成分开始形成，从而愈合形成新的核仁。在核仁周期性变化中，rRNA 的基因活性是核仁重建的必要条件，同时原有的核仁成分也起协助作用。

**人文感悟 9-1**
　　核仁的形态结构在细胞周期中呈现周期性的变化，因此我们在理解这些知识的时候要把握好动态和静止的关系，把运动的绝对性和静止的相对性统一起来。同时，核仁的形态是与其功能行使相关，突出了结构和功能相适应原则。

# 第四节 核 基 质

## 一、核基质的结构与组成

核基质（nuclear matrix），又称核骨架（nuclear scaffold），是充满间期细胞核的、由非组蛋白组成的纤维网架结构。其在结构上与核纤层、核孔复合体、核仁、染色质及细胞质中的中间丝共同构成一个网络系统，对真核细胞染色体的空间构建、基因表达调控、DNA复制、损伤修复、RNA转录及转录后的加工和运输具有重要的作用。

将细胞核纯化后进行一系列生化抽提，除去DNA、RNA、组蛋白与脂类等成分，电镜下可观察到核基质组成的复杂而有序的三维网络结构，由粗细不均、直径3～30nm的纤维和颗粒状结构相互连接构成，充满整个细胞核空间。纤维单体的直径为3～4nm，较粗的纤维是单体纤维的聚合体。

核基质的主要化学成分是蛋白质，含量可在90%以上，还含有少量的RNA、DNA。组成核基质的蛋白质成分极为复杂，目前已测出有400多种核基质蛋白存在，可分为核基质蛋白和核基质结合蛋白两类。核基质蛋白为各类细胞所共有，呈纤维颗粒状分布于核骨架，其中多数是纤维蛋白，也含不少硫蛋白。核基质结合蛋白因细胞类型、细胞生理状态和分化程度不同而有较大差异，常见的种类有与核基质结合的蛋白、细胞调控蛋白、RNP、病毒蛋白4种类型。核基质RNA常以RNP形式存在，在维持核骨架三维网络结构完整性方面起重要作用。

经RNA酶消化后的核骨架的三维结构会发生很大的变化，核基质上的网状颗粒结构变得稀疏，表明核基质中的RNA含量虽少，但在连接核基质纤维网络过程中发挥一定的作用。现一般认为DNA不是核基质的成分，而仅仅是功能性结合。

## 二、核基质的功能

核基质为细胞核内组分提供了一个非常重要的纤维网络结构，不仅在维持细胞核的形态方面，而且在DNA复制、基因转录调控、染色体组装等一系列活动中发挥重要作用。

**1. 核基质是DNA复制的支架**　研究显示，用 $^3$H-TdR放射性脉冲标记培养的大鼠3T3细胞后，在分离的核基质上发现大量被标记的DNA分子，证实核基质是DNA复制的空间支架，不仅复制起始点能不断地与核基质结合，复制所形成的新DNA也可与核基质结合，而且数量极多，占核基质结合DNA的90%。电镜放射自显影进一步显示，DNA聚合酶和DNA拓扑异构酶在核基质上有特定的结合位点，DNA与参与DNA复制的酶及因子也锚定在核基质上，形成DNA复制复合体（DNA replication complex）进行DNA复制。DNA结合于核基质后，其复制的准确率及效率均可显著提高。

**2. 核基质在基因转录中发挥重要作用**　核基质不仅可参与基因转录活性的调节，也参与转录后RNA的修饰加工和定向运输。杰克逊（Jachson）等用 $^3$H-UdR脉冲标记HeLa细胞，发现95%以上新生的转录本与核基质紧密相连。更多的研究结果表明，细胞内三种RNA合成都是在核基质上进行的，核基质上不仅富含具有转录活性的基因，同时也分布有RNA聚合酶的结合位点，还存在ADP核苷酸转移酶、核苷三磷酸化酶等与RNA化学合成相关的酶类，基因只有与核基质结合后才可进行转录。核基质与不均一核RNA（hnRNA）的加工过程也有密切联系。核基质可能是细胞核内hnRNA的加工场所。例如， $^3$H-UdR脉冲标记实验显示，高比活性发生在与核骨架结合的高分子量的RNA上，hnRNA上的polyA区可能就是hnRNA在核基质中的附着点。在一些疾病中发现，某些核基质蛋白或核基质相关蛋白出现异常表达，可引起基因表达失控，也提示核基质在基因表达中起重要作用。

**3. 核基质参与染色体和核膜的构建**　在细胞分裂过程中，用抗体封闭某些核骨架蛋白的作用，会观察到核膜崩解，染色质凝集受到抑制。现已证实核基质是染色质组装的支架，在染色质组装的放射环结构模型中，真核细胞中的 DNA 形成 30nm 的染色质纤丝并以袢环形式锚定在核基质上，有些工作提示染色体骨架与核基质具有相同的蛋白质成分，如 DNA 拓扑异构酶Ⅱ，可能核基质的某些结构组分在分裂期转变为染色体骨架，对核内 DNA 有规律的空间构型起着维系和支架的作用。但核基质如何参与染色体构建，目前仍是一个有待深入探讨的问题。核基质也参与有丝分裂后期核膜的重建，若核基质相关蛋白 AKAP149（A-kinase anchoring protein 149）与蛋白磷酸酶 1（protein phosphatase 1，PP1）相互结合，核膜的构建将受到抑制。

**4. 核基质和病毒复制有关**　病毒的生命活动都必须依赖宿主细胞进行，其 DNA 复制、RNA 转录及加工与宿主细胞的核基质密切相关。例如，单纯疱疹病毒的核壳体是在核基质上进行装配的，腺病毒的核内 DNA 的复制及装配过程也与核基质相关。

# 第五节　细胞核的功能

细胞核是遗传物质 DNA 存在的主要部位，是遗传信息储存、复制、传递及核糖体大、小亚基组装的场所，在维持细胞遗传稳定性及细胞代谢、生长、分化、增殖等生命活动中起控制中心的作用。

## 一、遗传信息的储存

细胞核中的 DNA 是生物遗传信息的携带者，决定着生物体的遗传性状及生物学行为。遗传信息蕴藏于组成 DNA 分子的核苷酸序列中，通过核苷酸不同的排列顺序决定了遗传信息的多样性和复杂性。遗传信息的基本结构单位是基因，基因是 DNA 分子中具有一定生物学功能的核苷酸片段，控制着生物某一特定性状。有些基因能编码蛋白质，另一些基因的编码产物为 RNA 序列，如编码 tRNA、rRNA 的 DNA 序列。携带遗传信息的 DNA 序列在细胞核内与组蛋白结合成复合体后，通过有序的组装和高度的压缩存在于染色体中，使 DNA 分子稳定在细胞核内，有利于真核细胞的染色单体在细胞分裂过程中准确地进入两个子细胞，维持遗传信息的稳定传递。同时核膜将遗传物质包裹在核内，确保了 DNA 复制、转录和修复在一个相对稳定的内环境中进行，保证了细胞的遗传稳定性。

## 二、遗传信息的表达

### （一）DNA复制

在细胞周期中，为了维持亲代细胞和子代细胞间的遗传稳定性，作为遗传物质的 DNA 必须首先正确复制其核苷酸序列。DNA 复制（DNA replication）是指通过 DNA 合成酶系的作用，亲代 DNA 合成与自身分子结构相同的子代 DNA 的过程。真核细胞 DNA 复制的特点为半保留复制、多点起始双向复制、不连续复制和不同步复制。DNA 复制过程涉及多种酶和蛋白质的参与，这些物质相互作用，才可确保 DNA 复制过程的准确性和保守性。

### （二）遗传信息的转录

遗传信息的传递是指 DNA 储存的遗传信息从 DNA 传递给 RNA、RNA 再指导蛋白质合成的过程。在细胞核中以 DNA 为模板合成 RNA 的过程称为转录（transcription）。在转录时，是以 DNA 双链中的反编码链为模板，合成互补的 RNA 链，此链与编码链的序列基本相同，只是将编码链中的 T 变成了 RNA 中的 U。转录的终产物为 RNA，包括 mRNA、tRNA、rRNA 及其他具有结构或催化活性的 RNA 分子。真核生物转录形成的 RNA 前体分子需要经过加工和修饰，才能成为具有正常功能的成熟 RNA。

RNA 聚合酶是转录过程中很重要的功能蛋白。原核细胞和真核细胞转录过程由不同的转录酶和转录因子催化完成。真核细胞中的 RNA 聚合酶有 3 种，其分子特性与作用见表 9-2。

表 9-2  真核细胞 3 种 RNA 聚合酶的功能和特性

| RNA 聚合酶 | 部位 | 基因初级转录本 | 加工后产物 |
|---|---|---|---|
| I | 核仁 | 45S rRNA | 5.8S rRNA、18S rRNA、28S rRNA |
| II | 核基质 | hnRNA | mRNA |
| III | 核基质 | tRNA 前体、5S rRNA | tRNA、5S rRNA |

## （三）mRNA 的转录和加工

mRNA 是三种 RNA 中唯一具有编码蛋白质功能的 RNA 分子，其前体分子是结构基因在 RNA 聚合酶 II 作用下催化转录合成的，新合成的前体分子大小不一，称为核内不均一 RNA（heterogeneous nuclear RNA，hnRNA），也称为核内异质 RNA 或不均一核 RNA。hnRNA 需要经过剪切修饰才能成为成熟的 mRNA。

整个转录过程包括 RNA 聚合酶与启动子结合、转录的起始、延伸和终止等步骤。RNA 聚合酶遇到 DNA 特定序列，即含 RNA 合成启动部位和开始信号的启动子后，可与启动子牢固结合，结合后的 RNA 聚合酶可识别转录的起始点，打开 DNA 双链间的氢键，以反编码链为模板，按碱基互补配对原则，合成一条单链 RNA，转录的方向是 5′ → 3′，直到 DNA 模板上出现终止信号方终止转录。

在真核细胞转录过程中需一类特殊的蛋白因子协助，它们能够与 DNA 的特殊序列结合调节基因转录，这些蛋白因子称为转录因子（transcription factor，TF），如 TF II D、TF II B、TF II E、TF II S 等。

> **知识拓展 9-4**　　　　　　　　　**转录因子与心血管疾病**
>
> 近年来的研究表明，转录因子在心肌缺血时参与炎症介质的调节，还对心肌细胞的凋亡具有调节作用，如核因子 κB（NF-κB）、转录辅助活化因子 PGC-1、MEF2 转录因子家族、转录因子 AP-1、转录因子 Nkx2.5、GATA 转录因子家族等均与心血管疾病的发生密切相关。
>
> GATA 属于特指蛋白转录因子，含有两个特指结构，是直接与（T/A）GATA（A/G）序列结合的高度保守的 DNA 结合域。GATA 家族有 6 个成员，其中 GATA-1、GATA-2、GATA-3 与造血组织发育有关，而 GATA-4、GATA-5、GATA-6 对心脏基因表达的直接调节非常重要。GATA-4 是与心脏发育密切相关的一种特定细胞核转录因子，它在心脏前体细胞分化、心脏发育、心肌肥厚和抗凋亡及基因突变引起先天性心脏病等方面发挥着重要的调节作用。

转录形成的前体 hnRNA 需要经过戴帽、加尾和剪接等加工过程才能成为成熟的 mRNA，进入细胞质中进行蛋白质的合成。

**1. 戴帽（capping）**　hnRNA 进行化学修饰首先是在其 5′ 端的第一个核苷酸上连接一个三磷酸鸟嘌呤，然后在甲基化酶的作用下，在鸟嘌呤第 7 位的氮上进行甲基化，形成 7- 甲基鸟嘌呤三磷酸的帽子结构，同时在原来第一个核苷酸的 2′-O 上也进行甲基化，形成一个带有两个甲基的帽结构。当新生的 RNA 合成到 30 个核苷酸时就立即加帽。

5′ 端的帽结构一方面封闭了 mRNA-5′ 端，使其不再加接核苷酸，并防止延长的 RNA 分子被核酸酶水解，加强 mRNA 的稳定性；另一方面帽子结构能被核糖体小亚基识别，有利于 mRNA 最初翻译的准确性。

**2. 加尾（tailing）**　hnRNA 的第二步修饰是在其 3′ 端加上 100 ~ 250 个腺苷酸残基组成的 polyA 的尾巴，加尾是在多聚腺苷酸聚合酶的催化下完成的。加尾可稳定 mRNA-3′ 端，防止被核酸酶水解，同时有利于 mRNA 由细胞核到细胞质的转运。

**3. 剪接（splicing）**　是将前体分子中的内含子切除掉，将外显子拼接的过程。真核生物的基因是断裂基因，其编码序列（外显子）被非编码序列（内含子）所隔开，在基因转录过程中是以一段连续的 DNA 碱基序列为模板进行的，形成的初级转录本 hnRNA 中同时包含外显子和内含子。在成熟 mRNA 形成过程中，剪接体可识别内含子特定的剪接信号，即内含子 5′ 端的 GT 和 3′ 端的 AT 序列，从而将内含子切除，将外显子连接起来形成成熟的 mRNA。

## （四）tRNA的转录和加工

在真核细胞中含有多个编码 tRNA 的基因，在染色质上成簇存在，在 RNA 聚合酶 III 的作用下转录出 tRNA 前体。在加工过程中，前体 tRNA 在 RNA 酶的作用下，首先切除掉其 5′ 端的先导序列，再由核酸内切酶切掉内含子序列。此外，需要在 3′、5′ 端进行修饰，如将 3′ 端残基用 $CCA^{OH}$ 取代，以便为蛋白质合成过程中携带氨基酸提供结合位点。

## （五）rRNA的转录与加工

真核细胞中的 rRNA 的基因串联重复排列于核仁染色质的特定区域，并由不转录的 DNA 分隔开来。每个基因包含 3 个外显子和 2 个内含子，3 个外显子依次为编码 18S rRNA、5.8S rRNA、28S rRNA 的前体序列，共同组成一个转录单位。在 RNA 聚合酶 I 催化下首先转录形成 45S rRNA 前体，在第一步加工过程中，把由转录间隔区转录来的 RNA 切去。第二步将内含子切除，形成 18S rRNA、5.8S rRNA、28S rRNA 的成熟 rRNA。在此加工过程中完成其化学修饰，如甲基化。5S rRNA 由核仁外的基因编码，在 RNA 聚合酶 III 催化下，由 5S rDNA 转录而来，当其转运到核仁后，直接参与核糖体大、小亚基的装配。

## 三、DNA 损伤的修复

遗传信息储存于 DNA 分子中，DNA 分子的碱基序列决定了遗传性状。一方面，DNA 复制严格遵守碱基互补配对的原则，以保证遗传的稳定性。但另一方面，生物体所处的内外环境都存在一些可造成 DNA 损伤的因素（如紫外线、电离辐射、化学诱变剂、病毒等），将引起 DNA 碱基序列的改变甚至引起 DNA 链的断裂，如若不能将这些损伤有效地修复，则会引起细胞衰老、死亡或基因突变。在漫长进化过程中，生物体中逐渐建立了一套有效的纠正 DNA 错误序列或修补断链的机制，即为 DNA 损伤的修复（DNA repairing）。

# 第六节 细胞核与疾病

细胞核控制着细胞的生命活动，当细胞核结构或功能受到损伤时，常常会引起细胞生长、增殖和分化的异常，导致严重后果，甚至引起疾病。例如，细胞核结构功能异常会引起遗传病和恶性肿瘤。

## 一、细胞核结构异常与疾病

癌细胞核质比显著高于正常细胞，可达 1：1，正常的分化细胞核质比仅为 1：（4～6）。癌细胞核形态不一，表现为拉长、边缘呈锯齿状、凹陷、分叶等畸形，并可出现巨核、双核或多核现象。核内染色体呈非整倍性（aneuploidy），某些染色体缺失，而有些染色体数目增加，有的染色体结构发生改变。如慢性粒细胞白血病约 95% 的细胞中可见费城染色体，该染色体为 22 号染色体长臂和 9 号染色体之间部分片段易位的结果。因此，费城染色体作为该病的标记染色体，成为该病诊断和判断预后的依据。除此之外，很多肿瘤细胞都有染色体畸变，因此染色体异常被认为是肿瘤的特征之一。

核骨架形态结构及其蛋白质组成在癌细胞中有显著变化。有些癌细胞的核骨架结构很不规则，而且其蛋白质组成与正常细胞的核骨架有显著不同，如膀胱癌、肝癌及胃癌等肿瘤中都发现了核骨架蛋白的异常改变。癌基因的表达和其他基因一样，也是在核骨架上进行的。实验中用多瘤病毒转化成纤维细胞，分离细胞核后先将 DNA 进行部分消化，将游离的 DNA 与核骨架分开，再抽提与核骨架一起沉淀的 DNA，然后将这两种来源的 DNA 进行电泳，用癌基因探针进行杂交，证明与核骨架一起沉淀的 DNA 片段中也有很多癌基因。这说明癌基因结合在核骨架上才能转录。

抗核抗体是机体对于自身细胞核内的物质如 DNA、RNA、组蛋白等产生的抗体，会导致自身免疫疾病。实践证实，在许多自身免疫病中如红斑狼疮、类风湿关节炎患者中，能够检测到人抗核抗体的滴度显著高于正常范围。因此，抗核抗体的滴度已经成为自身免疫疾病的重要指标。

细胞内遗传物质发生改变也会导致疾病，由于遗传物质改变所引起的疾病称为遗传病。遗传病按病因分为三种类型：单基因遗传病、多基因遗传病和染色体病。遗传病对人类的危害非常大，发生遗传物质改变时可能导致出生缺陷、智力低下、不孕、不育甚至死亡。一些严重危害人类健康的常见病如肿瘤、糖尿病、先天性心脏病、原发性高血压、动脉粥样硬化、冠心病等，现业已被证实为遗传病。

## 二、核转运异常与疾病

在男性第二性征的发育及前列腺的生长过程中，雄激素受体（androgen receptor，AR）起着重要作用。AR 既可以存在于胞质中，又能够进入细胞核，与雄激素结合后可以引发基因调控机制，调节下游基因的转录。在胞质中 AR 上的核定位信号（NLS）被核孔复合体上的 Import α 识别并结合，再与 Import β 结合，以形成 AR-Import α-Import β 三聚体的形式通过核孔复合体进入细胞核后，再将 AR 释放。当 AR 发生突变的时候会严重影响 AR 与核孔复合体相应结构的识别和结合（如 NLS 区域 Lys630、Lys632、Lys633 等处的突变），导致 AR 不能进入细胞核。如在前列腺癌和雄激素不敏感症的患者中，就发现存在着 AR 突变造成的亚细胞定位的异常。

## 三、端粒异常与疾病

有研究表明，高血压患者内皮细胞的端粒长度存在异常。对体外高血压动物模型的研究发现，血管平滑肌细胞的端粒消耗加速，可能对血管平滑肌细胞的增殖与凋亡失衡产生影响。在非胰岛素依赖性糖尿病患者的白细胞中，也出现了端粒长度缩短的现象，有人推测，如高血压、糖尿病、动脉粥样硬化和恶性肿瘤等与年龄老化相关的疾病发病过程，存在着随年龄增加导致端粒消耗加速、长短缩短的机制，端粒的这些异常增加了致病等位基因杂合性丢失的概率及染色体基因型的不稳定，使发病风险升高。

## 本章小结

细胞核是真核细胞中最大、最重要的结构，是遗传物质储存的主要场所，也是细胞内 DNA 复制、RNA 转录的中心，对细胞代谢、生长、分化、衰老、死亡等生命活动起重要作用。间期细胞核主要由核膜、染色质、核仁和核基质等构成。

核膜将细胞区分为细胞核和细胞质两个相对独立的功能区，使基因的转录和翻译在时间和空间上得以分离。核膜上的核孔复合体，是细胞核与细胞质间物质交换和信息交流的通道。核纤层是附着于内核膜下，由核纤层蛋白构成的纤维蛋白网，提供核膜和染色质附着的支架，还参与基因的复制和转录。

染色质和染色体都是由 DNA、组蛋白、非组蛋白和少量 RNA 组成。按照功能的活跃程度和螺旋化状态分为常染色质和异染色质。核小体是染色质的基本组成单位，核小体进一步组装成直径 30nm 的螺线管，螺线管包装成染色体。

分裂中期染色体形态特征最为明显，包含两条染色单体，主要结构包括染色体臂、着丝粒、次缢痕、随体、端粒等。染色体含三种关键序列：自主复制 DNA 序列、着丝粒 DNA 序列、端粒 DNA 序列。细胞中的全部染色体在有丝分裂中期的表型称为核型。

核仁由纤维中心、致密纤维组分和颗粒成分组成，是一个高度动态的结构，在细胞分裂过程中呈现周期性的消失和重建，是 rRNA 合成加工和核糖体亚单位组装的场所。

真核细胞的 DNA 复制方式是半保留复制，其特点为多点起始、双向复制、不连续复制、不同步复制。DNA 转录后形成的各种前体 RNA 分子经过加工后成为成熟的 RNA 分子，被输入到细胞质后参与蛋白质的合成。

细胞核的结构或功能异常，可导致疾病的发生。

## 思 考 题

1. 概述细胞核的基本结构及其主要功能。
2. 试述核孔复合体的结构及其功能。
3. 染色质按功能分为几类？它们的特点是什么？
4. 试述从 DNA 到染色体的包装过程。DNA 为什么要包装成染色质？
5. 分析中期染色体的 3 种功能元件及其作用。
6. 概述核仁的结构及其功能。

（封青川　郑州大学）

# 第十章 细胞通信与信号转导

## 学习要求

1. 知识要求

（1）掌握：受体的分类及特性，信号转导级联反应系统的构成和基本过程，G蛋白偶联受体信号转导及受体型酪氨酸激酶介导的信号转导的基本过程。

（2）熟悉：第二信使及细胞内信号转导相关分子的特性及分类，丝氨酸/苏氨酸激酶介导的信号转导，酪氨酸激酶相关受体介导的信号转导，胞内信号转导。

（3）了解：细胞信号转导的基本概念，信号转导系统组成，细胞信号转导的特性。

2. 人文感悟

培养科学精神，政治认同感和国家自豪感。了解国家、社会和人民的关系，培养螺丝钉精神，与国家民族和谐统一。

## 第一节 细胞通信系统

### 一、细胞通信概述

细胞膜并不是一种天然性的屏障，细胞膜不仅对物质的通过具有选择性，而且还能对环境做出适当的反应，将细胞外的信号传递到细胞内。细胞内存在多种信号转导方式和途径，各种方式和途径间又存在多个层次的交叉调控，是一个极度复杂的网络系统。高等生物所处的环境无时无刻不在变化，生物体内一部分细胞发出信号，另一部分靶细胞（target cell）接收信号并将其转变为细胞功能变化的过程称为细胞通信（cell communication）。在生物有机体内，细胞识别与之相接触的细胞，或者识别周围环境中存在的各种信号，并将其转变为细胞内信号进行传递，从而改变细胞内的代谢过程，影响细胞的生长发育，甚至诱导细胞的死亡。把这种针对外源性信号所发生的各种分子活性的变化，以及将这种变化依次传递至效应分子，以改变细胞功能的过程称为信号转导（signal transduction）。在高等动物中，三大系统的运行都离不开细胞与细胞间的信号转导，所以，阐明细胞信号转导的机制就意味着认清细胞在整个生命过程中的增殖、分化、代谢及死亡等诸方面的表现和调控方式，进而理解机体生长、发育和代谢的调控机制。细胞间信号转导的作用方式，大致可分为以下几种类型：①近分泌型：是细胞间接触依赖性的通信，无须信号分子的释放，信号发放细胞表达信号分子于质膜上，靶细胞也表达受体分子于质膜上，这类信号分子与受体都是细胞的跨膜蛋白，受体对信号分子的感知依赖于细胞之间的直接接触；②内分泌型：信号发放细胞分泌激素并进入血液，随循环系统播散于全身各处，作用于生物体其他远端部位的相应靶细胞；③旁分泌型：细胞分泌的信号分子只是作为局部的介导物，作用于邻近靶细胞；④自分泌型：信号分子由细胞分泌后，可被细胞自身或临近的同一类型细胞受体接受；⑤其他类型：包括突触型和缝隙连接型等。

### 二、信号分子

细胞所接受的信号分子是多种多样的，按信号分子的性质可以分为物理信号（如光信号、电信号和机械信号等）、化学信号及其他三种类型。多细胞生物细胞之间的信号转导可通过相邻细胞的直接接触来实现，但更重要的则是通过细胞分泌各种化学物质（信号）来调节自身和其他细胞的代谢和功能。这些具有调节细胞生命活动的化学物质称为化学信号分子（chemical signal molecule）。化学信号分子的特点是具有特异性、高效性和可被灭活，但不具备酶活性，唯一的功能是与靶细胞的受体结合，通过信号转换机构把细胞外信号转变为细胞内信号。在信号转导过程中，最广泛、最重要的还是化学信号。

化学信号又被称为配体（ligand），包括细胞因子、气体分子、细胞的代谢产物及进入体内的药物，如细菌毒素等。化学信号分子的分类方法很多，一般按信号的性质、细胞分泌信号分子的方式或按信号引起的细胞生物效应等进行分类。

1. 化学信号分子按信号的本质分类　根据化学本质的不同，可将细胞间信号分子分为亲水性信号分子和亲脂性信号分子。亲水性信号分子：如神经递质、生长因子、大多数肽类激素等，这类信号分子不能穿过靶细胞膜的脂质双分子层，只能通过与靶细胞表面的受体结合，经胞外信号转导机制，将胞外信号转换到胞内。在细胞内产生第二信使或激活蛋白激酶或蛋白磷酸酶的活性，引起细胞内的生物效应；亲脂性信号分子：如甾醇类激素、甲状腺素等，这类信号分子不溶于水，但容易穿过靶细胞膜进入细胞内，与细胞内受体结合形成配体与受体复合物，进而调节基因表达。

2. 化学信号分子按细胞分泌的方式分类　根据细胞外信号分泌的方式，可将细胞外的化学信号分为激素、神经递质、局部化学介质等类型。激素由内分泌细胞合成，经血液或淋巴液循环到达靶细胞部位，具有作用距离远、范围大、持续时间较长的特点。神经递质由神经元的突触前膜终端释放，作用于突触后膜上的特殊受体，具有作用时间短和作用距离短等特点。局部化学介质是由某些细胞产生并分泌的一类生物活性物质，通过细胞外液的介导，作用于附近的靶细胞。

---

**临床病例 10-1**

患者，男性，68岁。自5年前开始出现左上肢活动不灵活，日常活动如穿衣、系鞋带等动作缓慢。约3年前累及左下肢，主要表现为活动不灵活，动作缓慢，同时出现左上肢静止性震颤，并逐渐累及左下肢。1年前开始出现右上肢动作不灵活和静止性震颤，逐渐出现转身及翻身困难，口角流涎，便秘，夜间睡眠差，多梦，并出现严重的幻觉，情绪差，烦躁，易怒。

**问题**

1. 患者得的是什么病？
2. 该病的发病机制是什么？

**临床病例 10-1 分析**

根据发病年龄，运动迟缓，缓慢进行性病程，静止性震颤，便秘等一系列症状，本病可诊断为帕金森病（Parkinson disease, PD）。帕金森病是第二高发的神经退行性疾病，仅次于阿尔茨海默病，在60岁以上人群发病率高达1%。患者以丧失行动能力为主要病症，主要致病原因是位于中脑黑质的多巴胺神经元功能衰退或死亡，影响多巴胺神经递质生成，进而导致身体出现一系列运动障碍。帕金森病中存在多种神经元功能的异常，但为何多巴胺神经元首先受到影响，其致病机制目前尚不清楚。

---

## 三、受　体

受体（receptor）是一类存在于靶细胞表面或细胞内的可特异性识别并结合外界信号分子（配体），进而引起靶细胞内产生相应的生物效应的分子。绝大多数受体为糖蛋白，少数为糖脂。根据受体在细胞的位置分为细胞表面受体和细胞内受体。细胞表面受体主要识别和结合亲水性的信号分子，细胞内受体主要识别和结合亲脂性的信号分子。

1. 细胞表面受体　又称膜受体（membrane receptor），是亲水性化学信号分子的受体。当配体与受体结合后，往往引起细胞膜受体结构和功能的改变，导致细胞内某种化学物质的浓度改变，由此触发一系列的化学和生理变化。根据受体的结构、接收信号的种类和转换信号的方式不同，细胞表面受体可分为3种类型（图10-1）：离子通道型受体（ion channel receptor）、G蛋白偶联受体（G-protein-coupled receptor）和酶联受体（enzyme-linked receptor）。

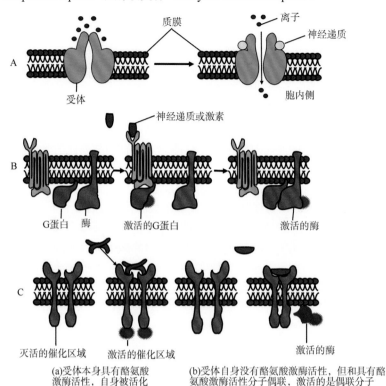

图 10-1　细胞表面受体的 3 种类型

A. 离子通道型受体；B. G 蛋白偶联受体；C. 酶联受体

（1）离子通道型受体：离子通道型受体（ion channel receptor）指具有离子通道作用的细胞膜受体（图 10-1A），是由多次跨膜蛋白构成的离子通道，这类受体通过与神经递质结合而改变通道蛋白的构型，导致离子通道开启或关闭，从而改变细胞膜对某种离子的通透性，把胞外化学信号转换为电信号。

（2）G 蛋白偶联受体：G 蛋白偶联受体（G protein-coupled-receptor，GPCR）为 7 次 α 螺旋跨膜蛋白（图 10-1B），由单一的多肽链组成，肽链的 N 端位于细胞外区，而 C 端位于细胞内区，中段形成 7 个跨膜的 α 螺旋结构和 3 个细胞外环与 3 个细胞内环，在氨基末端带有一些糖基化位点，而在细胞内羧基末端的第 3 个环和羧基末端各有一个在蛋白激酶催化下发生磷酸化的位点，这些位点与受体活性调控有关。受体细胞外结构域识别细胞外信号分子并与之结合，细胞内结构域（第三内环区）与 G 蛋白偶联。GPCR 通过与 G 蛋白偶联，影响腺苷酸环化酶（adenylate cyclase，AC）或磷脂酶 C 等的活性，在细胞内产生第二信使，从而将细胞外信号跨膜传递到细胞内。GPCR 是研究得最为广泛和透彻的一类受体，已报道 GPCR 的成员已超过 1000 个，而且数量还在增加。目前解析 G 蛋白偶联受体三维结构的常规手段是 2007 年由美国科学家 Lefkowitz 和 Kobilka 提出的 $T_4$ 溶菌酶融合法，两位科学家因在 G 蛋白偶联受体研究领域的杰出贡献荣获 2012 年诺贝尔化学奖。

> **知识拓展 10-1　　　　细胞表面受体异常与疾病**
>
> 　　细胞表面受体数量增减和结构上的缺陷以及特异性、结合力的异常改变，都可引起疾病，常将此类疾病称为受体病。受体异常包括遗传性受体病、自身免疫性受体病和受体调节性的改变等三类。如 TPR 家族的胰岛素受体异常可导致糖尿病。

　　重症肌无力患者的体内产生了抗乙酰胆碱受体的抗体，抗体与乙酰胆碱受体结合，封闭了乙酰胆碱的作用，并促进乙酰胆碱受体分解，致患者体内受体数目明显减少，使通过乙酰胆碱受体进行的信号转导过程障碍而出现重症肌无力的症状。

　　某些肿瘤是由于膜受体基因突变引起，如编码促甲状腺素受体的基因发生突变，使该受体呈持续性激活状态，进而活化 cAMP 信号通路，导致细胞异常增殖。

　　（3）酶联受体（enzyme-linked receptor）大多为单次跨膜糖蛋白，一般将此类受体分为受体型酪氨酸激酶（receptor tyrosine kinase，RTK）和非受体型酪氨酸激酶两大类（图 10-1C）。① TPKR：为单次跨膜蛋白，朝向细胞外的部分为配体结合区，朝向细胞质一侧的部分为激酶活性区，具有酪氨酸激酶的活性。当配体与受体结合后，由于受体蛋白构象的变化，使位于胞质部分的激酶活性区酪氨酸残基发生自体磷酸化，从而把细胞外的信号转导到细胞内。②非受体型酪氨酸激酶：此类受体包括酪氨酸激酶偶联受体、丝氨酸/苏氨酸激酶受体、组氨酸激酶偶联受体、受体鸟苷酸环化酶和类受体酪氨酸磷酸酶等五种亚类。如酪氨酸激酶偶联受体本身没有酶活性，当与配体结合后，可与酪氨酸激酶偶联而表现出酶活性，使细胞内蛋白质磷酸化引起细胞反应。酶偶联受体介导的信号转导通常与细胞的生长、繁殖、分化和生存有关。细胞生长、繁殖、分化、存活和迁移的失调是癌症的根本，酶偶联受体的信号传递异常对引起这类疾病起着重要作用。

　　2. 胞内受体（intracellular receptor）　位于细胞质或核基质中，且前者结合相应配体后亦转位入核，所以统称为核受体（nuclear receptor，NR）。例如，糖皮质激素受体、雄激素受体、雌激素受体等类固醇激素受体和甲状腺素受体。不过一般将前者称为Ⅰ型核受体（NR-Ⅰ），后者称为Ⅱ型核受体（NR-Ⅱ）。胞内受体通常为单体蛋白，多为反式作用因子。细胞内受体的特点：有相似的高级结构，在受体 C 端有激素结合域，可与激素结合；中央区是 DNA 结合域；N 端是调节区，是受体转录激活区之一。细胞内受体有活性和非活性两种状态，脂溶性信号分子可以自由透过细胞膜及核膜进入胞质或核内，与胞内受体结合形成活性复合物，被激活的受体结合于相应靶基因的 DNA 序列上，直接调控基因表达，从而影响细胞的物质代谢和生理活动。

## 四、受体与配体结合的特点

　　无论是细胞表面受体还是细胞内受体，其作用都是识别外来信号并激活下游信号通路，这是两个互相衔接的过程。当外界的化学信号与相应的受体结合时，受体被激活，引起受体蛋白构象变化，通过信号传递引起细胞产生相应的生物效应。受体与配体的结合具有下列几个特性。

　　1. 特异性　受体选择性地与特定配体结合，这种选择性依靠分子与分子之间的立体构象互补。受体与配体在构象上的相互适应，是受体能够从周围环境中，在同时存在大量其他化学分子信号的情况下，严格选择其所要结合的信号的基本原因。

　　虽然信号与受体结合有特异性，但这种特异性并非绝对严格。某一化学信号可以与一种以上的受体结合，从而使细胞产生不同的效应。例如，肾上腺素既能与 α 受体结合，又能与 β 受体结合，因此，肾上腺素对细胞起什么作用，取决于对哪一种受体起作用。肾上腺素若与平滑肌细胞膜上的 α 受体结合，则引起平滑肌收缩；若与 β 受体结合，则引起平滑肌松弛，说明即使同一化学信号，由于细胞膜上接它的受体不同，对细胞所引起的调节作用也不同。

　　2. 可饱和性　受体与配体的结合具有饱和性，当配体增加到一定浓度，所有受体都与配体结合后，再增加环境中的配体的数量，也不会增加明显的生物效应，这说明了一个细胞或一定量组织内受体的数目是有限的，各种细胞中各类受体的浓度相对恒定，与配体的结合也是有限的。

　　3. 高亲和力　受体与配体之间的亲和力极强。极低浓度的配体就可以引起明显的生物效应，可见受体与配体的结合具有高亲和力和低容量的特征。当然，对不同的受体和配体来说，亲和力的大小差别很大。

　　4. 可逆性　受体与配体的结合与解离处于动态平衡状态，受体与配体是以非共价键的方式结合的，当结合引发生物效应后，受体 - 配体复合物解离，受体可恢复到原来的状态，并再次被利用，而配体则常被立即灭活。

**5. 特定的作用模式** 信号转导的过程受到多种因素的影响，但是，受体在细胞内的分布，在种类和数量上均有组织特异性，并表现出特定的作用模式，提示某类受体与相应配体结合后能够引起特定的生理效应。例如，促肾上腺皮质激素（ACTH）只作用于肾上腺皮质细胞，这是因为肾上腺皮质细胞上有 ACTH 的受体；尽管 ACTH 随血液流经全身，但对别的细胞都不起作用，因为其他细胞膜上没有这类受体。

## 五、第二信使

大多数肽类激素、神经递质和生长因子等亲水性信号分子（也称为第一信使）不能直接进入细胞内，它们结合并激活靶细胞的膜受体，在细胞内产生能介导信号转导活性的物质，即细胞内信使，也称为第二信使（second messenger），从而诱发细胞对外界信号作出相应反应。

细胞内的第二信使大致可分为 3 类。①环核苷酸：主要有环腺苷酸（cAMP）和环鸟苷酸（cGMP）两种。②脂类衍生物：主要包括二酰甘油、肌醇三磷酸、磷脂酰肌醇 -3,4- 二磷酸、磷脂酰肌醇 -3,4,5- 三磷酸、神经酰胺和花生四烯酸等。③无机物：主要有 $Ca^{2+}$、NO、CO 和 $H_2S$ 等。

环腺苷酸（cAMP）是最重要的胞内信使。在细胞内，活化的腺苷酸环化酶（AC）催化 ATP 生成 cAMP。腺苷酸环化酶（AC），位于细胞膜上，是 cAMP 信号转导途径的关键酶。分子量为 150kDa，跨膜 12 次，目前已发现 6 种亚型。cAMP 为水溶性分子，可将信息传递到胞质、胞核及其他区室内的下游信号分子。在绝大多数真核细胞，cAMP 的作用都是通过活化 cAMP 依赖性蛋白激酶 A（protein kinase A，PKA），从而使其底物蛋白发生磷酸化来调节细胞的新陈代谢。PKA 由 4 个亚基组成，包括 2 个相同的调节亚基和 2 个相同的催化亚基。cAMP 与 PKA 的调节亚基结合可导致其调节亚基与催化亚基分离，游离的催化亚基表现出激酶活性（图 10-2）。PKA 是一种丝氨酸 / 苏氨酸激酶，能引起靶（底物）蛋白中丝氨酸 / 苏氨酸的磷酸化。PKA 的底物非常广泛，通常是细胞质中的磷酸化酶激酶或是细胞核内的 cAMP 反应元件结合蛋白（cAMP responsive element-binding protein，CREB）等基因表达的调节因子。激活的 PKA 的催化亚基经核孔进入细胞核，引发 CREB 的磷酸化而使之活化，活化的 CREB 在 CREB 结合蛋白（CREB-binding protein，CBP）的协同下，启动特定基因的表达。

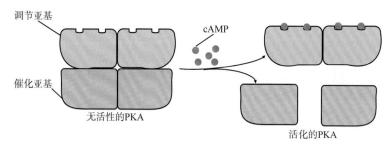

图 10-2 PKA 的活化依赖于 cAMP

# 第二节 信号转导的主要途径

## 一、细胞内受体介导的信号通路

### （一）核受体

胞内受体位于细胞质或核基质中，其相应配体主要是疏水的小信号分子，如类固醇激素、甲状腺素和维甲酸等。胞内受体常为单体蛋白，一般都含有 3 个功能结构域：位于 C 端的配体结合域，中部的 DNA 结合域或 HSP90 的结合位点，N 端的转录激活域（图 10-3）。核受体多为反式作用因子，实际上是同一类转录因子。脂溶性信号分子进入胞质或核内，与胞内受体结合形成配体 - 受体复合物，可直接传递信号，即作用于 DNA 分子，直接调控基因表达，从而影响细胞的物质代谢和生理活动。另有一些胞内受体可结合胞内产生的信号分子（如细胞应激反应中产生的胞内信号分子），直接激活效应分子或通过一定的信号转导途径激活效应分子。

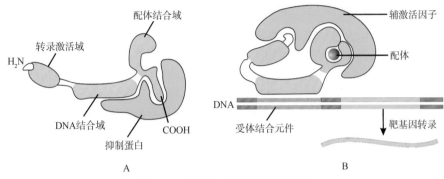

图 10-3　细胞内受体及其作用模型

A. 失活的核受体；B. 活化的核受体

核受体通过 3 种基本的作用模式调节基因转录：①核受体与其伴侣转录因子的二聚体受到其配体激活后，结合至靶 DNA 的靶序列从而调节转录；②该二聚体受到配体激活后招募其他转录因子，通过其他转录因子与靶 DNA 的靶序列结合调节转录；③该二聚体受到细胞表面受体或周期蛋白依赖性激酶的激活而与靶 DNA 的靶序列结合调节转录。

胞内受体介导的信号转导，调控着细胞的生长和分化，在人类，核受体家族包含数十个成员，它们与糖尿病、脂肪肝等疾病的发生、发展密切相关。

## （二）NO信号分子与信号转导

一种小分子气体一氧化氮（NO）可激活一类特别的胞内受体，NO 作为细胞内信号转导的信使是近 20 多年来生物医学领域的一个重要发现。罗伯特·F. 弗奇戈特（Robert F. Furchgott）、路易斯·J. 伊格纳罗（Louis J.Ignarro）及弗里德·穆拉德（Ferid Murad）由于发现 NO 作为心血管系统的细胞内信号分子，获得了 1998 年诺贝尔生理学或医学奖。血管内皮细胞和神经细胞里的精氨酸在 NO 合酶（NO synthase，NOS）的催化下能转化形成 NO 和瓜氨酸。NOS 是一种 $Ca^{2+}$/CaM 敏感酶，$Ca^{2+}$/CaM 与 NOS 的结合可激活 NOS 的活性，任何使细胞内 $Ca^{2+}$ 浓度升高的因素都可能增强 NOS 的活性，并通过 NO 调节细胞内代谢。

体内多种刺激因素，如乙酰胆碱（ACh）和缓激肽与血管内皮细胞上的受体结合均可引起内皮细胞内 $Ca^{2+}$ 的短暂升高，激活 NOS 合成并释放 NO。如 NO 弥散出内皮细胞进入邻近的平滑肌细胞，通过与平滑肌细胞内的鸟苷酸环化酶（GC）活性中心的 $Fe^{2+}$ 结合，改变酶的构象而激活可溶性的 GC，产生 cGMP，cGMP 水平升高，可降低血管平滑肌细胞中 $Ca^{2+}$ 浓度，使平滑肌舒张，血管扩张（图 10-4）。临床上用硝酸甘油治疗

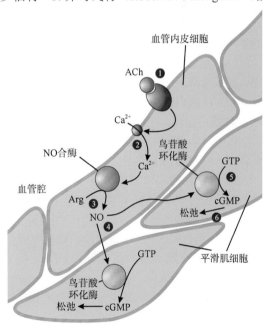

图 10-4　NO 通过 cGMP 信号引发血管舒张

缺血性心脏病，就是通过释放 NO 气体而舒张血管平滑肌，从而扩张血管的。除了 NO 以外，CO 和 $H_2S$ 的第二信使作用近年来也得到证实。

## 二、细胞表面受体介导的信号通路

### （一）G蛋白偶联受体信号转导通路

G 蛋白偶联受体介导的信号转导通路在机体细胞中存在最广泛，也最复杂。

**1. G 蛋白**　G 蛋白是在信号转导过程中，能够与受体偶联并能与鸟苷酸结合的一类三体 GTP 结合蛋白，具有 GTP 酶活性，分子量大约为 100kDa，由 α、β、γ 三种亚基组成，为膜外周蛋白，位于细胞膜内侧。G 蛋白具有多样性，哺乳动物具有 20 种编码 α 亚基的基因、5 种编码 β 亚基的基因和 12 种编码 γ 亚基的基因，并且 α 亚基的 mRNA 选择性地剪切产生了更多的 α 亚基。G 蛋白的 α 亚基（简称 $G_α$）分子量为 39 ～ 46kDa，各种 G 蛋白亚基中 α 亚基差别最大，因此 $G_α$ 就被用作 G 蛋白的分类依据。$G_α$ 结构的共同特点是都有 7 个特化位点，即与受体结合并受其活化调节的位点、与 βγ 亚基相结合的位点、与靶蛋白结合位点、与 GDP 或 GTP 结合位点、GTP 酶的活性位点、ADP 糖基化位点和毒素修饰位点。β、γ 亚基为紧密结合的二聚体。静息状态时，G 蛋白的 α 亚基结合 GDP，与 β、γ 亚基形成三聚体，无活性；激活后 G 蛋白解体为一个结合 GTP 的 α 亚基和一个 βγ 二聚体，分别作用于下游效应分子。

> **知识拓展 10-2**　　　　　　　　**G 蛋白与疾病**
>
> G 蛋白基因突变可导致色素性视网膜炎、侏儒症、先天性甲状旁腺功能低下、先天性甲状腺功能低下或功能亢进等遗传性疾病。如在甲状腺瘤和垂体瘤中，G 蛋白的突变体维持其与 GTP 结合的活化型空间构象，持续激活 cAMP 信号途径，刺激细胞增殖。
>
> 霍乱是由霍乱弧菌所产生的霍乱毒素 A 亚基与 G 蛋白的 α 亚基结合，使 G 蛋白处于持续激活状态，同时腺苷酸环化酶被活化的 α 亚基持续激活，从而使细胞中的 cAMP 大量增加，可高达正常值的 100 倍以上，促使大量的 $Cl^-$ 和 $HCO_3^-$ 从细胞内进入肠腔，引起大量水分进入肠腔，造成剧烈的腹泻。

**2. G 蛋白偶联受体信号转导的基本过程**　GPCR 介导的信号转导可通过不同的途径产生不同的生物效应，其基本过程大致包括以下五个阶段。

（1）配体结合受体并激活受体：配体与 GPCR 结合引起受体构象改变并将受体激活，当胞外配体的浓度降至一定水平，即与受体解离，受体恢复到无活性状态，停止该信号的传递。

（2）G 蛋白活化及 G 蛋白循环：G 蛋白通过一定的机制进行有活性和无活性状态的连续转换，称为 G 蛋白循环，主要有以下几个步骤（图 10-5）。

1）受体 - 配体结合激活 G 蛋白：GPCR 激活后，暴露出与 G 蛋白 α 亚基结合的位点，使配体 - 受体复合物与 G 蛋白结合，G 蛋白的 α 亚基释放 GDP，结合 GTP，此刻 G 蛋白处于活化状态。

2）G 蛋白活化信号的传递：结合了 GTP 的 G 蛋白使 α 亚基构象改变，G 蛋白解体成两个激活的部分，一个 α 亚基 -GTP 和一个 βγ 亚基，这两个分子沿着细胞膜自由扩散，分别作用于位于细胞膜下游的效应蛋白。

3）G 蛋白的失活：G 蛋白激活维持时间很短，只有 10 多秒。当受体与配体的信号解除时，α 亚基 -GTP 复合物迅速水解 GTP 为 GDP，$G_α$ 结合的 GTP 一旦水解成 GDP，便可与 $G_{βγ}$ 重新组合，形成无活性的 G 蛋白。

（3）G 蛋白激活下游效应分子：活化的 G 蛋白激活的下游效应蛋白通常是离子通道或与膜结合的酶，如腺苷酸环化酶（adenylate cyclase，AC）、磷脂酶 Cβ（phospholipase Cβ，PLCβ）、磷酸二酯酶等酶类或离子通道。不同的效应蛋白受不同类型的 G 蛋白影响。

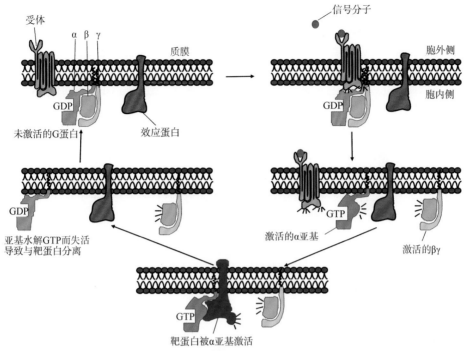

图 10-5　G 蛋白激活及信号转导基本过程

（4）第二信使的产生及分布变化：G 蛋白的效应分子主要是催化产生第二信使，如激活的 α 亚基与 AC 的结合，催化 ATP 生成 cAMP，使细胞内 cAMP 水平升高；激活的 PLCβ 催化产生 IP$_3$ 和 DAG；而某些离子通道是 βγ 亚基最常见的下游分子。

（5）第二信使激活蛋白激酶进而激活效应蛋白：第二信使作用于相应的蛋白激酶（有的可通过离子通道的调节改变 Ca$^{2+}$ 在细胞内的分布），使酶构象发生改变而激活。蛋白激酶通过磷酸化作用激活下游效应蛋白，如一些与代谢相关的酶、与特定基因表达相关的转录因子和细胞骨架蛋白等，从而产生各种生物效应。

**人文感悟 10-1**

　　G 蛋白在细胞内信号转导过程中扮演分子开关作用，决定了信号转导是否发生；如果这个开关被破坏，会导致信号转导异常，最终导致疾病的发生。这就如同我国在快速经济发展过程中，国家宏观经济调控通常扮演 G 蛋白的开关作用，通过调控经济发展方向，实现经济结构平衡与经济可持续发展。

**3. AC-cAMP-PKA 信号转导途径和 PLCβ-IP$_3$/DAG 信号转导途径**　　根据信号转导中产生的第二信使的种类，主要将 G 蛋白偶联受体的信号转导途径分为 AC-cAMP-PKA 信号转导途径和 PLCβ-IP$_3$/DAG 信号转导途径两类。

（1）AC-cAMP-PKA 信号转导途径：1971 年，鉴于厄尔·威尔伯·（小）萨瑟兰（Earl Wilbur Sutherland Jr.）等在阐明 cAMP 在激素作用机制方面作出的卓越贡献，他们获得了诺贝尔生理学或医学奖。cAMP 信号途径有刺激型（stimulatory）信号途径和抑制型（inhibitory）信号途径，刺激型信号分子作用于刺激型受体（R$_s$）和刺激型 G 蛋白（G$_s$）；抑制型信号分子作用于抑制型受体（R$_i$）和抑制型 G 蛋白（G$_i$）。二者作用于同一效应器——腺苷酸环化酶（AC），前者刺激 AC 的活性，催化 ATP 生成 cAMP，使细胞内 cAMP 水平升高；后者则抑制 AC 的活性，使细胞内 cAMP 的水平下降。两者相互制约，使胞内 cAMP 水平保持动态平衡。同一信号分子作用于不同的 GPCR，产生的结果可能截然相反。如肾上腺素作用于心肌细胞膜上的 β- 肾上腺素受体，激活

$G_{\alpha s}$，可使心肌细胞产生 cAMP，结果使心率加快、收缩增强。但是，如果肾上腺素作用于平滑肌细胞膜上的 α- 肾上腺素受体，激活 $G_{\alpha i}$，后者抑制 cAMP 生成，结果使平滑肌舒张。

cAMP 在静息状态下胞内浓度 $\leqslant 5 \times 10^{-8}$mol/L，当 $G_\alpha$ 激活后，其含量迅速升高，达 $10^{-6}$mol/L，为静息状态的 20 倍。cAMP 的水平升高，活化 PKA。激活的 PKA 的催化亚基，可以使细胞质中的磷酸化酶激酶磷酸化；或是进入细胞核内引发 CREB 活化，进而与 CBP 协同作用，启动特定基因的表达（图 10-6）。

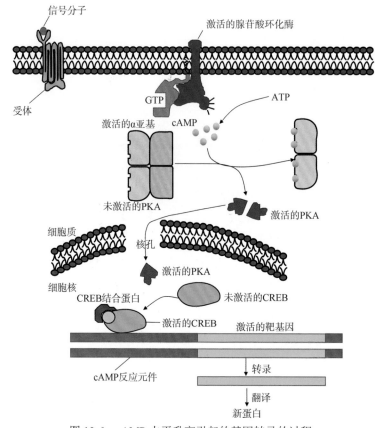

图 10-6　cAMP 水平升高引起的基因转录的过程

（2）PLCβ-IP$_3$/DAG 信号转导途径：GPCR 与相应的信号分子结合之后，G 蛋白活化磷脂酶 Cβ（PLCβ），催化质膜上的 4,5- 二磷酸磷脂酰肌醇（PIP$_2$）水解生成二酰甘油（diacylglycerol，DAG）和 1,4,5- 三磷酸肌醇（IP$_3$）两个重要的第二信使，然后分别激发两个信号转导途径，即 DAG-PKC（蛋白激酶 C）和 IP$_3$-Ca$^{2+}$ 信号途径，因此又把这一信号系统称为"双信使系统"（图 10-7）。刺激 PIP$_2$ 分解代谢的胞外信号分子包括神经递质（如毒蕈碱型乙酰胆碱）、多肽激素（如促甲状腺素释放因子）和生长因子（如血小板生长因子）等。

IP$_3$ 介导的 Ca$^{2+}$ 信号途径与 DAG 介导的 PKC 信号途径二者既是独立的又是互相协调的。它们本身都不能完成信号跨膜传递，但两者协调作用对跨膜控制细胞内反应是十分重要的。

## （二）酶偶联受体信号转导通路

与 G 蛋白偶联受体信号转导途径不同，酶偶联受体胞内信号转导的主要特征是级联磷酸化反应，通过蛋白质分子的相互作用激活细胞内蛋白激酶，活化的蛋白激酶通过磷酸化修饰激活代谢途径中的关键酶和反式作用因子等，最终影响代谢途径、细胞运动，调节基因表达、细胞增殖和分化等。酶偶联受体介导的信号转导途径较复杂，目前已发现的酶偶联受体介导的信号转导途径有十多条，这里介绍 2 条较常见的信号转导途径。

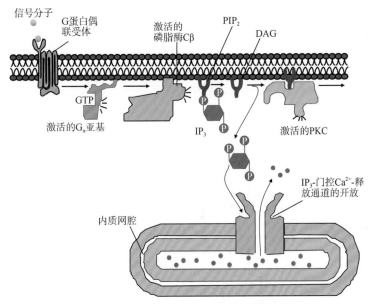

图 10-7　DAG-IP$_3$ 信号途径

**1. 受体型酪氨酸激酶介导的信号转导**　在酶偶联受体信号转导途径中，研究得最为清楚的是本身具有酪氨酸激酶活性的受体型酪氨酸激酶（RTK）。与 RTK 结合的信号蛋白有些是作为 RTK 的底物被激活，有些只是连接上下游信号蛋白的衔接蛋白。不同信号转导蛋白可启动不同的信号途径。其中 Ras-MAPK 级联反应信号转导途径是主要的 RTK 信号转导途径之一。

以丝裂原激活的蛋白激酶（mitogen-activation protein kinase，MAPK 或 MAP kinase）为代表的信号转导途径称为 MAPK 途径。在不同的细胞中，该途径的成员组成及诱导的细胞应答有所不同。其中了解最清楚的是 Ras-MAPK 途径。该途径转导多种生长因子（包括 EGF、PDGF、NGF 和胰岛素生长因子）、细胞因子、淋巴细胞抗原受体和整合素等信号。

Ras 是一种小 GTP 酶或 GTP 结合调节蛋白单体，在细胞增殖过程中起着重要的作用，大约 30% 的人类肿瘤细胞中含有突变的 *Ras* 癌基因。受体与配体结合后形成二聚体，激活受体的蛋白激酶活性；受体自身酪氨酸残基磷酸化，形成 SH2 结合位点，从而能够结合接头蛋白生长因子受体结合蛋白 2（growth factor receptor-bound protein 2，Grb-2）；Grb-2 的两个 SH3 结构与 SOS 分子中的富含脯氨酸的序列结合，将 SOS 活化，SOS 是一种鸟嘌呤核苷酸交换因子（guanine nucleotide-exchange factor，GEF）；活化的 SOS 与 Ras 蛋白结合，促进 Ras 释放 GDP、结合 GTP，导致 Ras 活化（图 10-8）。GTP 结合的 Ras 构象使得 Ras 聚集。

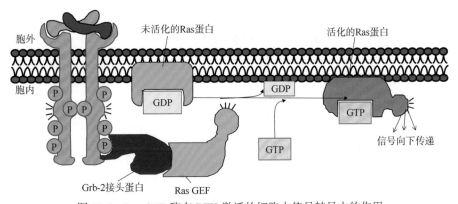

图 10-8　Ras GTP 酶在 RTK 激活的细胞内信号转导中的作用

　　活化的 Ras 瞬时结合并激活丝氨酸 / 苏氨酸激酶家族，从而触发丝裂原激活的蛋白激酶级联反应（MAP kinase cascade），此级联反应包括 3 种蛋白激酶的级联激活。MAPK 在未受到刺激的细胞内处于静止状态，活化的 Ras 蛋白可激活 MAPK 激酶的激酶（MAPK kinase kinase，MAP-KKK），活化的 MAPKKK 可磷酸化 MAPK 激酶（MAPK kinase，MAPKK）而将其激活；活化的 MAPKK 将 MAPK 磷酸化而激活，表现为逐级磷酸化。活化的 MAPK 可以在细胞质或转位至细胞核内，通过磷酸化作用激活多种效应蛋白，包括在细胞分裂、细胞存活和表型分化中调控基因表达的转录因子等，从而使细胞对外来信号产生相应的应答（图 10-9）。

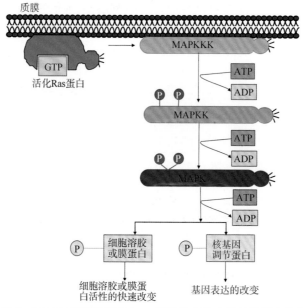

图 10-9　MAPK 级联反应在 RTK 激活的细胞内信号转导中的作用

　　MAPK 激活持续的时间及影响细胞反应的类型因配体不同而不同。如在表皮生长因子（EGF）作用于神经前体细胞时，MAPK 活性在 5 分钟达到高峰后迅速下降，随后细胞开始分裂增殖；相反，当 NGF 作用于同样细胞时，MAPK 可保持较高活性达数小时，细胞则停止增殖而分化。

---

**知识拓展 10-3　　　　　　　Ras 小 G 蛋白与肿瘤**

　　Ras 是一种小 G 蛋白，在细胞增殖过程中起着重要的作用，大约 30% 的人类肿瘤细胞中含有突变的 Ras 癌基因。现有的研究结果表明，在信号传导通路中与肿瘤无限制生长最直接相关的是 Ras 途径。Ras 途径介导着大多数生长因子刺激的细胞增殖，通路中任何环节发生改变，成为持续激活时，就会导致细胞不受控制地增殖。在 Ras 突变型细胞中，活化型的 Ras-GTP 处于一种持续结合的状态，因而增殖信号处于持续传导状态，最终导致细胞的迅速增殖，以至于癌变。

---

　　**2. 酪氨酸激酶偶联受体介导的信号转导**　　酪氨酸激酶偶联受体（tyrosine kinase-linked receptor）本身无酶活性，但其胞内段具有与胞质内的非受体型酪氨酸激酶结合位点，其活化依赖于非受体型酪氨酸激酶。该类受体的对应配体多为细胞因子，所以又称为细胞因子受体。不同的细胞因子家族受体的亚基和多聚体的结构都有极大的差异，因此，不同的细胞因子受体亚家族可以募集大量的胞内信号转导蛋白，其中最重要的信号转导蛋白是非受体型酪氨酸激酶，如各种 src 家族激酶和 janus 激酶（janus kinase，Jak）。当细胞因子结合于受体后，受体二聚化导致其胞内段富含脯氨酸的蛋白质 - 蛋白质相互作用基序与 Jak 结合，Jak 结合到配体 - 受体复合物上，相邻受体

偶联的 Jak 互为底物而引发对方的酪氨酸残基磷酸化，Jak 因此被活化，进而引起受体自身离细胞膜较远区域的酪氨酸残基磷酸化。这些磷酸化的位点可作为与其他含有 SH2 结构域的下游信号转导蛋白的识别和锚定位点，其中最重要的一类下游信号转导蛋白是信号转导子和转录活化因子（signal transducer and activator of transcription，STAT），二者所构成的 Jak-STAT 途径是细胞因子信息在胞内传递的最重要的一条途径。

　　不同的受体利用不同的 Jak 和 STAT 分子，已发现 Jak 有 4 个成员，STAT 家族有 7 个成员。如干扰素 -α（IFN-α）激活 Jak-STAT1 途径的主要步骤是：① IFN-α 结合受体并诱导其形成同型二聚体；②受体与 Jak 结合，Jak1 和 Tyk2 成为相邻蛋白，从而相互磷酸化使 Jak 活化，并将受体自身离细胞膜较远区域的酪氨酸残基磷酸化；③ Jak 将 STAT1 磷酸化，磷酸化的 STAT1 分子彼此间通过 SH2 结合位点和 SH2 结构域结合而二聚化，并从受体复合物中解离；④磷酸化的 STAT1 同源二聚体转移到核内，直接作用到 DNA 的某些顺式作用元件，调控其下游基因的转录（图 10-10）。

　　许多细胞因子受体也可触发 MAPK 级联反应的激活。

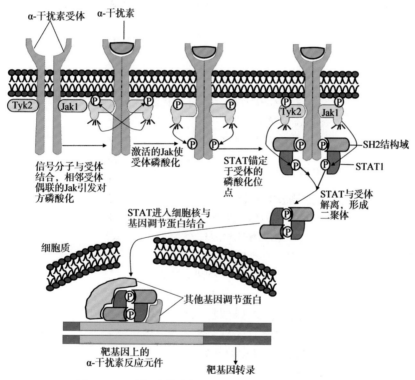

图 10-10　酪氨酸激酶偶联受体触发的信号转导通路

**知识拓展 10-4　　Jak-STAT 信号传递途径异常与肿瘤**

　　Jak-STAT 信号传递途径的异常活化与肿瘤、白血病等多种疾病的发生、发展和预后有密切的相关性。尤其在白血病细胞中 Jak 和 STAT 发生了持续表达和磷酸化活化，细胞依赖 Jak 和 STAT 生长，用 Jak 和 STAT 抑制剂可有效抑制细胞增殖，并诱导细胞凋亡。

　　伊马替尼（Imatinib）是 2001 年由 FDA 审批上市的第一个信号转导药物，对慢性粒细胞白血病（CML）具有明显的疗效。Imatinib 主要通过同时抑制细胞膜上 PDGFR、c-Kit 受体激酶以及细胞内 Bcr-Abl 酪氨酸激酶，达到抑制下游 Ras/Raf/MEK、JAK/STAT 和 PI3K/Akt 三条细胞信号转导途径，从而抑制癌细胞增殖、促进癌细胞凋亡和抑制肿瘤血管生成。

# 第三节　信号转导的主要特点和调控

## 一、信号转导的主要特点

**1. 信号转导分子激活机制的类同性**　蛋白质的磷酸化和去磷酸化是绝大多数信号转导分子可逆地激活的共同机制，如 Fos 的激活需要其丝氨酸和苏氨酸的磷酸化；Jak 的激活需要其酪氨酸的磷酸化，它们的类同之处是在信息传递过程完成后即可发生去磷酸化。

**2. 信号转导一过性和记忆性**　信号的转导和终止实际上就是信号转导分子的数量、分布、活性转换的双向反应。信号分子可刺激连续多次的信号转导，信号转导链的每一节点，在接收一次上游信号并把信号转导至下游后，该节点的信号会及时终止，并恢复到未接收信号的初始状态，以便接受下一次信号，信号转导的这一特征称为"一过性"。某些情况下，在上游信号已经终止后，某些信号转导蛋白仍保持一定时间的持续活化状态，表现出记忆性，但这种持续活化（记忆）是受到严格调控的。如在 $Ca^{2+}$ 水平升高后可激活 CaM 激酶Ⅱ，由于 CaM 激酶Ⅱ具有较强的自身磷酸化作用，即使 $Ca^{2+}$ 水平降低至静态后，CaM 激酶Ⅱ的活性还可维持较长时间，使它对 $Ca^{2+}$ 信号具有一定的记忆性，直到蛋白磷酸酶彻底使其去磷酸化而失活。

**3. 信号转导过程的级联放大效应性**　信号转导过程中的各个反应相互衔接，有序地依次进行直至完成，形成一个级联反应过程。任何步骤的中断或出错，都将给细胞乃至机体带来灾难性后果。细胞外信号在细胞表面受体到细胞内的信号转导和基因调节过程中，经历多次信号转换后信号得以强化，引发细胞内信号放大的级联反应（cascade），使少数细胞外的微弱信号分子足以激起一个较显著的反应，即放大效应（amplification）。

如在磷脂酰肌醇信号通路，膜受体与相应的信号分子结合之后，通过膜上的 G 蛋白活化磷脂酶 C（PLC），催化细胞膜上的 4,5- 二磷酸磷脂酰肌醇（$PIP_2$）水解成二酰甘油（DAG）和 1,4,5- 三磷酸肌醇（$IP_3$）两个重要的第二信使，DAG 进一步激活 PKC 信号途径，PKC 被激活，在细胞内参与多种功能调节过程；$IP_3$ 激活 $Ca^{2+}$ 信号途径，胞内 $Ca^{2+}$ 增加，进一步将信号放大，产生众多的生物效应。

**4. 信号转导过程的网络化效应**　细胞内信号转导的过程，不同的信号分子激活不同的信号途径，而各条信号转导途径之间又相互交叉，这样，由多个信号转导途径便组成了一张复杂的信号转导网络，在这张网中，各条通路相互沟通，相互串联，相互影响，共同协调机体的生命活动。这样，细胞才能够对各种刺激作出迅速而准确的响应，才能顺应环境的变化而变化。

**5. 信号转导途径的通用性与专一性**　信号转导途径的通用性是指同一条信号转导途径可在细胞的多种功效中发挥作用。如 cAMP 途径不仅可介导胞外信号对细胞生长和分化产生效应，也可在物质代谢的调节和神经递质的释放等方面起作用，使得信号转导途径呈现出保守和经济的特点，这是生物进化的结果。信号转导专一性主要受下列几个因素的决定：①配体受体之间的专一性；②细胞内信号转导的专一性；③基因转录的专一性。

## 二、信号转导的调控

### （一）信号转导的级联放大效应

细胞在对外源信号进行转换和传递时，大都具有逐级将信号加以放大的作用。G 蛋白偶联受体介导的信号转导过程和蛋白激酶偶联受体介导的 MAPK 途径都是典型的级联反应过程。一个信号→多个受体（R），一个活化 R →多个 G 蛋白，一个 G 蛋白→多个效应器（酶）→许多第二信使→磷酸化更多靶蛋白（酶）→产生放大效应（图 10-11）。因此，一个信号转导机构好比一个信号扩大器，将细胞外微小（少量）的信号逐级放大，作用于大量胞内效应分子，产生明显效应。如引起糖原分解的必需肾上腺素浓度为 $10^{-10}$mol/L，如此微量的 β 肾上腺素可通过信号转导促使细胞产生 $10^{-6}$mol/L cAMP，信号被放大了 1 万倍，此后经过 3 步酶促反应（PKA →糖原磷酸化酶激酶→糖原磷酸化酶），信号又可放大 1 万倍，使短时间内糖原分解为葡萄糖。

　　信号转导的放大效应是受到一定调控的，是一种"一过性"的放大，对放大效应的负性调节，也是细胞信号转导的重要组成部分。

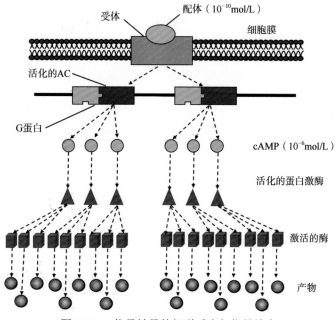

图 10-11　信号转导的级联反应与信号放大

## （二）信号转导的负性调控

　　利用负反馈机制终止或降低某节点的信号称为信号转导的负性调控。

　　**1. 细胞对外来信号的适应和失敏**　在外来信号持续作用下，细胞并不能一直保持很高的反应性，这一现象称为细胞对外来信号的适应（adaption）或失敏（desensitization）。如很多细胞在 β-肾上腺素作用下，细胞内 cAMP 会迅速显著增高，但随着作用时间的持续，细胞的反应明显减弱甚至消失。这种失敏使细胞对持续不变的外源信号失去反应性，可对外源信号的突然变化作出及时反应。一般情况下，胞外信号转导分子的总量是远大于细胞信号系统的负载能力，失敏保证细胞信号系统对外源信号的变化能作出及时的反应。

　　**2. 细胞信号转导负性调节**　细胞信号系统失敏的机制实际上就是细胞信号转导的负性调节。细胞信号转导的负性调节在时相上一般较"一过性"调节要晚，有时还涉及新的基因的转录表达，负性调节包括受体的失敏、受体滞留和受体量调节，以及某些信号转导蛋白的失活或抑制等。例如，某种信号蛋白通过去磷酸化失活的，称为"一过性"调节，如果其是与其他的抑制蛋白结合并抑制其活性的，称为负性调节。负性调节是对外界信号变化作出的灵敏反应，是对整个信号转导强度的调节，以利于细胞对外来信号作出一个适度的和精确的反应。

## 三、信号转导途径之间的相互作用

　　配体 - 受体 - 信号转导分子 - 效应蛋白并不是以一成不变的固定组合构成信号转导途径，细胞内的信号转导途径并不是各自独立存在，一条信号转导途径中的功能分子可影响和调节其他信号转导途径，不同信号转导途径之间存在着复杂的多种交互的联系，它们相互作用，形成一个复杂的信号网络（signal network）。通过这个网络对不同信号途径的信号进行播散、收敛和整合，最后引发特定的细胞反应。

## （一）信号途径间的交互作用

胞内的信号转导是多途径、多环节、多层次和高度复杂的可控过程。信号转导最重要的特征之一是构成复杂的信号网络系统，它具有高度的非线性特点（图10-12）。不同信号转导途径间的相互作用常形象地称为交互作用（crosstalk）或"交谈"，也称"串流"，表现为部分信号转导链的共享。

图10-12显示了GPCR和RTK所涉及的cAMP/PKA、$IP_3/Ca^{2+}$、DAG/PKC、Ras/MAPK和PI3K/PKB等5条信号转导途径之间的"交互作用"。对5条途径的比较不难看出，磷脂酶C既是GPCR途径的效应酶，又是RTK途径的效应酶（具有SH2结构域的信号蛋白），在2条信号途径中具有中介作用；5条信号途径彼此不同，但在运作机制上又具有相似的原理，最终都是激活蛋白激酶，由蛋白激酶形成的整合信息网络，原则上可调节细胞任何特定的过程。

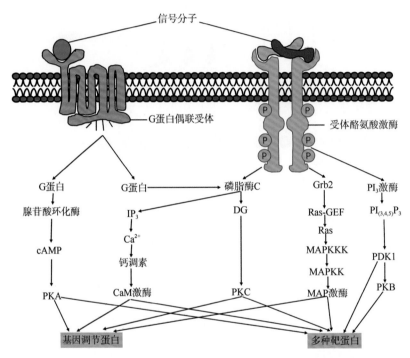

图 10-12　GPCR 和 RTK 所涉及的几条信号途径间的"交互作用"

PDK1：3-磷酸肌醇依赖性蛋白激酶 1；PKB：蛋白激酶 B

## （二）信号转导途径网络

多条细胞信号转导途径相互作用可形成一个复杂的细胞信号转导网络。如不同的 MAPK 级联反应构成的信号转导网络（图10-13）可对来自多条途径的信号进行整合，最后引发特定的一组基因转录。

---

**知识拓展 10-5　　　　　　信号转导与人类疾病的发生**

受体→信号转导分子→效应蛋白→细胞功能的信号转导异常都可以导致疾病的发生。受体异常包括遗传性受体病、自身免疫性受体病和受体调节性的改变 3 类。例如，G 蛋白基因突变可导致色素性视网膜炎、眼白化病、侏儒症、假性甲状旁腺功能低下、先天性甲状腺功能低下或功能亢进等遗传性疾病。TPR 家族的胰岛素受体异常可导致糖尿病。早老蛋白参与阿尔茨海默病的过程主要通过 Notch 信号转导来完成，早老蛋白基因突变可以阻断

Notch 剪接和核转位。牵拉刺激和一些局部信号可导致心肌细胞中生长因子和细胞因子合成分泌增多，并通过激活 PLC-PKC 途径、cAMP-PKA 途径、MAPK 家族的信号转导通路、PI3K-Akt 和 Jak-STAT 通路等，引起心肌细胞增生，导致心肌肥厚。

绝大多数的癌基因或抑癌基因的编码产物都是信号途径中的关键分子，它们可以从多个环节干扰细胞信号转导过程，导致细胞增殖与分化异常，最终导致肿瘤的发生。一些细菌性感染性疾病如破伤风和百日咳等，是由于破伤风毒素和百日咳毒素作用于 G 蛋白而导致受累细胞功能异常。

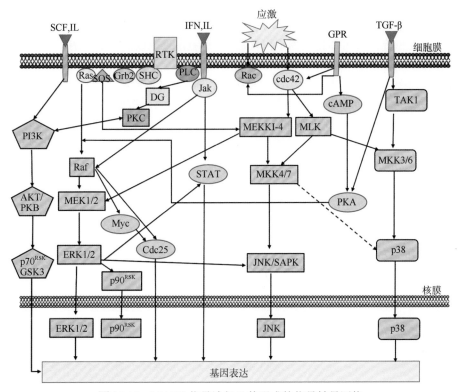

图 10-13　MAPK 信号途径及其形成的信号转导网络

## 本章小结

细胞每时每刻都在与周围环境发生着各式各样的联系，以保持生物体本身及与周围环境的平衡与统一。通过信号分子与受体的相互作用，将信号导入细胞并进行传递，引发细胞内特异生物效应的过程，称为细胞信号转导。细胞信号转导的相关分子包括细胞外信号分子、受体和胞内信号转导分子。

存在于细胞膜或细胞内的能特异性识别并结合胞外信号分子，进而激活胞内一系列生物化学反应，使细胞对外界刺激产生相应效应的一类特殊蛋白质，称为受体。与受体结合的生物活性物质统称为配体。受体的基本类型包括胞内受体和膜受体两大类，膜受体又分为离子通道型受体、G 蛋白偶联受体和酶偶联受体三类。受体与配体的结合具有特异性、亲和性、饱和性和可逆性等特点。

细胞所接收的信号很多，包括物理信号、化学信号和其他信号。习惯上把激素等胞外信号比作信息传递的第一信使，将这种配体 - 受体结合触发的胞内释放的信号分子称为第二信使。已知的第二信使有许多种，其中最重要的有 cAMP、cGMP、DAG、$IP_3$ 和 $Ca^{2+}$ 等。

　　细胞信号转导的主要类型有：离子通道介导的信号转导途径、G 蛋白偶联受体介导的信号转导途径和酪氨酸蛋白激酶介导的信号转导途径等，信号的传递分为膜受体介导、胞内受体介导及核受体介导等几个阶段。

　　G 蛋白具有 ATP 酶活性，是在细胞信号转导通路中起信号转换器或分子开关作用的蛋白质。有三聚体 G 蛋白、单体小 G 蛋白等。三聚体 G 蛋白结合 GTP 激活后，能使受体和腺苷酸环化酶等靶效应器偶联起来，使胞外信号穿膜转换为胞内信号。Ras 蛋白为一种单体小 G 蛋白，通过脂锚定与质膜结合，参与细胞内的信号转导。

　　酪氨酸蛋白激酶为可催化底物蛋白酪氨酸残基磷酸化的激酶，是蛋白激酶家族中最重要的成员之一，对细胞生长、增殖和分化等过程起重要的调节作用，包括位于细胞膜上的受体型 PTK 和位于胞质中非受体型 PTK 两大类。

　　丝氨酸 / 苏氨酸激酶为可催化底物蛋白丝氨酸 / 苏氨酸残基磷酸化的激酶，包括 PKA、PKC、PKG、钙调蛋白依赖性蛋白激酶和丝裂原激活的蛋白激酶。

　　细胞内存在多种信号转导方式及途径，而且彼此间可交叉调控。

　　当信号转导某一环节发生障碍，尤其是信号分子出现异常，细胞则不能对外界的刺激做出正确的反应，将会产生许多与信号转导异常相关的疾病。表现有受体异常性疾病（遗传性或原发性受体病、自身性免疫受体病和继发性受体病）、G 蛋白和蛋白激酶功能障碍性疾病、信号途径异常引起的疾病等。

## 思　考　题

　　1. 信号转导过程细胞表面的受体可分为哪几种类型？各有何特点？

　　2. 简述配体与受体结合的特点。

　　3. 简述 cAMP 信号途径中蛋白激酶 A 的活化过程。

　　4. 简述细胞内 NO 的产生及其细胞信使作用？

　　5. 简述由 G 蛋白偶联受体介导的信号转导途径的特点。

　　6. 试述酶偶联受体介导的信号转导途径的特点。

　　7. 简述细胞信号转导的主要特点。

（杨慈清　新乡医学院　孙　媛　大连医科大学）

# 第十一章 细胞周期与增殖

## 学习要求

1. 知识要求

（1）掌握：细胞周期的概念、分期和各时相的主要特征，有丝分裂和减数分裂的过程。

（2）熟悉：细胞周期检查点的概念和功能，细胞周期调控的影响因素，有丝分裂的机制。

（3）了解：细胞周期调控的相关分子活性和基本作用，细胞周期调控与肿瘤的关系，精子和卵子的发生。

2. 人文感悟

细胞周期调控的分子机制，体现了生命活动自我调控的有序性和复杂性，每一个分子在特定时期的作用，累积起来，推动了细胞周期的运转。国家建设，需要每个人坚守自己的岗位，尽职尽责，一丝不苟，才能在工作中做出成绩，才能保证社会主义建设事业不断推向前进！要想成为一名合格的医务工作者，就要在临床知识和技能的培养中，持之以恒地累积，厚积薄发；在事业、学业上，要及时发现问题，要及时勇敢地解决与纠错，才能打下坚实的基础。

无论是单细胞细菌还是复杂的多细胞哺乳动物，早在 30 亿年前，生长和增殖就已经成为所有生命体的基本特征。19 世纪中叶，生物学家就已发现了生命延续的基本规律——通过复制已有的细胞得到新的细胞。细胞增殖的过程，是细胞通过复制、合成等方式，将自身遗传物质复制、细胞器及其他大分子物质倍增后再分配至两个子代细胞中的过程，这一过程由一系列事件按照特定的顺序依次发生，我们把这一过程称为细胞周期（cell cycle）。严格来说，细胞周期是指从细胞分裂产生的新细胞的生长开始到下一次细胞分裂形成子细胞结束为止所经历的过程。细胞周期受到严密精准的调控，表现为一系列事件按照严密的时间顺序依次发生，这一顺序或者说这一调控机制一旦发生紊乱，细胞周期就会发生错乱，从而导致有机体的失衡，引发相关疾病。

## 第一节 细胞周期

### 一、细胞周期的时相

我们对细胞周期的认识开始于阿尔玛·霍华德（Alma Howard）和斯蒂芬·佩尔金（Stephen Pelcin）1953 年发表的一篇开创性的论文。在这之前，生物学家和病理学家认为细胞周期只有两个时期：分裂间期（interphase）和有丝分裂期（mitotic phase）。霍华德和佩尔金在研究细胞的有丝分裂（mitosis）和遗传物质 DNA 的合成关系时，同位素 $^{32}P$ 标记蚕豆的核酸，使用放射自显影术发现，在蚕豆根尖细胞分裂中，DNA 的复制发生在有丝分裂后的一个静止时期，而且这个时期与有丝分裂在时间上存在两个间隙（gap）。在后续的研究中发现，细胞中的 DNA 是否被同位素标记（即 DNA 合成），决定着细胞能否进入分裂期（现称为 M 期），说明细胞进入分裂期是受到严格控的，后来这个调控点被称为检查点（checkpoint）。1957 年，当 $^{3}H\text{-}TdR$ 放射自显影术引进到细胞周期研究中之后，在越来越多的动植物细胞中都观察到了细胞周期的存在，基于霍华德和佩尔金的研究成果，现在我们把细胞周期划分为 $G_1$、S、$G_2$ 和 M 四个时期，其中 S 期即 DNA 合成期（图 11-1）。

细胞周期的发现，使得对细胞增殖的研究进入了一个全新的阶段，因此，细胞周期的发现，

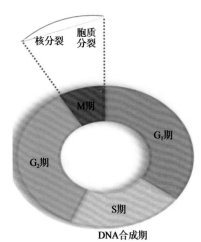

图 11-1　细胞周期示意图

可以称为 20 世纪细胞生物学的伟大发现之一。

早期胚胎细胞通过快速增殖和分化，产生大量不同种类的细胞；随着细胞的分化，其增殖能力逐渐下降。人体内，增殖能力在不同类型的细胞中存在着巨大的差异，根据增殖能力的不同，可以将人体细胞分为三类：连续增殖细胞、暂不增殖细胞和不增殖细胞。

**1. 连续增殖细胞**　是指那些能够保持旺盛增殖活性的细胞，如上皮基底细胞、骨髓造血干细胞等，它们分化程度低，对外界信号敏感，在特定信号的刺激下，这些细胞可以通过增殖补充机体衰老、死亡的细胞，维持组织的更新。通过细胞增殖维持组织更新的过程，称为生理性再生。

**2. 暂不增殖细胞**　又称为 $G_0$ 期（$G_0$ phase）细胞，在胚胎发育时，它们也进行了分化，执行特定的功能，但在适当刺激下，如某些原因造成的组织器官损伤，可重新进入细胞周期，进行细胞分裂，补充修复受损的细胞类型。人体内常见的暂不增殖细胞有：肝、肾实质的细胞，结缔组织中的成纤维细胞及内皮细胞等。它们对生物组织的再生、创伤的愈合和免疫反应等起重要作用。因此，$G_0$ 期细胞的增殖过程也称为补偿性再生。

**3. 不增殖细胞**　是指完全丧失分裂能力，其细胞结构和功能高度特化，无法重新进入细胞周期的细胞，如神经元、心肌细胞、骨骼肌细胞等，它们又称为终末分化细胞。

---

**临床病例 11-1**

患者，男性，65 岁。搬重物后出现剧烈持久的胸骨后压榨性疼痛，烦躁不安、皮肤湿冷，遂送入院。

既往史：既往有心绞痛病史。半年前，吵架后突感心前区疼痛，伴左上臂、左肩疼痛；气急、肢体冷、面色苍白，出冷汗。诊断为左室前壁心肌梗死。经治疗后缓解，但出现呼吸困难等慢性心功能不全症状。

辅助检查：血压 9.31～7.33kPa，心电图示病理性 Q 波，血清心肌酶增高。诊断：心肌梗死、休克。

治疗：经抗休克等各种抢救，血压短暂回升后又继续下降，1 小时后突然心搏骤停，心肺复苏等急救措施无效，患者死亡。

尸检：左冠状动脉前降支管壁有黄白色斑块，管腔内有血栓栓塞，心室左前壁心肌处见凹陷灰白色组织，为陈旧性梗死灶。室间隔处可见一中心苍白、周围暗红的新鲜梗死灶。

**问题**

1. 患者初次发生心肌梗死后为什么会出现慢性心功能不全症状？

2. 左室前壁心肌处的灰白色陈旧性梗死灶为何种组织？

**临床病例 11-1 分析**

心肌细胞丧失分裂能力，属于不增殖细胞，心肌梗死后坏死处心肌由于不能由周围心肌细胞分裂增殖修复，故梗死区心肌收缩力丧失，导致心排血量减少，引起心功能不全。因此，该患者初次发生心肌梗死后出现呼吸困难等慢性心功能不全症状。

心肌细胞坏死后，刺激周围静止状态的暂不分裂细胞（成纤维细胞、内皮细胞等）重新进入细胞周期，分裂增殖填补于心肌细胞坏死后的缺损处，最终形成瘢痕替代坏死心肌，患者左室前壁心肌处的灰白色陈旧性梗死灶，即为组织修复形成的瘢痕。

## 二、细胞周期时间的测定

细胞周期的时长与细胞的类型有关，一般来说，S 期、$G_2$ 期和 M 期的时间变化较小，而 $G_1$ 期持续时间的差异可能很大。例如，小鼠食管和十二指肠上皮细胞同属于消化系统，但它们的细胞周期时间却明显不同，分别为 115 小时和 15 小时。这种差异主要是由 $G_1$ 期的不同造成的，因为食管上皮细胞的 $G_1$ 期长达 103 小时，而十二指肠上皮细胞的 $G_1$ 期仅为 6 小时。由此看来，细胞周期的长短主要取决于 $G_1$ 期的长短。$G_1$ 期时长与细胞中某些特殊 mRNA 及蛋白质的累积有关，此外细胞周期的时长还受到激素、生长因子等环境因素的影响。

测量细胞周期时间通常使用标记有丝分裂百分数（percentage of labeled mitosis，PLM）的方法，其原理是对测定细胞进行脉冲标记，定时取材，利用放射自显影术显示标记细胞，通过统计标记有丝分裂百分数的办法来测定细胞周期（图 11-2）。

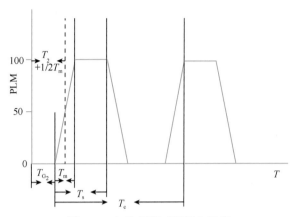

图 11-2　细胞周期时间测定原理

$T_m$. M 期的时长；$T_s$. S 期的时长；$T_c$. 一个细胞周期的时长；

$T_{G_2}$. $G_2$ 期的时长

## 三、细胞周期各时相的主要特征

细胞周期中，细胞在形态、结构和功能方面发生了一系列复杂变化，这一系列变化始终围绕遗传物质的复制及平均分配到子代细胞这一中心事件。细胞周期的各个时相具有各自的特点。

### （一）$G_1$期

$G_1$ 期，又称为 DNA 合成前期，是细胞周期中的第一个时相，是从上一次细胞分裂期结束到 S 期 DNA 合成开始之前的一段时间，这一时期细胞为 DNA 合成进行必要的物质积累，也是新生子代细胞生长时期。$G_1$ 期的时长在不同类型细胞中的变化较大，所以，$G_1$ 期的长短，决定了细胞周期的时长。$G_1$ 期的细胞，进行旺盛的合成代谢，RNA 和蛋白质不断合成，细胞体积迅速增大，RNA 聚合酶活性增强，mRNA、tRNA 和 rRNA 不断产生，蛋白质含量增加。这些大量合成的 RNA 和蛋白质都是为细胞进入 S 期作物质上的准备。使用 RNA 和蛋白质合成抑制剂，可以将细胞阻滞在 $G_1$ 期，抑制细胞向 S 期转化。常用药物：放线菌素 D 和嘌呤霉素。$G_1$ 期合成的蛋白质包含很多 DNA 复制所需的酶类，如 DNA 聚合酶、胸苷激酶等；另一些蛋白质则是在 $G_1$ 期向 S 期转化过程中发挥重要调控作用的蛋白，如触发蛋白（trigger protein）、钙调蛋白（calmodulin）、$G_1$ 周期蛋白、周期蛋白依赖性激酶及 S 期活化因子（S-phase promoting factor，SPF）等。钙调蛋白是真核细胞内 $Ca^{2+}$ 的重要受体，可以调节细胞内的多种代谢过程，$Ca^{2+}$ 是细胞内代谢的调节剂。钙调蛋白从 $G_1$ 期开始积累，浓度在 $G_1$ 期晚期达到顶峰，使用抗钙调蛋白药物处理细胞，可以延缓 $G_1$ 期向 S 期的转化。触发蛋白是一种 $G_1$ 期向 S 期转变过程中必需的专一性蛋白，它是一种不稳定蛋白，只有当其含量达到峰值时，细胞周期才能向 DNA 合成方向进行。$G_1$ 期的另一个显著特点是多种蛋白质如组蛋白、非组蛋白和蛋白激酶等的磷酸化。组蛋白的磷酸化与染色体结构的重构有关，蛋白激酶的磷酸化与细胞周期蛋白的活化及细胞周期调控有关。$G_1$ 期同时伴随着细胞物质转运功能的增强，主要与合成代谢旺盛有关。中心体的复制也开始于 $G_1$ 期末。

### （二）S期

S 期（synthetic phase），又称为 DNA 合成期，指从 DNA 合成开始到 DNA 合成结束的整个时间段，是细胞周期进程中最重要的阶段。此期中，细胞进行大量的 DNA 复制以及组蛋白和非组蛋白的合成，是 DNA 功能最为活跃的时期，最终完成 DNA 的复制。DNA 的复制有特定的顺序，一般常染色质和富含 CG 的碱基片段先复制，异染色质和富含 AT 的碱基片段后复制。在此期间，细胞内还在进行基因转录和蛋白质合成等活动。

DNA 复制需要 SPF 分子的启动，且染色质 DNA 须处于感受状态时才能开始复制。将 $G_1$ 期细胞与 S 期细胞融合形成的杂合时相细胞，可见到 $G_1$ 期细胞核提前进入到 S 期，提示 S 期细胞质中存在能促进 $G_1$ 期细胞快速进入 S 期的特殊启动因子。$G_1$ 期晚期积累的大量 DNA 合成相关酶和蛋白质在进入 S 期后，活性大大提高，并参与到 DNA 的合成中。$G_1$ 期合成的大量蛋白质，如 DNA 聚合酶，迅速通过核孔复合体进入细胞核，参与 DNA 的合成。当新的 DNA 合成完成，便与组蛋白和非组蛋白迅速组装成新的核小体。

中心体在 S 期末完成复制，相互垂直的一对中心粒彼此分离，各自在垂直方向上形成一个子中心粒，两个中心体将作为微管组织中心，参与纺锤体的形成。

## （三）$G_2$ 期

---

**知识拓展 11-1**　　　　　　　　　　**MPF 的发现**

1970 年，约翰逊（Johnson）和拉奥（Rao）通过人工诱导的方法，将体外培养的 M 期 HeLa 细胞分别与处于 $G_1$ 期、S 期和 $G_2$ 期的仓鼠 PK2 细胞融合，结果发现，无论 PK2 细胞处于间期的哪一阶段其细胞核中的染色质均会出现染色体超前凝集（prematurely chromosome condensed，PCC）现象，形成形态各异的超前凝集染色体，并且不管间期细胞是否完成 DNA 复制，都直接进入有丝分裂期。这一结果提示，M 期细胞中可能存在促进染色质凝集及有丝分裂发生的因子，并称其为 M 期促进因子（M phase promoting factor）。

1971 年，马苏伊（Masui）和马克特（Markert）等用非洲爪蟾卵做实验。正常情况下，处于生长阶段的卵母细胞阻滞在减数分裂 I $G_2$ 期，当有孕酮作用时，处于减数分裂 I $G_2$ 期的卵母细胞继续进行减数分裂，最后停留在减数分裂 II M 期，成为成熟卵细胞。他们将经孕酮处理、发育成熟的非洲爪卵细胞（M 期）胞质取出，注射到处于减数分裂 I $G_2$ 期、未成熟的非洲爪蟾卵母细胞胞质中，结果发现，这些细胞从 $G_2$ 期进入 M 期，表现为核膜破裂、纺锤体形成。据此，他们认为，成熟细胞的胞质中必定存在一种能促进 $G_2$ 期卵母细胞进入 M 期发育成熟的物质，并正式将其命名为促成熟因子（maturation promoting factor，MPF，即 M 期促进因子）。

在发现 MPF 后，人们致力于 MPF 的纯化和鉴定工作，但进展缓慢。直到 1988 年，Maller 实验室的 Lotka 等终于从非洲爪蟾卵中成功分离纯化了微克级的 MPF，并证明 MPF 是 32kDa 和 34kDa 两种蛋白质亚基组成的异二聚体，前者是 CDK1，后者是 cyclin B。MPF 广泛存在于从酵母到哺乳动物的细胞中。

在 MPF 中，CDK1 具有丝氨酸/苏氨酸激酶活性，可催化蛋白质 Ser 与 Thr 残基磷酸化，是 MPF 的活性单位；CDK1 本身是一种蛋白激酶，只有其本身磷酸化，才可表现出蛋白激酶活性，cyclin B 具有激活 CDK 及选择激酶底物的功能，其表达随细胞周期进程而变化，为 MPF 的调节单位。

---

$G_2$ 期又称为 DNA 合成后期，是从 DNA 合成结束到分裂期开始为止的一段时间，这一时期是细胞为 M 期作物质准备的时期。

$G_2$ 期大量合成 RNA 和蛋白质，尤其是微管蛋白、有丝分裂因子、促成熟因子（maturation promoting factor，MPF）的合成代谢达到顶峰。MPF 是周期蛋白和周期蛋白激酶的复合物，可以促进细胞进入 M 期，MPF 的活性在分裂中期达到高峰。

S 期完成复制的中心体体积增大，二者开始分离，并向细胞两极移动。

## （四）M期

M期（mitotic phase），又称为分裂期，是将倍增的遗传物质平均分配到两个子代细胞中，完成细胞分裂的时期，除了细胞核的分裂，此期还包含对细胞质的分配，在细胞周期中用时最短。

M期的细胞形态结构变化尤为显著，染色质凝集为染色体并分离到子代细胞、核膜核仁解体、纺锤体的形成、收缩环的形成等。最终，经过M期，一个细胞分裂为两个子代细胞，形成两个子细胞核，细胞质也一分为二。在这一时期，除与细胞周期调控相关的蛋白质在此期合成外，蛋白质合成代谢显著降低，RNA的合成完全被抑制。由于细胞膜的变化，体外培养的贴壁细胞会变圆，并脱离培养瓶底，因此可以通过摇动得到M期的细胞。

### 人文感悟 11-1

在整个细胞周期中，细胞分裂期只占整个细胞周期总时间的5%～10%，但这短暂的分裂期却是建立在漫长的间期基础上的，细胞在间期通过较长的时间为分裂期做物质的积累和内环境的调整，才能保证细胞分裂的顺利进行。

在学习和工作中，也要不断地进行知识的累积和准备，才能成就事业。比如老师，可谓台上十分钟，台下十年功。而作为医护人员，当你给患者看病的时候，人们只看到你的精湛医术，但这是你多年知识积累和技能储备的结果，只有持之以恒地累积，才能厚积薄发。

## 四、细胞周期的调控

细胞周期的调控对细胞的生长发育、生存繁殖以及遗传等过程具有重要的作用，细胞周期调控是细胞或多细胞生命体对外界环境及自身环境变化作出应对的重要方式，在时间、空间上保持调控的准确性和稳定性尤为重要。细胞周期的紊乱，将导致细胞分裂、分化的异常和细胞的癌变、死亡等。

目前研究表明，细胞周期主要依赖细胞周期调控系统（cell-cycle control system）进行控制，主要包括细胞周期蛋白（cyclin）、细胞周期蛋白依赖性激酶（cyclin-dependent kinase，Cdk）和细胞周期蛋白依赖性激酶抑制因子（Cdk inhibitor，CKI）。此外，癌基因（oncogene）和抑癌基因（anti-oncogene）以及一些环境中存在的生长因子和激素等也可以直接或间接调节细胞周期的进程，进而影响细胞分裂。

### 知识拓展 11-2　　　周期蛋白的发现

1983年，蒂姆·亨特（Tim Hunt）以海胆卵为实验材料，发现在其卵裂过程中两种蛋白质的含量随细胞周期而变化。在每一轮间期开始合成，$G_2$/M期时达到高峰，M期结束后突然消失，下轮间期又重新合成，他将其命名为周期蛋白。后来人们在青蛙、爪蟾、海胆、果蝇和酵母中均发现类似的情况，各类动物来源的细胞周期蛋白mRNA均能诱导蛙卵的成熟。1988年，M.J.洛特卡（M.J.Lotka）纯化了爪蟾的细胞周期蛋白，经鉴定其由32kDa和45kDa两种蛋白质组成，二者结合可使多种蛋白质磷酸化。1990年，保罗·纳斯（Paul Nurse）进一步证实32kDa的蛋白质为Cdc2的同源物，而45kDa的蛋白质是cyclin B的同源物，从而将细胞周期三个领域的研究联系在一起。周期蛋白是细胞生长分裂过程中必需的蛋白，其含量随生长分裂的循环周期，在不同阶段有所不同，并影响Cdk的作用。蒂姆·亨特是一位出色的英国科学家，由于他发现了对控制细胞周期至关重要的机制，即细胞周期蛋白在细胞分裂中可以周期性地降解，2001年他与美国西雅图弗瑞德·哈钦森癌症研究中心的利兰·哈特韦尔（Leland Hartwell）、英国伦敦皇家癌症研究基金会的保罗·纳斯（Paul Nurse）一同获得了2001年度的诺贝尔生理学或医学奖，以表彰他们在细胞周期调控方面的卓越贡献。

## （一）细胞周期调控的核心元件

**1. 细胞周期蛋白（cyclin）** 也称为周期素，因其含量随着细胞周期的变化而发生周期性变化而得名。最早的细胞周期蛋白是通过 $^{35}$S- 甲硫氨酸标记法在海胆卵细胞中发现的，目前已知的细胞周期蛋白有十余种，如酵母细胞中的 Cln1、Cln2、Cln 及哺乳动物细胞中的 cyclin A ～ G 等。在所有细胞周期蛋白的氨基酸序列中有一个高度保守的区域，由 100 个左右的氨基酸组成，参与介导细胞周期蛋白与细胞周期蛋白依赖性激酶的结合，称为"细胞周期蛋白框"。

细胞周期蛋白具有细胞周期时期的特异性。$G_1$ 期表达的细胞周期蛋白有 cyclin A、cyclin C、cyclin D 和 cyclin E，其中 cyclin C、cyclin D、cyclin E 三种蛋白仅在 $G_1$ 期表达，进入 S 期即开始降解，说明它们只在 $G_1$ 期向 S 期转化过程中发挥调节作用，因此又被称为 $G_1$ 期蛋白。cyclin D 是细胞从 $G_1$ 期向 S 期转化所必需的细胞周期蛋白，哺乳动物中存在三种具有组织及细胞特异性的 cyclin D，即 cyclin D1、cyclin D2 和 cyclin D3。分裂旺盛的细胞往往含有多种 cyclin D。cyclin A 在 $G_1$ 期向 S 期转变的过程中合成，至中期消失，属于 S 期周期蛋白。cyclin B 在 S 期开始合成，$G_2$/M 期达到高峰，随着 M 期的结束而降解、消失，属于 M 期周期蛋白。

S 期和 M 期周期蛋白分子的 N 端有一段由 9 个氨基酸残基构成的特殊序列，称为破坏框。破坏框在泛素介导的 cyclin A 和 cyclin B 的快速降解中发挥作用。$G_1$ 期周期蛋白分子结构中没有破坏框，而是通过其 C 端的一段富含脯氨酸、谷氨酸、丝氨酸和苏氨酸的序列（PEST 序列）介导，进而发生降解（图 11-3）。

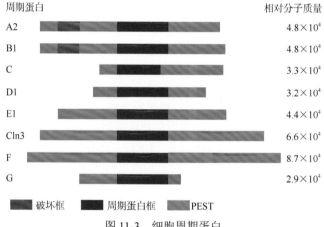

图 11-3　细胞周期蛋白

cyclin A 和 cyclin B 是通过多聚泛素化途径被降解的（图 11-4）。泛素是一种由 76 个氨基酸组成的、高度保守的蛋白质。其 C 端可以与非特异性泛素活化酶的半胱氨酸残基以硫酯键共价结合，从而活化泛素。泛素活化酶 - 泛素复合体可将泛素转移到泛素结合酶的胱氨酸残基上，在泛素连接酶的催化下，泛素连接于 cyclin A 和 cyclin B 分子破坏框附近的赖氨酸残基上，其他的泛素分子随后相继与前一个泛素分子的赖氨酸残基相连，这样在 cyclin A 和 cyclin B 上构成了一条多聚泛素链。多聚泛素链可作为标记物被蛋白酶识别，进而被其降解。

**知识拓展 11-3　　　　　周期蛋白的泛素化降解**

泛素（ubiquitin, Ub）是一种高度保守的蛋白质，含有 76 个氨基酸残基。它与蛋白酶体组成的泛素 - 蛋白酶体系统（ubiquitinproteasome system, UPS）是细胞内蛋白质降解的主要途径，参与细胞内 80% 以上蛋白质的降解。密度梯度离心时，蛋白酶体的沉降系数为 26S，又称其为 26S 蛋白酶体。蛋白质通过 UPS 途径降解时，必须先经过与多个泛素分子结合的多泛素化（ubiquitinoylation）过程。在泛素活化酶（ubiquitin-activating enzyme, E1）、泛素结合酶（ubiquitin- conjugating enzyme，E2）和泛素连接酶（ubiquitin ligase，E3）的作用下靶蛋白与多个泛素分子依次连接，构成多聚泛素链。多聚泛素链作为蛋白质降解的标志物使靶蛋白能够被蛋白酶体识别而降解。现以 M-cyclin 降解为例，简介周期蛋白的泛素化降解过程。首先，E1 水解 ATP 获得能量，其活性位点的半胱氨酸残基与泛素 C 端之间形成高能硫酯键使泛素活化；之后，E1- 泛素结合体在 E2 作用下，泛素从 E1 转移到 E2 活性位点的半胱氨酸上；接着，E3 识别靶蛋白 M- cyclin 破坏框序列，使泛素与靶蛋白 M-cyclin 破坏框附近的赖氨酸残基共价连接，并释放出 E2。随后，多个（一般认为至少 5 个）泛素相继与结合有泛素蛋白 M- cyclin 的前一个泛素的赖氨酸残基相连，形成一条多聚泛素链；最后，结合蛋白M-cyclin 的多聚泛素链被蛋白酶体识别并快速降解为多肽和氨基酸，同时释放出泛素分子。

有两种泛素连接酶在周期蛋白和其他细胞周期调节蛋白的降解中起重要作用，一种是SCF（Skpl- cullin-f- box protein），在 $G_1$ 期和 S 期介导 G1/S-cyclin 和 S-CDK 抑制蛋白的泛素化降解；另一种是后期促进复合物（anaphase-promoting complex，APC），在 M 期介导M-cyclin 和其他有丝分裂调节蛋白的泛素化降解。

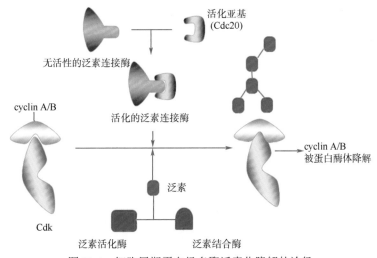

图 11-4　细胞周期蛋白经多聚泛素化降解的途径

**2. 细胞周期蛋白依赖性激酶（Cdk）**　是一类通过与细胞周期蛋白结合，从而激活其激酶活性的蛋白激酶，其通过磷酸化与细胞周期相关的多种蛋白在细胞周期调控中起关键作用。在各类Cdk 分子结构中，均存在着一段相似的激酶结构域，其中有一小段具有高度保守性的序列，参与介导激酶与细胞周期蛋白结合。细胞周期的不同阶段，不同的 Cdk 通过与特定的周期蛋白结合，使相应的蛋白质磷酸化，由此引发或控制细胞周期的一些主要事件。而细胞周期进程中的周期蛋白可不断地被合成与降解，Cdk 对蛋白质磷酸化的作用也由此呈现出周期性的变化。

在不同的物种中 Cdk 具有高度的保守性，Cdk 的类型也不尽相同。相同物种不同类型的Cdk 的氨基酸序列也有着高度的同源性。人类 Cdk1 ～ Cdk7 在氨基酸组成中有 40% ～ 75% 完全相同。

cyclin 与相应的 Cdk 结合形成复合物后才能起到驱动细胞周期进程的作用。例如，$G_1$ 期的 cyclin D-Cdk4 和 cyclin D-Cdk6 复合物促进细胞生长，$C_1$ 期、S 期的 cyclin E-Cdk2 和 S 期的cyclin A-Cdk2 推动 DNA 复制的过程，$G_2$ 期、M 期的 cyclin A-Cdk1 和 cyclin B-Cdk1 促进细胞分裂。

Cdk 的激酶活性需要在 cyclin 及磷酸化双重作用下才能被激活。例如，裂殖酵母中，非磷酸化状态的 Cdk 分子是无活性的，其含有一个弯曲的环状区域，称为 T 环。该环封闭了 Cdk 的袋状催化活性部位入口，阻止蛋白底物与 Cdk 活性位点的附着。当非磷酸化的 Cdk 与 cyclin 结合后，

cyclin 会与 T 环发生相互作用，引起 T 环空间构象变化，打开袋状催化活性部位入口，暴露活性位点。位于 Cdk N 端的一段 α 螺旋也旋转 90°，重新定位，其底物附着位点由此转向 Cdk 袋状催化活性部位分布。此时 Cdk 的激酶活性较低，仅能在体外试验中被检测到（图 11-5）。

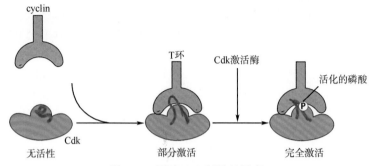

图 11-5　影响 Cdk 活性的因素

　　cyclin-Cdk 复合物要完全活化，还必须依赖 Cdk 分子的进一步磷酸化。磷酸化发生于 Cdk 的两个氨基酸残基位点，即活性的第 161 位苏氨酸残基（Thr161）和抑制性的第 15 位酪氨酸残基（Tyr15）。首先存在于 Cdk 与 ATP 结合区域的 Tyr15，由 Wee1 激酶催化其磷酸化。接着，位于 T 环上的 Thr161 经 Cdk 活化激酶（Cdk activating kinase，CAK）磷酸化，Cdk-cyclin 复合物上底物附着部位随之发生构象改变，与底物的亲和力进一步增强。相对于未磷酸化时，Cdk 的催化活性可提高 300 倍。Thr161 被磷酸化后，Tyr15 在 Cdc25 磷酸酶的催化下去磷酸化，Cdk 被最终激活。而在脊椎动物中，分布于 Cdk 与 ATP 结合部位的是 Cdk 蛋白上第 14 位苏氨酸残基（Thr14）。因此，Cdk 的激活还需要 myt 激酶对 Thr14 进行的磷酸化及随后 Cdc25 磷酸酶对 Thr14 的去磷酸化（图 11-6）。

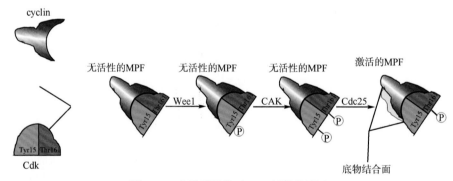

图 11-6　多重磷酸化对 Cdk 活性的影响

　　由此，通过 cyclin 与 Cdk 的结合与解聚，以及 Cdk 的磷酸化和去磷酸化的调节，细胞周期逐步推进。Cdk 磷酸化的本质是引起分子空间结构的变化，当变化导致激酶活性中心暴露时，Cdk 被激活；当激酶活性中心被掩盖时，Cdk 被抑制。

**3.** 周期蛋白依赖性激酶抑制因子（CKI）　是参与调控细胞周期的第三种因子，通过与特定的 cyclin-Cdk 复合物结合，钝化其活性。目前所知的人类 CKI 分为 INK4 和 Cip/Kip 两大家族，INK4 家族成员包括 p16[INK4]、p15[INK4] 及 p18[INK4]，而 Cip/Kip 家族成员有 p21[Cip1/Waf1]、p27[Kip1] 和 p57[Kip2] 等。

　　CKI 对 Cdk 的抑制作用是通过与 cyclin-Cdk 复合物结合，改变 Cdk 分子活性位点空间构象实现的。在细胞周期各阶段不同的 CKI 与相应的 cyclin-Cdk 复合物结合，形成的三元复合物参与细胞周期的调控（图 11-7）。Cip/Kip 家族成员主要作用于 Cdk2/4，其中 p21[Cip1/Waf1] 作用最为广泛。受 INK4 家族成员抑制的 Cdk 主要为 Cdk4/6。G1 期与 S 期是 CKI 作用的主要阶段，p16[INK4] 通过与 cyclin E 竞争结合 Cdk4/6，阻止 G1 期细胞通过限制点向 S 期转换。在 DNA 发生损伤时 p21[Cip1/Waf1] 表达水平增高，与 cyclin-Cdk2 结合后抑制细胞从 G1 期转向 S 期。

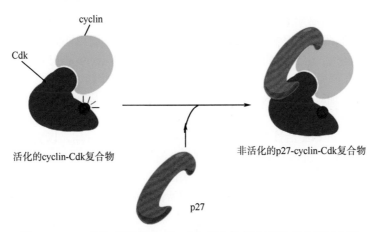

cyclin

Cdk

活化的cyclin-Cdk复合物

非活化的p27-cyclin-Cdk复合物

p27

图 11-7 CKI 可与相应的 cyclin-Cdk 复合物结合而形成三元复合物

## （二）cyclin-Cdk对细胞周期的调控

**临床病例 11-2**

患儿,女性,4 岁,因右眼球呈红色、畏光,继而失明 2 个月余入院。其母述,患儿 2 岁时,夜间右眼有黄色反光,未在意。无外伤史,父母非近亲结婚,头胎足月顺产。

体格检查:右眼无光感,眼位正,睫状体充血（+）,角膜上皮水肿（+）,前房积血（++）眼底结构窥视不清;指测眼压高（Tn2）。左眼屈光间质失明,散瞳查眼底未见异常。身体其他部位未见异常。

辅助检查:B 超示右眼球内 14mm×16mm 不均匀回声团块,提示右眼视网膜母细胞瘤（内生型）。磁共振示右眼球内后壁占位,大小约为 10mm×20mm×20mm。

诊断:视网膜母细胞瘤（右）,右眼继发性前房积血

治疗:全身麻醉下行右眼球摘除术（术后病理报告:视网膜母细胞）。

**问题**

1. 视网膜母细胞瘤的发生是由于哪个基因突变导致的?

2. 为什么有的视网膜母细胞瘤患者是单侧发病,有的是双侧发病?

**临床病例 11-2 分析**

Rb 蛋白是细胞周期 $G_1$ 期的重要调控蛋白。在 $G_1$ 期,活化的 Rb 蛋白与转录因子 $E_2F$ 结合,抑制其活性,使细胞周期"停滞"在 $G_1$ 期,这称为"刹车"效应。磷酸化的 Rb 蛋白则失去活性,不能与 $E_2F$ 结合,$E_2F$ 得以活化。活化的 $E_2F$ 激活 S 期基因的表达,细胞周期得以从 $G_1$ 期向 S 期继续进行。

视网膜母细胞瘤是婴幼儿中最常见的眼内恶性肿瘤,患儿体内编码 Rb 蛋白的基因突变导致 Rb 蛋白异常或缺失。Rb 蛋白异常或缺失导致患儿细胞周期 $G_1$ 期"刹车"作用缺失,细胞不受控制地过度增殖,进而形成肿瘤。

视网膜母细胞瘤分为遗传型和非遗传型两种类型,遗传型通常是双眼都生长肿瘤,非遗传型仅单眼生瘤。根据 Knudson 的"二次突变学说",视网膜细胞瘤是两个 *Rb* 等位基因经两次突变产生 *rb* 导致的。遗传型视网膜母细胞瘤患儿,第一次突变由双亲一方的配子传递而来,故患儿的所有体细胞均带有突变基因 *rb*,出生后,只要另一个正常 *Rb* 基因突变为 *rb* 就可以发病。故此型患者发病早,且往往是双侧的。非遗传型视网膜母细胞瘤患儿,*rb* 基因不是双亲传递来的,而是其视网膜细胞 *Rb* 基因两次突变造成的,故此型患者发病率低、发病晚且多为单发的。

细胞周期蛋白和细胞周期蛋白依赖性激酶复合物是细胞周期调控体系的核心所在，其周期性的形成与降解使得细胞周期进程中的各事件依次发生，保证了细胞周期的稳定进行。

**1. $G_1$ 期中 cyclin-Cdk 复合物的作用** 在 $G_1$ 期发挥作用的 cyclin-Cdk 复合物主要是 cyclin D、E 与 Cdk4/6 相互结合形成的。在 M 期末，细胞内的 Cdk 活性急剧下降，甚至为零。当细胞重新进入下一个周期的 $G_1$ 期时，细胞内的代谢活动以合成代谢为主，为 DNA 合成作准备。Cdk 活性的降低，一方面与 CKI 对 Cdk 和 cyclin-Cdk 复合物的抑制有关，另一方面也与细胞周期蛋白转录活性下降有关。cyclin-Cdk 活性的下降，为细胞提供了充足的时间，以完成 $G_1$ 期的物质准备。$G_1$ 期晚期，当细胞受到增殖信号如生长因子和激素的刺激时，cyclin D 将迅速大量合成，Cdk4、Cdk6 与其结合后通过激酶活化细胞中的某些转录因子。$G_1$ 期晚期 cyclin E 的转录活性增强，与 Cdk2 结合，到 $G_1$/S 期，cyclin E 与 Cdk2 复合物的活性达到最高，进一步激活细胞内的转录因子。与 DNA 复制有关的基因表达激活，产生 DNA 合成的酶类和蛋白质，促进细胞跨越限制点，向 S 期转换。

**2. S 期中 cyclin-Cdk 复合物的作用** 进入 S 期后，cyclin D/E-Cdk 复合物中的 cyclin 发生不可逆的降解，使得细胞无法返回 $G_1$ 期，cyclin A-Cdk 复合物开始形成，启动 DNA 复制，并阻止已经完成复制的 DNA 再次复制。

目前认为，DNA 的复制是从复制起始点（origin of replication）开始的。DNA 复制起始点及其附近 DNA 序列上有一个由多种蛋白质构成的复合体，称为预复制复合体。当 DNA 复制开始后，cyclin A-Cdk 复合物可以将预复制复合体上的蛋白质分离，导致预复制复合体解体，进而导致原复制起始点上的 DNA 不能被再次复制。cyclin A-Cdk 复合物还可以进一步磷酸化预复制复合体上的蛋白质，使其降解或转运至核外，阻止预复制复合体在其他 DNA 复制起始点的重新装配，使得 DNA 复制不能被再启动，保证 S 期 DNA 只被复制一次。cyclin A-Cdk 复合物的作用将持续至 $G_2$ 期和 M 期，保证在有丝分裂后期染色单体彼此分离前，DNA 无法再次复制。

**3. $G_2$/M 期转换中 cyclin-Cdk 复合物的作用** cyclin B-Cdk 复合物在促进细胞从 $G_2$ 期向 M 期转换过程中发挥关键作用，促进 M 期启动，因此该复合物又被称为促成熟因子（MPF）。M 期 Cdk 的激活起始于分裂期 cyclin 的积累，在胚胎细胞中 cyclin 一直在合成，其浓度决定降解的速度。但在大多数细胞的有丝分裂周期中，cyclin 的积累是因为在 $G_2$/M 期 M-cyclin 基因转录的增强。

随着 M-cyclin 的积累，M-Cdk 复合物也显著增加，由于蛋白激酶 Wee1 将 Cdk1 的 Thr14 和 Tyr15 磷酸化，使得此时的 M-Cdk 复合物并不具有活性。这种机制在保证了 Cdk 含量能够不断积累的同时，不被过早活化。Wee1 是一种负责调控细胞周期的激酶，通过促进 Cdk1 酶分子 Thr14 和 Tyr15 位点的磷酸化，抑制 Cdk1 活性。

随着 M 期邻近，Wee1 的活性降低，同时 Cdc25 使 Cdk 去磷酸化，排除了 Cdk 活化的障碍。Cdc25 分子可被 polo 激酶和 M-Cdk 本身两种激酶激活，而且激活的 M-Cdk 还可以反过来抑制 Wee1 的活性，形成一个正反馈环。所以，只要有少量的 Cdk 被 Cdc25 激活，通过 Cdk 与 Cdc25 之间的相互激活，产生级联放大效应，导致大量的 Cdk 被活化。Cdk 的激活还需要对其分子内第 161 位的 Thr 磷酸化，这依赖于 Cdk 活化激酶（Cdk activating kinase，CAK）的作用（图 11-8）。

**4. M 期中 cyclin-Cdk 复合物的作用** 有丝分裂早期发生的诸多事件，如纺锤体的组装、染色体的凝集、核膜的崩解、肌动蛋白骨架的重排、高尔基体和内质网等细胞器的再组装等，都是由 M-Cdk 直接磷酸化与该事件有关的结构蛋白和调节蛋白引起的。

M-Cdk 的激酶活性在进入 M 期后迅速上升，到 M 期中期达到高峰，并启动下一个开关，即后期促进复合体（anaphase-promoting complex，APC）。有丝分裂后期，随着负责姐妹染色单体相连的黏连蛋白复合体（cohesin complex）的解聚，两个姐妹染色单体开始分离，彼此在对向连接的微管作用下向两极移动，该过程是从 APC 的活化开始的。APC 是一种分离酶抑制蛋白，在分裂象到来之前，APC 始终与染色体分离酶结合并抑制其活性。在分裂象中末期，APC 被破坏（APC 介导的泛素化降解），染色体分离酶释放，切割黏连蛋白复合体，导致姐妹染色单体分离，在纺锤体微管的牵引下，分别移向两极（图 11-9）。

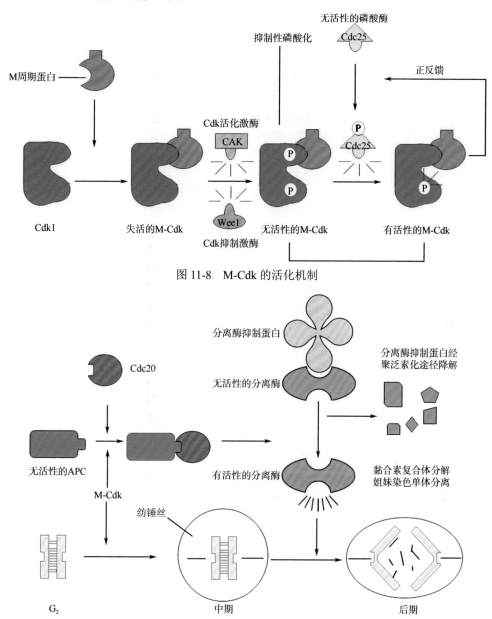

图 11-8 M-Cdk 的活化机制

图 11-9 APC 介导的姐妹染色单体的分离机制

**5. M 期的退出** 细胞进入 M 期后期，M-Cdk 活性下降，到 M 期末达到最低点，M-Cdk 失活主要通过泛素依赖性 M 期周期蛋白的水解。M-Cdk 活性下降使之前磷酸化的结构蛋白和调节蛋白发生去磷酸化，细胞发生与 M 期相反的事件，即纺锤体去组装而解体，染色体去凝集而恢复成染色质，磷酸化的可溶性核纤层蛋白去磷酸化，重新聚合成核纤维，并将分散于胞质中的核膜小泡重聚于染色体周围形成核膜和核纤层，在细胞的两端形成新的子细胞核。胞质中肌球蛋白链的去磷酸化启动了收缩机制，形成分裂沟，胞质分裂完成。

## （三）细胞周期检查点在细胞周期调控中的作用

Hartwell 通过研究酵母细胞对放射线的感受性发现，当细胞周期进入下一个时相前，都要经过一个特定节点，负责检查本时相内所有关键事件的完成情况，只有所有的任务都完成后，才能进入下一个时相，从而保证细胞精确无误地分裂（图 11-10）。Hartwell 将这些节点称为细胞周期检查点，如果因某些环境因素（如物理、化学、生物等因子）的作用出现故障和差错，前时相应该完成的关键事件未被完成，这些故障可作为反馈信号使细胞周期暂时停止在某个检查点上，以便细胞排除故障或进行修复。当修复完成后，细胞周期即可进入下一个时相，这是细胞增殖在长期进化过程中形成的一种保护机制。通过实验证明，在细胞周期的 $G_1$、S、$G_2$ 和 M 期中均有这样的检查点。

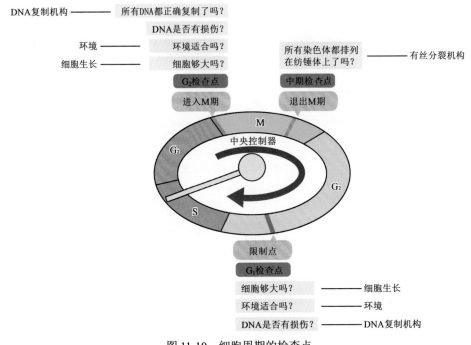

图 11-10　细胞周期的检查点

**1. $G_1$/S 检查点**　在哺乳动物中称为 R 点（restriction point）。R 点是 $G_1$ 期特有的检查点，只有通过该检查点的细胞才能进入 S 期，开始 DNA 合成，继而进入到细胞增殖期。R 点是控制细胞由静止状态的 $G_1$ 期进入 DNA 合成期的关键点，需要检测的内容包括：DNA 是否受损，细胞外环境是否适宜，细胞体积是否足够大等。若在 $G_1$/S 交界处检查发现 DNA 受损，则细胞被阻滞在 $G_1$ 期。在哺乳动物细胞中，P53 和 pRb 是 $G_1$ 期主要的调控蛋白，可以通过 ATM（ATR）-CHK1（CHK2）-P53/MDM2-P21 通路诱导持续的、有时甚至是永久性的 $G_1$ 期阻滞。

**2. S 检查点**　在 S/$G_2$ 交界处，负责检查 DNA 复制完成情况。如果细胞在未完成 DNA 复制或 DNA 损伤的情况下提前进入 M 期，将对细胞本身及其后代细胞遗传物质的稳定性产生严重后果。S 检查点的作用就是保证在细胞基因组 DNA 全部复制后方可进入到 M 期。

**3. $G_2$/M 检查点**　DNA 复制结束，细胞周期由 S 期进入 $G_2$ 期，并准备进行细胞分裂。如果DNA 复制尚未完成，则 M 期激酶的活性就不能表现出来。$G_2$ 检查点的功能是阻止带有 DNA 损伤的细胞进入 M 期，确保细胞基因组的完整性和稳定性。这些被检测的内容一旦不符合细胞周期的进展要求，则细胞周期将被阻滞在该期，直至相关事件完整无损地执行完毕。这一步骤涉及多种分子间的相互作用，主要信号转导途径为：ATM/ATR-CHK2/CHK2-Cdc25C-Cdc2。

**4. 中 - 后期检查点**　又称纺锤体组装检查点（spindle assembly checkpoint，SAC），是保证染色体正确分离的重要机制之一。它监控纺锤体微管与染色体动粒之间的连接，并且促使有丝分裂中姐妹染色单体或减数分裂中同源染色体间张力的形成。如果有任何一个动粒没有正确连接到纺锤体上，都会抑制 APC 的活性，引起细胞周期中断。其作用机制是：Mad2 结合到错误的动粒

→ Cdc20 失活→ APC 活化及分离酶抑制蛋白的多聚泛素化受阻→染色单体着丝粒不能分离→细胞周期受阻。一旦动粒均被动粒微管附着,纺锤体组装完成,Mad2 与动粒的结合即停止。

> **人文感悟 11-2**
>
> 　　细胞周期的每个时相($G_1$ 期、S 期、$G_2$ 期和 M 期)都有检查点,在每个时相都对细胞进行检查,发现错误及时修复,从表面上看好像浪费了时间,实质上这比将较多错误累积在一起纠正所用的时间要少,同时避免将小错累积成大错,最后可能造成细胞无法修复的错误,通过各个时相检查点的调控,保证了 DNA 的精确复制,确保细胞周期变得更快、更好。
>
> 　　在学习和工作中我们经常犯错误,这时候我们要停下脚步及时地纠正错误,甚至返回去从头再来,从表面上看停滞不前甚至倒退了,及时纠正小错的时间的总和要比所有错误累积在一起再改正用的时间要少,同时避免小错累积成大错,我们自己就是自己的检查点,靠自律及时纠正错误,始终明确、理智地后退是为了更快、更好地前进,我们经历前进—纠错—前进—纠错—前进……最后实现学习、工作螺旋式上升。

## (四) 参与细胞周期调控的其他因素

### 1. 癌基因与抑癌基因

(1)癌基因:在对反转录病毒基因组的研究中发现,有些基因能促使细胞无限增殖进而发生癌变,这些基因被称为病毒癌基因(viral oncogene, V-onc)。在脊椎动物正常细胞中,也存在着与 V-onc 同源的 DNA 序列,称为细胞癌基因(cellular oncogene, C-onc)或原癌基因(proto-oncogene)。原癌基因为显性基因,是细胞生长、增殖所必需的一类基因,在正常情况下较少表达或表达较低。原癌基因包括 *src*、*erb*、*ras*、*sis*、*myc*、*myb* 及 *fos* 等基因家族,其产物种类较多,它们的表达产物主要是信号转导通路成分(如生长因子、受体、激酶及转录因子等),参与细胞的正常功能。原癌基因突变或过度表达是细胞恶性增殖的内因,造成癌基因异常表达的原因很多,包括反转录病毒激活、基因突变、染色体畸变、DNA 甲基化异常及抑癌基因失活等。

(2)抑癌基因:又称为肿瘤抑制基因(tumor suppressor gene),为正常细胞所具有的、能抑制细胞恶性增殖的一类基因。这类基因编码的蛋白质通常能与转录因子结合或本身即为转录因子,可作为负调控因子,影响细胞周期相关蛋白的合成及 DNA 复制,进而调控细胞周期的进程。抑癌基因属于隐性基因,在正常的二倍体细胞中当其两个等位基因同时发生缺失或失活,将导致细胞增殖失控或发生癌变。目前有十几种抑癌基因被发现,其中 *p53* 及 *Rb* 的作用机制研究较为深入。

1)*p53*:一种重要的肿瘤抑制基因,该基因在 1979 年被首次报道。在人类 50% 以上的肿瘤组织中均发现了 *p53* 基因的突变,说明该基因的改变很可能是人类肿瘤的主要发病因素。基因产物为 P53 蛋白,分子量为 53kDa,分布于细胞核。该蛋白因其半衰期短,在细胞中稳定性较差,可作为转录因子或与其他转录因子结合,在细胞周期进程中直接或间接影响细胞周期相关基因的转录,使细胞滞留于 $G_1$ 期。P53 蛋白的作用是通过促进 $p21^{Cip1/Waf1}$ 基因转录来实现的。$p21^{Cip1/Waf1}$ 是一种 CKI,可以抑制 Cdk 的活性,使 pRb 蛋白磷酸化受阻,与 S 期相关的转录因子 $E_2F$ 不能被释放,DNA 复制不能进行,细胞无法从 $G_1$ 期进入 S 期。*p53* 基因也可在细胞周期 DNA 损伤检查点发挥其调节作用。当 DNA 在 X 射线照射下出现断裂等损伤时,P53 蛋白磷酸化程度将增高,并由此变得更为稳定、降解减慢。细胞中 P53 蛋白的表达量迅速上升,在其促进作用下 $p21^{Cip1/waf1}$ 基因的转录被激活,pRb 蛋白磷酸化受抑制,细胞周期将由此停滞于 $G_1$ 期,为细胞有足够时间来完成 DNA 修复提供了保证。

2)*Rb*:又称为视网膜母细胞瘤(retinoblastoma)基因,其产物为一种分布于细胞核的、分子量为 105kDa 的蛋白质。Rb 蛋白可在丝氨酸 / 苏氨酸残基发生磷酸化。该磷酸化与细胞周期蛋白激酶(如 cyclin D/E-Cdk4/6 等)的作用有关,并呈现出细胞周期依赖性。也就是说,$G_1$ 早期磷酸化水平较低，到 $G_1$ 晚期逐渐升高，$G_2$ 期和 S 期磷酸化程度达到最高，M 期结束之后则又恢复到低磷酸化水平。

在细胞周期中，Rb 蛋白可通过改变其磷酸化状态，控制与其结合的转录因子活性，进而影响细胞周期相关蛋白基因的表达。Rb 蛋白去磷酸化时，与其结合的转录因子不能与靶基因结合，活性被抑制，而不能促进基因的表达。当 Rb 蛋白发生磷酸化后，转录因子与其分离，活性恢复，与靶基因结合后可刺激基因表达。在细胞周期过程中，Rb 蛋白与转录因子 $E_2F$ 间的相互作用，对 $G_1$ 期向 S 期的转换具有重要的调控作用。在 $G_1$ 早期，去磷酸化的 Rb 蛋白与转录因子 $E_2F$ 结合，使 $E_2F$ 缺乏活性，S 期所需的基因转录受阻。到 $G_1$ 期末，随着 cyclin-Cdk 将 Rb 蛋白磷酸化，$E_2F$ 被释放、活化，解除了 S 期所需基因的转录阻断，细胞由 $G_1$ 期向 S 期转换（图 11-11）。

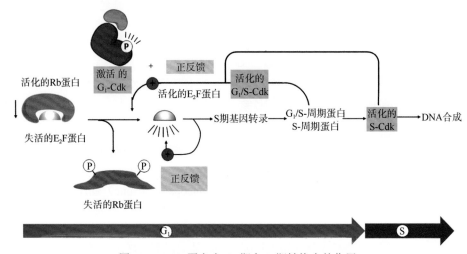

图 11-11　Rb 蛋白由 $G_1$ 期向 S 期转换中的作用

**2. 生长因子**　是细胞产生的一类多肽类物质，在细胞表面有其受体。细胞培养中，若不加入血清（尽管培养基中有完全的氨基酸、维生素、无机盐等），细胞将于 $G_0/G_1$ 期停止生长。当加入新鲜血清后，细胞又可继续生长、增殖。目前已知，血清中含有一种多肽生长因子，它们与特异性质膜受体结合，经过细胞的信号传递系统，激活与细胞增殖有关的基因，从而引起细胞增殖。

根据生长因子靶细胞的不同，可将生长因子分为具有广泛作用的生长因子和细胞特异性生长因子两类，前者如血小板生长因子（PDGF）、上皮生长因子（EGF）、成纤维细胞生长因子（FGF）、与其他生长因子一起协同作用的类胰岛素生长因子（IGF）及有刺激和抑制细胞生长双重作用的转化生长因子（TGF-β）等。后者包括激活 T 淋巴细胞生长的白介素 -2（IL-2），刺激某些神经元生长的神经生长因子（NGF）、刺激红细胞前体细胞增殖和分化的红细胞生成素（EPO）及各种血细胞集落刺激因子等。在哺乳动物体内，大多数细胞的增殖是在多种生长因子特异的配合作用下进行的。如 3T3 成纤维细胞由 $G_0$ 期进入周期必须首先接收 PDGF 的刺激，使细胞处于具有能进入 $G_1$ 期的潜在状态，然后才能在 FGF 及 IGF-1 的刺激下进入细胞周期。

**3. 抑素**　是一种由细胞自身产生、分泌的，对细胞周期有抑制作用的糖蛋白，其调节细胞周期的方式与生长因子类似，需要与特定的膜受体结合，引发信号转导，影响细胞周期蛋白的表达。抑素主要作用于 $G_1$ 期末和 $G_2$ 期。作用于 $G_1$ 期的抑素称为 S 因子，可以阻止细胞进入 S 期；作用于 $G_2$ 期的抑素称为 M 因子，可以阻止 S 期细胞进入 M 期。抑素对细胞周期的调控是可逆的、无毒性的，并且具有组织特异性，在红细胞、淋巴细胞、肝细胞和表皮细胞等不同类型的细胞内发现了相应的抑素。

**4. cGMP 和 cAMP**　是细胞内信号转导的重要胞内信使，二者在细胞周期调控中发挥相互拮抗的作用。cGMP 可以促进细胞分裂中 DNA 和组蛋白的合成，cAMP 则对细胞分裂起负调控作用，当

cAMP 含量降低时 DNA 合成和细胞分裂加速。细胞内 cGMP 和 cAMP 含量的平衡，是影响细胞周期进程的重要因素。恶性肿瘤中，cGMP 浓度常见异常增高，导致细胞过度增殖。

# 第二节 细胞分裂

细胞分裂是指一个亲代细胞形成两个或四个子代细胞的过程，是细胞的基本生命特征之一，常见的细胞分裂方式有：无丝分裂（amitosis）、有丝分裂（mitosis）和减数分裂（meiosis）。受精卵生长发育为个体，个体的繁衍等都是通过细胞分裂实现的，个体通过有丝分裂和减数分裂维持个体内和世代间的染色体数目恒定，确保了遗传稳定性。精密控制的细胞周期是实现细胞分裂的前提，细胞周期紊乱，将导致疾病的发生。

## 一、无丝分裂（amitosis）

无丝分裂是低等生物普遍的细胞增殖方式，如单细胞真核生物；某些高等生物的创伤、癌变和衰老细胞及特化细胞中也存在无丝分裂，如蛙红细胞、离体培养细胞、动物肝细胞、肾小管上皮细胞、肾上腺皮质细胞和肌细胞等。无丝分裂的主要特点：没有细胞核的解体和重现过程，没有有丝分裂器的形成，染色质不发生凝集，细胞核及细胞整体拉长，细胞中部缢缩、断裂，一分为二成为两个子代细胞。无丝分裂过程快速，能量消耗少，利于细胞对环境变化做出迅速的应对，但是无法保证遗传物质和细胞质平均分配到两个子代细胞（图 11-12）。

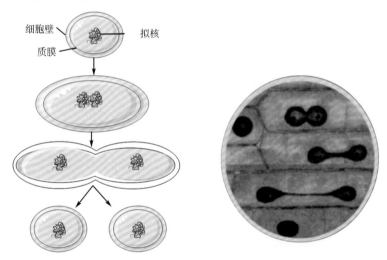

图 11-12 无丝分裂

## 二、有丝分裂（mitosis）

有丝分裂是真核细胞增殖的主要方式，最显著的形态学变化就是有丝分裂器（mitotic apparatus），即纺锤体的形成，因此得名。1880 年，Strasburger 在植物细胞中首次发现有丝分裂，1882 年，Fleming 在动物细胞中也发现有丝分裂。

### （一）有丝分裂的基本过程

通常有丝分裂是指完全的细胞分裂，包括核分裂（karyokinesis，nuclear division）和胞质分裂两个过程，而核分裂又可具体分为：间期、前期、中期、后期和末期五个时期，其中前期又可细分为前期和前中期（图 11-13）。

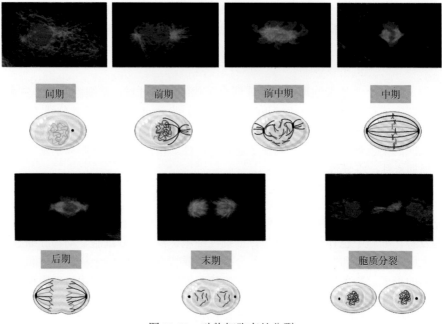

图 11-13 动物细胞有丝分裂

**1. 前期**（prophase）　是有丝分裂的第一期，该期的主要特征是染色质凝缩成由完全相同的两条染色单体连接而成的具有明显特征的染色体。另外，核仁消失、核膜解体、细胞质中出现纺锤体也是前期的特征。

前期发生的主要事件有 4 种：染色质的凝缩、分裂极的确定、核仁的消失和核膜片段化。染色质凝缩是前期开始的第一个特征，实际上是染色质的螺旋化、折叠和包装过程。一对中心体移向相对的两侧，确定分裂极。前期末，核仁缩小消失，核膜片段化，染色体分散于胞质之中。

**2. 前中期**（prometaphase）　核膜解体后，细胞即进入前中期，此时期的主要事件是纺锤体（spindle）的装配。纺锤体是由微管装配而成的，功能是在有丝分裂期间将两套染色体均等分开。纺锤体微管的装配起始于中心体。

核周围的纺锤体侵入细胞核的中心区，一部分纺锤体微管的自由端最终结合到动粒上，形成动粒微管。前中期的特征是染色体剧烈运动，个别染色体剧烈地旋转、振荡、徘徊于两极之间，并被纺锤体"捕获"：一侧纺锤体微管的自由端捕获一条染色体的一侧动粒，接着另一侧纺锤体的自由端捕获该染色体另一侧的动粒，这一过程是随机发生的。

**3. 中期**（metaphase）　当两极的纺锤体微管分别与染色体两侧的动粒结合形成动粒微管之后，即进入中期。染色体在纺锤体动粒微管的作用下，逐渐移向纺锤体的中心区，最终整齐排列在纺锤体赤道（spindle equator）。染色体移向赤道，是纺锤体动粒微管相互作用的结果，并且是染色体由不稳定状态向稳定状态转变的过程。

**4. 后期**（anaphase）　在两侧纺锤体微管的作用下，将排列在赤道板上的姐妹染色单体断开并拉向两极的时期为后期。在后期的开始阶段，每一对姐妹染色体的着丝粒在纺锤体微管的作用下发生断裂，进而造成染色单体分开并移向两极。几乎所有的姐妹染色单体都同时分裂。因此，这一时期的主要特点是：着丝粒分开，染色单体移向两极（图 11-14）。

**5. 末期**（telophase）　后期结束，染色单体平均分配到纺锤体的两极，核膜小泡重新包围两组染色体，相互融合形成完整的核膜，并在两极重新形成新的细胞核，此即末期。该期的主要特点是：染色体解聚形成染色质，出现核仁和核膜。

**6. 胞质分裂**　M 期的主要目的是进行核分裂，将复制的染色体均等分配到两个子细胞，在此期间也要涉及细胞中其他物质的分配，包括将细胞膜、细胞骨架、细胞器及可溶性蛋白等分配给两个子细胞，这是通过胞质分裂（cytokinesis），即将细胞质一分为二完成的。胞质分裂通常开始于有丝分裂后期，由 MPF 的失活所触发，直到两个新细胞核形成后才结束。动物细胞的胞质分裂装置是肌动蛋白装配成的收缩环（contractile ring），通过肌球蛋白与肌动蛋白纤维的滑动机制，使肌动蛋白收缩环紧缩，最终将细胞质一分为二（图 11-15）。

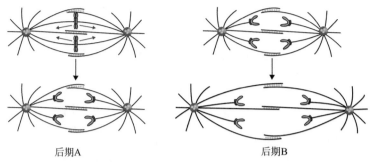

后期A　　　　　　　　　后期B

图 11-14　有丝分裂后期染色体的运动

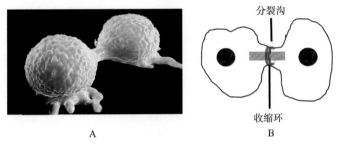

A　　　　　　　　　　B

图 11-15　胞质分裂

A. 模拟图；B. 模式图

**7. 中心体的复制**　有丝分裂需要中心体发挥功能形成纺锤体，并且中心体对于确定细胞分裂极具有重要作用。经细胞分裂产生的子代动物细胞只有一个中心体，因此在细胞进入细胞周期伊始，就必须进行中心体的复制，并且在有丝分裂期复制成完整的两个中心体。中心体的复制从 $G_1$ 期进入 S 期开始。$G_1$/S-Cdk 触发细胞进入细胞周期，同时也启动了中心体的复制。中心体复制时，其中的两个中心粒分开，各自合成一个新的中心粒，新合成的两个中心体一起维持在细胞核的一侧，直至进入有丝分裂才分离，并各自移向一极。由此看来，中心体的复制是与染色体的复制同步进行的，也必然有监控保障机制。实验证明，若阻断了染色体复制，也同时阻断了中心体的复制。

## （二）有丝分裂的机制

**1. 有丝分裂器形成**　在有丝分裂期间将形成有丝分裂器（mitotic apparatus），即在分裂期由染色体及纺锤体等细胞分裂因素构成的暂时性细胞器的总称，功能是将染色体均等分配到两个子细胞中（图 11-16）。

在细胞周期间期的 $G_1$ 期，一对相互垂直排列的亲代中心粒圆筒分开。进入 S 期，子代中心粒小筒从亲代中心粒上生长出来，并逐渐长大，但仍在同一个中心体中，直至有丝分裂

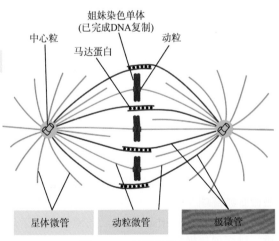

图 11-16　纺锤体的结构

前期时成熟，中心体裂开，两对中心粒反向分离，分别移到细胞两极（图 11-17）。中心体作为微管组织中心，组织、装配及形成有丝分裂器。有丝分裂器形成后可实现染色体的分离，其主要机制是纺锤体微管产生两种力的作用结果，即动粒微管去组装产生的拉力和极微管的聚合组装产生的推力。两种力使染色体移动分离包含两个连续而又独立的过程，即后期 A 和后期 B。

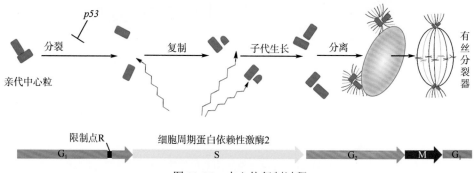

图 11-17　中心体复制过程

**2. 后期 A**　染色体运动的力主要是由动粒微管在靠近动粒处的去组装及缩短而产生，此时的染色体运动称为向极运动（图 11-18）。染色体动粒含有多种蛋白质，是每条染色体主缢痕两侧特化的盘状或球状结构，也是动粒微管与染色体的连接点，故又称为着丝点。着丝粒 - 动粒复合体包括三种结构域，即动粒域、中心域和配对域（图 11-18）。微管蛋白分子和动粒蛋白分子有很好的亲和性，动粒微管正端插入到动粒的外层，微管蛋白可在此端进行组装和去组装。同时，结合在动粒处的微管马达蛋白（动力蛋白）通过水解 ATP 提供的能量沿动粒微管向负极方向移动，带动了动粒和染色体的向极运动，动粒端的微管被降解而不断缩短（图 11-18A、图 11-19A）。另有观点认为，在不消耗 ATP 的情况下由于动粒微管的去组装，动粒倾向于向极滑动以恢复动粒与缩短微管的结合，从而产生动粒和染色体的向极运动（图 11-18B）。

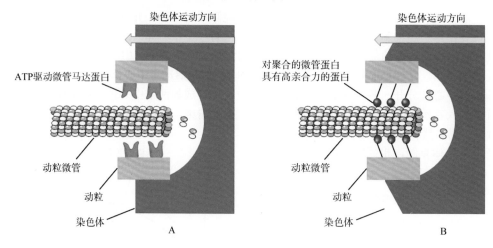

图 11-18　后期 A 染色单体受力分离

A. 动粒处的微管马达蛋白水解 ATP，牵拉动粒和染色单体向极运动；B. 动粒微管通过不断去组装缩短长度，牵拉动粒和染色单体向极运动

**3. 后期 B**　染色体运动的力主要是由极微管聚合产生的，此时的运动称为染色体极分离运动。极微管游离端（即正端）添加微管蛋白二聚体进行聚合，使极微管延长，并在来自两极的极微管间产生重叠带（overlap zone）。向微管正向运动的微管马达蛋白（如驱动蛋白）在重叠带形成搭桥，进而促使极微管在重叠区相互滑动，外推纺锤体向极运动。由于两极微管的正端不断聚合延

长，重叠区保持不变，结果是不断将染色体推向两极（图 11-19B 和图 11-20）。电子显微镜下可见微管表面突出的短丝伸到相邻微管上的横桥，横桥处有较高的 ATP 酶活性。此外，锚定在细胞质膜上负向运动的马达蛋白（如动力蛋白等）在星体微管与质膜间也可形成搭桥，在向外牵拉纺锤体力量的作用下进一步拉长了两极间的距离。

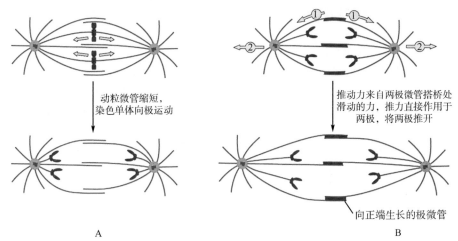

图 11-19　后期染色体向极运动的两种模型

A. 后期 A；B. 后期 B

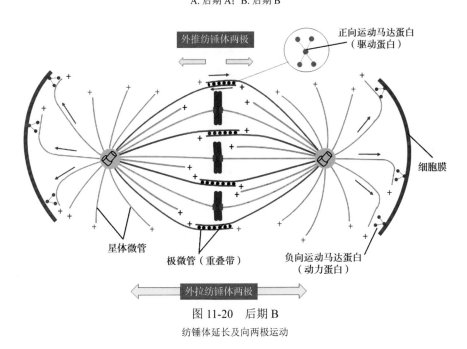

图 11-20　后期 B

纺锤体延长及向两极运动

此外，有丝分裂时细胞中一些特定蛋白质磷酸化与去磷酸化过程也具有重要作用：①参与染色质凝集与去凝集、核膜解聚及重建等变化的分子基础；②有丝分裂时细胞间、细胞与细胞外基质间黏附性减弱及连接松弛的分子基础。

## （三）有丝分裂的生物学意义

有丝分裂是生物进化的结果，有丝分裂保证了染色体等遗传物质在子代细胞中的均等分配，保证了生物遗传性的连续性和稳定性。

# 三、减数分裂

**临床病例 11-3**

患儿，男性，5 岁，足月顺产。该患者出生时体重 2.4kg，体长 40cm。1 岁时仍站立不稳，2 岁半才会走路；语言障碍，只能说简单字词；智力低下，认知和表达能力差；简单加减法、认物、认图、认人等与同龄儿童相差甚远；经常患呼吸道感染。患儿出生时，母亲年龄 38 岁，父亲年龄 40 岁，父母的核型均正常。

家系调查：除患儿外，家系中无其他成员患此病。

体格检查：头颅小而圆，枕部平，脸圆，鼻根扁平，眼距较宽，舌大外伸，耳小，耳位低；双手为通贯掌，指短，第 5 指缺少中节；四肢肌张力较低，目光呆滞，反应迟钝。IQ 值为 39。

辅助检查：心脏彩超提示动脉导管未闭。核型分析结果为 47，XY，+21。

诊断：唐氏综合征（21 三体综合征）。

**问题**

唐氏综合征的发病机制是什么？

**临床病例 11-3 分析**

从核型可知：患儿是唐氏综合征患者，即机体所有细胞均多一条 21 号染色体。这是由于配子形成过程中，减数分裂后期 I 或后期 II 21 号染色体不分离所致，结果形成含有 24 条（2 条 21 号）和 22 条（无 21 号）染色体的配子；前者与正常配子结合发育为唐氏综合征患者，后者与正常配子结合形成的 21 单体受精卵不能存活。研究表明，配子发生的减数分裂后期 I 的染色体不分离比后期 II 更常见。统计资料显示，染色体不分离大多数发生于患者母亲，随着母亲生育年龄的增大（35 岁以上），染色体不分离的概率增高，生出唐氏综合征患儿的风险也增加。

除唐氏综合征患者外，临床较常见的由于减数分裂染色体不分离导致的染色体数目异常疾病，还有 13 三体综合征（47，XXXY，+13）、18 三体综合征（47，XXXY，+18）、克兰费尔特综合征（klinefelter syndrome）（47，XXY）、特纳综合征（Turner syndrome）（45，X）等。

减数分裂是一种特殊的有丝分裂形式，仅发生于有性生殖细胞形成过程中的某个阶段。减数分裂的主要特点是，细胞仅进行一次 DNA 复制，随后进行两次分裂。通过这种分裂，细胞中染色体数目减少了一半，即由 $2n$ 变成了 $n$。凡能进行有性生殖的生物在其生活史的某一时期都要发生一次减数分裂，使雌雄生殖细胞的染色体减半。这样受精后的合子才能保持 $2n$ 的染色体数目。如果没有减数分裂，细胞中染色体数目每经一代（受精一次）增加一倍。若干代后细胞中的染色体将达到巨大数目，由于遗传上的不稳定，该物种将不可避免地失去生存竞争能力而被淘汰。因此，减数分裂是维持物种染色体数目稳定，使物种得以保存和繁衍的主要基础。

## （一）减数分裂的过程

减数分裂由两次分裂组成，分别称为第一次减数分裂或减数分裂 I 和第二次减数分裂或减数分裂 II，在两次分裂之间，一般有一个短暂的间期。在此间期中不进行 DNA 合成，也不发生染色体复制。由于细胞和核分裂两次，而染色体只复制一次，所以经过减数分裂染色体数目减少一半，变成单倍体。

**1. 减数分裂 I（meiosis I）** 减数分裂和有丝分裂一样，也可分为前期、中期、后期、末期等几个阶段，但减数分裂 I 的前期（前期 I）比较复杂，许多特有的过程都发生在这一时期。

（1）前期 I：可分为五个不同时期：细线期、偶线期、粗线期、双线期和终变期。

细线期（leptotene stage）：为前期 I 的开始阶段。此期染色体开始凝集，染色体纤维逐渐折叠、螺旋化，变短变粗，形成细纤维样的染色体结构。这种染色体线含有两条染色单体但两条单体的臂并未分离，因此在显微镜下看不到双线样染色体，而是单线状。而且在细的染色体线上，有许多部分出现大小不同的颗粒状结构，称为染色粒。在核靠近中心粒的一侧，染色体端部通过附着斑同核膜相连，从而使染色体在核中呈花束状。

偶线期（zygotene stage）：主要发生同源染色体配对。这种配对称为联会（synapsis）。即来自父母双方的同源染色体逐渐靠近，沿其长轴相互紧密结合在一起，在联会的部位形成一种特殊复合结构，称为联会复合体（synaptonemal complex，SC）（图 11-21）。SC 沿同源染色体纵轴分布，宽 0.15 ～ 0.2μm。SC 的形成对同源染色体配对起识别及稳定作用。配对以后两条同源染色体紧密结合在一起所形成的结构，称为二价体。由于每个二价体由两条染色体构成，共含有 4 条染色单体，故又称为四分体（tetrad）。但此时的四分体结构并不清晰可见。在偶线期发生的另一个重要事件是合成在 S 期未合成的约 0.3% 的 DNA（偶线期 DNA，Z-DNA）。Z-DNA 的合成可能与同源染色体的配对有关，因为在细线期或偶线期加入 DNA 合成抑制剂能抑制 Z-DNA 的合成，SC 组装也受到抑制。

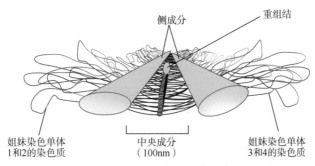

图 11-21　联会复合体结构示意图

粗线期（pachytene stage）：染色质螺旋化程度不断提高，染色体明显缩短变粗。此期可见细胞中有 n 个二价体。这时联会的两条同源染色体结合得很紧密，不易看清其中的每条染色体，只是在某些染色体的局部位置上可以分辨出两条染色体。在粗线期，同源染色体仍紧密结合，并发生等位基因之间部分 DNA 片段的交换和重组，产生新的等位基因的组合。在联会复合体部位的中间，出现一个新的结构，呈圆球形、椭球形或棒状，内含蛋白质等成分，称为重组结。重组结可能直接参与基因重组。在粗线期，也合成一小部分 DNA，称为 P-DNA，主要用于因交换而产生的 DNA 链修补、连接。

双线期（diplotene stage）：同源染色体一些部位发生分离，仅留几处相互连接。四分体变得清晰可见。同源染色体仍然相连的部位称为交叉，这是从形态学角度提出粗线期阶段同源染色体之间发生了交换的证据（图 11-22）。

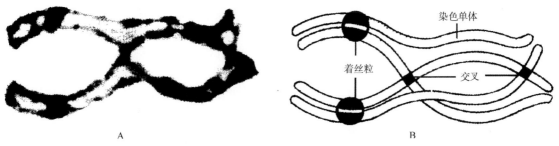

图 11-22　二价体及交叉图解

A. 二价体投射电镜照片；B. 二价体结构模式图

动物卵母细胞可长时间处于双线期，长达数周、数月、数年，在人体中甚至可长达几十年。

如人的卵母细胞在出生前的第五个月即达到双线期，一直保持到性成熟后的排卵期。暂时处于停顿状态的卵母细胞，核中染色体又分散成网状，故又称为核网期。

终变期（diakinesis stage）：染色体重新开始凝集，形成短棒状结构。同时，交叉仅存在于染色体的端部，称为交叉端化。核内各二价体彼此分开，清晰可数。终变期结束时，核膜、核仁消失，在染色体区纺锤体微管变得清晰可见。

（2）中期Ⅰ：前期Ⅰ结束，细胞渐转入中期Ⅰ。在此过程中，要进行纺锤体装配。分散于核中的四分体在纺锤体牵引下逐渐向赤道方向移动，最终排列在赤道面上。与有丝分裂不同的是每个四分体有 4 个动粒，一侧纺锤体只和同侧的 2 个动粒相连（图 11-23）。

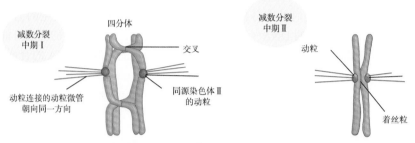

图 11-23　减数分裂中期Ⅰ与减数分裂中期Ⅱ动粒与纺锤体相连图解

（3）后期Ⅰ：同源染色体对相互分离并向两极移动，标志着后期Ⅰ的开始。这时每极染色体数比亲代细胞减少了一半，为 $1n$，每条染色体仍含有 2 条染色单体，故每极 DNA 含量仍是 $2n$，在此期，由于同源染色体分离向两极移动是一个随机过程，因而到达两极的染色体会出现许许多多的排列方式。如人类细胞有 23 对染色体，从理论上讲会产生 $2^{23}$ 种不同的排列方式，再加父母染色体的重组，因而，除了同卵双生之外，要得到遗传上完全相同的后代几乎是不可能的。

（4）末期Ⅰ及间期：同源染色体到达两极。到达两极的染色体在不同物种有不同的变化，一般有两种情况：一是没有明显可见的去凝集，二是染色体去凝集，完全逆转成间期核的形态。在大多数情况下，末期Ⅰ和间期是第一次和第二次减数分裂的短暂停顿，并且在间期没有 DNA 合成。

**2. 减数分裂Ⅱ**　与有丝分裂过程基本相同，可分为前、中、后、末四个时期。如在末期Ⅰ解旋染色体，则前期Ⅱ染色体重新凝集。中期Ⅱ染色体排列在细胞中央赤道板上，后期Ⅱ着丝粒分裂，姐妹染色单体移向两极，其结果是每极含有 $1C^{①}$量的 DNA。末期染色体去凝集，核膜、核仁重现，形成了 4 个单倍体细胞。所形成的四个子细胞，最终的命运有所不同，在雄性动物，通过减数分裂产生了 4 个有功能的精子，而雌性动物则只形成 1 个有功能的卵子，其余 3 个细胞变为无功能的极体，极体后来解体（图 11-24）。

## （二）减数分裂的机制

同源染色体的配对联会是减数分裂的主要事件，围绕这一行为，实现了同源染色体遗传物质的交换与重组，导致配子多样性及变异的发生。

**1. 同源染色体的联会**　两条同源染色体侧面紧密相贴并进行专一的配对，即发生联会。联会发生于减数分裂前期Ⅰ的偶线期，同时发生在同源染色体上分散的几个位点上。染色体联会时伴随着联会复合体的形成。在电子显微镜下可见其由三个平行的部分组成（图 11-25）：①两侧为侧生成分，宽 20～40nm，电子密度较高，其外侧为同源染色体 DNA。②两个侧生成分之间为中间区，宽约 100nm，电子密度较低，电子显微镜下呈明亮区。在中间区的中央为电子密集的中央成分，电子显微镜下较暗。③侧生成分与中央成分之间由横向排列的细纤维相连，细纤维之间距离为 20～30nm。因此，联会复合体似梯子，呈三维扁平带状。

――――――――
① C 值（英语：C-value）是指真核生物细胞中，单倍细胞核（受精卵或二倍体体细胞中的一半量）里所拥有的 DNA 量。

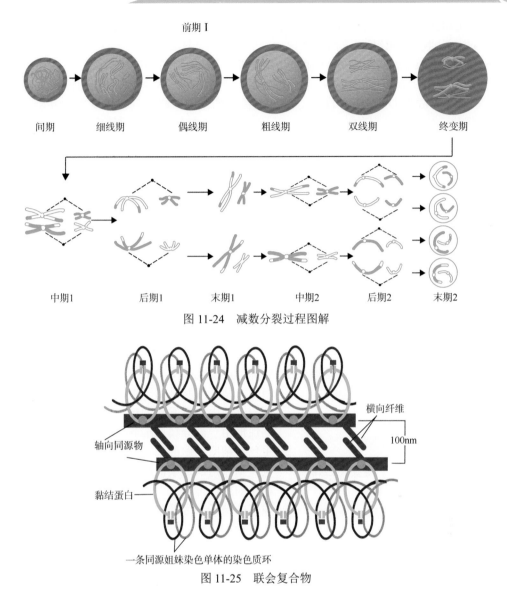

图 11-24 减数分裂过程图解

图 11-25 联会复合物

联会复合体的成分主要为蛋白质和 RNA，还包括微量的 DNA。侧生成分包括 DNA 拓扑酶、组蛋白及某些特殊的蛋白等；而 DNA 存在于侧生成分与染色体接触部位，或者沿侧生成分形成线状轴丝；中央成分及横向纤维主要由非组蛋白形成。联会复合体的装配开始于细线期，完成于偶线期，是同源染色体配对过程中临时生成的特殊结构。处于细线期时，在两条姐妹染色单体之间聚合成一条细线状侧生成分的轴心，沿染色体全长分布。在偶线期初期，相互靠近的同源染色体的两个轴心各自伸出横向纤维细丝，形成联会复合体的中间区，横向纤维在中央重叠、锁合，并形成中央成分。联会复合体的形成使同源染色体之间的联合十分牢固，并完成配对。目前认为，联会复合体的形成还需 DNA 的参与，偶线期细胞中存在 0.3% 的 DNA 合成，这种 DNA 称为偶线期 DNA 或 Z-DNA。若在细线期或偶线期加入 DNA 合成抑制剂，可抑制 Z-DNA 合成，则不能形成联会复合体。

**2. 同源染色体片段的交叉互换** 同源染色体间的联会创造了同源染色体在空间上相互靠近的条件，为其进一步的断裂重接、交叉互换行为进行了结构准备。当联会完成后，在联会复合体中央新出现一些富含蛋白质及酶的椭圆形、球形或棒状结构，称为重组结（recombination nodule）。重组结稀疏分布于联会复合体上，参与染色体 DNA 片段的交换重组过程（图 11-26）。重组结内含多种酶,可切断 DNA 分子,使同源染色体之间产生片段交换,并通过 DNA 连接酶连接断裂的 DNA 链,进而发生基因重组。

放射性同位素实验表明,在偶线期末到粗线期与 DNA 断口再连接有关的一系列连接酶的活性上升。在粗线期有 DNA 合成,其片段较短,参与交换过程中 DNA 链的修补与连接,这种 DNA 被称为粗线期 DNA 或 P-DNA。进入双线期的细胞,联会复合体发生去组装,同源染色体交叉端化,完成了片段的交叉互换、基因重组并开始分离,直至终变期联会复合体完全消失。

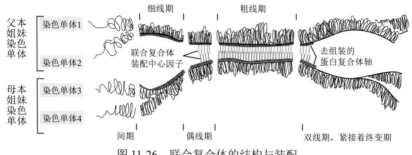

图 11-26 联会复合体的结构与装配

## （三）生殖细胞的发生

**1. 精子的发生** 男性睾丸内的原始生殖细胞称为精原细胞,在青春期开始通过有丝分裂进行增殖。精原细胞是精子生成的干细胞,它并不是在同一时间内突然发育为精子,而是每隔一段时间周期性地由一部分精原细胞发育成为精子。精子的发生包括精原细胞的增殖和更新,每个精母细胞经一次复制和两次连续的减数分裂,形成四个单倍体的精子细胞,再经变态形成精子。男性每次射精排出成亿的精子。为补充丢失的精子,一部分精原细胞转变为初级精母细胞,进入减数分裂,另一部分进行有丝分裂,进行增殖,以维持原有的精原细胞池。在男性的整个生殖期,不断生成精子（图 11-27）。

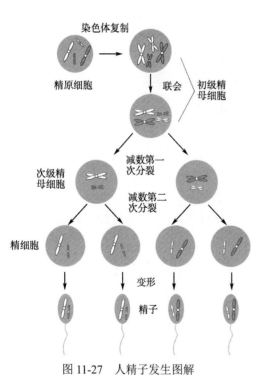

图 11-27 人精子发生图解

**2. 卵子的发生** 与精子干细胞在成人睾丸中持续存在,并不断补充发育精子池不同,卵巢在出生时即已准备好供育龄期所需的全部卵母细胞。女性的原始生殖细胞称为卵原细胞,它们在胚胎的卵巢内通过有丝分裂增殖,在胚胎发育到 3 个月时即已完成增殖,成为初级卵母细胞。初级卵母细胞分批进行减数分裂,但到达第一次减数分裂的前期即停止。女性从出生后直到青春期排卵时,卵巢内的生殖细胞,即初级卵母细胞一直处于减数分裂的双线期。直到排卵时,这些初级卵母细胞才继续减数分裂 I 的进程,但只是在受精后,才完成第二次减数分裂。每个初级卵母细胞经两次减数分裂后,只生成一个成熟的卵子,其余三个为极体,自动退化吸收（图 11-28）。

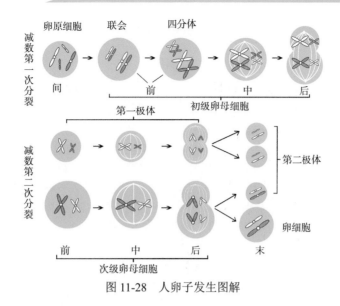

图 11-28 人卵子发生图解

## （四）减数分裂的生物学意义

1. 减数分裂保证了生殖细胞的单倍化，通过受精作用生物体恢复为二倍体，是有性生殖生物在世代交替中染色体数目恒定的保障。

2. 通过减数分裂，细胞发生了两种方式的遗传重组，一种是亲代染色体在单倍体细胞中的自由组合，产生的单倍配子染色体在组成上既有祖父的也有祖母的；另一种是同源染色体在配对时发生的 DNA 交换，导致基因重组，使配子中单个染色体基因组成既有父方的也有母方的。因而，减数分裂产生了遗传上不同的四个单倍体子细胞（即配子）。每个配子都含有新重组的遗传信息，除同卵双生外，几乎不可能得到遗传上完全相同的后代。

综上所述，减数分裂是遗传重组的原动力，是有性生殖的基础，增加了生物多样性，为生物体遗传和进化提供了重要保证。

## （五）有丝分裂与减数分裂的比较

减数分裂与有丝分裂有许多共同之处，但又有显著的差别，主要有以下几点：

1. 有丝分裂为体细胞的分裂方式，而减数分裂发生在生殖细胞的形成过程中。

2. 有丝分裂是 DNA 复制 1 次，细胞分裂 1 次，染色体数目由 $2n \rightarrow 2n$，DNA 量由 $4C \rightarrow 2C$。减数分裂是 DNA 复制 1 次，细胞分裂 2 次，DNA 量由 $4C \rightarrow 1C$，染色体数目由 $2n \rightarrow n$。

3. 有丝分裂时仅发生姐妹染色单体的分离，遗传物质不变。减数分裂中染色体发生配对、联会、交叉、交换等变化，产生了遗传物质的多样性。

4. 有丝分裂进行的时间短，一般为 1～2 小时。减数分裂进行的时间长，如人的雄性配子的减数分裂需 24 小时，雌性配子甚至可达数年。

如上所述，减数分裂的生物学意义是维持了物种遗传的稳定性。通过减数分裂形成了单倍体的配子，配子通过受精形成的受精卵，又恢复了二倍体的染色体数目，从而保证遗传物质的恒定性。而减数分裂过程中的联会、交换与重组、染色体随机组合等产生的遗传物质变异，又使遗传物质呈现了多种多样的变化。所谓"一母生九子，九子九个样"，道理就基于此。

# 第三节　细胞周期与医学

## 一、组织再生

机体不断产生新的细胞，以补充因生理性和病理性死亡的细胞。生理性再生（physiological regeneration）主要发生在骨髓、表皮等组织中，产生的细胞可弥补血液、消化道和皮肤等处的正常死亡细胞。补偿性再生（compensatory regeneration）是机体在创伤后组织修复时，激活 $G_0$ 细胞重新分裂的现象。例如，手术切除大部分肝脏以后，组织中的 $G_0$ 细胞可被激活重新增殖，使器官重新生长到接近原来的大小。细胞周期的恢复是创伤组织再生的基础，阐明细胞周期调控机制对因某些疾病或创伤所致的组织修复等具有一定的指导意义。目前，一些细胞周期调控因子的生物制剂（如红细胞生成素、表皮生长因子等）已被广泛应用于再生医学中。

## 二、肿　瘤

肿瘤（tumor）是生物体中组织细胞过度增殖后形成的赘生物。细胞的无限增殖和细胞凋亡的减弱是肿瘤组织的基本细胞动力学特征，因此肿瘤被认为是一类细胞周期疾病。由于基因组不稳定、生长因子作用异常及检查点机制失效等原因，肿瘤细胞可轻易地越过检查点，处于失控性增殖状态。据统计，超过 90% 的人类癌症中可检查到 cyclin、Cdk 和 CKI 的变化，其中尤以 $G_1$/S 期活性上调最为频繁，如在 70% 的淋巴瘤中发现 cyclin D1 过度表达。癌基因的激活和抑癌基因的失活是导致肿瘤中细胞周期调控因子异常的重要原因。

### （一）肿瘤细胞动力学

细胞动力学（cytokinetics）是从定量方面研究细胞群体增殖分化和分布消亡的规律，以及生理、理化因子对细胞增殖的调节作用。细胞动力学分析有助于了解肿瘤的发病过程，指导肿瘤的诊断及治疗。基于细胞动力学的观点，肿瘤的生长取决于三个参数（生长分数、细胞周期时间和细胞丢失率）。肿瘤中的细胞并不总是处于增殖状态。生长分数（growth fraction）是指增殖细胞占细胞总数的比例，因肿瘤的类型和生长阶段而各异。恶性程度极高的肿瘤（如白血病），其生长分数在 0.6 以上；而肺癌、乳腺癌、肝癌等，即使在早期和快速生长期，其生长分数也仅 0.2 左右。

肿瘤的细胞周期时间往往比正常细胞更长，这说明肿瘤发生的主要原因并不是细胞增殖过快，而是细胞生长分数过高和细胞丢失率过低。肿瘤的细胞周期时间越短，通常表明恶性程度越高。一般而言，非实体瘤的生长快于实体瘤，转移瘤的生长快于原发瘤。正常组织细胞的产生和凋亡（丢失）基本保持平衡，肿瘤性生长则是细胞产生的数量远远超过细胞丢失的数量。肿瘤细胞丢失的原因包括局部缺血缺氧、营养不足、细胞受损、转移、受到免疫和药物攻击等，检测细胞丢失率对分析肿瘤的恶性程度和治疗效果具有重要的参考价值。

### （二）抗肿瘤研究

细胞周期研究对研制抗肿瘤药物和临床治疗方法具有重要的指导意义。由于 cyclin、Cdk 和 CKI 在肿瘤细胞周期调控中的核心作用，相应的肿瘤治疗研究包括：①抑制 Cdk 活性；②抑制 cyclin 与 Cdk 的结合；③维持 CKI 活性；④防止 CKI 降解；⑤促进 cyclin 降解；⑥抑制 CAK；⑦抑制 Cdc25。$G_1$ 期 R 点是决定癌细胞是否增殖的关键时期，也是放射性治疗、化学治疗和生物治疗的敏感点。由于癌细胞群的生长具有一定的同步性，故寻找癌细胞周期的 R 点进行治疗可显著提高抗癌疗效，减轻对正常细胞的毒副作用。化学治疗中不同药物的配合也与细胞周期有关。一些细胞周期特异性药物（如羟基脲、阿糖胞苷和甲基蝶呤等抗代谢药物）主要杀伤 S 期细胞，新紫杉醇主要作用于 M 期和 $G_2$ 期细胞，长春新碱主要杀伤 M 期细胞，放线菌素 D 则作用于 $G_1$ 期细胞。为杀灭休眠期的肿瘤细胞，可先用血小板生长因子等诱导细胞进入细胞周期，然后再应用细胞周期特异性敏感药物。

随着细胞周期检查点机制不断阐明，人们正在试图通过基因修饰来探讨肿瘤细胞的基因治疗方法。常见的有将抑癌基因导入肿瘤细胞及针对细胞周期调控蛋白编码基因序列而设计的反义寡核苷酸治疗肿瘤等。例如，以腺病毒为载体，将 $p53$ 基因局部导入肺癌组织，可使部分肿瘤细胞消退。

## 三、胚　胎　发　育

在人体胚胎发育的卵裂期，细胞周期的 $G_1$ 期很短，无 R 点，检测不到 cyclin D 的活性，仅有最基本的细胞周期调控机制。随着胚胎细胞的增多，cyclin D 逐渐开始表达，随之出现控制 $G_1$ 期长短和决定细胞分裂与否的 R 点监控机制。卵裂期以后，胚胎细胞的增殖还受同源框（homeobox）蛋白等的调控，使细胞逐步分化发育形成胚层和组织器官。人类胚胎发育完成时新生儿的细胞数量增至 $2 \times 10^2$，而成年人的细胞数量约为 $6 \times 10^{14}$。

最快的细胞周期发生在某些昆虫的卵裂期。生存压力迫使昆虫的胚胎发育期极短，因此受精卵中储存了大量分裂所需的物质。早期的分裂只有 DNA 复制而无细胞生长，有的甚至只有核分裂而无胞质分裂。细胞周期时间最短不足 8 分钟，最长也不超过 1 小时，其中 S 期和 M 期约各占半，而 $G_1$ 期和 $G_2$ 期几乎没有。果蝇受精卵的第一次卵裂大约需要 30 分钟，随后的十几轮分裂每次仅需 10 分钟左右。

## 四、衰　　　老

机体的衰老与细胞周期的变化密切相关。研究表明，细胞分裂都有一定的不对称性，分裂形成的两个子细胞（一个较年老，另一个较年轻），这为解释细胞衰老和分化等现象提供了依据。对小鼠发育过程中细胞周期的观察发现，随着年龄的增长细胞周期 $G_1$ 期明显延长，致使细胞分裂的速度变慢。另外，随着细胞分裂次数的增加，染色体端粒逐渐缩短。端粒缩短至一定长度则标志着细胞增殖能力的丧失和细胞走向衰老死亡。

阿尔茨海默病（AD）是一种神经退行性老年病，临床表现和病理改变已如前所述。该病的细胞周期假说认为，在 AD 患者的神经元中 Cdk 和 Cyclin 过度表达，导致 DNA 复制过度和紊乱，易出现不完整的多套基因组。Cdk 活性增强还促使微管蛋白过度磷酸化，引发微管纤维缠结。此外，神经元中的早老蛋白（presenilin）过度表达，导致 $G_1$ 期阻断和细胞氧化应激。由于复制异常、微管异常、细胞周期停滞及氧化应激等病变，将神经元引向细胞凋亡，导致脑部的诸多病理改变。

## 本　章　小　结

细胞增殖是所有生物体延续生命的基本规律，是生物体的重要特征。单细胞生物以细胞分类产生新的个体，多细胞生物通过受精卵的增殖和分化，发育为一个新的多细胞个体。细胞分裂不仅是新个体诞生的方式，也是补充衰老、死亡细胞的有效方式。

细胞周期是指连续分裂细胞上一次有丝分裂结束至下一次有丝分裂结束之间的过程，分为四个时相：$G_1$ 期、S 期、$G_2$ 期和 M 期，按照 $G_1 \rightarrow S \rightarrow G_2 \rightarrow M$ 的顺序依次发生，不可逆转。其中 $G_1$、S、$G_2$ 合称分裂间期，M 期即分裂期。细胞周期各时相的主要动态变化是以 DNA 复制或细胞分裂为中心，此过程受到细胞中多种蛋白质的复杂调控网络控制，主要包括细胞周期蛋白、细胞周期蛋白依赖性激酶和细胞周期蛋白依赖性激酶抑制剂。细胞周期还受到基因水平的调控，主要有癌基因和抑癌基因。此外环境中的生长因子、抑素、cGMP、cAMP 等也参与细胞周期的调控。

细胞分裂常见的方式有三种：无丝分裂、有丝分裂和减数分裂。无丝分裂通常是低等生物繁殖的主要方式，有丝分裂是真核细胞增殖的主要方式，减数分裂则是真核生物生殖细胞发生过程中配子成熟时的特殊类型的分裂方式。

细胞周期调控机制在组织再生、肿瘤发生机制及抗肿瘤药物的研发、胚胎发育和衰老的研究中具有重要意义。

# 思 考 题

1. 什么是细胞周期？主要包括哪几个过程？
2. 调控细胞周期的主要分子有哪些？
3. 试描述有丝分裂器的形成过程。
4. 联会复合体的形成与消失发生在哪个时期？有何重要意义？
5. 减数分裂中，染色体的交叉互换有何意义？

（苗知春　长治医学院）

# 第十二章　细胞分化

**学习要求**

1. 知识要求

（1）掌握：细胞分化的基本概念、特征和机制。

（2）熟悉：细胞分化的潜能、影响细胞分化的因素。

（3）了解：细胞分化异常与疾病的关系。

2. 人文感悟

通过本章的学习，培养学生准确进行人生定位，制订合理的人生目标，科学地进行人生规划，树立"天生我材必有用"的生活信心，增强学生的社会责任感，激发学生报效祖国而奋发学习的情怀。

多细胞生物体不仅细胞数目众多，而且存在多种不同类型的细胞，如神经细胞、红细胞、骨细胞、平滑肌细胞、小肠上皮细胞等，这些细胞在形态、结构及功能特点上存在明显的差异（图 12-1）。然而，这些细胞都来源于胚胎发育时期的一个受精卵，这些细胞都含有相同的基因组。

由一个受精卵发育而成的生物体的各种细胞，在形态、结构和功能上为什么会有明显的差异呢？这就与细胞的分化有关。细胞分化是一个非常复杂的过程，也是当今细胞生物学研究的热点之一。

细胞分化形成不同的组织，分化前和分化后的细胞不属于同一类型的组织。不同的组织按一定的顺序组成器官，各种器官协调配合形成系统，各种器官和系统组成多细胞生物体。

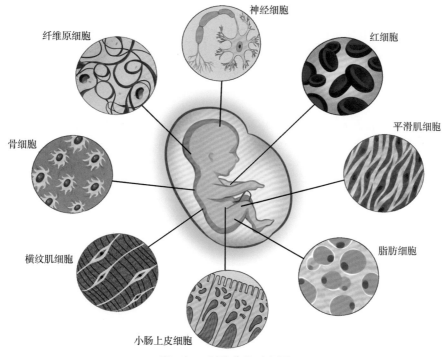

图 12-1　细胞分化示意图

# 第一节　细胞分化概述

## 一、细胞分化的概念

　　细胞分化（cell differentiation）指的是在多细胞生物的个体发育中，来自同一受精卵的细胞后代在形态、结构和功能上发生稳定性差异的过程。细胞分化是多细胞生物胚胎发育过程中的核心事件，是多细胞有机体发育的基础与核心。细胞分化戏剧性地改变着细胞的大小、形态、膜电位、代谢活性以及对内外环境刺激的反应。通过细胞分化，产生了不同表型和功能的细胞，进而组成结构和功能不同的组织、器官、系统，使机体能执行各种各样的生物学功能。

　　细胞分化是一种持久性的变化，存在于机体的整个生命过程中。它不仅发生在胚胎发育的过程中，而且在机体的组织修复及正常细胞的更新换代中也在不断进行，以补充衰老和死亡的细胞，如皮肤干细胞逐步分化为成熟的表皮，多能造血干细胞分化为不同血细胞的细胞分化过程。胚胎期是细胞分化最典型和最重要的时期。

　　细胞分化的本质很大程度上是基因高度选择性表达的结果，在细胞内表现为特异性蛋白质的合成，如成红细胞合成 β 珠蛋白，肌细胞合成肌动蛋白和肌球蛋白，胰岛 β 细胞合成胰岛素，鸡的输卵管细胞合成卵清蛋白等。特异性蛋白质的合成仅使用基因组中的一小部分遗传信息，在基因选择性激活、转录和翻译的过程中，如果发生错误，可能会导致细胞分化的异常，甚至病变。

## 二、细胞分化的特征

### （一）细胞分化的普遍性

　　细胞分化是普遍存在于自然界的生命现象，无论在多细胞的植物、动物体内都具有细胞分化的现象。

　　细胞分化也贯穿在整个生命生长发育时期，不仅存在于胚胎发育阶段，而且在个体一生中都进行着细胞分化。成年人不同类型细胞的寿命不同，如红细胞的寿命为 109 ～ 127 天，消化道上皮细胞的寿命为 4 ～ 6 天。细胞衰老死亡后，必须由新的细胞来代替，这种细胞更新的现象称为生理性再生，如人体内每秒约有数百万的红细胞死亡，也必须有相应数量的新生红细胞产生，替代这些死亡的红细胞。

干细胞存在于人体几乎所有组织中，干细胞的进一步分化是成年动物组织和器官修复再生的基础。干细胞分化命运已经决定，如果不受外界条件的影响，一种组织的成体干细胞倾向于分化为该组织的各种细胞。但在特定的条件下，一种组织的干细胞可分化成其他组织的功能细胞，这一现象称为转分化（transdifferentiation）或横向分化。例如，人工诱导条件下，造血干细胞可以分化成神经细胞和肝细胞，间充质干细胞可以分化成神经细胞、肌肉细胞、软骨细胞和骨细胞等多种细胞。

成体中高度分化的细胞往往失去了分裂增殖的能力，如神经细胞、成熟红细胞和表皮细胞等不再进行分裂增殖。这些高度分化的细胞对外界环境的刺激，如电离辐射等，敏感性很低，而分化程度低的细胞，如生殖细胞、干细胞等则对外界环境的刺激具有很高的敏感性。

---

**人文感悟 12-2**

细胞分化之后，形成不同的组织细胞。尽管这些细胞在形态、功能、寿命等方面存在很大的差异，每一类细胞都是一个完整生命体的重要组成部分，对生命体的健康都具有重要的作用，哪一类细胞的异常，都会导致生命体功能的异常或疾病。

我们每个人都是社会的重要组成部分，每个人对社会的健康运行都具有一定的作用。因此我们每个人对自己的价值都应该有一个正确的认识，树立"天生我材必有用"的生活信心。每个人都可以在自己的工作岗位上执着专注、精益求精、一丝不苟、追求卓越，成为各个行业的大工匠。

---

## （二）细胞分化的定向性

随着细胞的分裂和分化，细胞的发育方向逐渐被限定，当尚未定向的细胞不可逆地转变为某种定向细胞的时刻，细胞的命运就被固定。细胞从分化方向确定到出现特定形态的过程称为细胞决定（cell determination）。细胞决定即意味着细胞内部已发生了稳定的变化，基因活动模式已开始发生改变。例如，哺乳动物桑椹胚的内细胞团和外围细胞，前者形成胚胎，后者形成滋养层。再如，果蝇的成虫盘（imaginal disc）是幼虫表皮下一些未分化的细胞群，在幼虫阶段这些细胞群无明显形态差异，但在变态过程中，不同部位的细胞群分别朝着一定方向分化，形成了腿、翅和触角等成虫器官。将一条腿的成虫盘移植到老熟幼虫的体腔内，则化蛹变为成虫后会形成一条腿，而通常不会变为其他的结构。这说明在分化出这些器官之前，成虫盘的分化命运即已被限定。

不同种属的动物，其早期胚胎细胞出现决定的时间不同。无脊椎动物早期的卵裂球已经决定，每个卵裂球可以形成身体的一部分，但任何一部分卵裂球都不能发育为完整的个体。哺乳类胚胎在 8 细胞期以内，任何一个细胞都具有发育为一个个体的能力，即使在 16 细胞期，仍可发现个别细胞具有独立发育成新个体的能力。

## （三）细胞分化的稳定性

动物细胞发生分化之后，其遗传表型保持稳定，通常是不可逆的。如人的血细胞的分化起始于多能造血干细胞，造血干细胞是几种血细胞的前体细胞，它先分化为单能干细胞，再由单能干细胞分化成不同的血细胞。将果蝇幼虫的成虫盘移植到成虫体内则不发生细胞分化，但是这些成虫盘细胞可继续进行分裂，并且可以再通过移植到其他成虫体内继续培养、增殖。如果将其再移植回变态期幼虫体内，则又能按原来已决定的命运进行分化，这说明已决定细胞的发育命运是比较稳定的。

## （四）细胞分化的条件可逆性

一般说来，分化细胞的表型保持稳定，以执行特定的功能。但在某些条件下，分化细胞也不稳定，其基因活动模式能发生可逆的变化，又回到未分化状态，称为去分化（dedifferentiation）。

例如，果蝇的成虫盘细胞虽然是已决定的细胞，但它们的发育命运有时也是可以改变的，如触角成虫盘经过多次移植之后，部分成虫盘细胞能分化为成体果蝇的腿、翅或口器。这种成虫盘细胞未按其已决定的命运分化成为一定的器官而分化成为成体其他器官的现象，称为转决定。

### （五）细胞分化的时空性

多细胞生物在个体发育的过程中，同源细胞一旦进入分化。因其所有细胞所处的空间位置不同，周围环境也不尽相同，因此会发生形态结构和生物学功能方面的差异，逐渐形成不同类型的细胞，这种现象称为细胞分化的时空性。细胞分化包括时间和空间两个方面的变化过程。时间上的分化指不同发育时间内细胞之间的差别，空间上的分化指处于不同空间位置的同一种细胞的子细胞之间出现的差异。细胞选择性地表达特定的基因，具有时间和空间的特点。一般而言，体内各种细胞均含有物种的全部基因，但在一个特定的细胞中并不是全部基因都在活动。分子杂交实验证明，在任何时间，一种细胞的基因组只有一小部分基因在活动，占基因组的 5% ～ 10%。这些表达的基因大致可分为两类，一类称为管家基因，包括维持细胞基本代谢的各种酶（如线粒体等细胞器的各种酶）基因和结构蛋白（如核糖体蛋白、微管蛋白等）基因等；另一类称为奢侈基因或组织特异性基因（tissue-specific gene），如红细胞的血红蛋白、输卵管上皮细胞的清蛋白和皮肤细胞的角蛋白等基因。不同种类的细胞选择表达不同基因的现象称为差别基因表达（differential gene expression）。

## 三、细胞分化的潜能

细胞分化能力的强弱称为发育潜能（developmental potentiality）。受精卵能够分化出各种细胞和组织，形成一个完整的个体，因而把受精卵的分化潜能称为全能性（totipotency）。随着分化发育的进程，细胞逐渐丧失其分化潜能，从全能性到多能性（pluripotency），再到单能性（unipotency），最后失去分化潜能成为成熟定型的细胞。

### （一）细胞全能性

细胞全能性（cell totipotency）是指单个细胞在一定条件下所表现出的分化为各种类型细胞或发育成为完整个体的能力，具有这种能力的细胞称为全能性细胞（totipotent cell）。在哺乳动物中，受精卵和卵裂早期的细胞属于全能性细胞，任何一个有性繁殖的生物体都可以追溯到一个受精卵。在不同的生物中，细胞全能性表现不同。细胞全能性在植物和低等动物中较常见，如某些植物的单个体细胞，经体外培养后，可分裂成许多细胞，生长成一个完整的植株，从而可利用细胞全能性进行无性繁殖。

一个全能性的细胞，应该具有表达其基因组中任何一种基因的能力，亦即能分化为该种生物体内任何一种类型的细胞。理论上，每个配备了完整基因组的细胞，包括体细胞和生殖细胞，都应该是全能性的。但实际不然，其原因并非在细胞核而在细胞质。大量的细胞核移植实验证实，分化细胞的细胞核仍保留完整的基因组。我国发育生物学家童第周 1978 年成功地将黑斑蛙成熟的细胞核移入去核的受精卵细胞内，培育出了蝌蚪；1996 年，世界上第一只克隆羊多莉（Dolly）的诞生，都证明了分化细胞具有完整的基因组。

### （二）胚胎细胞的分化潜能

哺乳动物的早期胚胎发育过程主要包括卵裂（cleavage）、胚泡（blastocyst）形成和宫内植入（implantation）三个阶段。随着胚胎发育过程的不断进行，卵裂球细胞数目越来越多，细胞之间的差异也越来越大。从原肠胚细胞排列形成外胚层（ectoderm）、中胚层（mesoderm）和内胚层（endoderm）后，各胚层的细胞在分化潜能上逐渐受到一定的限制。例如，外胚层发育为神经、表皮等，中胚层发育为肌、骨等，内胚层发育成消化道及肺的上皮等。内、中、外三个胚层的分化潜能虽然在一定程度上被限制，但仍具有发育成多种类型细胞的能力，这时的细胞称为多能细胞

（pluripotent cell）。经过器官发生，各种组织、细胞的发育命运最终被决定，出现形态上特化、功能上专一的单能细胞（unipotent cell）。胚胎发育过程中细胞逐渐从全能局限为多能，最后成为稳定型单能（unipotency）细胞的趋向，是细胞分化的普遍规律。因此，在胚胎发育过程中，细胞分化可以被视为分化潜能不断受到限制的过程。

## （三）体细胞的分化潜能

体细胞是相对于生殖细胞而言的，它含有全部的遗传信息，其遗传信息不会像生殖细胞一样遗传给下一代。在人类，体细胞是二倍体，含有全套的遗传信息（成熟的红细胞除外）。从理论上讲，都应该是全能性的，但是终末分化的体细胞在一定条件下仅表现出细胞核的全能性。1962 年，英国的 Gurdon 成功地将非洲爪蟾的肠上皮细胞核移入去核的爪蟾卵细胞中，发育得到了蝌蚪。他首次证实了已分化细胞的基因组可通过核移植技术将其重新转化为具有多能性的细胞，同时也表明分化成熟的体细胞核完整地保存着全部的遗传信息，而卵细胞质则可能对细胞的决定和分化起着关键性的作用。1996 年，英国爱丁堡 Roslin 研究所的科学家 Wilmut 等利用体细胞克隆技术将取自羊乳腺细胞的细胞核植入另一羊去核的卵细胞中，培育出了世界上第一只克隆动物——Dolly，这是世界上第一只用已经分化的成熟的体细胞（乳腺细胞）克隆出的羊。上述实验均表明，体细胞的细胞核仍保留正常个体的全部遗传信息，一定条件下具有发育为正常个体的潜能。

# 第二节　细胞分化的机制

## 一、细胞核与细胞分化

科研工作者在研究细胞分化的机制中，曾发现少数分化的细胞具有染色体丢失或基因发生改变等现象，错误地认为细胞分化的本质是源于遗传信息的丢失或突变。后来大量的实验表明，绝大多数分化的细胞均保留了全套的遗传信息，在分化过程中一般并不伴有基因组的改变。通过细胞转分化实验、细胞融合实验等，也表明细胞分化过程中一般不发生遗传信息的改变。

## （一）高度分化的细胞大都具有完整的基因组

利用核酸分子杂交的方法发现同种动物的不同细胞具有量和序列完全相同的核基因组 DNA，如小鼠不同细胞的单链 DNA 可同样有效地抑制具有放射性标记的小鼠单链 DNA 探针与小鼠胚胎基因组的杂交。采用原位杂交技术证明，已分化的细胞仍然含有不表达的其他组织专一性基因。如果蝇的卵黄蛋白由成虫卵巢细胞和脂肪细胞合成，虽然唾腺细胞并不合成卵黄蛋白，但在唾腺细胞的基因组中却同样具有编码卵黄蛋白的基因，而且在体外一定条件下仍然可以表达卵黄蛋白。

核移植实验也证实动物细胞核具有完整的基因组。布里格斯（R. W. Briggs）和金（T. J. King）是最早（1952 年）用豹蛙成功地进行核移植实验的科学家。他们将未分化的囊胚期细胞核移植进激活的去核卵，结果有 60% 的移植核能够指导正常卵裂形成囊胚，其中 80% ～ 85% 继续发育形成正常的蝌蚪。格尔登（Gurdon）等（1975）用完全分化的成蛙蹼上皮细胞核进行核移植实验也获得了少数正常发育的神经胚，若将这种供体核经过一系列的移植还可以获得大量的蝌蚪。我国著名实验胚胎学家童第周等从 20 世纪 60 年代就开始进行细胞核移植的研究，在鱼类亚科、科和目间进行过一系列的核移植实验。1996 年，苏格兰的威尔穆特（Wilmut）等克隆了 Dolly，这是人类首次成功地用哺乳动物体细胞即成年母羊乳腺上皮细胞核为供体，经过多次核移植而获得的后代（图 12-2）。随后哺乳类猴、猪、牛、羊和猫等一系列克隆动物的研究都获得了成功。

既然同一个体不同的细胞大都具有相同的 DNA，为什么不同的细胞具有不同的形态、结构和功能？原因就是这些来源于同一个受精卵的细胞，在分化过程中选择性地表达了不同基因。细胞分化的程度越高，胞质 RNA 与核 DNA 的杂交率越低，已分化细胞的杂交率一般低于 10%。同时所合成的 RNA 主要是与细胞分化功能有关的特异性基因的产物和维持细胞正常代谢所必需的管家基因的产物。

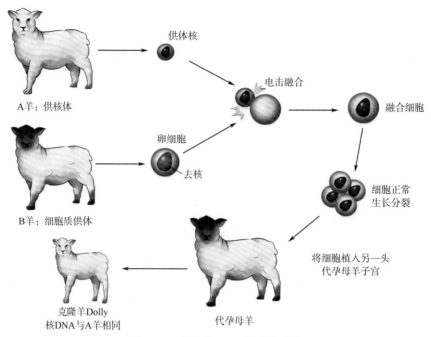

图 12-2　克隆羊 Dolly 的产生过程

## （二）管家基因与奢侈基因

细胞分化是通过严格而精密调控的基因表达实现的。细胞分化基因组中所表达的基因大致可分为两种基本类型：一类是管家基因（house-keeping gene）；另一类称为奢侈基因（luxury gene），或称组织特异性基因（tissue-specific gene）。管家基因是指所有细胞中均要表达的一类基因，其产物是对维持细胞基本生命活动所必需的。如细胞骨架蛋白基因、糖酵解酶系基因与核糖体蛋白基因等。而奢侈基因是指不同的细胞类型进行特异性表达的基因，其产物赋予各种类型细胞特有的形态结构特征与特异的生理功能。如卵清蛋白基因、上皮细胞的角蛋白基因和胰岛素基因等。

应用 mRNA 差异显示法、DNA 减法杂交和 EST 技术可在不同程度上分析分化细胞中的奢侈基因。这方面也将是后基因组学或者功能基因组学研究的主要内容之一。研究发现，真正意义上的管家基因可能仅占基因总数很少一部分。管家基因编码的产物多为细胞基础代谢活动所需的酶类。与之相比较，组织特异性基因占基因总数的绝大多数，他们调控并参与了细胞分化和组织与器官的构建。

## （三）细胞分化与基因表达的调控

细胞分化的实质是奢侈基因在时间与空间上的差异表达。这种差异表达不仅涉及基因转录水平和转录后加工水平上的精确调控，而且涉及染色体和 DNA 水平、翻译和翻译后加工与修饰水平上的复杂而严格的调控过程。

**1. 转录水平的调控**　真核生物的转录调控是通过 DNA 上的碱基序列（顺式作用元件）和与其结合的蛋白质（反式作用因子）来完成的。顺式作用元件指位于同一染色体上，可直接调控其他相邻基因表达的 DNA 序列。反式作用因子通过与顺式作用元件的结合，改变 DNA 的构象，影响基因的转录。

顺式作用元件包括启动子、增强子及沉默子等。顺式作用元件在调节组织专一性基因表达方面具有重要作用。例如，小鼠的弹性蛋白酶是小鼠胰腺中专一表达的组织特异性蛋白，生长激素是脑垂体中专一表达的组织特异性蛋白。通过基因工程的方法将小鼠的弹性蛋白酶基因的启动子与人的生长激素基因的编码区相连，然后将这一新的重组基因导入小鼠受精卵的细胞核中，并与基因组整合。实验结果表明，在转基因小鼠胚胎的胰腺中合成了人生长激素蛋白。这说明启动子在控制组织专一性基因表达方面起决定性作用。

TATA 框是构成真核生物启动子的元件之一。其一致顺序为 TATA（A/T）A（A/T）（非模板链序列），在多数真核生物中，它在基因转录起始点上游约 -30bp 处，能控制转录的准确性及频率。TATA 框缺失的启动子将使转录起始点变得不稳定，转录起始点不能固定在一个位置，使得转录产物长短不一，最终导致翻译产物量和质的改变。研究表明，当人类血红蛋白 β 珠蛋白基因在 -30bp 处的 TATA 框内发生点突变后，会导致基因转录活性明显减弱，临床上表现为 β 珠蛋白生成障碍性贫血。

增强子是指远离转录起始位点，通过启动子来增强基因表达的调控元件，增强子大都具有组织或细胞特异性，但对所作用的基因无专一性，提示增强子的作用需要专一性的转录因子。例如，免疫球蛋白基因的增强子在 B 淋巴细胞中活性最高。增强子在调控基因表达方面具有重要的作用。胰岛素只在胰岛 B 细胞中合成，通过基因工程的方法把胰岛素基因的增强子连同启动子一起与其他基因的编码区相连，则可实现其他任一基因的编码区在胰岛 B 细胞中表达。

反式作用因子又称为转录因子。真核生物转录起始过程十分复杂，往往需要多种蛋白因子的协助，转录因子与 RNA 聚合酶Ⅱ形成转录起始复合体，共同参与转录起始的过程。转录因子为能识别启动子、增强子或特定序列而调控基因表达的蛋白质。按功能可将其分为两类：通用转录因子和特异转录因子。通用转录因子与核心启动子结合从而启动转录。特异转录因子与特异性基因的各种调控位点结合，在特定的时间和空间决定该基因的特异性表达。

在细胞分化过程中，转录因子的作用方式主要有两种：一种是一个转录因子能同时调控数个基因的表达，表现为某些基因的同时激活或关闭。另一种方式是特异地参与某一特定细胞分化途径的起始基因的激活。该基因一旦打开，它就维持活化状态，表现为能充分诱导细胞沿着某一分化途径进行，从而导致特定谱系细胞的发育。

真核生物基因的转录调控，包括转录激活和转录抑制两方面。已发现一些负调控蛋白，它们通过与特异启动子元件结合，阻断启动转录之前起始复合体的装配，或是与上游 DNA 序列结合，抑制转录因子的结合及功能。

**2. 组合调控引发奢侈基因的表达**　人体有 200 多种（有的学者认为有 500 种以上）不同类型的细胞。如果每种类型的细胞分化都需要一种基因表达调控蛋白的话，那么至少需要 200 种调控蛋白，然而实际上是有限的少量调控蛋白启动为数众多的特异细胞类型的分化。其机制就是组合调控（combination control）的方式，即每种类型的细胞分化是由多种调控蛋白共同调控完成的。这样，如果调控蛋白的数目是 $n$，则其调控的组合在理论上就可以启动分化的细胞类型为 $2^n$。

当有三种调控蛋白存在时，则不同的组合就可能启动八种不同细胞类型的分化（图 12-3）。然而在启动细胞分化的各类调控蛋白组合中，其中往往是只有一两种调控蛋白是起决定性的因子。这样，单一调控蛋白就有可能启动整个细胞分化过程。最明显的例子是在成肌细胞分化为骨骼肌细胞的过程中，一种关键性调控蛋白 MyoD 在体外培养的成纤维细胞中表达，结果使来自皮肤结缔组织的成纤维细胞表现出骨骼肌细胞的特征，如表达大量的肌动蛋白和肌球蛋白并构成收缩器，在质膜上产生对神经刺激敏感的受体蛋白和离子通道蛋白，并融合成肌细胞样的多核细胞等。显然在成纤维细胞中已经具备了肌细胞特异性基因表达所需其他必要调控蛋白，一旦加入 MyoD 后，即形成了启动肌细胞分化的特异的调控蛋白组合。

借助于组合调控，一旦某种关键性基因调控蛋白与其他调控蛋白形成适当的调控蛋白组合，不仅可以将一种类型的细胞转化成另一种类型的细胞，而且遵循类似的机制，甚至可以诱发整个器官的形成。这一点已经在研究果蝇、小鼠和人眼发育中得到证实。

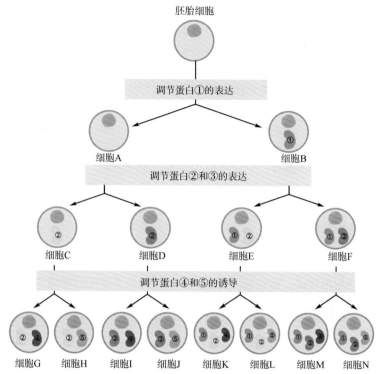

图 12-3　基因调节蛋白组合影响细胞的类型

在眼器官的发育中，有一种关键性调控蛋白称 Ey（果蝇）或 PaX（脊椎动物）。如将果蝇 Ey 基因转入到早期发育中将发育成腿的细胞中表达，结果 Ey 基因的异常表达最终诱导产生构成眼的不同类型细胞的有序三维组合，在腿的中部形成眼。显然 Ey 蛋白除了能启动细胞某些特异性基因的表达，诱导某类细胞分化外，其启动的某些基因表达产物本身可能又是另一些基因的调控蛋白，它们进一步启动其他特异性基因的表达，诱导分化更多的细胞类型，形成由多种不同类型细胞组成的有序三维细胞群体，即导致器官形成。

这种仅靠一种关键性调控蛋白通过对其他调控蛋白的级联启动，是一种令人惊奇的高效且经济的细胞分化启动机制。复杂的有机体正是通过这一原则的重复运用逐渐完成的。

## （四）基因组改变与细胞分化

分化的细胞虽然具有完整的基因组，但其基因组具有不同程度的修饰和改变，这些变化主要包括基因甲基化（gene methylation）、基因组印迹、基因扩增（gene amplification）、基因重排（gene rearrangement）和基因删除（gene deletion）。

1. 基因甲基化　脊椎动物一些基因的活性与其调控区或其周围特定胞嘧啶的甲基化有关，甲基化使基因失活，相应地非甲基化和低甲基化能活化基因的表达。细胞内的"管家基因"是维持细胞生存不可缺少的，处于非甲基化和低甲基化状态，而"奢侈基因"和细胞分化有关，是组织特异性表达的有关基因，在特定组织中保持非甲基化或低甲基化状态，而在其他组织中呈甲基化状态。在哺乳动物基因中，几乎所有的甲基化都发生在 CpG 二核苷序列的 C 上，成簇的 CpG 区称为 CpG 岛，常见于基因的启动子。在 DNA 甲基化过程中，胞嘧啶从 DNA 双螺旋上突出进入与酶结合部位的裂隙，通过胞嘧啶甲基转移酶，把活性甲基从 S- 腺苷蛋氨酸转移至 5- 胞嘧啶位上，形成 5- 甲基胞嘧啶（5-methylcytosine，5-MeC）。含有这种甲基化 CG 的序列，对应于染色体上的兼性异染色质区域。除了 DNA 的甲基化以外，染色体上还存在组蛋白的修饰，尤其组蛋白 $H_3$ 和 $H_4$ 的低乙酰化是异染色质的特征。乙酰化水平的提高几乎总是与转录水平的提高相关，而乙酰化水平的降低和转录的抑制相关。

**2. 基因组印迹** DNA 的甲基化修饰不仅出现于分化细胞，双亲的生殖细胞中 DNA 也具有特殊的甲基化，它们以不同方式影响胚胎发育。合子中有些基因两个等位基因都表达或受抑制，而有些基因只表达父本基因，还有些基因只表达母本基因，这些现象称为基因组印迹（genomic imprinting）或双亲印迹（parental imprinting）。印迹基因不仅影响胚胎发育，而且与人类的许多遗传病有关。

**3. 基因重排** 是基因差别表达的一种调控方式。基因重排是指 DNA 分子核苷酸序列的重新排列，可调节基因的表达或形成新基因。通过基因重排调节基因活性的典型例子是免疫球蛋白结构基因的表达。哺乳动物能产生 106～108 种抗体，但并不意味着细胞内具有相应数量的基因。

在人类免疫细胞发育过程中 B 淋巴细胞执行抗体分泌功能。编码抗体分子的基因片段发生重排则会导致不同抗体的产生，从而导致抗体细胞的分化。Ig 分子的基本结构是由四条肽链组成的，即两条相同的重链（H 链）和两条相同的轻链（L 链），两条重链分子量相同，两条轻链分子量相同。L 链与 H 链由二硫键连接，形成一个四肽链分子，称为 Ig 分子的单体，是构成免疫球蛋白分子的基本结构（图 12-4）。

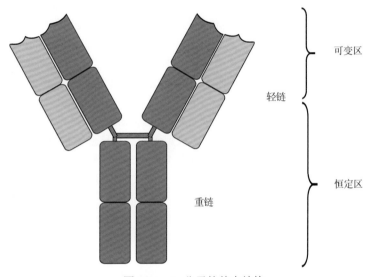

图 12-4 Ig 分子的基本结构

免疫球蛋白是异四聚体结构，除重链和轻链的随机组合以外，免疫球蛋白的多样性主要来源于基因的重新组合。H 链基因在胚系中由可变区（V）、多样性区（D）、连接区（J）和恒定区（C）4 组 DNA 片段编码组成。人的 V 基因片段有 100～150 个，J 基因片段有 9 个，D 基因片段有 10～20 个，这些基因片段在同一条染色体上，间隔不一（图 12-5）。B 细胞分化和成熟过程中，在特异性重组酶作用下，胚系时 4 个相隔较远的无功能基因片段经重排连接成一个完整的有转录功能的活性基因，从而可以转录，产生抗体 mRNA。Ig 基因重排时。H 链基因首先重排，重排的先后顺序依次为，D 基因与 J 基因片段的连接，然后与 V 基因片段连接，最后与 C 基因片段连接，最终形成一个完整的具有转录功能的 H 链基因。

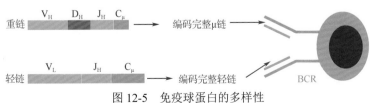

图 12-5 免疫球蛋白的多样性

**4. 基因删除**　某些原生动物、昆虫及甲壳动物细胞分化过程中存在部分染色体丢失的现象，如马蛔虫的一个变种，当个体发育到一定阶段时，在将要分化为体细胞的那些细胞中，染色体破裂为碎片，有些含有着丝粒，在细胞分裂中保留，有的不具有着丝粒，而在分裂中丢失，但是将形成生殖细胞的那些细胞中不存在染色体的断裂和丢失现象。

**5. 基因扩增**　是指细胞内某些特定基因的拷贝数专一性地大量增加的现象。如爪蟾的卵母细胞中，rDNA 大量扩增以形成大量核糖体，供卵裂和胚胎发育所用；果蝇的卵巢滋养细胞和唾腺细胞中，DNA 复制而核不分裂，形成多线染色体。

## 二、细胞质与细胞分化

高等动物大多数体细胞的细胞核含有全套的遗传信息，却无法发育成一个完整的个体，但是将其细胞核移植到去核后的卵细胞中，就可以重建胚胎发育的过程，进而发育为一个完整的个体。例如，世界上第一只克隆羊"多莉"就是通过这种方式（乳腺上皮细胞的细胞核移植至去核的卵细胞中）"生产"出来的。克隆羊"多莉"的成功不仅显示了动物细胞分化的复杂性，也说明了卵细胞的细胞质对细胞分化的重要影响。供体的细胞核可以在这样的细胞质中被重新编程，使之重新获得分化的潜能。目前已经建立了动物的体细胞核移植技术，即将体细胞的细胞核通过显微注射的方法植入去核的卵细胞中，此时体细胞核会与卵细胞的细胞质发生作用，重新编程而进入全能状态。待胚胎发育至囊胚期即可从中分离出与供体细胞核基因型完全相同的胚胎干细胞。

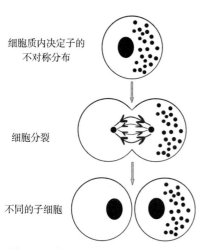

细胞质内决定子的不对称分布

细胞分裂

不同的子细胞

图 12-6　细胞质决定子的不对称分裂

受精卵的分裂称卵裂。卵裂过程的每次分裂，从核物质的角度看都是均匀分配到子细胞中，但是细胞质中物质的分布是不均匀的。卵裂使不同的胞质组分分割进入各卵裂细胞。这些特殊细胞质组分称为细胞质决定子（cytoplasmic determinant）。细胞质决定子的不对称分裂也会对细胞分化产生重要的影响。细胞质决定子在卵母细胞中已然形成，受精卵在数次卵裂中，决定子一次次地重新改组、分配。卵裂后，决定子的位置固定下来，并分配到不同的细胞中，影响着细胞分化。也许正是因为胞质分裂时的不均等分配，在一定程度上决定了细胞的早期分化。在早期胚胎中，由于细胞质决定子的分布具有区域性，细胞质成分呈不均质状，因此细胞分裂时会导致细胞质成分的不等分配，即子细胞获得的细胞质成分是不相同的（图 12-6）。

这些细胞质决定子的不对称分裂可以调控核基因的选择性表达，使子细胞向不同的方向分化。例如，将海胆卵沿纵轴平分为两部分，受精后这两部分均可发育为两个完整的个体；但是若把海胆卵沿横轴平分为两部分，受精后这两部分都不能发育为完整的胚胎。可见，受精卵细胞质决定子的不均一分布及卵裂时其在子细胞中的不均等分配，对胚胎的早期发育及细胞的早期分化都有决定性的作用。有实验将体外培养的爪蟾肾细胞的细胞核注入蝾螈的卵母细胞内，结果发现，某些原来在肾细胞中表达的基因关闭了，而另一些基因被激活了，开始表达正常肾细胞不表达的蛋白质。这种现象充分说明，蝾螈卵细胞质中的某些成分可以激活或抑制肾细胞核中基因的选择性表达。

## 第三节　影响细胞分化的因素

细胞中奢侈基因的选择性表达主要是由调控蛋白所启动。调控蛋白的组合是影响细胞分化的主要的直接因素。一般来说，这种影响主要受胞外信号系统的调控，而胞外信号甚至细胞微环境的调控又是通过细胞自身的因素如胞内因素、细胞位置等起作用的。在很多物种中影响细胞分化的胞内因素可以追溯到单细胞受精卵中细胞质的作用。此外，外部的环境对某些物种细胞分化乃至个体发育也会产生很大的影响。

## 一、胚胎诱导与细胞分化

在研究早期胚胎发育过程中发现，一部分细胞会影响周围细胞使其向一定方向分化，这种作用称近端组织的相互作用，也称为胚胎诱导。其中一个典型的例证就是在眼的发生中本身的逐级诱导过程。正常情况下，早期的视泡诱导与之接触的外胚层上皮细胞发育成晶状体，随后在视泡和晶状体的共同诱导下，外面的表皮细胞形成角膜。如果把早期的视泡移植在头部的其他部位，同样可诱导与之接触的外胚层发育成晶状体。

## 二、激素与细胞分化

远距离细胞间相互作用对细胞分化的影响主要是通过激素来调节的。如无尾两栖类的蝌蚪变态过程中，尾部退化以及前后肢形成等变化是由甲状腺分泌的甲状腺素和三碘甲状腺氨基酸的分泌增加所致。昆虫变态过程主要是由 20- 羟蜕皮素和保幼素共同调控的。人体血细胞定向分化也受到多种细胞因子的调控。

## 三、细胞之间的分化抑制作用

在胚胎学研究中，人们已经注意到细胞间的相互作用对细胞分化与器官构建的影响，并称这种作用为胚胎诱导（embryonic induction）。胚胎诱导作用不断强化并可分成不同的层次，虽然人们对胚胎诱导作用的机制尚不清楚，但包括旁泌素等信号分子的作用显然是其重要原因之一。

细胞所处的位置不同对细胞分化的命运也有明显的影响。实验证明，改变细胞所处的位置可导致细胞分化方向的改变，这种现象称为位置效应（position effect）。"位置信息"是产生效应的主要原因。如在鸡胚发育的原肠胚期，在由脊索细胞分泌的由 *Sonic hedgehog* 基因编码的信号蛋白的作用下，靠近脊索的细胞分化形成底板（floor plate），而远离脊索的细胞分化成运动神经元，如将另一个脊索植入鸡胚中线一侧，则会以同样的方式诱导底板和运动神经元的发育。

如果 *Sonic hedgehog* 基因发生突变，则会导致中枢神经系统发育异常，或者可能出现面部仅有一眼和一个鼻孔的畸胎。同样，Sonic hedgehog 蛋白也通过位置效应调节肢体的发育，趾的长度、形态和内部结构均受控于细胞与这一蛋白信号分子源的距离，即取决于 Sonic hedgehog 蛋白的浓度或某些由它调控的其他因子的浓度赋予肢芽分化的位置信息，最终发育形成由骨、软骨和皮肤等构成的不同的趾。

## 四、信号分子与细胞分化

近端组织的相互作用是通过细胞旁分泌产生的信号分子旁泌素（又称细胞生长分化因子）来实现的。已知它包括成纤维细胞生长因子（fibroblast growth factor，FGF）、转化生长因子（transforming growth factor，TGF）以及 Hedgehog 家族、Wnt 家族和 Juxtacrine 等五大家族因子。与激素一样，它们都是影响细胞分化的重要信号分子。

信号分子的有效作用是短暂的，然而细胞可以将这种短暂的作用储存起来并形成长时间的记忆，逐渐向特定方向分化。果蝇的成虫盘（imaginal disc）是一些初级分化的细胞群，而在幼虫变态过程中，不同的成虫盘发育为成虫不同的器官，如腿、翅和触角等。人们曾把果蝇的变态前幼虫的成虫盘细胞植入成虫体内，连续移植 9 年，细胞增殖多达 1800 代，然后将这种成虫盘细胞再移植回幼虫体内则依然没有失去记忆，照例发育成为相应的器官。

早期的研究提出"决定早于分化"这一概念，所谓决定是指一个细胞接受了某种指令，在发育中这一细胞及其子代细胞将区别于其他细胞而分化成某种特定的细胞类型，或者说在形态、结构与功能等分化特征尚未显现之前就已经确定了细胞的分化命运。

细胞的决定与细胞的记忆有关，而细胞记忆可能通过两种方式实现：一是正反馈途径（positive feedback loop），即细胞接受信号刺激后，活化转录调节因子，该因子不仅诱导自身基因的表达，还诱导其他奢侈基因的表达；二是染色体结构变化（DNA 与蛋白相互作用）的信息传到子代细胞，如同两条 X 染色体中，其中一条始终处于凝集失活状态并可在细胞世代间稳定遗传一样。当然这些可能的记忆机制也可以用来解释为什么某些能够继续增殖的终端分化细胞，如平滑肌细胞和肝细胞分裂后只能产生与亲代相同的细胞类型。

## 五、环境因素与细胞分化

性别决定是细胞分化和生物个体发育研究领域的重要课题之一。环境对性别决定的影响早已被人们发现和研究。其中典型的例子是许多爬行动物，如蜥蜴类的 *A.agama*、*E.macularius*，它们在较低温度条件下（24℃）全部发育为雌性，而温度提高（32℃）则全部发育为雄性。龟类的 *T.graetta*、*C.caretta* 又出现相反的情况，即在较低温度条件下全部发育为雄性，而温度提高则全部发育为雌性。此外，有一种 *Crepidula* 属的软体动物，它们的性别决定取决于个体间的相互位置关系，在它们形成的上下相互叠压的群体中，位于下方的个体发育为雌性，而位于上方的个体发育为雄性。人们对于环境影响性别的机制还不清楚，但是它无疑表明，生物的个体发育和细胞的分化具有对环境的容纳性。

环境因素对细胞分化可产生影响，并进而影响到生物的个体发育。但是，这些影响因素又都是通过细胞自身的遗传结构发挥作用的。因此总的来说，个体发育中细胞分化的基础是建立在细胞内部的，而环境因素只是条件。

> **人文感悟 12-3**
>
> 细胞分化的方向可因环境因素的影响而改变，如环境污染导致鱼性别转换。建设生态文明，关系人民福祉，关乎民族未来，因此需要增强人与自然和谐发展意识，增强为子孙后代留下蓝天碧水、绿地青山的生产、生活环境的社会责任感。

# 第四节　细胞分化与医学的关系

## 一、细胞分化与肿瘤

生物体内正常细胞分化失控或者分化异常，可能导致细胞恶变而成为肿瘤细胞。临床上把具有恶性增殖和广泛侵袭、转移能力的肿瘤细胞称为癌细胞。细胞一旦恶变，它们的形态、功能、代谢和增殖都会发生可遗传的变化，可以看作是细胞的异常分化。一般认为细胞癌变是细胞去分化的结果，即已经分化的细胞恢复到未分化状态。

### （一）肿瘤细胞的增殖特征

肿瘤细胞生长迅速，且无限分裂，成为永生细胞。肿瘤细胞的增殖周期与正常细胞相似，都包括 $G_1$ 期、S 期、$G_2$ 期和 M 期，其中 S 期、$G_2$ 期、M 期较短，周期的长短也随 $G_1$ 期而异。过去认为肿瘤细胞增殖较快是由于其细胞周期较短，现在发现绝大多数人体肿瘤的细胞周期并不比同类组织正常细胞周期短，而是相同或较长，其中原因也是 $G_1$ 期变长。

肿瘤所含的细胞群体也与正常的组织一样分为三类。①增殖细胞：是肿瘤中始终处于细胞周期循环中，不断分裂的细胞群，与肿瘤的增大直接有关，其数量的多少决定着肿瘤恶性的程度；②暂不增殖细胞：是 $G_0$ 期细胞，对肿瘤的生长无直接影响，但这些细胞在一定条件下可重新进入细胞周期，成为增殖细胞，因此是肿瘤复发的根源；③不再增殖细胞：是一些已经脱离细胞周期，永远丧失分裂能力，日趋衰老甚至死亡的细胞，对肿瘤增长没有影响。因此，该类型细胞所占数量越多，肿瘤的恶性程度越低。为什么肿瘤细胞分裂慢，却比正常细胞生长快？这是因为肿瘤与正常组织相比，增殖细胞占绝大多数，而暂不增殖细胞和不再增殖细胞少，因此导致肿瘤生长迅速。

正常细胞都有一个增殖极限，连续增殖几十代后就会死亡。而肿瘤细胞增殖周期失控，如没有 R 点、细胞自分泌大量生长因子、抑素含量及其感受性都降低等，导致细胞不断增殖，而且失去了正常的接触抑制现象。纺锤体形成过早，使核分裂与胞质分裂不协调；染色体运动及分配的紊乱；或者 DNA 复制不完全或有损伤时，细胞周期仍继续进行，也将导致细胞癌变。

近年来随着对细胞周期调控机制研究的深入，又从该角度发现了一些致病机制。cyclin、CDK、CDKI 等是参与细胞周期调控的主要物质，以它们为主要物质基础构成的细胞周期检查点，对细胞周期事件正确、按序进行发挥着关键作用。上述调节因素及调节结构的改变与肿瘤的发生、发展密切相关。如在人肝癌发生中，常有乙肝病毒（HBV）整合人基因中高表达。表达出的嵌合蛋白缺乏 cyclin A 的破坏盒，不能被降解而持续发挥作用，使细胞周期迅速进入分裂期，导致细胞无节制地增殖而致癌。

## （二）肿瘤的分化障碍

肿瘤形成的原因是相当复杂的。多认为，它是由于外界因子如放射源、病毒或化学致癌物的作用，使癌基因（oncogene）突变或过分表达，或是抑癌基因突变或失活所致。但以发育生物学的观点来看，癌细胞仍处于不分化或低分化状态。正常细胞的癌变乃分化受阻之故。

癌细胞在形态上是未成熟的幼稚细胞。它们一般都表现为核大，核质比例高，缺乏成熟细胞的功能。这在白血病中似乎更为突出。越是恶性的白血病，癌细胞越幼稚。相反地，当癌细胞趋向成熟与分化时，白血病的恶性程度也就下降了。

癌细胞内胚胎性基因表达产物的发现，进一步证明了癌细胞处于低分化状态。迄今找到的此类表达产物有异位激素、异位同工酶等。

异位激素是指一些原来并不产生激素的组织，在某些特殊情况下（通常是癌变）分泌的激素。它的产生，可能是正常失活的基因去抑制的缘故，也可能是由于编码异位蛋白的 mRNA 增多所致。能分泌异位激素的肿瘤涉及消化系统、呼吸系统、生殖系统以及神经系统等。其中，肺癌是产生异位激素最常见的肿瘤。一般来说，这类肺癌源自胚胎的神经嵴，而神经嵴在胚胎发育过程中可以衍生为内分泌器官的某些结构。

除了异位激素之外，无论肿瘤患者还是实验性的啮齿类动物，在其血清中或肿瘤组织内，都可发现异位同工酶。最早发现的异位同工酶是原发性肝癌中的肌型醛缩酶。之后，又发现了氧化还原酶、多种水解酶及转移酶等。在人的肿瘤中，还发现了碱性磷酸酶的各种同工酶，如铁蛋白（ferritin）和胸腺嘧啶核苷激酶。迄今研究得较多的，是与滋养层细胞有关的同工酶，如一种胎盘碱性磷酸酶——Regan 同工酶。这些酶系统的出现表明肿瘤组织有某些胚胎期基因的再现。因此，肿瘤的表型就可能包括了许多胚胎早期发育的结构。这些结构包括滋养层细胞、胚胎细胞以及卵黄囊等。

此外，肿瘤与早期胚胎组织往往具有共同的抗原性及免疫现象。这同样有力地显示了癌细胞内有胚胎性基因表达。迄今在肿瘤中发现的胚胎抗原有癌胚抗原、α- 甲胎蛋白、γ- 甲胎蛋白、硫糖蛋白、胎铁蛋白、T- 球蛋白、乙胎蛋白等。肿瘤组织具有胚胎性抗原以及胚胎细胞与癌细胞表面的相似性，提示癌细胞与胚胎细胞具有共同的免疫逃脱机制。例如，用胚胎细胞或放射线照射的肿瘤细胞，都可以使动物获得免疫性。这也证明，那些与免疫逃脱有关的早期胚胎发育的基因产物在肿瘤中再现，从而使肿瘤细胞能够存活下来。有人认为，这些基因的重现可能也是恶性转化所必需的步骤。

癌细胞的一个主要特征是无限增殖。在某些系统中永生不死性（immortality）与细胞失去分化能力密切相关。生长与分化是两个相互排斥的过程。为了分化，细胞必须停止分裂，其中阻断细胞分化的癌蛋白（oncoprotein）起着重要的作用。它使得细胞继续增殖，而不断增殖又为突变致癌提供了机会。

## 二、细胞分化与再生医学

再生（regeneration）是指生物的器官损伤后剩余的部分长出与原来形态与功能上相同的结构的现象。再分化是再生的基础，也就是说在再生过程中，有些细胞首先要发生去分化，然后发生再分化，形成失去的器官或组织。除肝以外，人类不会再生器官。

全世界有上千万人遭受各种形式的创伤，有数百万人因疾病康复过程中重要器官发生纤维化而导致功能丧失，有数万人迫切希望进行各种器官移植。但令人遗憾的是，机体损伤和疾病康复过程中受损组织和器官的修复与重建，仍然是生物学和临床医学面临的重大难题，这方面的研究，催生形成了利用机体细胞研究促进组织再生或自我修复的学科即再生医学（regenerative medicine）。再生医学可被认为是一门研究如何促进创伤与组织器官缺损生理性修复，以及如何进行组织器官再生与功能重建的新兴学科。它可以通过对于机体的正常组织特征与功能、创伤修复与再生机制的研究，以寻找有效的生物治疗方法，促进机体自我修复与再生或构建新的组织与器官，以维持、修复、再生或改善损伤组织和器官功能，从根本上达到治疗和预防疾病的目的。

## 本 章 小 结

细胞分化指的是在多细胞生物的个体发育中，来自同一受精卵的细胞后代在形态、结构和功能上发生稳定性差异的过程。细胞分化是基因选择性表达的结果。不同类型的细胞在分化过程中表达一套特异的基因，其产物不仅决定细胞的形态结构，而且执行各自的生理功能。分化细胞所表达的基因，一类是管家基因；另一类是奢侈基因。每种类型的细胞分化是由多种调控蛋白共同调控完成的，通过组合调控的方式启动奢侈基因的表达是细胞分化的基本机制。多细胞有机体在其分化程序与调节机制方面比单细胞生物显得更为复杂，涉及诸多方面，如胞外信号分子对细胞分化的影响；细胞记忆与决定；受精卵细胞质的不均一性对细胞分化的影响；细胞间的相互作用与位置效应；环境对性别决定的影响等。

细胞分化异常与诸多医学问题密切相关。细胞癌变是细胞分化领域的一个特殊问题，因为肿瘤细胞可以看作是正常细胞分化机制失控的细胞，成为"不死"的永生细胞。癌细胞与正常分化细胞不同的是，不同类型的分化细胞都具有相同的基因组；而癌细胞的基因组却发生不同形式的突变。此外癌细胞还具有许多其他特征。再生是指生物的器官损伤后剩余的部分长出与原来形态和功能相同的结构的现象。再分化是再生的基础。

## 思 考 题

1. 何谓细胞分化？为什么说细胞分化是基因选择性表达的结果？
2. 细胞分化与细胞决定有何规律？
3. 影响细胞分化的因素有哪些？请予以说明。
4. 细胞分化异常与医学的关系有哪些？

（井长勤　新乡医学院）

# 第十三章　细胞衰老与死亡

**学习要求**

1. 知识要求

（1）掌握细胞衰老、细胞凋亡、细胞自噬、细胞焦亡的概念。

（2）熟悉细胞衰老的特征、表现、海弗利克极限；熟悉细胞死亡的类型、特征。

（3）了解细胞衰老的分子机制与学说；了解各种细胞死亡类型的分子机制。

2. 人文感悟

（1）培养学生严谨的科学态度，了解集体和个人的相互依存关系，并且明白事物都有两面性的辩证关系。

（2）探讨细胞的衰老和死亡与人体健康的关系，关注老年人的健康状况，培养学生关爱老人、关注社会问题。

　　细胞衰老与死亡是细胞生命活动过程中的不可抗拒的生理现象，是生物界的普遍规律。人体有 200 多种细胞，寿命各不相同。所有的细胞都来自胚胎发育时期的一个受精卵，经过分裂增殖和分化，最后走向衰老和死亡。细胞衰老和死亡与很多老年性疾病，如神经退行性疾病、心脑血管疾病、糖尿病及肿瘤等密切相关。阐明细胞的衰老和死亡的机制，对于阐释生命的奥秘、延缓衰老和防治退行性疾病具有重要的意义，是医学细胞生物学研究领域的重要课题。

## 第一节　细胞衰老与相关疾病

**临床病例 13-1**

　　患儿，男性，2 岁 5 个月。患儿于出生时，家长发现患儿躯干部位的静脉血管较为明显，于 6 月龄时，其头部、躯干静脉均较为明显，且其躯干部位的皮肤色素出现部分脱失的情况，呈现为斑点状。至患儿 1 岁左右时，其头皮的静脉、皮肤色素脱失等情况比较明显，且头发较为稀疏，在 1 岁之后，患儿的体重并未出现明显的增长。2 岁 5 个月时其身高与体重相比同龄同性别儿童的平均身高、体重均明显较低，差距为 2 个标准差。但精神无异常，皮肤较为菲薄且弹性较差，躯干部位的皮肤，局部色素呈现点状的脱失，全身的浅表淋巴结可进行触及，且出现肿大情况。还可见头发比较稀疏、呈细黄状，头皮的静脉清晰。LMNA 基因变异 c.1824 C＞T（p.G608G）杂合突变，此变异为自发突变。父母基因该位点无变异，遗传方式为常染色体显性遗传，进行染色体分析，核型为 46, XY。

**问题**

　　1. 患者得的是什么病？

　　2. 该病的发病机制是什么？

**临床病例 13-1 分析**

　　根据临床表现，患者出生 6 个月后，逐渐出现生长缓慢、身高、体重明显低于同龄儿童等典型症状，且头部静脉凸显明显，头发较为稀疏、颜色较浅，还出现因脂肪减少而逐渐萎缩。结合流行病学特点，本病可诊断为早老症。早老症主要是指发生过早衰老的一种罕见的先天性疾病，其病因尚不十分明确，多与常染色体显性或者隐性遗传有关。早老症被认为属于一种核纤层蛋白病，主要分为典型、非典型两种类型，前者主要为 LMNA 基因

c.1824 C 大于 T（p.G608G）杂合变异所引起，而后者主要是由于其他变异（c.1579 C > T（p.R527C））所引起。本研究中，患儿主要由于 LMNA 基因 c.1824 C > T（p.G608G）杂合突变引起，此种变异属于一种自发突变，其父母基因该位点无变异情况，遗传方式属于常染色体显性遗传。

  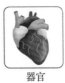 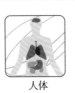

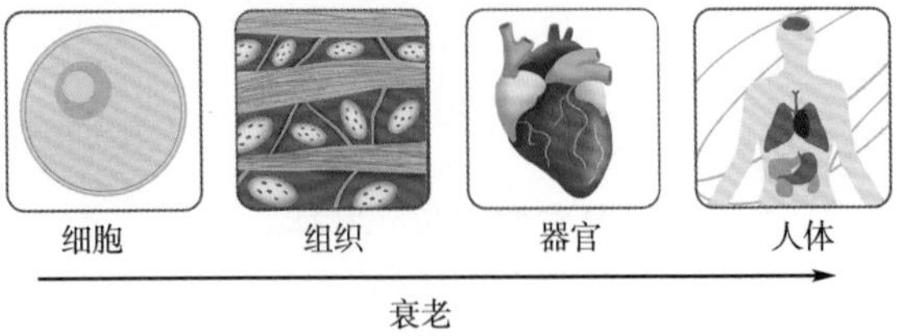

细胞　　　　　组织　　　　　器官　　　　　人体

衰老

图 13-1　细胞衰老是生物个体衰老的基础

细胞衰老（cellular aging, cell senescence）是指在生长发育过程中，随着时间的推移，细胞内部结构发生退行性变化，增殖能力和生理功能逐渐下降的变化过程。细胞衰老是一种不可逆的生长停滞状态，最终将导致细胞死亡。细胞衰老是生物个体衰老的基础（图 13-1），个体的自然衰老并不是疾病，但它与许多老年性疾病紧密关联。

# 一、细胞的寿命

## （一）不同类型的细胞寿命不同

成体的组织器官中，不同类型的细胞寿命各不相同。人体内有 200 多种细胞，通常根据细胞的寿命长短将细胞分为三类。第一类细胞的寿命接近于个体的寿命，如神经元、脂肪细胞、肌细胞，这类细胞出生后大多不再进行分裂，数目相对恒定；第二类细胞是缓慢更新的细胞，其寿命远比个体的寿命短，如肝细胞、胃壁细胞等；第三类细胞是快速更新且寿命较短的细胞，如表皮细胞、血细胞。一般而言，体内更新快的细胞寿命较短，基本不更新的细胞可保持与个体相同的寿命。细胞的寿命除了与细胞的种类有关，也受到内外环境条件的影响。

## （二）体外培养细胞的寿命

离体细胞和在体细胞一样，寿命也是有限的，其寿命长短与培养细胞的平均代数，以及所取培养组织的年龄、种属等有关。

1961 年，海弗利克（Hayflick）首次报道了体外培养的人成纤维细胞具有分裂增殖的极限，后来被学术界称为海弗利克极限（Hayflick Limit）。海弗利克用来自胚胎和成体的成纤维细胞进行体外培养，结果胚胎细胞传代 50 次后进入生长停滞状态，而成体细胞只能培养 15 ～ 30 代就出现生长停滞。海弗利克发现，细胞在体外分裂增殖的能力与取材个体的年龄有关；细胞可传代的次数，与物种的寿命有关。

## （三）细胞衰老与个体衰老的区别与联系

个体衰老（aging）是指随着年龄的增加，机体的形态结构、生理功能呈现退行性变化，并伴随生殖能力下降和死亡率上升的不可逆现象。个体衰老是一个受到基因和环境因素控制的、不可逆的生物学过程，与物种的寿命密切相关。对于单细胞生物来说，细胞衰老即代表个体衰老。但对于多细胞生物来说，细胞衰老和个体衰老是两个不同的概念。一方面，个别细胞，甚至局部许多细胞的衰老并不会导致个体的衰老，如皮肤表皮的不断脱落更新；另一方面，个体的衰老并不代表个体所有细胞都衰老，如 70 岁老人的生精细胞仍可以活跃地发生。但是两者之间又有着密切的联系。细胞是生物体的基本结构和功能单位，细胞衰老是个体衰老的基础。如老年人运动神经元的衰老与运动功能的衰退有着密切的联系。

> **人文感悟 13-1**
>
> 　　1. 个人与社会是辩证统一的关系。一方面，个人与社会相区别，不能等同，它们具有各自特殊的规定性，个人与社会相比较，社会起着根本的、决定性的作用。另一方面，个人与社会又相互依存、相互影响、相互制约、密不可分。
>
> 　　2. 个人活动与社会发展是相互联系、相互制约的关系，一方面，个人活动对社会发展产生能动的影响；另一方面，个人活动受到社会环境和社会发展规律的制约。
>
> 　　3. 人老了，机体的功能下降是一种无法违抗的自然定律。老年人要正确地认识到自己的衰老，面对疾病，要用一种积极乐观的态度，配合医生的治疗，勇敢地面对它。
>
> 　　4. 关爱老人是我们共同的责任。"老吾老以及人之老，幼吾幼以及人之幼"，尊敬、赡养和爱护老年人是中华民族的传统美德。

## 二、细胞衰老的变化

细胞衰老主要表现在对环境的适应能力和维持细胞内环境稳定的能力降低。目前对于体外培养细胞的衰老研究发现，衰老细胞最典型的生物学特征有两个：一是生长停滞，细胞停止分裂。这种停滞是不可逆的，即使添加生长因子也无法逆转。二是衰老相关的 β- 半乳糖苷酶的活化。β-半乳糖苷酶是溶酶体中的酸性水解酶，通常在 pH 4.0 的条件下表现活性，但在衰老的细胞中 pH 6.0 条件下即表现出活性，且这种细胞随着传代次数的增加而逐渐增多。

此外，体外培养的研究发现，衰老细胞在形态结构和生化方面都发生了许多变化。

### （一）细胞衰老的形态学改变

衰老细胞的主要形态变化表现为：细胞皱缩，细胞膜由液晶态变为凝胶态，细胞膜分子黏性增加，流动性下降，细胞器如线粒体数量减少；细胞质中脂褐素等残余体沉积，糖原减少、脂肪积聚，线粒体数目减少、体积增大，高尔基体碎裂，尼氏体减少等；细胞核体积增大、染色深，核膜内褶，染色质凝集、碎裂和溶解（表 13-1）。

表 13-1　衰老细胞的形态变化

| 细胞组分 | 形态变化 | 细胞组分 | 形态变化 |
|---|---|---|---|
| 细胞核 | 增大、细胞核色深、核内有包含物 | 高尔基体 | 碎裂 |
| 染色质 | 凝聚、固缩、碎裂、溶解 | 尼氏体 | 消失 |
| 质膜 | 黏度增加、流动性降低 | 包含物 | 糖原减少、脂肪积聚 |
| 细胞质 | 色素积聚、空泡形成 | 核膜 | 内陷 |
| 线粒体 | 数目减少、体积增大、mtDNA 突变或丢失 | | |

### （二）细胞衰老过程中的生物大分子和代谢改变

在形态变化的同时，衰老细胞内的蛋白质、核酸、脂类等大分子也在发生各种变化，细胞的代谢能力下降。主要表现为：

**1. DNA**　复制与转录受到抑制，但个别基因异常激活；发生氧化、断裂、缺失和交联，甲基化程度降低；端粒 DNA、mtDNA 缺失。

**2. RNA**　mRNA 和 tRNA 含量降低。

**3. 蛋白质**　合成下降，胞内蛋白质发生糖基化、脱氨基等修饰，导致蛋白质的稳定性、抗原性和可降解性下降；自由基使蛋白质肽键断裂，导致交联和变性。

**4. 酶分子**　活性中心被氧化，金属离子 $Ca^{2+}$、$Zn^{2+}$、$Mg^{2+}$、$Fe^{2+}$ 等丢失，酶分子的二级结构、溶解度、等电点发生改变，最终导致酶失活，但 β- 半乳糖苷酶活性升高。

**5. 脂类**　不饱和脂肪酸被氧化，膜脂之间或脂蛋白之间形成交联，造成膜的流动性降低。

## 三、细胞衰老学说

细胞的衰老是一个十分复杂的生命现象，受到多种因素包括环境因素和体内因素的影响，对衰老机制的阐述仍没有形成较为一致的观点。目前关于细胞衰老的学说与假说有很多，概括起来主要有两大类：差错学派（error theories）和遗传学派（genetic/programmed theories）。

### （一）差错学派

差错学派认为细胞衰老是各种细胞成分在受到内外环境的损伤后，因得不到完善的修复，使"差错"积累，导致细胞衰老。根据对导致"差错"的主要因素的认识不同，可分为不同的学说。

**1. 代谢废物积累学说**　由于细胞功能下降，细胞代谢废物不能及时排出胞外，又不能将其降解消化，其积累至一定量后，不仅占据了细胞的生存空间，影响了细胞的功能活动，也阻碍了细胞的正常生理功能，从而引起细胞的衰老。如哺乳动物脂褐素的沉积，由于脂褐素结构致密，不能被彻底水解，又不能排出细胞，结果在细胞内沉积增多，阻碍细胞的物质运输和信号传递，最后导致细胞衰老。研究发现，阿尔茨海默病（AD）患者脑内的脂褐素增多、脑组织中沉积大量 β 淀粉样蛋白（β-AP）。因此 β-AP 可作为 AD 的鉴定指标。

**2. 大分子交联学说**　该学说认为过量的大分子交联是细胞衰老的一个主要因素，如 DNA 交联和胶原交联均可损害其功能，引起衰老。临床研究发现胶原交联和动脉硬化、微血管病变有密切关系。

**3. 自由基学说**　该学说认为，细胞代谢过程中的活性氧分子基团（reactive oxygen species，ROS）引发的氧化性损伤的积累导致了最终的衰老。ROS 主要有三种：超氧自由基（$\cdot O_2$）、羟自由基（$\cdot OH$）和 $H_2O_2$ 的氢自由基（$\cdot OH$）。在正常条件下，人体内自由基的产生有两个方面：一是环境中的高温、辐射、光解、化学物质等引起的外源性自由基；二是体内各种代谢反应产生的内源性自由基，且内源性自由基是人体自由基的主要来源。同时，正常细胞内也存在清除自由基的防御系统，包括酶系统和非酶系统。酶系统如超氧化物歧化酶（SOD）、过氧化氢酶（CAT）、谷胱甘肽过氧化物酶（GSH-Px）；非酶系统如维生素 E、醌类物质等电子受体。自由基的化学性质活泼，可攻击生物体内的 DNA、蛋白质和脂类等大分子物质，造成损伤，如使 DNA 断裂、交联、碱基羟基化；使蛋白质中的巯基氧化，导致蛋白质交联、变性；氧化膜脂中不饱和脂肪酸而使流动性降低等。有学者认为：衰老的原因中，99% 是由自由基造成的。大量实验证明，超氧化物歧化酶与抗氧化酶的活性提升能延缓机体的衰老。

**4. 体细胞突变和 DNA 损伤修复学说**　该学说认为诱发和自发突变积累及功能基因的丧失，减少了功能性蛋白的合成，导致细胞的衰老和死亡。如辐射可以导致年轻的哺乳动物出现衰老的症状，与个体正常衰老非常相似。正常细胞存在 DNA 修复系统，可使 DNA 损伤得到修复，但随着年龄增长，修复能力下降，导致 DNA 的错误积累，最终细胞衰老死亡。

**5. 重复基因失活学说**　该学说认为真核生物基因组 DNA 重复序列不仅增加基因信息量，而且也是使基因信息免遭损害的一种保护机制。重复基因的一个拷贝受损或关闭后，其他拷贝被激活，直到最后一份拷贝用完，细胞因缺少某种重要产物而衰亡。

### （二）遗传学派

遗传学派认为衰老是基因决定的自然演进过程，一切细胞均有内在的预定程序决定其寿命，外部因素只能使细胞寿命在限定范围内变动。

**1. 程序性衰老学说**　该学说认为，生物的生长、发育、衰老和死亡都是由基因程序控制的，衰老是相关基因顺序开启和关闭的结果。例如，小鼠肝细胞胚胎期表达 A 型谷丙转氨酶，衰老时表达

B 型。在人类，有两个典型的例子：一个是婴幼儿早老症，患儿很早就出现明显的衰老症状，一般在 12 ～ 18 岁夭折。该病为常染色体隐性遗传病，是由于编码核膜蛋白的基因突变所引起。另一个是沃纳综合征（Werner syndrome），患者平均 39 岁出现衰老症状，47 岁左右死亡。研究发现，引起该病的基因与 DNA 的解旋有关。迄今在人和动物体内已经发现了多个与衰老有关的基因，统称为衰老相关基因（senescence-associated gene，SAG），根据功能可分为衰老基因和抗衰老基因两大类。

细胞衰老时，一些 SAG 的表达水平显著增高。例如，*MORF4* 基因能表达一种与细胞衰老死亡有关的转录因子，该基因突变可导致细胞永生化；若将 *MORF4* 基因片段导入到缺失 *MORF4* 基因的永生化细胞后，永生化细胞将衰老死亡。*p16* 基因产物是细胞周期蛋白依赖性激酶抑制因子，被视为细胞寿命的关键调控因子。细胞衰老时，*p16* 基因的转录及蛋白质表达水平增强；如果抑制 *p16* 基因的表达，则细胞寿命延长。因此，*p16* 基因被视为细胞寿命的关键调控基因，是人类细胞衰老遗传控制程序中的关键效应物。

抗衰老基因又称为长寿基因（longevity gene）。有关研究发现蛋白质生物合成延长因子 -1α 基因（*EF-1α*）具有延缓衰老作用，将 *EF-1α* 基因转入果蝇生殖细胞，结果发现子代果蝇的寿命延长了 40%。酵母 *sgs1* 基因编码产物为 DNA 解旋酶，研究发现一种 *sgs1* 基因的突变体的寿命明显短于野生型酵母，人类 *WRN* 基因与 *sgs1* 基因同源，位于 8 号染色体短臂，*WRN* 基因突变将引起沃纳综合征。

目前在人类的 1、2、4、6、7、11、18 号及 X 染色体上都发现 SAG，其突变或异常表达将引起细胞衰老以及相关疾病的发生。

2. "有丝分裂钟"学说　根据海弗利克（1961）的报道，人的成纤维细胞在体外培养时增殖次数是有限的。后来许多实验证明，正常的动物细胞无论是在体内生长还是在体外培养，其分裂次数总存在一个"极值"，即"海弗利克极限"，也称为最大分裂次数。如人胚成纤维细胞在体外培养时最多只能增殖 60 ～ 70 代。1978 年，伊丽莎白·布莱克本（Elizabeth Blackburn）发现四膜虫的端粒由 TTGGGG 重复序列构成，哺乳动物的端粒是类似的 TTAGGG。1986 年，研究证实不同组织细胞端粒长度不同。1991 年，Harley 等发现体细胞染色体的端粒 DNA 会随细胞分裂次数增加而不断缩短，提出"有丝分裂钟"学说，也称为"端粒钟"学说，认为：染色体的端粒有细胞分裂计数器的功能，能记忆细胞分裂的次数。DNA 复制一次端粒就缩短一段，当缩短到一定程度至海弗利克极限时，细胞停止复制，走向衰老和死亡。资料表明，人成纤维细胞端粒每年缩短 14 ～ 18bp。端粒的长度还与端粒酶的活性有关，端粒酶是一种反转录酶，能以自身的 RNA 为模板合成端粒 DNA。在精原细胞和肿瘤细胞（如 HeLa 细胞）中有较高的端粒酶活性，而正常体细胞中端粒酶的活性很低，呈抑制状态。1998 年，赖特（Wright）等用人端粒反转录酶亚基（hTERT）基因转染人视网膜色素上皮细胞和成纤维细胞，发现转染细胞分裂旺盛，端粒长度增加，β- 半乳糖苷酶活性升高，细胞寿命延长。美国的 3 位科学家伊丽莎白·布莱克本（Elizabeth Blackburn）、卡罗尔·格雷德（Carol Greide）和杰克·绍斯塔克（Jack Szostak）因为上述发现获得了 2009 年诺贝尔生理学或医学奖。

此外，关于细胞衰老的学说还有"神经免疫网络论""钙调蛋白学说""微量元素学说"等。细胞衰老的原因及其机制非常复杂，有待科研工作者们更加深入地研究。

## 四、细胞衰老与疾病

除了早老性疾病，如早老症和沃纳综合征之外，细胞衰老与老年性疾病如神经退行性病变、动脉粥样硬化性心血管病、糖尿病以及肿瘤等密切相关。许多研究表明，组织干细胞的衰老是机体衰老的重要原因之一，也与某些老年性疾病的发生相关联。例如，人间充质干细胞（mesenchymal stem cell，MSC）随着年龄的增加，其增殖和分化能力逐渐下降；随着年龄的增长，神经干细胞分化为神经元的能力也逐渐下降。

# 第二节  细胞死亡与相关疾病

细胞死亡（cell death）是指细胞生命现象的终结。细胞死亡是多细胞生物生命历程中重要的生理或病理现象。细胞死亡的进程可以很快，如剧烈的理化因子可使细胞迅速死亡。但在非剧烈因素的作用时，细胞死亡有一定自然过程，尤其从细胞衰老到死亡是一个渐进的过程，并且常有特征性的形态改变：细胞核对各种有害因子的反应最为敏感，如果核内的基因及其控制系统受到损伤，则转录、翻译等过程将中断，细胞的生命过程将改变或停止，细胞接近死亡时，核膜多发生断裂，核仁亦逐渐溶解和消失；胞质内可发生内质网、线粒体肿胀，线粒体嵴断裂和消失；细胞表面微绒毛逐渐减少、消失；细胞的体积因失水而变小或因细胞间水分内渗而变大。由于细胞死亡原因的多样性，细胞死亡时形态改变的过程和程度也不完全一样。

引起细胞死亡的原因有很多，细胞死亡的现象也错综复杂。根据死亡原因的不同，可以将细胞死亡分为正常死亡和非正常死亡。正常死亡一般表现为个体发育过程中的生理性死亡，但在某些病理因素条件下也呈现出这种死亡状态；非正常死亡主要指超过细胞可以承受的强度或阈值的环境因子引起的死亡，以及由于机体病理状态导致的细胞死亡。

## 一、细胞死亡的方式

在正常生理和病理条件下，细胞可呈现出多种类型的死亡方式，目前发现主要有以下四种：

**1. 细胞凋亡（apoptosis）**  是指在特定的信号诱导下，细胞内的死亡级联反应被触发所致的生理或病理性、主动性的死亡过程。细胞凋亡多发生于生理情况下，也可发生在病理情况下。细胞凋亡时，质膜始终保持完整，胞膜内陷将细胞内容物包被成一些囊状小体，即凋亡小体（apoptotic body），后者被周围吞噬细胞吞噬，不引起炎症反应。

**2. 细胞坏死（necrosis）**  是指在外来致病因子作用下，细胞生命活动被强行终止所致的病理性、被动性的死亡过程。细胞坏死只发生在病理情况下（如创伤、缺血、缺氧等），是非正常死亡。导致细胞坏死的环境因子可以是生物的，如细菌和病毒的感染等。细胞坏死时，细胞膜和细胞质中细胞器的质膜发生破裂，细胞质外溢，细胞解体并引起周围组织发生炎症反应。

**3. 细胞自噬（autophagy）**  是一种细胞内降解的通路，是将细胞内受损、变性或衰老的蛋白质以及细胞器运输到溶酶体进行消化降解的过程。在生物进化中，细胞自噬是一种保守的过程，从酵母到植物细胞再到哺乳动物，都存在这样的过程，并且其中的很多调节因子在多个物种中都能找到其同源体细胞。

**4. 细胞焦亡（pyroptosis）**  又称细胞炎性死亡，表现为细胞不断胀大直至细胞膜破裂，导致细胞内容物的释放进而激活强烈的炎症反应，是一种程序性死亡。细胞焦亡是机体一种重要的天然免疫反应，在抗击感染中发挥重要作用。

## 二、细胞凋亡

细胞凋亡（apoptosis）是细胞在一定的生理或者病理条件下，遵循自身的程序，自己结束其生命的过程。"apoptosis"来源于希腊语，"apo"意为"分离"，"ptosis"指花瓣或树叶的脱落、凋零。细胞凋亡亦被称为程序性细胞死亡（programmed cell death，PCD），即在一定时间内，细胞按特定的程序发生死亡，这种细胞死亡具有严格的基因时空性和选择性。但有些学者认为细胞凋亡与PCD有一定的区别，PCD是一个功能性概念，描述在一个多细胞生物体中，某些细胞的死亡是个体发育中一个预定的，并受到严格控制的正常组成部分，而凋亡是一个形态学概念，指与细胞受到不同的基因控制的细胞死亡形式；PCD的最终结果是细胞凋亡，但细胞凋亡并非都是程序化的。此外，细胞凋亡也可见于PCD之外的病理状态，如抗癌药所致的癌细胞死亡，循环负荷过重引起的细胞死亡等。细胞凋亡现象普遍存在于人类及多种动、植物中，是多细胞生物正常发育、维持成体组织结构不可缺少的部分，贯穿于生物全部的生命活动中，它是细胞生理性死亡的普遍形式。

## （一）细胞凋亡的特征

细胞凋亡表现出许多特征性的形态变化和复杂多样的生化改变（图 13-2）。

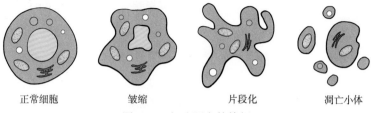

正常细胞　　　　皱缩　　　　片段化　　　　凋亡小体

图 13-2　细胞凋亡的特征

**1. 细胞凋亡的形态学特征**　主要包括细胞皱缩、染色质凝聚、凋亡小体形成、细胞骨架解体等，其中以胞核的变化最为显著。

（1）细胞核的变化：凋亡细胞的核 DNA 在核小体连接处断裂成核小体片段，并向核膜下或中央部异染色区聚集，浓缩成染色质块，使细胞核呈现新月状、花瓣状等多种形态，染色质进一步聚集是核膜在核交处断裂，形成核碎片或核残片。

（2）细胞质的变化：由于脱水作用，凋亡细胞的胞质发生明显的浓缩，其中的细胞器也发生不同程度的变化，尤其是线粒体和内质网。凋亡早期，可观察到细胞内线粒体增大，嵴增多，接着线粒体出现空泡化。多数情况下，凋亡细胞内的内质网膨大，并为凋亡细胞形成的自噬体提供包裹膜。凋亡细胞原有的疏松、有序的细胞骨架结构也变得致密和紊乱。

（3）细胞膜的变化：凋亡细胞表面原有的特化结构，如微绒毛、细胞突起、细胞间连接等逐渐消失，细胞膜保持完整，没有失去选择通透性。一些与细胞间连接有关的蛋白质从凋亡细胞的膜上消失，但位于细胞膜内侧的磷脂酰丝氨酸（phosphatidylserine，PS）则从细胞膜的内侧翻转到细胞膜的表面，暴露于细胞外环境中。

（4）凋亡小体的形成：凋亡小体的形成有三种方式。①发芽脱落机制。凋亡细胞内聚集的染色质块，形成大小不等的核碎片后，整个细胞通过发芽（budding）、起泡（zeiosis）等方式，形成一个球形的突起，并在根部绞窄脱落，形成一些大小不等，内含细胞质、细胞器以及核碎片的膜包小体，即凋亡小体；②分隔机制。在凋亡细胞内由内质网分隔成大小不等的分隔区，靠近细胞膜端的分隔膜与细胞膜融合并脱落形成凋亡小体；③自噬体形成机制。凋亡细胞内线粒体、内质网等细胞器和其他细胞质成分一起被内质网膜包裹形成自噬体，自噬体在与凋亡细胞膜融合后排出胞外，形成凋亡小体。有些细胞不形成凋亡小体，而仅仅发生核固缩和胞质浓缩，成为单个致密的结构，这也被称为凋亡小体。

（5）吞噬：凋亡小体被邻近细胞或巨噬细胞吞噬，在溶酶体内被消化分解。

细胞凋亡的过程非常迅速，从起始到凋亡小体的出现只有数分钟，30 分钟到几小时后凋亡小体便被全部清除。在整个过程中细胞膜始终保持完整，细胞内容物不泄漏到细胞外，因此不会引发周围组织的炎症反应，这也是细胞凋亡最重要的形态特征。

**2. 细胞凋亡的生化改变**

（1）DNA 片段化：细胞凋亡时，内源性核酸内切酶活化，在相邻核小体间切割 DNA 链，形成长度为 180 ～ 200bp 整倍数的寡聚核苷酸片段，因此在进行琼脂糖凝胶电泳时，凋亡细胞表现出特征性的 DNA 梯状条带（DNA ladder）（图 13-3）。这是细胞凋亡最典型的生化特征之一。而细胞坏死时，DNA 断裂为长度不一的无规律片段，琼脂糖凝胶电泳呈弥散状，尽管不是所有凋亡细胞都出现 DNA 梯状条带，人们仍把它作为细胞凋亡最典型的生化特质之一。

（2）细胞凋亡中的蛋白酶：细胞凋亡的整个过程，是通过多种蛋白酶控制的，蛋白酶级联切割是凋亡的关键过程。控制细胞凋亡的蛋白酶有多种：如胱天蛋白酶家族（caspases）、端粒酶或分裂素、钙蛋白酶（calpain）等。

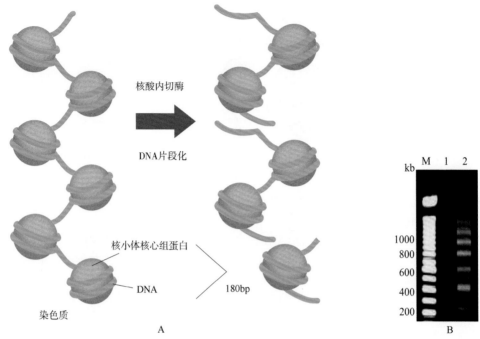

核酸内切酶

DNA片段化

核小体核心组蛋白

DNA

180bp

染色质

A

图 13-3  细胞凋亡的 DNA 片段化

A. 原理；B. 电泳图

（3）胞质 $Ca^{2+}$、pH 的变化：目前研究认为 $Ca^{2+}$ 通过两条途径诱导细胞凋亡：一是细胞内 $Ca^{2+}$ 库释放或胞外 $Ca^{2+}$ 内流，作为凋亡信号启动凋亡；二是 $Ca^{2+}$ 的释放打破细胞内结构的稳定，从而触发凋亡。各种物理和化学刺激诱导的细胞凋亡都同时出现细胞内酸化。细胞内酸化可能通过增强细胞内酸性核酸内切酶的活性，如 DNA 酶Ⅱ，其酶活性在 pH 7.0 以下的环境中明显增强。该酶被认为是介导细胞凋亡过程中核小体 DNA 裂解的主要酶。抗凋亡基因的抑制凋亡作用的强度也与细胞内酸化程度相关。而细胞内的碱化可拮抗细胞凋亡。

（4）线粒体在细胞凋亡中的变化：细胞凋亡有胞核和胞质两条途径，即胞质中的细胞器也是凋亡的主要目标，尤其是凋亡时，线粒体发生一系列显著的变化：①线粒体呼吸链受损，能量代谢受到破坏，导致细胞死亡；②线粒体释放细胞色素 c（cytC），而 cytC 是细胞凋亡所需的 caspases 的激活物；③线粒体是细胞产生活性氧（ROS）的主要来源，ROS 是细胞凋亡的信使分子和效应分子，凋亡时线粒体生成 ROS 增多；④线粒体通透性转换孔（mitochondrial permeability transition pore，MPTP）通透性增高，这是凋亡早期的决定性变化。PT 孔是线粒体内膜和外膜在接触部位组成的一条通道，PT 孔的开放可导致线粒体呼吸链解偶联，并且线粒体内的 cytC 可通过开放的 PT 孔释放至胞质，进而触发 caspases 级联反应。PT 孔的开放抑制剂，如环孢素（cyclo-sporin），能够阻断细胞凋亡，表明 PT 孔在凋亡过程中具有重要作用。

## （二）细胞凋亡的影响因素

细胞凋亡的影响因素很多，主要受两类因素的调节：

### 1. 细胞凋亡的诱发因素

（1）生理性诱导因子：肿瘤坏死因子（TNF）及其配体（FasL）、转化生长因子 β（TGF-β）、神经递质（谷氨酸、多巴胺等）、$Ca^{2+}$、糖皮质激素等。

（2）损伤相关因子：热休克，病毒感染，细菌毒素，原癌基因（如 *myc*、*rel*、腺病毒 *E1A* 等），抑癌基因（如野生型 *p53*），细胞毒性 T 淋巴细胞，氧化剂，自由基，缺血，缺氧等。

（3）疾病治疗相关因子：化疗、放疗、生物治疗、中药治疗等。

（4）其他：乙醇、氧化砷、β- 淀粉样肽等细胞毒性物质。

**2. 细胞凋亡的抑制因素**

（1）生理性抑制因子：如 *bcl-2* 原癌基因、突变型 *p53*、各种生长因子、细胞外基质、CD40 配体、锌以及雌、雄激素等。

（2）病毒基因：如腺病毒 *E1B*、杆状病毒、牛痘病毒 *crmA*、EB 病毒 *BHRF1* 及 *LMP-1* 等。

（3）其他：线虫的 *ced-9* 基因、caspases 抑制剂、钙蛋白酶抑制因子、促癌剂等。

## （三）凋亡相关基因及其蛋白产物

细胞凋亡的调控与很多基因及其蛋白密切相关，将这些基因称为凋亡相关基因。其中研究较多的有 *caspases*、*bcl-2*、*Apaf-1*、*IAPs*、*Fas*、*p53* 等。

**1. 胱天蛋白酶家族（*caspases*）** 是哺乳动物细胞凋亡调控的核心成员，是细胞凋亡的启动者和执行者。*Caspases* 表达产物能够选择性地切割靶蛋白天冬氨酸残基后的肽键，使靶蛋白活化或失活。目前在哺乳动物中已发现 15 种同源分子：caspase-1 ～ caspase-15，其中 caspase-1 和 caspase-11 主要负责白介素 -1β 前体的活化；caspase-2、8、9、10 等被称为细胞凋亡的起始者；caspase-3、6 和 7 是细胞凋亡的主要执行者，能降解多种底物，使得凋亡细胞呈现出一系列形态和生化改变，如激活核酸酶 CAD（caspases activated DNAase）可在核小体间切割 DNA 形成规律的 180 ～ 200bp 整倍数的片段；切割细胞骨架蛋白使细胞形态发生改变以及形成凋亡小体；切割核纤层蛋白使核纤层解聚，导致核膜皱缩。无论是起始 caspases 还是效应 caspases，通常以无活性的酶原形式存在于细胞质中。接收凋亡信号刺激后，酶原分子在特异的天冬氨酸位点被切割，产生大小两个亚基，再聚合成为异二聚体，即成为具有活性的酶。研究发现，凋亡的起始者和执行者之间存在上下游的关系，即起始者活化执行者。

**2. *bcl-2* 家族** 是既能抑制又能促进细胞凋亡的基因家族，名称来源于 B 细胞淋巴瘤 / 白血病 -2（B-cell lymphoma/Leukemia-2，Bcl-2）。*Bcl-2* 不仅在 B 细胞淋巴瘤中表达，也见于许多正常组织和胚胎组织中。*bcl-2* 家族分为两类，一类是抗凋亡的基因主要有 *bcl-2*、*bcl-xl*、*bcl-w*、*mcl-1*；一类是促进凋亡的基因，如 *bax*、*bak*、*bid* 等。Bcl-2 是膜的整合蛋白，主要存在于线粒体外膜、核膜及部分内质网膜中。Bcl-2 的功能相当于线虫中的 ced-9，现已发现至少 19 个同源物，它们在线粒体参与的凋亡途径中起调控作用，能控制线粒体中 cytC 等凋亡因子的释放。

**3. *Apaf-1*** Apaf-1 在线虫中的同源物为 ced-4，在线粒体参与的凋亡途径中具有重要作用。Apaf-1 具有激活 caspase-3 的作用，而这一过程还需要 cytC（Apaf-2）和 caspase-9（Apaf-3）参与。

**4. *IAPs*** 凋亡抑制因子家族（inhibitor of apoptosis，IAPs）是细胞内天然存在的一类抑制细胞凋亡的蛋白家族，在哺乳动物有 c-IAP1、c-IAP2 等成员，现已证实 c-IAP1、c-IAP2 可以通过结合 caspase-3、7 和 9，占据其催化位点，抑制其酶切功能，从而抑制凋亡的发生。

**5. *Fas*** Fas 亦即 APO-1/CD95，属 TNF 受体和神经生长因子受体超家族。*Fas* 基因编码产物为分子量 45kDa 的膜内在蛋白，分布于胸腺细胞、激活的 T 和 B 淋巴细胞、巨噬细胞及肝、脾、肺、心、脑、肠、睾丸和卵巢细胞等。Fas 蛋白与 Fas 配体（FasL）结合后，会激活 caspases，导致靶细胞走向凋亡。

**6. *p53*** 是一种抑癌基因，其生物学功能是在间期检测 DNA 的完整性。如果 DNA 有损伤，则抑制细胞增殖，直到 DNA 修复完成。如果 DNA 不能被修复，则诱导其凋亡。在依赖于 P53 蛋白的细胞凋亡中，是通过抑制 *bcl-2* 和促进 *bax* 基因的表达来影响细胞凋亡的。同时 *p53* 基因是突变率最高的抑癌基因，突变型 *p53* 与野生型 *p53* 作用相反，能抑制凋亡，使细胞过度增殖而导致肿瘤。

除了上述基因及其蛋白产物，其他一些基因如 *c-myc*、*ATM*、*jun*、*c-fos* 等都已证明与凋亡有关。

## （四）细胞凋亡的信号转导途径

细胞凋亡和细胞生长、增殖、分化一样，是受到多种细胞内、外的信号调控，通过多种生物信号在细胞内和细胞间的传递而得以实现的。细胞凋亡的信号转导途径具有以下特点：①细胞凋亡信号转导途径的启动可因细胞的种类、来源、生长环境及诱因的不同而存在差异；②细胞凋亡信号转导途径具有多样性；③细胞凋亡与细胞增殖、分化存在一些共同的信号转导途径；④细胞凋亡的多条信号转导途径之间存在互通的交叉部分。

---

**知识拓展 13-1　　　　　线虫细胞凋亡调控机制的研究**

有关细胞凋亡的基因调控机制，最早和最完整的资料都来自对秀丽隐杆线虫（*C.elegans*）体细胞的研究。这种线虫只有1090个体细胞，在发育过程中先后有131个发生凋亡。研究发现，有15个基因与线虫的细胞凋亡有关，其中*ced-3*、*ced-4*和*ced-9*基因在线虫的凋亡调控中有重要意义。1986年，美国麻省理工学院的 Robert Horvitz 发现，当*ced-3*和*ced-4*突变后，使得原本应该凋亡的131个细胞依然存活；而*ced-9*突变导致所有细胞在胚胎期死亡。由此证明：*ced-3*和*ced-4*是线虫发育过程中所必需的；而*ced-9*具有抑制细胞凋亡的作用，也被称为抗凋亡基因（anti-apoptosis gene）。鉴于这一重要发现，Robert Horvitz 与另外两位线虫研究模型的建立者：美国加州大学伯克利科学研究所的 Sydney Brenner、英国剑桥 Sanger 研究中心的 John E.Sulston 共同获得了2002年诺贝尔生理学或医学奖。

线虫凋亡相关基因的发现促进了哺乳动物凋亡机制的研究。Ced-3 在哺乳动物中的同源物是白介素 -1β 转换酶（interleukin-1β converting enzymes，ICE），其产物能够催化白介素 -1β 前体的剪切和成熟。ICE 后来被命名为 caspase-1。ced-4 在哺乳动物的同源物是细胞凋亡蛋白酶活化因子 -1（apoptosis protease activating factor-1，Apaf-1）；而 ced-9 与哺乳动物的 Bcl-2 家族也具有一定的同源性。

---

**1. caspases 依赖性细胞凋亡途径**　　在哺乳动物中，caspases 依赖性细胞凋亡主要有两条途径：即细胞死亡受体介导的外源途径和线粒体介导的内源途径。

（1）细胞死亡受体介导的外源途径：细胞外的许多信号分子可以与细胞表面相应的死亡受体（death receptor，DR）结合，激活细胞凋亡信号途径，导致细胞凋亡。哺乳动物的死亡受体属于肿瘤坏死因子受体（TNFR）和神经生长因子受体（NGFR）超家族，主要成员有 Fas/Apo-1/CD95、TNFR1、DR3/WSL-1/Apo-3/TRAMP、DR-4/TRAIL-R1、DR-5/TRAIL-R2、DR-6、EDA-R、NGFR 等（图 13-4）。

以 Fas 为例，Fas 具有三个富含半胱氨酸的胞外区和一个称为死亡结构域（death domain，DD）的胞内区。Fas 配体 FasL 与 Fas 结合后，Fas 三聚化使胞内的 DD 区构象改变，然后与接头蛋白 FADD（Fas associated death domain protein）的 DD 区结合，然后 FADD 的 N 端死亡效应结构域（death effector domain，DED）就能与 caspase-8 或 caspase-10 前体蛋白结合，形成死亡诱导信号复合物（death-inducing signaling complex，DISC），引起 caspase-8、caspase-10 激活，形成有活性的酶，启动 caspases 的级联反应，使 caspase-3、6、7 激活，水解细胞内各种蛋白质，导致细胞凋亡（图 13-5）。

（2）线粒体介导的内源途径：线粒体在细胞凋亡中具有重要的调控作用，许多内部凋亡信号（如 DNA 损伤、氧化剂等）都可以引起线粒体的损伤和膜渗透性改变，从而诱发细胞凋亡。

目前普遍认为 cytC 是通过线粒体 PT 孔或 Bcl-2 家族成员形成的线粒体跨膜通道释放到细胞质中的。线粒体 PT 孔主要由位于内膜的腺苷转位因子（adenine nucleotide translocator，ANT）和位于外膜的电压依赖性阴离子通道（voltage dependent anion-selective channel，VDAC）等蛋白所组成，PT 孔开放会引起线粒体跨膜电位下降和 cytC 释放。Bcl-2 家族蛋白主要定位于线粒体膜上，对于 PT 孔的开放和关闭起关键的调节作用：促凋亡蛋白 Bax 等可以通过与 ANT 或 VDAC 的结合介导 PT 孔的开放，促使 cytC 的释放而促进凋亡；而抗凋亡类蛋白如 Bcl-2、Bcl-xL 等则可通过和 Bax 竞争性地与 ANT 结合，或者直接阻止 Bax 与 ANT、VDAC 的结合，阻止 cytC 的释放而抑制凋亡。进入细胞的 cytC 可以与 Apaf-1 以及 caspase-9 的前体结合，从而导致 caspase-9 活化，后者再激活 caspase-3，引起细胞凋亡（图 13-6）。

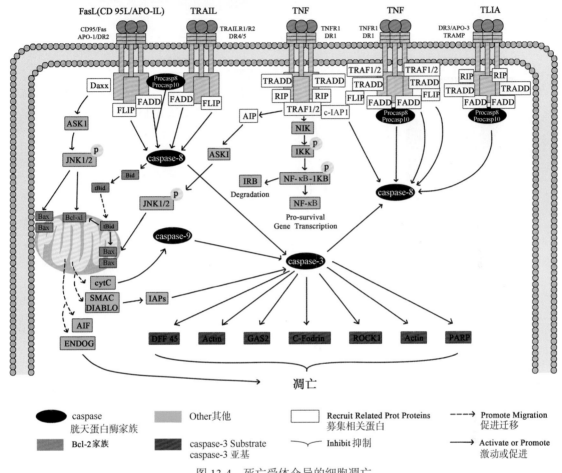

图 13-4　死亡受体介导的细胞凋亡

外源途径中活化的 caspase-8 一方面作用于 caspase-3 前体，另一方面也可催化 Bcl-2 家族的促凋亡分子 BID 裂解成两个片段，其中含 BH3 结构域的 C 端片段进入线粒体，引起线粒体内的 cytC 释放，促进细胞凋亡。

**2. caspases 非依赖性细胞凋亡途径**　相对 caspases 依赖性细胞凋亡途径，caspases 非依赖性细胞凋亡途径的机制目前还不完全清楚。已经明确线粒体在 caspases 非依赖性细胞凋亡途径中发挥了关键作用。除了 cytC，线粒体还向细胞质释放多种凋亡相关因子，诱发 caspases 非依赖性细胞凋亡。

凋亡诱导因子（apoptosis-inducing factor，AIF）是 1999 年克隆的第一个能够诱导 caspases 非依赖性细胞凋亡的蛋白，位于线粒体外膜。凋亡发生时，AIF 从线粒体释放到细胞质基质中，然后进入细胞核，引起 DNA 凝集并断裂成 $5 \times 10^4$ 大小的片段。

线粒体释放的限制性内切核酸酶 G（endonuclease G，endo G）也能引起非 caspases 依赖性细胞凋亡。Endo G 定位于线粒体，它的主要功能是负责线粒体 DNA 的复制和修复。受到凋亡信号的刺激后，endo G 从线粒体释放进入细胞核，对核 DNA 进行切割，在 caspases 未被激活的情况下，产生以 180～200bp 为单位的 DNA 片段。

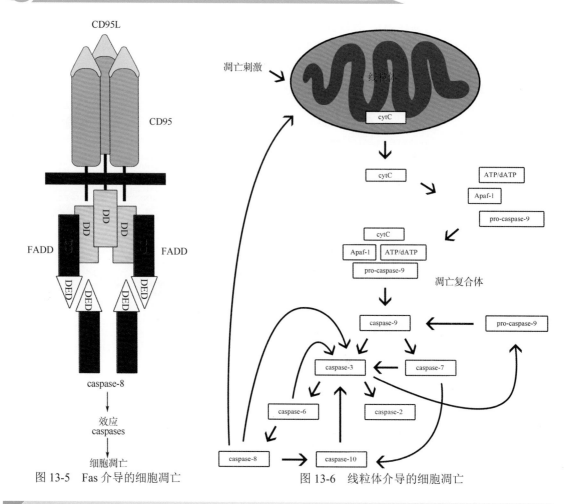

图 13-5　Fas 介导的细胞凋亡　　　　　图 13-6　线粒体介导的细胞凋亡

## （五）细胞凋亡的生物学意义

细胞凋亡是一种生理现象，普遍存在于人类及多种动植物全部的生命活动中，是多细胞生物体个体正常发育、维持成体组织正常结构和功能不可缺少的。细胞凋亡主要的生物学意义有以下几个方面。

**1. 清除胚胎发育过程中出现但不需要的细胞**　哺乳动物在胚胎发育过程中会出现祖先进化过程中曾经出现过的某些结构，如鳃、尾、前肾、中肾等，这些结构并不构成人类成熟胎儿实质性组织器官。因此，随着胚胎发育的进展，这些结构中的细胞通过细胞凋亡方式被清除。再如哺乳动物手指和脚趾在发育早期是通过蹼连在一起的。一段时间后，指（趾）间的蹼通过细胞凋亡被清除，使单个指（趾）分开。如果细胞凋亡不彻底，刚出生的孩子则有并指现象。

**2. 清除发育不正常的细胞**　高等动物的胚胎早期，神经细胞的数量远远超过靶细胞。但后来近一半的神经细胞发生凋亡，研究发现只有那些与靶细胞建立起良好接触联系，并充分接受了靶细胞分泌的存活因子影响的神经细胞才能保留下来。

**3. 清除已经完成功能的细胞**　众所周知，出生的蝌蚪有尾巴，但随着发育成蛙，蝌蚪的尾部逐渐消失。蝌蚪尾部的细胞在完成生命过程中的阶段性任务后，不需再承担生理功能，机体就通过细胞凋亡的形式来清除。

**4. 清除生理活动过程中衰老无用的细胞**　以人体为例，据估计每天有 $5 \times 10^{11}$ 个血细胞进入衰老。同时，机体每天会制造出相等数量的新血细胞，以替换那些衰老无用的血细胞。衰老无用的血细胞将以凋亡等形式被清除，以平衡骨髓中新生的血细胞。一旦正常的细胞凋亡过程受到破坏，将引起一系列的疾病，包括癌症感染性疾病、自身免疫病等。

**5. 清除病理活动中有潜在危险的细胞**　如 DNA 受到损伤又得不到修复的细胞有癌变的危险，机体通过凋亡途径清除这些危险的细胞。

### （六）细胞凋亡与疾病

细胞凋亡是机体结构和功能稳态维持的一种生理机制。机体的健康需要细胞增殖和死亡处于一个良性的平衡当中。一旦这种平衡被破坏，细胞凋亡调控机制失常，包括不恰当的凋亡激活或抑制，都将引发相关的疾病。下面介绍几种与细胞凋亡相关的疾病。

**1. 细胞凋亡与肿瘤**　肿瘤细胞的生物学特点是生长失控、过度增生，该过程是一系列的"渐变过程"。这种"渐变过程"一般包括细胞接受肿瘤刺激因子的反复刺激、癌基因和原癌基因被激活等环节。在此过程中还可见到凋亡抑制基因和凋亡活化基因表达异常。如在人的肿瘤细胞中常常检测到 *p53* 基因的突变或缺失，使细胞对 DNA 损伤敏感性大大降低，细胞凋亡发生障碍，细胞进入无序、失控的生长状态。一些肿瘤细胞高表达 FasL，使淋巴细胞凋亡，而又低表达 Fas，从而降低肿瘤细胞凋亡，这就使肿瘤细胞形成同时具有免疫逃逸及凋亡耐受的特性。

**2. 细胞凋亡与自身免疫病**　自身免疫病是一类免疫功能混乱、目前临床上难以治愈的严重疾病。系统性红斑狼疮（systemic lupus erythematosus，SLE）就是自身免疫病系列中一个典型代表。现在认为，该病由于 Fas 表达缺陷，导致 T 淋巴细胞凋亡障碍。因此，在外周淋巴器官出现大量 $CD_4^+$、$CD_8^+$ 的 T 淋巴细胞，这些细胞具有自身反应性，从而引起 SLE 等自身免疫病。

**3. 细胞凋亡与心血管疾病**　有证据表明，某些患者的左心室发育不良是因心脏细胞过度凋亡造成的。急性心肌梗死也发现有大量凋亡细胞产生。人类的血管内皮细胞、骨骼肌细胞和心肌细胞的凋亡是多种心血管疾病发生与演变的病理学基础。例如，血管内皮细胞过度凋亡可损伤内膜，促进血小板等在局部聚集和动脉内膜斑块形成，促进冠心病的发展。

**4. 细胞凋亡与神经退行性疾病**　中枢神经系统某些部位特殊类型神经元的不断丧失是各种神经退行性疾病的病理改变基础。细胞凋亡与神经元的丧失密切相关。现已发现，caspase-3 在神经退行性疾病的病理过程中担任重要的角色，它不仅起着凋亡的催化剂作用，还能直接与阿尔茨海默病、帕金森病、亨廷顿病、脊髓小脑性共济失调等疾病的致病蛋白质分子相互作用，参与致病过程。

## 三、细胞坏死

### （一）细胞坏死的过程

机体局部组织、细胞的死亡称为坏死。坏死组织、细胞的代谢停止，功能丧失，是不可恢复的病变。在多数情况下，坏死性细胞死亡是一种急性的、不可逆的和被动的过程，具有代谢功能丢失和细胞完整性遭到破坏的特点。当细胞受到意外损伤，如极端的物理、化学或生物因素刺激，或严重的病理性刺激的情况下发生细胞坏死。此时细胞内 ATP 水平下降到无法维持细胞存活的水平，导致钠钾泵停止运转，细胞通透性增高；同时糖酵解导致糖原减少，乳酸增多，细胞质酸性增高，内质网损伤，蛋白质合成障碍；进一步将发生溶酶体膜损伤，各种水解酶释放到细胞质基质中，使得损伤加重；最后，细胞质出现空泡，细胞膜破损，膨大和破损的细胞器和染色质碎片等释放到细胞外，引起周围组织炎症反应。

### （二）细胞坏死病理变化

**1. 细胞核的变化**　是细胞坏死在组织学上的主要标志，表现为：①核浓缩；②核碎裂；③核溶解。

**2. 细胞质的变化** 胞质微细结构破坏，嗜酸性染色增强，呈红染细颗粒状或均质状，最后细胞膜破裂，细胞轮廓消失。

**3. 间质的变化** 表现为纤维肿胀、崩解，并与基质共同液化。坏死组织最后变为一片无结构的、红染的颗粒状凝固物或液化物。

## （三）细胞坏死类型

**1. 凝固性坏死** 主要是结核分枝杆菌引起的坏死。坏死组织发生凝固，变成灰白色或淡黄色、干燥、坚实的凝固体。常见于脾、肾的贫血性梗死，镜下组织结构的轮廓可保持较长时间；结核病时由于坏死组织分解较彻底，加上含有较多的脂质，故色淡黄，质松软似干酪，所以称为干酪样坏死。

**2. 液化性坏死** 坏死组织发生酶水解而液化，使坏死组织呈液状。主要发生在蛋白质少而脂质多（如脑）或产生蛋白酶多（如胰腺）的组织。有时凝固性坏死的组织发生细菌感染时，大量中性粒细胞破坏释放出水解酶，也能引起液化性坏死。脑组织的坏死常为液化性坏死，故又称脑软化；化脓性炎症时，病灶中的中性粒细胞破坏后释放出大量蛋白溶解酶，将坏死组织溶解、液化，形成脓液，所以脓液属于液化性坏死物。

**3. 坏疽** 是凝固性坏死的特殊类型。组织坏死后，发生腐败菌的感染，呈现黑色改变者称为坏疽。依形态特点又分为三种，①干性坏疽：多发生于四肢，坏疽组织与正常组织之间，有明显分界线，由于坏疽组织干燥，不利于腐败菌生长繁殖，故病变进展缓慢。②湿性坏疽：多发生在与外界相通的器官（肠、子宫、肺等）。由于病变处含水分多，有利于腐败菌繁殖，故病变进展快，与正常组织分界不清，全身中毒症状重。③气性坏疽：为深部肌肉的开放性创伤伴产气荚膜杆菌等厌氧菌感染所致。由于细菌分解坏死组织产生大量气体，使坏死区呈蜂窝状，病变进展迅速，中毒症状严重。

## （四）细胞坏死结局

**1. 溶解吸收** 坏死范围小时，可被坏死细胞或中性粒细胞的蛋白溶解酶溶解液化，再由淋巴管和小血管吸收，碎片由巨噬细胞吞噬消化。

**2. 脱落排出** 坏死组织与健康组织分离，并通过各种途径排出。皮肤、黏膜的坏死组织脱落后，留下较深的缺损，称为溃疡；内脏的坏死组织液化后经自然管道排出，所留下的空腔称为空洞。

**3. 机化** 肉芽组织取代坏死组织或其他异物的过程称为机化。

**4. 包裹、钙化** 坏死灶较大，不能完全机化时，可由周围的纤维组织增生将其包绕；陈旧的坏死组织中可有钙盐的沉积（骨和牙齿以外组织内出现钙盐沉积，称为病理性钙化）。

## （五）细胞坏死的机制

**1. 细胞因子** 引起细胞坏死的细胞因子中，包括细胞因子 IL-1、TNF、IFN、Fas 和 TRAIL 等，这些细胞因子不仅能够启动细胞坏死程序，而且能够启动细胞凋亡程序。

**2. 离子通道** 细胞死亡常常伴随着无机离子平衡的严重破坏。当细胞损伤后，细胞内钙离子、质子、钠离子、钾离子和氯离子等与细胞周围环境交换。

**3. 氧化还原信号途径** 在免疫反应中，巨噬细胞产生的 ROS 和 RNS 对细胞坏死具有调节作用。$H_2O_2$ 作为 ROS 的一种成分，能够引起细胞坏死和凋亡，同时能够被抗氧化剂谷胱甘肽或 NAC 拮抗。

**4. 蛋白激酶** 蛋白激酶 MAPK 家族 JNK，也称为 SAPK，是应激反应诱导细胞凋亡中的主要激酶，也参与了坏死性细胞死亡程序。在大脑中动脉阻塞引起缺血性疾病研究中发现，缺血后 4 小时蛋白激酶 JNK 和 P38 表达增强。

## （六）细胞凋亡和坏死的主要区别

细胞坏死和细胞凋亡是多细胞生物细胞死亡的两种不同形式，在形态学、生化代谢、信号传递、结局和意义上有着明显的不同（图 13-7、表 13-2）。但是，两者也存在一定的相关性，细胞凋亡在一定条件下可以转化为细胞坏死。

细胞坏死在机体的免疫反应中发挥重要的作用。细胞感染病毒等病原体后，可以通过细胞凋亡的方式清除病原体；如果细胞凋亡没有正常发生，则以坏死作为一种"替补"方式。同时，细胞坏死导致病原体信号分子如病毒核酸的释放，进一步引起周围组织的免疫反应，清除病原体。相对于细胞凋亡，细胞坏死的生理功能和分子机制目前还不是特别清楚，有待进一步的深入研究。

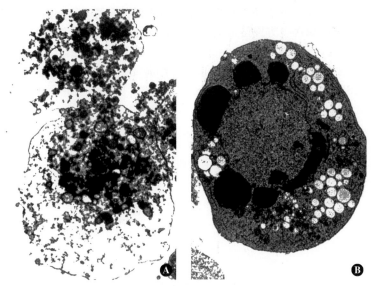

图 13-7 细胞凋亡与细胞坏死

A. 细胞坏死；B. 细胞凋亡

**表 13-2 细胞凋亡与细胞坏死的比较**

| 内容 | 细胞凋亡 | 细胞坏死 |
|---|---|---|
| 原因 | 生理或病理性 | 剧烈损伤或病理性变化 |
| 范围 | 单个散在细胞 | 大片组织或成群细胞 |
| 细胞膜 | 起泡，完整 | 破损 |
| 细胞核 | 固缩，DNA 片段化 | 弥漫性降解 |
| 染色质 | 凝集，靠近核膜，呈新月状 | 呈絮状 |
| 基因组 DNA | 在核小体处断裂，电泳图谱呈梯状 | 随机降解，电泳图谱呈涂抹状 |
| 线粒体 | 自身吞噬 | 肿胀 |
| 细胞体积 | 固缩变小 | 肿胀变大 |
| 凋亡小体 | 有，被邻近细胞或巨噬细胞吞噬 | 无，细胞自溶，碎片被巨噬细胞吞噬 |
| 炎症 | 不引起周围组织炎症反应 | 引起周围组织炎症反应 |

## 四、细胞自噬

细胞自噬（autophagy）又称为 II 型细胞死亡，是细胞在自噬相关基因（autophagy related gene，Atg）的调控下利用溶酶体降解自身受损的细胞器和大分子物质的过程。比利时科学家克里斯蒂安·德·杜夫（Christian de Duve）在 20 世纪 50 年代经过电镜观察到自噬体（autophagosome）构造，并且在 1963 年溶酶体国际会议上首先提出了"自噬"这种说法。Christian de Duve 也因发现溶酶体，于 1974 年获得诺贝尔生理学或医学奖。

## （一）细胞自噬的分类

根据细胞内底物运送到溶酶体方式的不同，细胞自噬可分为三种主要方式。①巨自噬（macroautophagy）：通过形成双层膜包绕错误折叠和聚集的蛋白质病原体、非必需氨基酸等并与溶酶体融合降解，是真核细胞内最普遍的自噬方式，营养缺失、感染、氧化应激、毒性刺激等许多应激都能诱导巨自噬的发生，一般所说的自噬都是指巨自噬；②微自噬（microautophagy）：不同于巨自噬，其中没有自噬膜的形成过程，它的典型特点是通过溶酶体膜直接内陷或外凸（evagination）包绕胞质及内容物进入溶酶体进行降解；③分子伴侣介导的自噬（chaperone mediated autophagy，CMA）：是一种高度选择的自噬方式，它有两个核心成员：热激蛋白 70（HSC70）和溶酶体膜相关蛋白 2A（lysosomal-associated membrane protein 2A，LAMP2A）。HSC70 是一种分子伴侣蛋白。CMA 只降解肽链中含有 KFERQ（Lys-Phe-Glu-Arg-Gln）的五肽片段的蛋白。首先 HSC70 特异地识别并结合含有 KFERQ（Lys-Phe-Glu-Arg-GIn）的五肽片段的蛋白并通过 LAMP2A 相互作用而将目的蛋白转运至溶酶体内降解。

## （二）细胞自噬的步骤

细胞自噬的步骤可以大概总结为下面四个阶段（图 13-8）。

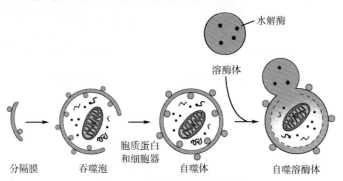

图 13-8　细胞自噬的具体步骤

阶段 1：自噬膜的发生。细胞接受自噬诱导信号后，在胞质的某处形成一个小的类似脂质体样的膜结构，然后不断扩张，但它并不呈球形，而是扁平的，就像一个由 2 层脂双层组成的碗，可在电镜下观察到，被称为自噬膜，是自噬发生的标志之一。

阶段 2：自噬体的形成。自噬膜不断延伸，将胞质中的所有成分，包括细胞器全部揽入"碗"中，然后"收口"，成为密闭的球状的自噬体。电镜下观察到自噬体是自噬发生的标志之一。有两个特征：一是双层膜，二是内含胞质成分，如线粒体、内质网碎片等。

阶段 3：自噬体的运输、融合。自噬体形成后，可与细胞内吞的吞噬泡、吞饮泡和内体融合，形成溶酶体与内含体融合的中囊泡（amphisome）。但这些情况在自噬过程并不是必然要发生的。

阶段 4：自噬体的降解（degradation）。自噬体与溶酶体融合形成自噬溶酶体（autolysosome），自噬体的内膜被溶酶体酶降解，两者的内容物合为一体。自噬体中的内含物也被降解，得到氨基酸、脂肪酸等原料，这些原料被输送到胞质中，供细胞重新利用，而不能回收利用的残渣被排出细胞外或滞留在胞质中。

## （三）细胞自噬的特征

**1. 自噬是细胞消化掉自身的一部分**　细胞正常情况下很少发生自噬，除非有诱发因素的存在。既有来自细胞外的（如外界中的营养成分、缺血缺氧、生长因子的浓度等），也有细胞内的（代谢压力、衰老或破损的细胞器、折叠错误或聚集的蛋白质等）。由于这些因素经常存在，因此，细胞保持了一种很低的、基础的自噬活性以维持自稳。

**2. 自噬过程很快**　被诱导后 8 分钟即可观察到自噬体（autophagosome）形成，2 小时后自噬溶酶体（autolysosome）基本降解消失。这有利于细胞快速适应恶劣环境。

**3. 自噬的可诱导特性**　表现在两个方面，第一是自噬相关蛋白的快速合成，这是准备阶段。第二是自噬体的快速大量形成，这是执行阶段。

**4. 批量降解**　这是与蛋白酶体降解途径的显著区别。

**5. 捕获胞质成分的非特异性**　这与自噬的应急特性是相适应的。

**6. 自噬的保守性**　自噬有利于细胞的存活，因此无论是物种间，还是各细胞类型之间（包括肿瘤细胞），自噬都普遍被保留下来。

## （四）细胞自噬的调控

自噬这一过程一旦启动，必须在度过危机后适时停止，否则，其非特异性捕获胞质成分的特性将导致细胞发生不可逆的损伤。自噬信号的通路分为抑制类和激活类两类。

**1. 抑制类**

（1）Class Ⅰ PI3K 通路：磷脂酰肌醇与胰岛素受体底物（insulin receptor substrate，IRS）结合，接受胰岛素受体传来的信号（血糖水平高抑制自噬）。

（2）mTOR 通路：TOR 激酶是氨基酸、ATP 和激素的感受器，对细胞生长具有重要调节作用，抑制自噬的发生，是自噬的负调控分子。mTOR 在人类中的同源基因是 *FRAP1*，是一个丝氨酸 / 苏氨酸激酶。能接受多种上游信号，如 Class Ⅰ PI3K、IGF-1/2、MAPK，能感受营养和能量的变化。纳巴霉素（Rapamycin）通过抑制 mTOR 的活性，抑制核糖体蛋白 S6（p70S6）活性，诱导自噬发生的作用。Rapamycin 是最典型最常用的自噬激动剂。

（3）Gai3 蛋白：结合 GTP 的 G 蛋白亚基 Gai3 是自噬的抑制因子，而结合 GDP 的 Gai3 蛋白则是自噬的活化因子。Gα 作用蛋白（G alpha interacting protein，GAIP）通过 Gai3 蛋白加速 GTP 的水解，促进自噬的发生。

---

**知识拓展 13-2　　　　　　　　TOR 信号通路**

TOR 本身是一个调控细胞周期、生长和增殖的丝氨酸 / 苏氨酸激酶。正常情况下，TOR 通过抑制自噬起始分子 Atg1 的活性，实现对自噬的控制。哺乳动物中 TOR 的同源物 mTOR 处于活化状态，磷酸化抑制自噬起始分子 ULK1 的功能，抑制自噬的发生。TOR/mTOR 能形成 TORC1/mTORC1 和 TORC2/mTORC2 两种复合物。mTORC1 包括 mTOR、mLST8、PRAS40 和 Raptor。Raptor 是对 Rapamycin 药物敏感的组成成分，所以 Rapamycin 常被用于自噬的研究，通过特异性抑制 mTORC1 的活性而诱发自噬。另外，mTORC1 还通过 4E-BP1 和 S6K1 调控蛋白合成、核糖体的生物发生来调节细胞生长和增殖。mTORC2 包括 mTOR、mSin1，而 Rictor 对 Rapamycin 不敏感。mTORC2 通过磷酸化 Akt（蛋白激酶 B）和 PKC（蛋白激酶 C），传递信号到小 GTP 酶 Rac1 和 RhoA，参与调节细胞骨架的形成。AMPK 是细胞中感受能量状态调节代谢的一种蛋白激酶，在自噬发生的调控中也发挥着重要的作用。低 ATP 水平状态下（如饥饿或缺氧）AMPK 能感受 AMP 的水平变化而激活，从而磷酸化加剧 TSC1/2 对 Rheb 的抑制，最终使 mTOR 的活性被抑制，诱导细胞发生自噬。

> 另外也有研究表明,AMPK 能直接磷酸化 Raptor 并抑制其活性,导致 mTORC1 的活性下降。TSC1/2 还可以整合来自 PI3K-AKT 和 Raf-1-MEK1/2-ERK1/2 的信号,传递至 mTORC1。如受到生长因子等信号刺激时,Akt 被激活,从而磷酸化 TSC2 并抑制其与 TSC1 的结合,Raf-1-MEK1/2-ERK1/2 也可抑制 TSC1/TSC2,最终激活 Rheb-mTORC1,对细胞自噬的发生起抑制作用。

**2. 激活类** Class Ⅲ PI3K：结构上类似于 Class Ⅰ PI3K,但作用相反。3-MA 是 Class Ⅲ PI3K 的抑制剂,因此 3-MA 可以作为自噬的抑制剂。

## （五）自噬相关疾病

自噬可以帮助细胞拮抗衰老、饥饿等外界压力,但过度的自噬又将导致细胞发生程序性死亡,被称为Ⅱ型凋亡。自噬对细胞的两面性作用导致其在疾病中起到复杂的双刃剑效应。自噬作用在生物体生长发育、细胞分化及对环境应激的应答方面极为关键,对防止某些疾病如肿瘤、肌病、神经退行性疾病以及对抵御病原微生物的感染和延缓衰老、延长寿命等方面发挥重要作用。

自噬可为肿瘤细胞带来几大好处：①肿瘤细胞具有高代谢的特点,对营养和能量的需求比正常细胞更高,但肿瘤微环境往往不能满足肿瘤细胞能量的需要,如肿瘤发生初始期到血管发生之前、肿瘤长大发生血管崩塌时、肿瘤细胞脱离原发灶游走时等都会出现营养不足或供应中断,而此时提高自噬活性可以有助于度过这一危机；②当化疗、放疗后,肿瘤细胞会产生大量的破损细胞器、损坏的蛋白质等有害成分,而此时提高自噬活性可及时清除这些有害物质,并提供应急的底物和能量为修复受损 DNA 赢得时间与条件。由于自噬减少了肿瘤细胞在代谢应激时发生坏死的机会,而对于肿瘤细胞群体而言,需要一部分细胞发生坏死,以引发适度的炎症（有利于血管的长入、吸引免疫细胞分泌生长因子等）。研究发现,很多类型的肿瘤在代谢应激时会活化 PI3K 信号以抑制自噬（由于凋亡通路已受阻,抑制自噬会促进坏死）,但具体机制尚不清楚。

自噬与肿瘤的关系是双重的：①对不同的细胞,自噬的作用不同。②相同的细胞在不同的外部因素作用时,自噬的作用不同。③在肿瘤发生发展的不同阶段,自噬的作用不同。肿瘤生长的早期阶段自噬增强,是由于此时肿瘤的血管化作用不足,癌细胞的营养供给有限,需要通过自噬为自身提供营养。肿瘤进入发展阶段后基因变异积累,使包括 Beclin 1 在内的众多抑癌基因失活,自噬活力降低。④对单个细胞和对整个肿瘤阻滞的作用不同。自噬功能不全的细胞易于坏死,但是坏死组织产生的细胞因子（包括部分生长因子）反而会促进肿瘤的生长。

> **人文感悟 13-2**
> 1. 盛衰相随,枯荣相生,这是辩证法,也是人生,是现实,是人之常情。因为人的情感和事物发展的规律雷同,也是处于不断发展变化之中的。
> 2. 万事万物都有联系,都处在一种辩证变化之中,做人做事不可只看一面,应看两面、多面,应看十年、几十年,甚至更远。

## 五、细胞焦亡

细胞焦亡（pyroptosis）又称细胞炎性坏死,是一种程序性细胞死亡方式,表现为细胞不断胀大直至细胞膜破裂,导致细胞内容物的释放进而激活强烈的炎症反应。细胞焦亡是机体一种重要天然免疫反应,在拮抗感染和内源危险信号中发挥重要作用。细胞焦亡广泛参与感染性疾病、神经系统相关性疾病等的发生发展,对细胞焦亡的深入研究有助于认识其在相关疾病发生发展和转归中的作用,为临床防治提供新思路。

## （一）细胞焦亡的特征

细胞焦亡是由 Gasdermin 家族蛋白激活后释放的 N 端片段通过寡聚并易位插入胞膜形成孔洞介导发生。在焦亡早期，细胞膜上出现众多孔洞，引起细胞渗透性肿胀；焦亡后期，肿胀的细胞最终崩解，释放出大量细胞炎性内容物，快速激发机体炎症反应。

**1. 形态学特征**　光镜下焦亡细胞表现为细胞肿胀膨大，并且有许多气泡状突出物。电镜下，可以清楚看到在细胞质膜破裂前，焦亡的细胞形成大量小泡，即焦亡小体。之后细胞膜上会形成孔隙，细胞膜破裂，细胞质的内容物，如乳酸脱氢酶（lactate dehydrogenase，LDH）和炎症细胞因子释放，引起炎症反应。此时，细胞核位于细胞中央，随着形态学的改变，细胞核固缩，DNA断裂。

**2. 生化特征**　细胞焦亡的生化特征主要标志有炎症小体的形成、caspase 和 Gasdermin 的激活以及大量促炎因子的释放。细胞焦亡过程具有 caspase-1 依赖性。在外界条件的刺激下，caspase-1前体可以与 NLRP1、NLRP3 等通过接头蛋白 ASC 形成高分子复合物，即炎症小体，也称依赖 caspase-1 的炎症小体。炎症小体激活 caspase-1、4、5、11，切割 Gasdermin 家族蛋白 GSDMD，使后者 N、C 两端的结构域分开，进而释放 N 端的片段。GSDMD 蛋白 N 端片段可以识别并结合细胞膜上的磷脂类分子，并进一步在细胞膜形成孔洞，导致细胞渗透压变化，最终使得细胞膜裂解，发生焦亡。细胞在 caspase-1 激活同时会释放出炎性因子白介素 -1β（interleukin-1β，IL-1β）和 IL-18，进而吸引更多的炎症细胞，加重炎症反应。

## （二）细胞焦亡与其他死亡方式的区别

细胞焦亡、细胞凋亡、细胞自噬都是程序性细胞死亡的表现形式。细胞凋亡由凋亡性 caspase（caspase-2、3、6、7、8、9 或人类 caspase-10）介导。与细胞凋亡相比，细胞焦亡是由炎症性 caspases（caspase-1、4、5、11）诱导的一类坏死性和炎症性的程序性细胞死亡。相比于细胞凋亡，细胞焦亡发生得更快，并会伴随着大量促炎因子的释放。由于细胞焦亡需要炎症性 caspase 的参与，其与另一种坏死性和炎症性的程序性细胞死亡方式——坏死性凋亡不一样，坏死性凋亡发生不需要 caspase 的参与（表 13-3）。

表 13-3　细胞焦亡与其他死亡方式的区别

| 区别点 | 细胞凋亡（apoptosis） | 细胞自噬（autophagy） | 细胞焦亡（pyroptosis） | 细胞坏死（necrosis） |
|---|---|---|---|---|
| 性质 | 程序性 | 程序性 | 程序性 | 非程序性 |
| 诱因 | 生理条件下的基因调控 | 营养缺乏或激素诱导 | 病理性刺激 | 病理性变化或剧烈损伤 |
| 细胞形态 | 缩小 | 产生空泡 | 细胞膨大，变形 | 细胞膨大，变形 |
| 细胞膜 | 膜结构完整 | 膜结构的完整 | 细胞膜破裂 | 细胞膜破裂 |
| 细胞器 | 完整 | 被自噬体吞噬，最终被溶酶体消化 | 变形 | 变形或肿大 |
| DNA | 降解为 180～200bp 及其整数倍的片段 | 随机降解 | 随机降解 | 随机降解 |

## （三）细胞焦亡的信号通路

细胞焦亡是炎症性死亡途径，按激活机制，可分为 caspase-1 依赖和不依赖两种途径。两种途径都是通过切割 GSDMD 后形成 N 端游离的肽段，这一肽段会诱导细胞形成孔道并导致细胞破裂，释放胞质成分。两种途径都能同时诱导 IL-1β 和 IL-18 的前体进行切割，形成成熟的 IL-1β 和IL-18。不同的只是是否直接激活 caspase-1。

炎性小体激活的分子机制与焦亡的诱导发生需要两步机制：第一步是启动步骤，促炎因子如pro-IL-1β、NLRP3 和 caspase-11 等的转录生成。第二步是激活炎性复合物，炎性复合物包括 NLR蛋白家族成员、衔接蛋白 ASC/TMS1 和 pro-caspase-1，其中 NLR 蛋白家族成员中 NLRP3 是细胞焦亡中的主要炎性复合物。

**1. 细胞焦亡的经典通路**　在病原体、细菌等信号的刺激下，细胞内的 NLR 识别这些信号，通过衔接蛋白 ASC 与 pro-caspase-1 结合，激活 caspase-1，活化的 caspase-1 一方面切割 Gasdermin D，形成 Gasdermin D N 端和 C 端，Gasdermin D N 端和细胞膜上的磷脂蛋白结合，形成孔洞，释放内容物，诱导焦亡发生；另一方面，活化的 caspase-1 对 IL-1β 和 IL-18 的前体进行切割，形成有活性的 IL-1β 和 IL-18，并释放到胞外，造成炎症反应。

**2. 依赖 caspase-4、5、11 的非经典途径**　以炎性刺激因子 LPS 为例，LPS 进入细胞质内，caspases 其他家族成员如 caspase-4、5、11 被活化，活化的 caspase-4、5、11 切割 Gasdermin D，诱导焦亡发生；另一方面，诱导 caspase-1 的活化，对 IL-1β 和 IL-18 的前体进行切割，造成炎症反应。

## （四）细胞焦亡相关疾病

细胞焦亡是机体重要的免疫反应，在拮抗感染和内源性危险信号中发挥重要作用。广泛参与肿瘤、感染性疾病、代谢性疾病、神经系统相关疾病和动脉粥样硬化性疾病等的发生发展。

**1. 细胞焦亡与感染性疾病**　在病原体感染时，适度的细胞焦亡可清除致病微生物，而过度的细胞焦亡在导致细胞死亡的同时，释放炎症因子，扩大炎症反应，造成发热、低血压、败血症等症状。

**2. 细胞焦亡与代谢性疾病**　因代谢障碍或代谢旺盛等引起的疾病称为代谢性疾病，常见的有糖尿病、痛风、糖尿病性心肌病等。以糖尿病性心肌病为例，由心肌细胞死亡引起，最新的研究显示高血糖可以造成活性氧的产生增加，进而上调 NF-κB 和 TXNIP，NF-κB 又可以上调 NLRP3、IL-1β 前体以及 IL-18 前体的表达；TXNIP 通过改变 NLRP3 的结构激活 caspase-1，活化的 caspase-1 一方面切割 Gasdermin D，形成含有 Gasdermin D N 端活性域的肽段，诱导心肌细胞膜穿孔、破裂，释放内容物，引起炎症反应；另一方面，活化的 caspase-1 对 IL-1β 和 IL-18 的前体进行切割，形成有活性的 IL-1β 和 IL-18，并释放到胞外，募集炎症细胞聚集，扩大炎症反应。

**3. 细胞焦亡与神经系统疾病**　神经系统疾病包括脑损伤、癫痫等。以癫痫为例，研究发现，癫痫发作可通过钾离子外流等途径激活 NLRP1 炎症体，进而激活依赖 caspase-1 的焦亡途径，导致癫痫进一步发展。

**4. 细胞焦亡与动脉粥样硬化**　在动脉粥样硬化的发展中，炎症被认为是启动和驱动动脉粥样硬化的主要因素。在高血脂、氧化修饰的低密度脂蛋白等刺激下，激活 caspase-1，介导血管内皮细胞、巨噬细胞、血管平滑肌细胞的焦亡和炎症反应，导致血管扩张功能障碍、坏死中心的形成、粥样硬化斑块的稳定，最终造成动脉粥样硬化。

**5. 细胞焦亡与肿瘤**　研究发现，在 ROS 及细胞毒素的作用下，JNK 激酶被激活并转移到细胞核内，促进焦亡相关基因的表达，启动焦亡的形成，控制肿瘤的发展。

---

**知识拓展 13-3　　　　　　　Gasdermin 家族蛋白**

Gasdermin 家族蛋白是细胞焦亡的关键执行者。根据序列同源性目前已鉴定的人源 Gasdermin 家族成员包括 GSDMA、GSDMB、GSDMC、GSDMD、GSDME（DFNA5）和 DFNB59（PJVK）。

1. GSDMA　人源 GSDMA 的表达范围较为广泛，在皮肤、食管、胃、乳腺和脐带的上皮细胞中均有表达，GSDMA 的单核苷酸多态性（SNP）与哮喘有关。

2. GSDMB　GSDMB 在食管、皮肤、胃、肝脏和结肠上皮中都有表达。研究表明，GSDMB 与克罗恩病、溃疡性结肠炎和哮喘的发病存在相关性。GSDMB 在多种人类肿瘤组织中高表达，包括乳腺癌、胃癌、肝癌、结肠癌、子宫癌、食管癌、胃癌和宫颈癌以及衍生的肿瘤细胞系等，提示 GSDMB 在肿瘤发生、进展和转移中发挥重要作用。

3. GSDMC 人源 GSDMC 主要表达在食管、胃、肠、气管、脾脏、膀胱和皮肤等组织器官，鼠源 GSDMC 主要在皮肤、食管、肠道、胃、膀胱等部位分布。皮肤角质形成细胞中 GSDMC 的表达在紫外线照射引起的皮肤损伤过程发挥重要作用。

4. GSDMD GSDMD 在人和哺乳动物的不同组织和细胞中广谱表达，其中人源 GSDMD 在免疫细胞表达丰度最高，鼠源 GSDMD 主要分布在免疫细胞和肠道上皮细胞。

5. GSDME GSDME 在人的胎盘、大脑、心脏、肾脏、耳蜗、肠中均有表达，在小鼠中主要分布在脾脏、肾脏、大肠、小肠、睾丸、胃等器官。GSDME 与人类听力损失相关，此外 GSDME 与肿瘤的关系也非常密切。

6. DFNB59 人源和鼠源 DFNB59 主要分布在耳蜗、听觉神经元细胞体，此外，人源 DFNB59 在睾丸也有表达。DFNB59 的突变与非综合征性感觉神经性听力损失有关。

## 本章小结

细胞衰老与死亡是细胞生命活动过程中的不可抗拒的生理现象，是生物界的普遍规律。细胞衰老是指随着时间的推移，细胞内部结构发生退行性变化，增殖能力和生理功能逐渐下降的变化过程。衰老细胞在形态和生理、生化方面都发生了变化，如细胞皱缩、膜通透性和脆性增加、核膜内褶、细胞器数量特别是线粒体数量减少，胞内出现脂褐素等异常物质沉积和脂类、蛋白质、DNA 等细胞成分损伤，细胞代谢能力降低，最终出现细胞凋亡式坏死。衰老的发生不仅受有机体本身基因的调控，也受到环境条件的影响。衰老细胞最典型的生物学特征有两个：一是生长停滞，细胞停止分裂。二是衰老相关的 β- 半乳糖苷酶的活化。关于细胞衰老的学说很多，概括起来主要有差错学派和遗传学派两大类。

细胞死亡主要有 4 种形式：细胞凋亡、细胞坏死、细胞自噬和细胞焦亡。

细胞凋亡是指在特定信号诱导下，细胞内的死亡级联反应被触发所导致的生理性或病理性、主动性的细胞死亡过程。细胞凋亡在多细胞生物体正常发育、自稳态的维持、免疫耐受及肿瘤监控等生命活动中具有重要意义。细胞凋亡受许多基因调控。在哺乳动物中，存在 caspases 依赖性细胞凋亡和非 caspases 依赖性细胞凋亡两条信号转导途径。Caspases 依赖性细胞凋亡主要包括由细胞死亡受体介导的外源途径和线粒体介导的内源途径。细胞凋亡时，细胞膜始终保持完整，细胞膜内陷将细胞内容物包裹形成凋亡小体，然后被周围细胞吞噬，不引起炎症反应。

细胞坏死是在受到剧烈的外来致病因素刺激或严重的病理性刺激后细胞生命活动被强行终止的病理性、被动性的死亡形式。细胞坏死时，细胞膜破裂，细胞解体，细胞内容物释放，引起周围组织的炎症反应。

细胞自噬是细胞在自噬相关基因的调控下利用溶酶体降解自身受损的细胞器和大分子物质的过程。细胞自噬可分为巨自噬、微自噬和分子伴侣介导的自噬三种主要方式。细胞自噬的步骤分为自噬膜的发生、自噬体的形成、自噬体的运输和融合、自噬体的降解四个阶段。

细胞焦亡是一种最近发现的程序性细胞死亡方式，表现为细胞不断胀大直至细胞膜破裂，导致细胞内容物的释放进而激活强烈的炎症反应。细胞焦亡在形态学上兼具凋亡和坏死的部分特点。细胞焦亡是由 Gasdermin 家族蛋白激活后释放的 N 端片段通过寡聚并易位插入胞膜形成孔洞。细胞焦亡属于炎症性死亡途径，按激活机制，可分为 caspase-1 依赖和不依赖两种途径，不同的只是是否直接激活 caspase-1。

## 思 考 题

1. 什么是细胞衰老？衰老细胞最典型的两个生物学特征是什么？
2. 关于细胞衰老的机制，有一些什么样的学说？
3. 什么是海弗利克（Hayflick）极限？

4. 如何理解细胞衰老与个体衰老的相关性？

5. 细胞死亡有哪些类型？细胞凋亡和细胞坏死在形态上怎样区分？

6. caspases 家族有哪些主要成员？各有何功能？

7. 细胞凋亡有哪些生理意义？

8. 细胞凋亡与细胞坏死的主要有哪些区别？

9. 细胞自噬的特征有哪些？

10. 细胞焦亡的信号通路有哪些？

（邢雪琨　桂林医学院）

# 第十四章　现代生命科学发展的特点和临床细胞生物学发展的趋势

## 学习要求

### 1. 知识要求

本章内容主要要求学生了解现代生命科学及细胞生物学发展的过程和特点，理解细胞生物学与医学之间的联系、了解临床细胞生物学的特点和发展趋势。

### 2. 人文感悟

现代生命科学的发展经历了漫长的过程，在各国科学家的不断努力下，目前生命科学技术有了飞速的发展，该领域中越来越多新的发现、新的技术被广泛地应用于临床医学中，提高了临床诊断和治疗的水平。通过本章内容的学习，学生们能够更深刻地体会到科技的发展不是一蹴而就的，需要我们共同努力，同时也不断提醒我们每个人始终保持尊重科学、尊重生命的治学态度。

## 第一节　现代生命科学发展的特点

我们生存的地球表面生长着形态各异的生命体，人类发展的历史也是与这些生命体共同生存的历史。人类历史漫长的发展过程中也伴随着人类对生命体探索的过程。当人们还未认识到生命体的本质是 DNA 之前，就已经发现许多生命体所具有的共同特征，并提出"生命"一词且一直沿用至今。随着人类对生命体探索的逐渐深入，对生命的本质越加好奇，这种探索的欲望促进了生命科学技术的不断进步，推动着生命科学的不断发展和完善。从本质上说，生命科学是研究生命现象，揭示生命活动规律和生命本质的科学，包括生命起源与发生、生长与发育、生命物质的结构与功能、生命与环境之间的内在相互关系等，是复杂性学科。

### 一、生命科学的发展

生命科学是一门不断发展的学科，其对生命本质的探索是永不停滞的。但生命科学的发展受到理论、技术、社会发展等诸多因素影响，表现为在不同时期生命科学的研究对象有所不同。人类对生命活动的研究由来已久，但是直至 19 世纪，法国动物学家拉马克（Jean-Baptiste Lamarck）和德国博物学家特雷维拉努斯（Theodor Wilhelm Endelmann）才首次提出"生物学"（biology）的术语和定义。19 世纪末，德国植物学家施莱登（Matthias Jakob Schleiden）和德国动物学家施万（Theodor Schwann）共同创立了"细胞学说"开启了生物学快速发展的时期。进入 20 世纪后，生物学和相关技术迅速发展使得生物学成为一门真正的学科。20 世纪 50 年代以后对生命本质的研究取得实质性进展，发现了 DNA 是遗传物质，使得人类对生命科学的研究走向分子水平，多个领域的突破性成果促使生物学逐渐形成了一个严密的科学系统，被称为生物学科（biological science，bioscience），20 世纪 70 年代改称为生命科学（life science）。

### （一）生物学的萌芽

人类对自然的认识和探索活动可追溯到人类文明的远古时代，从约 300 万年前人类产生到公元前 4000 年阶级社会出现之前的石器时代，这个时期为生物学的萌芽阶段。最早人类为了解决生存问题，开始探索周围世界，培养植物、驯化动物，并开始发展原始医疗技术处理伤病，此时是生命科学发展的开端。

## （二）古代生物学

从石器时代进入铁器时代之后，生产工具的进步推动了种植业、畜牧业和医学的发展，以此为基础形成了植物学、动物学和解剖学等诸多学科。人类对动植物乃至人体形态特征和行为的了解，为我们探索生命活动的奥秘提供了早期的知识积累，该阶段为古代生物学阶段。

在此时期，欧洲的生命科学发展以解剖学和生理学为中心，公元前 600—公元前 500 年，出现了解剖学和生理学研究。希波克拉底（Hippocrates，公元前 460—公元前 370 年）打破了宗教信仰束缚，最早开始用动物实验去研究人的生理现象并开展人体解剖，提出了"体液学说"，被誉为"西方医学奠基人"。柏拉图（Plato，公元前 427—公元前 347 年），提出了物种和属的概念，用双叉式分支法划分动物种类。他的学生亚里士多德（Aristotle，公元前 384—公元前 322 年）在形态学和分类学方面有突出成就，亚里士多德进行了大量的动物解剖工作，准确描述这些动物的解剖学特征并提出了动物具有自然发生、无性繁殖和有性繁殖这三种不同的生殖方式，发表了《动物志》《动物之构造》《动物之运动》《动物之行进》和《动物之生殖》等多部生命科学著作。泰奥弗拉斯托斯（Theophrastus，公元前 371—公元前 322 年）是亚里士多德的学生，他曾与亚里士多德一起进行植物标本的采集工作，之后亚里士多德主要研究动物形态解剖和生殖，而泰奥弗拉斯托斯则继续对植物进行研究。当时植物学研究主要围绕着植物的药用价值开展，而泰奥弗拉斯托斯则打破了这个藩篱，详尽描述了 500 多种野生和栽培植物，全面地研究植物的形态、器官、功能、生长和繁殖，并据此对植物进行分类。他的论著产量极高，但因年代久远多已失传，现存有《植物志》和《植物因由》两书。《植物志》主要记录并描述了各种植物的形态分类。《植物因由》主要记录了植物的生长、繁殖、周围环境对植物生长发育的影响及病虫害防治等工作。盖仑（Galen，129—199 年）是继希波克拉底之后最有影响力的古代医学理论家。由于古罗马统治时期严格禁止人体解剖，盖仑主要进行动物解剖实验。通过对猿、猴子、猪和山羊等多种动物进行解剖和系统的实验观察，盖仑将动物实验中获得的知识应用到人体中，推动了解剖学、生理学、病理学及医学的发展。亚里士多德和盖仑的学说具有深远的影响，在长达 1000 年的时间里一直是欧洲生物学的核心。

中国古代生物学发展阶段生物学研究主要侧重于农学和医药学。先秦时期（旧石器时期—公元前 221 年）的《诗经》一书中已经有了关于药用动植物的记载。春秋战国时期（公元前 770—公元前 221 年）的《山海经》《吕氏春秋》等多部著作都有关于生物分布以及生态学方面的知识。秦汉之后，政府职能不断增强，开始出现一些由地方官员对当地生物形态、习性和分布等记录的资料，一般称为"异物志""水土记"，这些记录对当时生物学的发展有比较深远的影响。东汉时期（25—220 年）发表的《神农本草经》是中医四大经典著作之一，是已知最早的中药学著作。全书共记载了 365 种药用植物，对其用药剂量、时间等都有具体规定，并提出了辩证用药的思想，为中医、中药学发展奠定基础。三国时期（220—280 年），陆玑著有《毛诗草木鸟兽虫鱼疏》一书，该书是中国古代第一本纯粹的综合性生物学著作，详细考证了各类书籍资料对《毛诗》中所涉及的动物、植物名称并进行了统一。两晋南北朝时期（265—589 年），园艺技术发展促进了一些专门的生物学著作产生。贾思勰（480—550 年）著有《齐民要术》，系统地总结了农牧业生产经验，提出了相关变异规律，首次提到根瘤菌的作用。唐宋时期（618—1279 年），人们对于动植物的描述和记载更加全面，出现了大量的博物学著作和本草著作。其中以沈括（1031—1095 年）编著的《梦溪笔谈》影响力最为广泛，其中记载了大量生物的形态、分布等形态学特征。元明时期（1271—1644 年）中国古代生物学继续发展，相继出现了《救荒本草》《闽中海错疏》等出色的地区性动植物志，还有《谭子雕虫》等综合性动物学著作和《华夷草木鸟兽珍玩考》《群芳谱》等资料汇编性质的集大成著作。

## （三）近代生物学

15 世纪下半叶到 19 世纪，生物学的发展进入到近代生物学阶段，这一时期科学技术得到巨大发展，特别是工业革命开始后，生物学进入了全面繁荣的时代。尤其是显微技术的发展，促进了生物学研究范畴从宏观走向微观，由对生命现象的观察逐步深入探索揭秘生命科学规律。

中世纪以后形态学（morphology）蓬勃发展，这得益于文艺复兴时期（1300～1650年）精确的解剖学知识。值得一提的是，该时期生命科学的发展与绘画、雕刻等艺术的发展是密不可分的。当时的艺术家普遍认为人体是上帝创造的最完美的杰作，艺术应该建立在自然科学之上，艺术是精确自然的再现。为了使艺术达到现实的高度，艺术家转学解剖学。16世纪是医学和解剖学的转折点，现代西方医学就建立在解剖学基础之上。1543年，维萨里（Vesalius，1514—1564年）发表了《人体结构》一书，对当时解剖学的成就进行总结并提出小循环，用结构和功能来说明身体的活动。《人体结构》的发表标志着解剖学的建立，解剖学的发展推动了生理学的发展。

17世纪现代科学技术继续发展，使得实验工具和技术不断革新，生物学研究逐渐规范化、规模化。1628年，英国医生哈维（Harvey，1578—1657年）发表了《心血循环论》，成功地综合了心脏和肺的功能，提出完整的心脏搏动产生血液循环系统的新理论。这标志着以血液循环研究为先导的生理分支学科的形成。罗伯特·虎克（Robert Hooke，1636—1702年）发明了第一台可用于科学观察的显微镜，并于1665年发表了《显微图谱》。在该书中，罗伯特·虎克首次提出了"细胞"一词，并沿用至今。1674年，列文虎克（Leeuwenhoek，1632—1723年）发明了世界上第一台光学显微镜，并利用这台显微镜首次观察到了血红细胞，从而开始了人类使用仪器来研究微观世界的纪元。随着显微镜技术的不断进步，整个17世纪的研究是微细结构的解剖学研究。

18世纪生物学研究的主流是系统分类学，当时估计地球的物种约200万种，到1600年人们知道约6000种，生物学家所面临的问题是对大量无序的物种进行分类。植物学家林耐，在进行大量野外考察、收集资料的基础上，于1735年出版《自然系统》。他严格按照形态学系统对植物进行分类，把自然中的三界细分为纲、目、属、种，从而使物种具有自己的确切名字。目前，所有生物的科学命名都是采用林耐的双命名法，物种名（学名）由属名＋种名＋定名人姓名（可省）组成，属名的第一个字母大写，种名是修饰限定属名，用斜体拉丁文书写。中国的生命科学也主要在动植物的解剖、分类鉴定与农学和医药的应用上，最著名和最具代表性的是李时珍（明）的《本草纲目》，于1596年刻印出版。书中记录了1200多种动植物，精美插图1111幅。李时珍把植物分为草、谷、菜、果、木，把动物分为虫、鳞、介、禽。

19世纪生物学研究的三大标志性成果是细胞学说、进化论和孟德尔遗传学。细胞水平的解剖学研究形态与结构关系最突出的成就是细胞学说。施莱登（Schleiden，1804—1881年）于1838年发表了《植物发生论》。他认为细胞核在植物细胞发生中具有重要作用，细胞核是植物细胞的基本结构，从而把植物是细胞群体的概念扩大到整个植物界。施万（Schwann，1810—1882年）于1839年发表了《关于动植物的结构和生长一致性的显微研究》一文，提出细胞是构成动物的基本单位，动物细胞的基本构成大体相同，虽然不同动物细胞的作用可能不尽相同，但各种细胞的发生是相似的。动物和植物一样，也是由细胞组成的；动物细胞与植物细胞一样，都有细胞膜、细胞内含物和细胞核。1855年，菲尔绍（Virchow，1821—1902年）提出所有的细胞都是由细胞而来的。至此，细胞学说成立，极大地推动了生物学的发展。

达尔文（Darwin，1809—1882年）于1931年开始了长达5年的环球航行，在此期间他观察和采集了动植物标本，之后分别在1842年和1844年发表了两篇生物进化方面的论文。华莱士（Wallace，1823—1913年）受达尔文思想影响开始进行物种进化的研究，于1855年发表《制约新种出现的规律》的论文。该论文虽然早于达尔文的进化论，但未引起人们的重视。科学史的巧合，达尔文和华莱士都受马尔萨斯的《人口论》和赖尔的《地质学原理》的影响，提出了生物为了生存而斗争，但同时要接受自然选择，这就是物竞天择、适者生存的进化理论的机制，探索了物种起源问题。达尔文于1859年出版《物种起源》著作，该书从变异性、遗传性、生存竞争和适应性等方面论述了生物界的进化现象，提出了以自然选择、适者生存为基础的进化学说，标志着进化论的确立。

孟德尔（Mendel，1822—1884 年）进行了大量的植物杂交试验，提出了遗传单位因子（现在称为"基因"）的概念，阐明了生物遗传的基本规律，即分离定律和自由组合定律（亦称独立分配定律），使生物学研究逐渐集中到分析生命活动的基本规律上，生物学的发展进入"实验生物学阶段"。19 世纪，生物学的成就是空前的，理论的创新和发展促进了细胞生物学、遗传学、微生物学等生命科学重要分支相继建立，成为现代生命科学发展的基石。

## （四）现代生物学

20 世纪初，生物化学发展成为一门独立的学科。早期化学家发现仅仅通过形态解剖不能解决结构与功能的关系，必须研究生物体内部的变化，包括化学反应、催化机制及其控制底物、产物、酶及其辅因子的识别等。19 世纪末，霍佩·赛勒（Hoppe Seyler，1825—1895 年）便提出了生理化学、蛋白质的概念，同一时期埃米尔·费歇尔（Fischer）也提出了锁钥模型以阐释酶发挥作用的方式。但直到 20 世纪由于色谱、离心机、放射性示踪、呼吸计、X 射线衍射等技术和设备的出现，才促进了生物化学的发展。20 世纪 40 年代确定了酶的本质就是蛋白质。此前，大多数科学家认为蛋白质是遗传物质。1951 年，鲍林（Pauling，1901—1994 年）结合他对血红蛋白进行的实验研究，以及对肽链和肽平面化学结构的理论研究，提出了 α 螺旋和 β 折叠是蛋白质二级结构的基本构建单元的理论，确认氢键和分子间的相互作用力，并发现了红细胞贫血症是分子病。1955 年，弗雷德里克·桑格（Frederick Sanger，1918—2013 年）测定分析了牛胰岛素分子的全部氨基酸序列，即一级结构，第一次证明了蛋白质是由氨基酸通过肽键连在一起的聚合物。1960 年，佩鲁茨（Perutz，1914—2002 年）和肯德鲁（Kendrew，1917—1997 年）分别采用 X 射线衍射分析对血红蛋白和肌红蛋白结构进行解析，发现了可以从三维结构认识生物大分子的功能。1965 年，我国科学家历时 6 年 9 个月，成功合成牛胰岛素。20 世纪前半叶，生物化学研究成为生物学研究的热点，蛋白质的一、二、三甚至四级的高级结构和功能、酶促反应机制、细胞物质代谢模式、中间代谢途径、能量代谢及其控制等重要问题逐渐被阐明。

20 世纪中期以后，分子生物学是生物学的前沿与生长点。分子生物学开端于核酸的发现，1868 年，瑞士医生米歇尔（Miescher）从白细胞核中首次发现核酸，称之为"核素"。但是当时的实验技术也无法解析核酸的结构。1928 年，英国细菌学家格里菲斯（Griffith）发现肺炎球菌的转化现象，证明了遗传物质的存在。1929 年，美国生化学家莱文（Levine）才发现了核酸的基本结构，但同时又提出一种"四核苷酸假说"，认为核酸由等量的四种核苷酸构成，不可能有什么重要功能。1944 年，美国细菌学家艾弗里（Avery）通过肺炎球菌体外转化试验证明 DNA 是遗传物质。1952 年，赫尔希（Hershey）和蔡斯（Chase）的 T2 噬菌体旋切试验彻底证明遗传物质是核酸，而不是蛋白质。1956 年，弗伦克尔·库兰特（Fraenkel Courat）的烟草花叶病毒（TMV）重建实验证明，RNA 也可以作为遗传物质。几乎与此同时，奥地利生物化学家夏格夫（Chargaff）对核酸中的 4 种碱基含量的重新测定提出了 Chargaff 法则，发现 DNA 大分子中嘌呤和嘧啶的总分子数量相等，其中腺嘌呤（A）与胸腺嘧啶（T）数量相等，鸟嘌呤（G）与胞嘧啶（C）数量相等。说明 DNA 分子中的碱基 A 与 T、G 与 C 是配对存在的，从而否定了"四核苷酸假说"，并为探索 DNA 分子结构提供了重要的线索和依据。1953 年 2 月，沃森（Watson）和克里克（Crick）看到了富兰克林（Franklin）拍摄的一张十分漂亮的 DNA 晶体 X 射线衍射照片后受到启发，继续DNA 结构的研究提出了 DNA 双螺旋结构模型，而且分析得出了螺旋参数，发现磷酸根在螺旋的外侧构成两条多核苷酸链的骨架，方向相反；碱基在螺旋内侧，两两对应。该模型说明了 DNA 的遗传、生化和结构特点，提出了 DNA 储存遗传信息的机制。DNA 双螺旋模型发现之后，生物大分子结构和信息的研究紧密地结合起来，使生物学真正进入分子生物学时代，DNA 的研究始终占据着分子生物学的中心地位。以至于在此后的 30 年间，核酸研究共获得了 15 次诺贝尔奖，占据了生物领域全部相关奖项的四分之一。

20 世纪 70 年代，生物学研究的热点是 DNA 的复制、转录、翻译等相关问题，提出了遗传信息传递的中心法则。20 世纪 80 年代以后，进入基因解析阶段，大量基因被克隆，通过表达与调控研究其结构和功能。20 世纪 90 年代，分子生物学已经从研究单个基因发展到研究生物整个基因组的结构与功能。1990 年美国能源部实施为期 15 年的人类基因组计划（human genome project），把分子生物学推向新的科学高峰，这是生命科学领域有史以来全球性最庞大的研究计划。在分子水平上研究生命过程和现象，使分子生物学很快就渗入生物学的各个领域，改变了整个生物学的面貌，出现了一系列新的分支学科，如分子遗传学、分子细胞学、分子分类学、分子神经解剖学、分子药理学、分子病理学、分子流行病学等，影响到生命科学的所有领域。

## 二、生命科学的分类

生命科学的研究对象是地球上出现的所有生命体，是建立在对生命现象观察和实验基础之上的庞大的生命科学体系。根据其研究内容和侧重点的不同，形成了不同的分支学科，先将生命科学主要的分支学科总结如下。

### （一）按生物类群或研究对象来分

生命科学按生物类群或研究对象可分为植物学、动物学、微生物学、病毒学、人类学、古生物学、藻类学、昆虫学、鱼类学、鸟类学等。在聚集性分类学上，相同级别的同类生物具有很多相似性，与其他类生物差异较大。

### （二）研究的生命现象或生命过程来分

生命科学按研究的生命现象或生命过程可分为形态学、生理学、分类学、胚胎学、解剖学、遗传学、进化生物学、细胞学、病理学和免疫学等。这些现象或过程是所有生物所共有的，可以揭示生物共同特征和属性的奥秘。

### （三）按生物结构的层次来分

生命科学按研究的生命结构层次可分为生物圈学、生态学、种群生物学、组织学、细胞生物学、遗传学、分子生物学、基因组学、转录组学、蛋白质组学、代谢组学和系统生物学，探索生命在某一层次上的共性规律。

### （四）按与其他学科的关系来分

生命科学与其他学科交叉，形成新学科。主要渗透和交叉的学科包括物理学、数学、化学等理科科学，机械制造、计算机、建筑学、化学工程、环境科学、材料学等工程学科，还有人文社会和经济学。交叉科学包括生物物理学、放射生物学、生物信息学、生物数学、生物统计学、计算生物学、生物气候学、生物地理学、生物力学、仿生学、生物化学、化学生物学、人类行为学、社会心理学、生物工程学、生物材料学和生物经济学等。

### （五）生命科学中与医学相关的技术学科

生命科学对生命本质的研究促进了生命科学相关原理、技术在医疗中的应用。遗传工程、细胞工程、酶工程、发酵工程、组织工程、克隆技术和生物信息技术等相关学科在医疗实践中发挥了比较重要的作用。

以上各分科还可以进一步交叉，形成多门更加细化的学科，如微生物分子遗传学、分子免疫学、细胞分子发育生物学、神经生物学和计算系统生物学等。

## 三、现代生命科学发展的特征

### （一）研究内容由宏观向微观、由分析到综合

光学显微镜的发明使人类观察到了生命体的基本结构单元——细胞。20 世纪 40 年代，电子

显微镜问世，对生命物质本质的研究进入细胞超微结构水平。20世纪50年代，高速离心机、电泳层析、分光光度计和分子标记等物理和化学技术方法引入生命科学研究，增强了细胞超微结构的化学组分和生物大分子的分离分析能力。20世纪70年代以来，不断发展的基因操作技术推动了对生物大分子的结构和功能研究。上述实验研究的成果提升了人类揭秘各种生命现象物质本质的能力，奠定了细胞生物学理论体系形成的基础。人类对生命的认识是一个由简单到复杂的过程。对于简单生命现象的分析研究比较容易取得成果，促进了知识的积累。而对复杂生命现象的研究，则需要综合多方面、多层次的研究成果，经归纳、联系、推理的过程，从而揭示复杂生命现象的本质和规律。19世纪生命科学杰出的成就之一——生物进化论，是达尔文综合了当时的诸多学科领域的研究成果，包括生物分类学、比较解剖学、古生物学、胚胎学、细胞学等，科学地揭示了物种起源这一复杂生命现象的本质和规律。可以认为，细胞与分子生物学理论体系的形成是生命科学的又一重要成就。细胞生物学不是研究单一生命现象的学科，而是综合了在细胞超微结构水平和分子水平上对各种生命现象的现代研究成果而形成的理论体系，是生命科学的综合性基础学科，是进一步研究复杂生命现象、探索生命奥秘的工具学科和前沿学科。

## （二）继续对生命本质进行深入研究，由解释生命到改造生命

随着人类基因组计划的完成和功能基因组学时代的到来，人类对自身的研究和认识已深入到分子水平，使人类对于生命本质的认知不断深入并尝试对生命体进行改造，创造超自然的生物品种以及生命现象为人类所利用。"工程化"人工改造生命体是从宏观和微观来考虑的。前者，显微合成拷贝大分子，定向地改造生物体的遗传特性，使之朝向利于人类的方向发展，这项技术日益成熟并趋向工程化。后者，继承了传统方法，有目的地改变生物体的环境、育种方式，通过生物适应获取新品种，满足人们的需要。定向改造生物体中最具前景的是微观水平改造。具体内容：将控制遗传的DNA（或人工合成有特定序列的核酸）用限制性内切酶剪切出片段即目的基因，将含有目的基因连接到特征性核酸分子上形成重组DNA，并将其导入受体细胞并整合到质粒或核基因组中，使后者表达出前者的优良性状，达到定向改变生物体性状、克服远缘杂交不亲和的目的，加快物种进化。在工农业及医疗领域遗传工程被引进后，其发展进程尤为迅速。现在人们已弄清细胞癌变机制：基因间表达存在调控与制衡，一些基因突变使细胞中端粒酶活性增强、膜表面糖被减少、细胞无限次分裂、固着性减弱易转移。为了克服癌症，人们可能合成基因片段或蛋白肽链，转入正常细胞抑制癌变或限制分裂。科学家已把白鼠胰岛素的DNA整合到大肠埃希菌内，通过微生物生产鼠胰岛素。人工改造生命体在新世纪的医疗、生产实践中已经发挥并且将继续发挥重要作用。

## （三）多学科交叉融合发展，新方法、新技术不断涌现

纵观科学发展的历程，许多新理论、新发明的产生以及新的工程技术的出现，常常涉及不同学科的相互交流和相互渗透，任何一门学科的发展都不是孤立的、静止的，而是相互联系、相互交叉发展的。数学、力学、化学、物理学、天文学、地质学、计算机科学、信息学和工程技术等多种学科，正在逐渐渗透入生命科学。自然范围内，生命现象并非独立存在的，与机械运动、化学反应、物理运动等都有紧密关联。它是由机械运动、化学反应、热量传递、电子转移等非生命运动通过复杂组合的表现，同时，存在深奥的数据数量关系。这是数学、物理学、化学等学科渗透到生命科学的客观依据，也体现了生命科学与其他学科区别与联系的辩证统一。力学、化学和物理渗入生命科学，形成了生物力学、生物化学和生物物理学等具有前景的学科，拓宽了生命科学的领域，生命科学反作用力学、化学和物理，形成了化学仿生学和物理仿生学等应用型学科。人们把量子力学和信息论引入生命科学，形如电子生物学、生物信息论、生物控制论等新兴学科发展起来。20世纪中计算机发展，运用X衍射分析的方法，研究DNA的双螺旋结构和蛋白质的三维结构；到20世纪70年代后，形如数理统计、概率论、控制论、微积分、数据库、运筹学、

拓扑学及软件技术应用到生命科学中，推动了生命科学的同时，也形成了生物数学这个广阔前景学科。当代生命科学的迅速发展越来越依赖于不同学科之间的交叉与融合，学科交叉是科学发展的必然趋势，是增强科技创新的重要途径。重视交叉学科将会使科学向着更深层次和更高水平发展，这也符合自然界存在的客观规律。

生命科学是与人类社会关系最为密切的学科之一，在生命科学的发展过程中，由于其他科学技术的进步，使生命科学得到了突飞猛进的发展。生命科学之所以能成为当今世界自然科学领域的领先学科，不仅依靠生物学家，还依靠数学家、物理学家、化学家、信息科学家、环境科学家以及工程科学家等不同学科专家的共同努力。多学科的交叉融合促进了新概念的广泛引入和新技术的应用，进而有力地推动了生命科学发生的一次次飞跃与革命。回顾生命科学的发展过程，孟德尔应用数学统计的方法发现了遗传的基本定律，沃森和克里克应用物理学手段阐明了 DNA 双螺旋的空间结构，而基因工程、细胞工程、酶工程等也是生命科学与工程学结合诞生的。如今，随着数学、物理学、化学、工程技术等的发展和渗透，电子学、纳米科学、控制论、信息论等新理论、新概念的应用以及晶体分析技术、电子显微镜、扫描隧道显微镜、电子计算机等新技术、新仪器的应用，使 21 世纪的生物学充满生机希望。

## （四）大数据、人工智能应用于新药研发、疾病的诊断和治疗

计算机技术的进步也是 21 世纪科技发展最令人瞩目的成就之一。计算机技术与生命科学技术的融合，为未来新药研发、疾病的诊断和治疗提供了新的强大助力。通过计算机模拟可以对药物活性、安全性和副作用进行预测。目前，已经涌现出多家人工智能（AI）技术主导的药物研发企业借助深度学习，在心血管药、抗肿瘤药、孤儿药和常见传染病治疗药等多领域取得了新突破。诊断就是数据分析过程，从基因序列到影像图片分析，患者会产生大量数据，机器学习应需而生。通过 AI 分析技术介入疾病诊断的数据分析，有助于提高疾病诊断的准确性。许多医疗机构正在尝试利用图像识别技术辅助癌症诊断。这方面已有一些成功案例，如光学相干断层成像（optical coherence tomography，OCT）技术自 20 世纪 90 年代应用于临床眼科，目前已经成为眼部疾病辅助诊断的重要工具。谷歌公司正在致力于用深度学习的图像识别技术辅助医生识别 OCT 结果，特别是糖尿病视网膜病变与年龄相关性黄斑变性。AI 技术同样可用于疾病的精准诊断和个体化治疗，精准医学的核心其实就是一点——组学大数据跟医学的结合。说得更具体一点，就是把组学大数据用到临床医学当中来，提高医疗诊断的准确度，提高治疗的效果。精准医学的发展，通过测量其组学数据并分析就可以对未来健康发展的危险因素做出评估。根据评估进行适当干预，使有些疾病不发展，有些疾病减轻其程度，提高患者生活质量。AI 支持生物信息技术在组学数据（基因组学、蛋白质组学、代谢组学等）研究中的风险评估。例如，全基因组关联分析和基因测序，其有望将个性化医疗和精准医疗概念带入现实。例如，选择合适的用药剂量，制订安全有效的个体化治疗方案，其中最成功的辅助治疗案例是 IBM Watson 在肿瘤辅助治疗方面的应用。Watson 提供的肿瘤治疗方案能够汲取海量信息，包括 3000 多份医学期刊、200 余种教科书以及近 1500 万页文字。同时，IBM Watson 还吸收了美国综合癌症网络发布的临床指南，能在几秒内筛选数十年的 150 万份患者病历和治疗效果，为医生提供可选择的循证治疗方案。

## （五）重视人与自然的和谐、重视生态系统整体平衡

第二次世界大战以后，人类社会经济与科技飞速发展，工业废物、农药化肥残毒、交通工具尾气、城市垃圾等造成了环境污染，破坏了自然生态系统的自我调节和相对平衡。全球变暖、臭氧层破坏、水土流失、沙漠扩大、水源枯竭、气候异常、森林消失等生态危机都是人类不适当的活动造成的。按照生态学中物种共生、物质再生循环及结构与功能协调等规律，以人与自然协调关系为基础、高效和谐为方向，将生态规律应用于废水污水资源化处理、湖泊富营养化控制、作物种植、森林管理、盐场管理、水产养殖、土地改良、废弃地开发和资源再生等方面，收到了显

著的效果。对生态系统整体分析和组成部分间关系的研究,是当代生命科学核心内容之一,在此基础上形成了宏观生态学和微观生态学。生态学研究整个生态系统中生物体和环境及其个体之间的交叉、依存、调控、制衡的联系,从而用人为方法维持有序的平衡。生态学研究的核心:深入生态系统的理论研究和实践操作,尤其深化系统组成和功能的探索,限制污染物流入自然环境,减少对大自然的气候、水体、大气、资源等环境因子的破坏性,从而减缓生存和发展的危机。环境因子对社会发展的影响是多面的,要从宏观和物质方面考虑。物质角度方面环境污染对人体的影响最为显著。当代医学模式由传统生物医学模式转变为生物 - 心理 - 社会 - 医学模式,又拓展到生物 - 心理 - 社会 - 环境医学模式。宏观角度,之前研究聚集在自然生态,较偏离社会生态。宏观和微观生态作用都是在社会生态中得以表现,通过社会生态间接影响人体。社会生态囊括了人群、社区、地域等因素最直接的生活环境。微观生态囊括了微生物调节物质平衡,当然也涵盖了微生物在体内调控免疫平衡。运用显微技术来解决难题,成为微生物制药的理论基础,形成了医药微生物学。

依据上述详细阐述,现代生命科学发展中的特点和趋势,推动了现代生命科学等相关的学科快速发展。这些特点和趋势相互交叉共同发展、相互支撑协调存在。

## 第二节　细胞生物学与医学的关系

细胞生物学与医学的关系十分密切。基础医学各学科,如组织学与胚胎学、病理学、微生物学、生理学、生物化学、分子生物学、遗传学、免疫学等,都要求从细胞水平阐明各自研究领域生命现象的机制,这些学科同细胞生物学相互渗透、相互交叉。生命科学的各分支学科的交叉汇合是21 世纪生命科学的发展趋势,每一分支学科都要到细胞中探索生命现象的奥秘。医学细胞生物学是从细胞角度探讨人类个体发育、组织器官功能活动,以及疾病发生等生命现象发生机制的科学。它的学科基础主要涉及细胞生物学中真核细胞(特别是动物细胞)的基本知识体系,是当代医学科学的基本组成部分。

### 一、细胞生物学的形成与发展

细胞学是当今细胞生物学的前身,它的诞生和发展反映了人们对于生物体结构的认识由肉眼观察向显微观察水平深入的过程。在此过程中不断积累关于细胞形态、结构、功能的认识,并以此为基础不断总结动植物细胞之间的相似特征、细胞与个体的关系,细胞功能与疾病发生的关系,由此展开了细胞生物学的发展。

细胞生物学的形成得益于显微镜的发明和使用,英国物理学家罗伯特·虎克用自制的显微镜观察植物组织时,发现了许多微小孔隙所组成的蜂窝状结构,并将这些微小孔隙称为细胞。虽然虎克当时所观察到的并非后来真正意义上的细胞,而是植物细胞死亡后由细胞壁所构成的孔隙。显微镜的使用和细胞的命名是细胞生物学形成和发展的开端。由于实验条件和技术的限制,从发现活细胞到对细胞被真正认识经历了 100 多年的时间。随着对细胞认识的不断加深,以及利用显微镜对生物体的广泛观察,人们逐渐意识到了细胞在各种生物体的结构和功能中的统一性,这些研究结果总结形成了"细胞学说"。"细胞学说"一经提出便被广泛地接受和应用,将当时生物学研究从宏观水平引入到微观水平,并掀起一轮研究浪潮。在此背景之下,显微技术继续发展,放大倍数和分辨率明显提高,制片技术更优化,促使科研人员先后发现了各种细胞器,据此推翻了"细胞质是由均一的原生质所组成"这一理论。与此同时,细胞的许多重要生理活动包括细胞分裂、受精作用等也相继发现。至此,关于细胞的研究已经逐步成为当时生物学中一个重要的而且十分活跃的分支学科,即细胞学。细胞学研究推动了生物学的发展,主要集中表现在细胞学的理论知识开始被用于生物体的发育和遗传问题的探讨。美国细胞生物学家威尔逊(Wilson,1856—1939年)于 1896 年发表的题为《发育和遗传中的细胞》的论文全面地总结了细胞学说创立后的半个世纪中关于细胞研究的主要成就,反映了当时细胞学的发展主流及其在整个生物学中的地位。也正是由于细胞学的发展，以致后来发现的孟德尔遗传定律、摩尔根发现的连续性遗传现象及动物胚胎发育的现象等生物学问题才有了合理的解释。

　　进入 20 世纪以后，细胞学的研究开始有了其他相关学科（如胚胎学、遗传学、化学、物理学、数学、生理学及病理学等）的技术和方法的介入，使得 200 多年来仅仅局限于通过光学显微镜对细胞结构和功能进行简单观察的局面发生了改变，也由此导致细胞学进入到一个新的发展时期。在这一时期中，科研人员掌握了细胞培养技术，发现了细胞膜为选择通透性膜结构，对细胞内核酸和蛋白质进行了定量和定位分析，为后续细胞生物学的发展奠定了基础。20 世纪 30 年代，电子显微镜的发明突破了光学显微镜观察的限制，使得从超微水平认识细胞结构成为可能。20 世纪 50 年代之后，电子显微镜技术、细胞化学技术和细胞组分分离技术得到了综合应用，再加上分子生物学的兴起和发展，人们对细胞的认识从显微水平进入到了超微水平乃至分子水平。在此之后，细胞生物学最为突出的进展则表现在人们对于经典细胞学说中"细胞是生物体结构和功能的基本单位"这一概念的深入理解，使得细胞成为生物学中探讨生命现象发生规律及其本质的一个综合性的研究层面或研究体系。也正是由于这一发展趋势的形成，细胞的研究不再仅仅是"为了认识细胞而研究细胞"，而是被赋予了"通过细胞去解读生命"的全新内涵。所以，此时"细胞学"的学科地位已经上升到了生物学的层面，也正因为如此，出现了"细胞生物学"。

## 二、细胞生物学与医学的关系

　　细胞正常结构和功能损伤必然导致细胞结构的破坏和功能的紊乱，最终导致疾病发生。这说明，细胞也是疾病发生的基本单位，细胞结构和功能的异常是疾病发生的根源和基础。正如 1858 年德国病理学家菲尔绍（Virchow）所说的那样，"一切病理现象都来自细胞的损伤"。细胞生物学对细胞生命活动规律及细胞病理的研究成果极大地推动了医学的发展和进步。

　　细胞生物学在细胞分化、细胞凋亡、癌基因等方面的研究，使人们对疾病病因、病理及发病机制有了全新的认识；以细胞生物学的理论、方法探索疾病的病因、诊断、治疗方法是医学研究的重要手段。

　　随着细胞生物学的发展，细胞化学、免疫组化、电镜技术、原位杂交、核型分析等新的细胞生物学技术为疾病的诊断提供了新的手段。近年来，分子细胞生物学的研究进展为治疗疾病开辟了新的途径，有力推动了细胞治疗、基因治疗、肿瘤生物治疗及组织工程等一系列新的治疗方法的发展。

　　细胞生物学是现代医学的基础和支柱学科，是医学教育中一门重要的基础课程。作为医学生，学习细胞生物学的基本理论，掌握细胞生物学研究的基本技能，将为学习其他基础医学和临床医学课程打下坚实的基础。现就细胞生物学与医学的关系，举例简述如下。

### （一）疾病发生的细胞学基础

　　**1. 细胞结构改变**　质膜结构改变将影响细胞的功能。磷脂是质膜的重要成分之一，肺泡细胞质膜鞘磷脂和卵磷脂比值若超过正常范围，细胞就会凹陷和破裂，导致通气障碍。膜蛋白异常可导致膜转运载体蛋白病和膜受体病。例如，胱氨酸尿症是由于患者基因突变，引起肾小管上皮细胞质膜转运胱氨酸的载体蛋白功能下降或丧失所致；患者原尿中大量胱氨酸不被重吸收，可形成胱氨酸结石。家族性高胆固醇血症是由于患者 LDL 受体蛋白基因缺陷，导致质膜上 LDL 受体先天缺失或减少所致。溶酶体与细胞吞噬物的消化分解有关，被称为"清道夫"。如溶酶体结构或功能异常，进入细胞的有害物质如不能被及时清除，可导致严重后果。肝细胞受肝炎病毒、乙醇、四氯化碳等有害物质的作用，可致内质网肿胀，镜下的肝脏病理切片上可见到典型气球样改变。

　　**2. 细胞分化异常**　人体由 200 多种细胞组成，这些细胞的结构和功能差异是细胞分化的结果。细胞分化（cell differentiation）是指在个体发育过程中，由单个受精卵（未分化细胞）产生的细胞，在形态结构、生化组成和功能等方面形成明显的稳定性差异的过程。

癌细胞来自高度分化的体细胞，主要特征是恶性生长和无休止分裂，其在性质上又转变为类似未分化的原始细胞，失去了专一性，这种现象称为细胞去分化（cell dedifferentiation）。癌细胞不但失去了原有细胞的正常功能，而且还获得了未分化细胞所没有的破坏能力；它失去了细胞间接触抑制的特性，不断分裂、四处扩散；在不受控制的分裂、生长过程中，夺取机体营养、释放毒素、侵袭正常组织，最终使机体消耗殆尽，枯竭而死。如果人们对正常细胞的分化和癌细胞的去分化机制有所了解，并能在分子水平上弄清其规律，就有可能找到使癌细胞逆转为正常分化细胞的方法。因此，细胞生长、分裂和分化的研究是与肿瘤防治密切相关的重要课题。

**3. 细胞凋亡异常**　机体大量细胞在一定发育时期出现的正常死亡，称为程序性细胞死亡（programmed cell death），也称为细胞凋亡（apoptosis）。细胞凋亡异常是某些疾病的病因。在 T 细胞、B 细胞分化成熟过程中，由于免疫系统的选择作用，95% 的前 T 细胞、前 B 细胞要死亡，并且成熟的淋巴细胞寿命也只有一天。这样，细胞才能死一批，再生一批，相互交替，严格有序。若这种程序性细胞死亡过程异常，细胞只生不死，就会导致淋巴细胞堆积，形成白血病；该死亡的细胞不死，还将导致自身免疫病。

在对肿瘤的研究中，人们发现，肿瘤的发生不仅与肿瘤细胞生长速度有关，而且与肿瘤细胞死亡速度有关。研究表明，细胞凋亡异常是肿瘤发生发展的重要因素。哺乳动物的癌基因参与细胞凋亡的调控，原癌基因 *c-myc* 的过表达可致细胞凋亡，而原癌基因 *bcl-2* 的过表达，则可抑制 *c-myc* 诱导细胞凋亡的作用。抗癌基因 *p53* 在诱导细胞凋亡中也起重要作用，辐射或化疗引起淋巴细胞 DNA 损伤时，*p53* 基因产物 P53 蛋白大量增加，同时出现细胞凋亡；进一步分析发现，淋巴细胞 DNA 损伤引起细胞凋亡必须有 P53 蛋白的存在，当 *p53* 基因失活或 P53 蛋白被其他癌基因产物抑制时，突变细胞得以继续存活，并演变为癌细胞。这说明 *p53* 基因产物诱导细胞凋亡可提供一种防御机制，使 DNA 损伤的突变细胞不能存活并演变为癌细胞。

## （二）细胞生物学与疾病的诊治

**1. 细胞工程**（cell engineering）　是运用细胞生物学、分子生物学的方法和工程学的原理，在细胞水平，按照人的需要，对细胞的遗传性状进行人为修饰，以获得有利用价值的细胞或细胞相关产品的综合技术体系。细胞工程技术在医学研究和实验中的应用日益广泛，在许多疾病的诊断和治疗中发挥着越来越重要的作用。

（1）单克隆抗体：运用 B 细胞杂交瘤技术制备的单克隆抗体（monoclonal antibody），简称单抗，在细胞工程中占有重要的地位。单抗主要用作体外诊断试剂，目前已研制出几百种体外诊断试剂盒。另外，单抗作为靶向药物的载体有广阔的应用前景。单抗具有与其对应抗原特异性结合的特性，如果在载体分子上连接适当的治疗药物（弹头），那么，这种结合型的单抗就有可能将治疗药物定向传递到药物作用的靶细胞，使治疗药物直接作用于病灶局部，发挥最大的治疗作用，同时避免该药物对其他组织器官的损害。这种药物与单抗偶联制成的"抗体 - 药物"结合物称为靶向抗肿瘤药物，也称为"生物导弹"。

（2）肿瘤疫苗：应用细胞生物学实验技术，通过病毒将动物的正常细胞和癌细胞融合，或将癌细胞的核移植到去核卵细胞内，发育一段时间以减轻毒性；然后再将其制成肿瘤疫苗。研究表明，肿瘤疫苗注入患有肿瘤的动物体内，具有抑癌作用。目前，这项研究引起广大学者的普遍关注，有可能成为治疗人类肿瘤的新途径。

（3）人工细胞：是为避免生物体的排他性及对进入机体药物的破坏作用，利用质膜的结构特点制成的具有细胞功能的微囊。人工细胞对某些疾病可起到很好的治疗作用。例如，利用微囊包封过氧化氢酶治疗小鼠遗传性过氧化氢酶缺乏症；在微囊中封入大鼠胰岛细胞移植到大鼠腹腔，治疗大鼠糖尿病；含吸附剂和解毒剂的人工细胞作用于血液，用以治疗肝性脑病，这种人工细胞也称为人工肝。

（4）其他细胞产品：通过诱导突变或转基因方法定向改变细胞的遗传组成，使之获得新的遗传性状，再通过体外细胞培养，从而使细胞产生具有治疗作用的细胞产品。例如，由重组哺乳动物细胞规模化生产的医用蛋白"组织型纤溶酶原激活物"（tisse-type plasminogen activator，tPA），作为溶血栓的药物，可用于脑卒中、心肌梗死等血栓疾病的溶栓治疗。

**2. 细胞治疗**（cell therapy）　是将体外培养的具有正常功能的细胞植入患者体内，或直接导入病变部位，以代偿病变细胞所丧失的功能。近年来，一种新的细胞免疫治疗技术——嵌合抗原受体T细胞疗法（chimeric antigen receptor T cell therapy，CAR-T细胞疗法）在血液肿瘤的临床治疗中显示出巨大的优势。其基本原理是从患者外周血样本中分离纯化其自身T细胞，经实验室改造使得T细胞表达特异性识别肿瘤抗原的受体及共刺激分子（CD28或者41bb），体外完成嵌合型T细胞数目的扩增后回输入患者体内，从而识别并攻击肿瘤细胞而不会损伤自身正常细胞。目前，我国首款CAR-T细胞治疗类产品已经顺利通过国家药品监督管理局审批成功上市，该款CAR-T细胞疗法制剂可用于治疗既往接受二线或以上系统性治疗后复发或难治性大B细胞淋巴瘤成人患者（包括弥漫性大B细胞淋巴瘤非特指型、原发纵隔大B细胞淋巴瘤、高级别B细胞淋巴瘤和滤泡淋巴瘤转化的弥漫性大B细胞淋巴瘤），为B细胞淋巴瘤成人患者提供了新的治疗选择。

另一类在细胞治疗方面具有良好应用前景的是干细胞，干细胞是具有多分化潜能和自我复制功能的未分化细胞，胚胎干细胞具有分化为胚胎或成体的全部组织细胞的能力，成体干细胞可分化为一种或几种子代组织细胞。将干细胞分离并使它们向特定方向分化，就可以用健康的组织细胞取代患者体内病变的组织细胞。帕金森病是大脑黑质多巴胺分泌神经元退化引起的疾病，神经干细胞具有被诱导分化为多巴胺神经元的潜能，将体外扩增的人神经干细胞移植至帕金森病模型大鼠，人神经干细胞能在大鼠体内分化为成熟的多巴胺神经元，并可建立突触连接，可有效改善模型大鼠的帕金森病症状。糖尿病是机体不能分泌或分泌不足或不能有效利用胰岛素所致。2001年，美国科学家在体外将小鼠胚胎干细胞诱导为可分泌胰岛素的细胞，将其注入糖尿病小鼠的脾脏内，24小时后发现，小鼠体内产生了胰岛素，血糖水平也恢复正常。以色列学者证明，人胚胎干细胞也可诱导为分泌胰岛素的细胞，为糖尿病干细胞移植提供了细胞源泉，此研究成果为糖尿病患者带来了根治疾病的希望。另外，还可诱导干细胞分化为心肌细胞修复心脏，分化为软骨细胞修复关节；移植骨髓造血干细胞治疗白血病、再生障碍性贫血等。肿瘤放疗或化疗对造血系统的损伤，也可通过骨髓移植恢复造血功能。

**3. 组织工程**（tissue engineering）　是通过体外构建组织器官，用于替代人体受损或缺失的组织器官的治疗方法。传统的组织工程是将组织特异的种子细胞种植在生物支架材料上，在体外培养构建组织器官。干细胞的多向分化潜能为组织工程提供了很好的种子细胞来源，特别是利用患者自身干细胞构建组织器官用于移植，可解决移植组织的免疫排斥问题。目前用上皮干细胞制备人工皮肤用作皮肤移植物、用骨髓间充质干细胞等制备组织工程化骨和软骨用于修复组织缺损等已获得成功。

近年来，随着3D打印技术与生命科学的交叉发展形成了3D生物打印技术，可按照增材制造原理定位装配生物材料或细胞单元，制造医疗器械、组织工程支架和组织器官等制品。2012年11月，苏格兰科学家利用人体细胞首次用3D打印机打印出人造肝脏组织。2017年，有多例关于人工制造活性血管的报道，突破了传统组织工程无法制造血管及血管化组织的瓶颈。人工制造活性血管通过逐层沉积细胞、生长因子和细胞外基质样水凝胶，采用3D生物打印技术以解剖精度制造具有多种细胞结构的特异性生物组织，极大地促进了组织工程和再生医学的发展。生物打印相较于其他生物制造方法具有诸多优势，期望在解决血管化问题方面提供切实可行的方案，并推进组织工程化血管临床转化。

## 第三节　临床细胞生物学发展的趋势

### 一、从细胞水平揭示疾病发生的机制

"细胞是人体结构和功能的基本单位"，因此"细胞是人体疾病的基本单位"。利用细胞生物学

的理论知识和研究方法对疾病进行研究是临床细胞生物学研究的趋势。细胞生物学的快速深入发展是未来医学深入发展的基础。致病因素作用于机体后可以直接或间接作用于组织、细胞，造成某些细胞功能代谢障碍，从而引起细胞的自稳调节紊乱。致病因素引起的细胞损伤除直接的破坏（如外伤、肝炎病毒侵入肝细胞等）外，有时可表现为细胞膜功能障碍和细胞器功能障碍。细胞膜功能障碍中目前对膜上的各种离子泵如钠泵即 $Na^+$-$K^+$-ATP 酶、钙泵即 $Ca^{2+}$-$Mg^{2+}$-ATP 酶等最为重视，当这些泵功能失调时造成细胞内 $Na^+$、$Ca^{2+}$ 大量积聚，细胞水肿甚至死亡，这是导致有关器官功能障碍的重要机制。细胞器的功能障碍，如线粒体功能障碍主要表现为氧化还原电位下降，辅酶Ⅱ不能再生，各种酶系统受抑制，特别是丙酮酸脱氢酶系统催化过程发生障碍，阻碍丙酮酸脱氢、脱羧生成乙酰辅酶 A，抑制葡萄糖、脂肪及酮体进入三羧酸循环，此时因能量不足，造成严重的细胞功能障碍。此外，ATP 生成减少使依赖 cAMP（第二信使）的激素不能发挥其调节作用，最终导致细胞死亡。

## 二、不断探索多种疾病与基因之间的关系

各种病因引起疾病，都会以各种形式表现出分子水平上大分子多聚体与小分子的异常，反之，分子水平的异常变化又会在不同程度上影响正常生命活动。近年来，随着细胞生物学和分子生物研究方法和技术的不断发展，疾病致病机制的研究也不断向分子水平靠拢。例如，Ⅰ型糖原贮积病，它是由于编码葡萄糖 -6- 磷酸脱氢酶的基因发生突变，致该酶缺乏，导致葡萄糖 -6- 磷酸无法酶解为葡萄糖，反而经可逆反应转化为糖原，并沉积于肝；血浆蛋白和细胞蛋白缺陷所致的疾病，镰状细胞贫血是由于血红蛋白的珠蛋白分子中在 β- 肽链氨基端第六位的谷氨酸被缬氨酸异常取代，以致血红蛋白的稳定性破坏，表现为在血氧分压降低的情况下容易形成棒状晶体，使红细胞扭曲呈镰状，故容易破坏，发生溶血；受体病是由于受体基因突变使受体缺失、减少或结构异常而致细胞信号转导系统异常激活或失活，如家族性高胆固醇血症，膜转运障碍所致的疾病，是一类由于基因突变引起的特异性载体蛋白缺陷而造成膜转运障碍的疾病。目前了解最多的是肾小管上皮细胞转运障碍，表现为肾小管重吸收功能失调。例如，胱氨酸尿症，此患者的肾小管上皮细胞中转运胱氨酸、精氨酸、鸟氨酸与赖氨酸的载体蛋白发生遗传性缺陷而出现转运障碍，氨基酸能被肾小管重吸收，随尿排出，形成胱氨酸尿症。

## 三、干细胞与再生医学不断发展

干细胞是一类具有自我更新、高度增殖和多向分化潜能的细胞总称，可以进一步分化成各种不同的组织细胞，从而构成机体各种复杂组织和器官。干细胞可以应用到几乎涉及人体所有重要的组织器官及人类面临的许多医学难题，在细胞替代、组织修复、疾病治疗等方面具有巨大潜力。3D 生物打印技术，可以高精度制造人工骨骼、人工关节、人工心脏瓣膜、人造血管等。再生医学在医学领域的科研、转化与应用正在向纵深方向发展，不断造福患者。再生医学是 21 世纪人类新型健康保健的先导，有可能治疗目前不能治疗的疾病，如说糖尿病、脊髓损伤、心肌梗死、肝衰竭、肾衰竭、骨关节炎、骨质疏松等导致的组织和器官的损坏都可能通过再生医学技术获得治愈。未来，人类将可能通过干细胞培养出移植所需的器官，而等待器官配型以及排斥反应等很可能致命的情况将不复存在；又或者，生物假肢将会被直接连接到神经系统上，从而提供与真实触感极其相似的感官。基于干细胞的再生医学研究代表了当代生命科学发展的前沿，正在引领现有临床治疗模式发生深刻变革，并成为新医学革命的核心，有望帮助人类实现器官再造的梦想。

## 四、临床细胞生物学与其他学科的交叉与融合

从 20 世纪 50 年代，细胞生物学确立至今不足 100 年的时间，细胞生物学研究的成就举世瞩目，但同时也存在着一些问题无法解决。霍金曾说："21 世纪将是复杂性科学的世纪。"为了对单一学科无法或是无意对某些重要问题进行研究，交叉学科发展应运而生。回顾生命科学发展史，我们不难发现学科交叉与学科融合大大地推动了科学进步。21 世纪，随着对人类基因组和蛋白质组认识的深入以及各种新理论新技术的不断涌现，细胞生物学的研究核心也产生了相应的转变。

研究认为生物大分子虽然是细胞中重要的活性成分，但是仅从分子生物学的角度无法全面地认识细胞的功能，无法详细阐明细胞间如何协调形成统一的整体，为了解决这些问题，细胞生物学必须要与其他学科的交叉、融合发展。例如，为了模拟和研究细胞、组织和有机体作为一个系统所具有的独特特性，系统生物学应运而生。系统生物学是对复杂生物系统进行演算分析、数学分析和建模的学科。它以生物学为基础，侧重于生物系统内复杂的相互作用，采用整体的方法研究生物系统组成部分之间的互动，生物系统中各要素相互作用的方式以及如何产生该系统的行为和功能。经过长期的发展，系统生物学研究目前已经成功地建立了多个技术平台，包括表型组学、基因组学、表观基因组学或表观遗传学、转录组学、干扰素组学、蛋白质组学、代谢组学、糖组学、脂质组学、相互作用组学等相关平台。

癌症系统生物学是系统生物学研究的一个例子，通过永生化癌细胞系、肿瘤发生的小鼠模型、异种移植模型、高通量测序方法、基于 siRNA 的基因敲除高通量筛选、体细胞突变后果的计算模型和基因不稳定性等工具，对特定数据（患者样本、高通量数据，特别注意在患者肿瘤样本中描述癌症基因组）进行对比分析，区分被检样本是否为肿瘤组织。癌症系统生物学的长期目标是能够更好地诊断癌症，对癌症进行分类，并更好地预测建议的治疗结果，癌症个性化治疗和虚拟癌症患者获得更好应用前景的基础。细胞生物学、临床医学与计算机科学、统计学、数学、物理学、工程学等学科的交叉融合是临床细胞生物学发展的趋势，必将为未来临床细胞生物学的发展提供强大的推动力。

## 本 章 小 结

在生命科学发展的过程中，人们对生命的认识是按从个体到细胞再到分子水平逐渐深入的。而对于细胞生命活动的研究则是生命科学研究的枢纽。20 世纪 50 年代初 DNA 双螺旋模型的建立至 2003 年人类基因组计划的完成，促进了生命科学的飞速发展，同时也为我们更加深入地了解细胞的生命活动打下了基础。细胞生物学的发展，创造了许多令人振奋的优秀成果，如克隆羊多莉的诞生、人胚胎干细胞的建系和诱导性多潜能干细胞技术的建立等。这预示着细胞生物学的发展进入了一个新的阶段，生命科学研究从分子水平回归到细胞水平以深入探索生命奥秘。

目前，细胞生物学的发展主要以活细胞为研究对象，对细胞生命活动的机制进行研究，揭示调控细胞生命活动的信号通路以及细胞与细胞之间相互作用的机制，动态地研究生命活动的本质，这也进一步促进了人们对于疾病和医学的认识，推动了现代医学的发展。例如，细胞膜受体的研究使人们认识了受体缺乏病；溶酶体的研究使人们认识了溶酶体贮积病；细胞周期的研究和认识，对解决临床医学面临的一些问题，特别是对于肿瘤的防治具有重要实践意义；配子发生和生殖机制的研究，使人类可有效地进行避孕和治疗不孕症；应用体外受精、植入前遗传学检测诊断方法，使某些遗传病家族可以生出正常的后代；对基因突变的分析使我们对遗传病的起源有了正确的认识；分子遗传学的研究使人类找到了基因诊断（包括产前基因诊断）、基因治疗和根治遗传病的途径；在生物学研究中阐明的一些生命本质，如生长、发育、分化、生殖、遗传与变异等，更是不断地影响和推动着医学的发展。

临床细胞生物学在介绍细胞生物学基本内容的基础之上，更加注重从实际病例入手，利用细胞生物学的一般规律对基本的致病机制进行阐述，在提高医学生学习积极性的同时为其进一步学习打下基础。

## 思 考 题

1. 现代生命科学发展的特征是什么？
2. 现代生命科学不断探索疾病与基因之间的关系，请举出一种由基因突变导致的疾病并分析导致疾病发生的机制。

（林俊堂　新乡医学院　高　蒙　河南科技大学）

# 参 考 文 献

蔡洁明，王茜，2009. 脂质体在医学中应用的新进展 [J]. 国际口腔医学杂志，36(6): 698-700.

蔡绍京，霍正浩，2018. 医学细胞生物学 [M]. 案例版 3 版 . 北京：科学出版社 .

陈誉华，陈志南，2012. 医学细胞生物学 [M]. 6 版 . 北京：人民卫生出版社 .

陈元晓，陈俊霞，2017. 医学细胞生物学 [M]. 2 版 . 北京：科学出版社 .

丁明孝，王喜忠，张传茂，等，2020. 细胞生物学 [M]. 5 版 . 北京：高等教育出版社 .

丰慧根，窦晓兵，2016. 医学细胞生物学 [M]. 北京：中国医药科技出版社 .

管华宗，谢冬阳，张国辉，等，2018. 膜片钳技术在各学科研究中的应用 [J]. 职业卫生与应急救援，36(4): 358-360.

何旭，徐之良，2017. 先天性纯红细胞再生障碍性贫血的临床及基因特点 [J]. 中国当代儿科杂志，19(2): 171-175.

胡火珍，税青林，2019. 医学细胞生物学 [M]. 8 版 . 北京：科学出版社 .

胡以平，2019. 医学细胞生物学 [M]. 4 版 . 北京：高等教育出版社 .

黄隽，陈新民，余自华，等，2009. 遗传性球形红细胞增多症父女两例相隔 32 年病例报告 [J]. 中国全科医学，12(13): 1226.

黄黎，李成文，2006. 脂质体在医学中的应用进展 [J]. 国际生物制品学杂志，(3): 130-137.

蒋琬姿，张丽雯，贺彩红，等，2021. 家族性高胆固醇血症研究进展 [J]. 遗传，43(11): 1011-1040.

李超，曹永平，关振鹏，等，2009. 蛋白聚糖酶和骨关节炎 [J]. 北京大学学报（医学版），41(5): 611-613.

梁卫红，2019. 细胞生物学 [M]. 2 版 . 北京：科学出版社 .

林娇，冯春月，毛建华，2020. CLDN16 基因突变致家族性低镁血症高钙尿症与肾钙质沉着症 1 例报告并文献复习 [J]. 临床儿科杂志，38(8): 591-594.

刘斌，2018. 细胞培养 [M]. 3 版 . 西安：世界图书出版公司 .

刘佳，周天华，2019. 医学细胞生物学 [M]. 2 版 . 北京：高等教育出版社 .

苗聪秀，2015. 医学细胞生物学 [M]. 上海：第二军医大学出版社 .

祁岳坤，吴凌云，2016. 核糖体蛋白异常与相关血液疾病 [J]. 中国实验血液学杂志，24(6): 1892-1896.

商廿颖，赵春阳，彭英，2021. 靶向 E3 泛素连接酶的药物研究进展 [J]. 中国药理学通报，37(6): 749-755.

孙丰，刘卫国，尹俊雄，2010. 少年型帕金森病的临床特点 ( 附 1 例报告 )[J]. 临床神经病学杂志，23(6): 423-424.

王发亮，侯金超，2017. 强心苷类药物抗肿瘤作用的研究进展 [J]. 癌症进展，15(3): 217-220.

王金发，2020. 细胞生物学 [M]. 2 版 . 北京：科学出版社 .

王利平，2019. CFTR 氯离子通道与囊性纤维化病 [J]. 生物学教学，44(10): 76-77.

王培林，杨康鹃，2010. 医学细胞生物学 [M]. 2 版 . 北京：人民卫生出版社 .

王政昊，白云金，曹德宏，等，2020. 胱氨酸尿症的发病机制和基因治疗前景 [J]. 实用医院临床杂志，17(2): 256-258.

肖义军，俞如旺，2016. 细胞膜信号蛋白 Na$^+$/K$^+$ATPase 作为强心苷抗肿瘤靶点的研究进展 [J]. 生物学教学，41(10): 4-6.

易静，2017. 医学细胞生物学常用技术：原理和应用 [M]. 北京：高等教育出版社 .

翟中和，王喜忠，丁明孝，2011. 细胞生物学 [M]. 4 版 . 北京：高等教育出版社 .

张彩霞，江滨，张亚杰，等，2017. 细胞间隙连接蛋白 Cx43 在肿瘤发生发展中作用 [J]. 辽宁中医药大学学报，19(1): 147-151.

张锐，李冬海，2013. 血影蛋白结构与功能研究进展 [J]. 中国科学：生命科学，43(6): 478-491.

张秀军，肖桂芝，2018. 细胞生物学简明教程 [M]. 北京：北京大学医学出版社 .

张玉虎，唐兆沙，2003. Parkin 蛋白与帕金森病 [J]. 中国神经科学杂志，19(5): 337-340.

章静波，黄东阳，方瑾，2011. 细胞生物学实验技术 [M]. 2 版 . 北京：化学工业出版社 .

朱由兵，2018. 关节镜联合透明质酸钠治疗髋股关节炎 50 例 [J]. 中国中西医结合外科杂志，24(5): 564-568.

左伋，刘艳平，2016. 细胞生物学 [M]. 3 版 . 北京：人民卫生出版社 .

ALBERTS B, BRAY D, HOPKIN K, et al, 2013. Essential Cell Biology[M]. 4th ed. New York: Garland Science.

ALBERTS B, JOHNSON A, LEWIS J, et al, 2014. Molecular Biology of the Cell[M]. 6th ed. New York: Garland Science, Taylor & Francis Group.

( 美 )B. 艾伯茨，D. 布雷，K. 霍普金，等，2012. 细胞生物学精要 [M]. 3 版 . 丁小燕，陈跃磊译 . 北京：科学出版社 .

Gerald Karp, 2014. Cell and Molecular Biology Concepts and Experiments[M]. 7th ed. Wileyplus: John Wiley & Sons.

SOROKIN A V, KIM E R, OVCHINNIKOV L P, 2009. Proteasome system of protein degradation and processing. Biochemistry (Moscow), 74(13): 1411-1442.